Uwe Wawrinowski

Grundkurs Psychologie

3. überarbeitete und erweiterte Auflage

Stam 8115.

Stam Bardtenschlager

Stam Verlag
Fuggerstraße 7 · 51149 Köln

ISBN 3-8237-**8115**-4

INHALT

	Vorwort	9
1.	**Problembereiche der Psychologie**	13
1.1.	Wissenschaftliche und naive Psychologie	13
1.1.1.	Von der naiven zur wissenschaftlichen Psychologie	13
1.1.2.	Psychologie als Wissenschaft	16
1.2.	Ansätze, Zielsetzungen und Anwendung der Psychologie	24
1.2.1.	Arbeitsfelder des Psychologen	24
1.2.2.	Modelle zur Erklärung menschlichen Verhaltens	27
1.2.2.1.	Der biologische Ansatz	27
1.2.2.2.	Der Behavioristische Ansatz: Lerntheorien und Verhaltenstherapien	27
1.2.2.3.	Gestalttheorie, kognitiver Ansatz und Gestalttherapie	29
1.2.2.4.	Tiefenpsychologischer Ansatz und Psychoanalyse	35
1.2.2.5.	Humanistische Psychologie	35
1.3.	Persönlichkeitstheorie und Bild vom Menschen	36
1.4.	Themen der Entwicklungspsychologie	44
1.4.1.	Das Entwicklungskonzept in der Entwicklungspsychologie	44
1.4.2.	Die Entwicklung beeinflussende Faktoren	47
1.4.3.	Die Entwicklungsgesetze	56
	Zusammenfassung	60
	Fragen	61
	Weiterführende Literatur zum Thema	61
	Anmerkungen	62
2.	**Lernen und Verhalten**	63
2.1.	Frühe Entwicklung der Lernfähigkeit	63
2.2.	Lerntheorien	67
2.2.1.	Definition von Lernen	67
2.2.2.	Klassisches (reaktives) Konditionieren	69
2.2.2.1.	Konditionieren höherer Ordnung	71
2.2.2.2.	Löschung (Extinktion) unerwünschten Verhaltens	72
2.2.2.3.	Pädagogische Konsequenzen	73

2.2.3.	Operantes (instrumentelles) Konditionieren	74
2.2.3.1.	Verstärkung und Bestrafung	75
2.2.3.1.1.	Primäre und sekundäre Verstärkung	75
2.2.3.1.2.	Positive Verstärkung	75
2.2.3.1.3.	Negative Verstärkung	77
2.2.3.1.4.	Bestrafung	79
2.2.3.2.	Diskrimination, Generalisation und Extinktion	82
2.2.3.2.1.	Diskrimination (Unterscheidung)	82
2.2.3.2.2.	Generalisation (Verallgemeinerung)	82
2.2.3.2.3.	Extinktion (Löschung)	83
2.2.3.3.	Pädagogische Konsequenzen	83
2.2.3.4.	Lernen von Verhaltensstörungen	84
2.2.3.5.	Kritik an den Konditionierungstheorien	85
2.2.4.	Lernen am Modell (Beobachtungslernen)	85
2.2.4.1.	Merkmale des Modells	87
2.2.4.2.	Merkmale des Beobachters	88
2.2.4.3.	Beobachtungslernen, Verhaltensstörungen und Therapie	88
2.2.4.4.	Kritische Gedanken zum Beobachtungslernen	89
2.2.5.	Kognitives Lernen	90
2.2.5.1.	Lernen durch Einsicht	91
2.2.5.2.	Begriffslernen	93
2.2.5.3.	Regellernen	94
2.3.	Gedächtnis, Behalten und Vergessen	94
2.3.1.	Gedächtnis und Lernstrategien	94
2.3.2.	Vergessen	98
2.3.3.	Erste Erinnerungen, Behalten und Erinnern	98
2.4.	Motivation und Lernen	101
2.4.1.	Motivation und Motive	101
2.4.2.	Lernen von Motiven	103
2.4.3.	Entwicklung der Neugiermotivation	104
2.4.4.	Entwicklung der Leistungsmotivation	106
2.4.5.	Angst und Persönlichkeit	107
2.4.6.	Aggression und Entwicklung	109
2.4.6.1.	Aggression – Theoretische Erklärungsmodelle	110
2.4.6.2.	Aggression in der Entwicklung	114
2.4.7.	Soziale Verantwortung: Hilfsbereitschaft und Hilfeverhalten	120
2.4.7.1.	Entwicklung von Hilfsbereitschaft und hilfreiches Verhalten	120

2.4.7.2.	Erlernte Hilflosigkeit	124
2.4.7.3.	Hilfeerhalten und Selbstwertproblematik des Hilfeempfängers	127
2.5.	Lernen und Sozialisation bei Erwachsenen	129
2.5.1.	Lernen im beruflichen und außerberuflichen Bereich	129
2.5.2	Resozialisierung	131
	Zusammenfassung	131
	Fragen	132
	Weiterführende Literatur zum Thema	133
	Anmerkungen	133
3.	**Psychoanalyse: Tiefenpsychologie der Persönlichkeit**	135
3.1.	Das Instanzenmodell der Persönlichkeit	135
3.1.1.	Autoritäre Erziehung und psychische Instanzen	142
3.1.2.	Demokratische Erziehung und psychische Instanzen	142
3.2.	Abwehrmechanismen gegen die Angst	143
3.2.1.	Positive Abwehrmechanismen	146
3.2.2.	Negative Abwehrmechanismen	148
3.3.	Die Phasen psychosexueller Entwicklung	151
3.4.	Die Abbildung der Lebensgeschichte in der Sexualität	163
3.5.	Fortführungen des psychoanalytischen Persönlichkeitsmodells	168
	Zusammenfassung	171
	Fragen	172
	Weiterführende Literatur zum Thema	172
	Anmerkungen	173
4.	**Entwicklung nach Lebensabschnitten**	175
4.1.	Frühe Kindheit (Geburt bis 4. Lebensjahr)	175
4.1.1.	Vorgeburtliche Entwicklung und Geburt	175
4.1.2.	Verhaltensrepertoire im 1. Lebensjahr	176
4.1.3.	Aufbau sozialer Beziehungen und soziale Welt des Kleinkindes	178
4.2.	Kindheit (4.–11. Lebensjahr)	179
4.2.1.	Entwicklung des Spiel- und Sozialverhaltens	180
4.2.2.	Gestalten der Geschlechterrolle	183
4.2.3.	Ausbildung des kindlichen Weltbildes	183
4.2.4.	Entfaltung der Schulfähigkeit	184

4.3. Jugendalter (Vorpubertät – Pubertät – Adoleszenz) 185
4.3.1. Jugend heute? 185
4.3.2. Biologische Reifung, Sexualität und Identität 188
4.3.3. Jugendalter und abweichendes Verhalten 191

4.4. Das Erwachsenenalter 193
4.4.1. Erwachsenenalter und Rollenübernahme 193
4.4.2. Die Familie und die Rolle der Kinder 195

4.5. Das Alter 198
4.5.1. Entwicklung im Alter 198
4.5.2. Einsamkeit – nicht nur im Alter 204
4.5.3. Erleben der Hilfsbedürftigkeit im Alter 205

Zusammenfassung 209
Fragen 210
Weiterführende Literatur zum Thema 210
Anmerkungen 210

5. Entwicklung einzelner Funktionsbereiche 213
5.1. Wahrnehmung und Motorik 213
5.1.1. Motorik und Persönlichkeitsentwicklung 214
5.1.2. Entwicklung der räumlichen und zeitlichen Wahrnehmung 219
5.1.3. Wahrnehmen als Prozess aktiver Anpassung 221
5.1.4. Sensorische Integration und Selbst-Bewusstsein 224

5.2. Entwicklung von Denken, Intelligenz und Kreativität 230
5.2.1. Intelligenz und Denken 230
5.2.2. Die geistige Entwicklung des Kindes: PIAGETS Stufenmodell 233
5.2.3. Merkmale und Entfaltung der Kreativität 238

5.3. Aufbau und Entwicklung der Sprache 242
5.3.1. Sprache, Denken und soziales Lernen 242
5.3.2. Entwicklung und Funktionen der Sprache 246
5.3.3. Entwicklung kommunikativer Kompetenz 248

Zusammenfassung 250
Fragen 251
Weiterführende Literatur zum Thema 252
Anmerkungen 252

6. Sozialpsychologie 255
6.1. Grundfragen sozialen Verhaltens 255

6.2.	Themen der Sozialpsychologie	260
6.2.1.	Die soziale Gruppe	261
6.2.1.1.	Die Gruppen- und Rollenstruktur	261
6.2.1.2.	Kommunikationsstruktur und Gruppenerfolg	264
6.2.1.3.	Gruppennormen und Konformität	265
6.2.1.4.	Entwicklungsstadien von Gruppen und Entstehung von Gruppennormen	269
6.2.2.	Formen und Ergebnisse sozialer Interaktionen	271
6.2.2.1.	Zuneigung und Abneigung in Gruppen	271
6.2.2.2.	Kooperation in Gruppen	274
6.2.2.3.	Konflikt- und Entscheidungsverhalten	276
6.2.3.	Aspekte zwischenmenschlicher Kommunikation	279
6.2.3.1.	Bedingungen und Störungen der Kommunikation	280
6.2.3.2.	Inhaltsseite und Beziehungsseite einer Nachricht	288
6.2.3.3.	Wege zur besseren Verständigung	293
6.2.4.	Soziale Wahrnehmung und soziale Interaktion	295
6.2.5.	Personwahrnehmung und Personbeurteilung	300
6.2.6.	Funktionen von Einstellungen und Vorurteilen	306
6.2.6.1.	Struktur und Funktionen von Einstellungen und Vorurteilen	306
6.2.6.2.	Konsistenz (Festigkeit, Beständigkeit) von Einstellungen und Einstellungsänderung	312
6.2.7.	Psychosoziales Lernen in therapeutischen Gruppen	314
	Zusammenfassung	317
	Fragen	317
	Weiterführende Literatur zum Thema	318
	Anmerkungen	319
7.	**Klinische Psychologie**	321
7.1.	Klinische Psychodiagnostik	322
7.1.1.	Das Kontinuum Gesundheit – Krankheit	322
7.1.2.	Probleme der Psychodiagnostik	324
7.1.3.	Ziele der Psychodiagnostik	326
7.1.4.	„Etikettierung“ und „sich selbst erfüllende Prophezeiung“	328
7.2.	Abweichendes Verhalten und Verhaltensstörungen	332
7.2.1.	Verhaltensstörungen	332
7.2.2.	Neurotische Entwicklungsstörungen und Neurosen	334
7.2.3.	Psychosomatische Störungen und Erkrankungen	337

7.3.	Psychische Behandlungsmethoden und Verhaltensänderung	338
7.3.1.	Das Beratungsgespräch	340
7.3.2.	Die klientenzentrierte Gesprächspsychotherapie	341
7.3.3.	Die psychoanalytische Therapie	343
7.3.4.	Verhaltenstherapien	345
7.3.5.	Transaktionsanalyse	348
7.3.6.	Familientherapie	351
7.3.7.	Sozialtherapie	353
7.4.	Menschen im Krankenhaus	353
7.4.1.	Die psychische Situation erwachsener Patienten	353
7.4.2.	Kinder als Patienten	356
7.4.3.	Sterben als Entwicklungsaufgabe	357
7.4.4.	Zur Psychologie des Schmerzes und des Schmerzverhaltens	363
7.4.4.1.	(Chronische) Schmerzen und psychische Beeinträchtigung	363
7.4.4.2.	Schmerzverarbeitung und Therapie von (chronischen) Schmerzen	368
7.4.5.	Rehabilitation und Reintegration als Lernprozesse	373
7.4.5.1.	Phasen der Rehabilitation und Reintegration	373
7.4.5.2	Bedeutung der Motivation in der Rehabilitation	378
7.5.	Über die psychische Situation der Helfer	379
7.5.1.	Helfen als Beruf und das „Helfersyndrom“	379
7.5.2.	Vom Leiden des Helfers: Das „Überdruss-Syndrom“ („burn-out“)	383
	Zusammenfassung	387
	Fragen	388
	Weiterführende Literatur zum Thema	390
	Anmerkungen	390
	Stichwortverzeichnis	392

Vorwort zur 3. Auflage

Das vorliegende Buch **Grundkurs Psychologie** ist für die Ausbildung in den Gesundheitsdienstberufen konzipiert. Es konnte über die 1. und 2. Auflage bei den zuvor genannten Zielgruppen bereits erfolgreich als Studienbuch eingeführt werden.
Das Buch ist eine verlässliche und fundierte Einführung, die den Ansprüchen an wissenschaftliche Genauigkeit voll gerecht wird. Es beinhaltet die Grundlagen für ein differenziertes Verstehen des Menschen im Kontext seines individuellen Lebens wie auch der sozialen Einflüsse. Es ist insofern sowohl sichere Orientierungshilfe als auch angemessene Vorbereitungslektüre für die Anwendung in der alltäglichen Praxis. Die wissenschaftliche Fort- und Weiterentwicklung, Veränderungen in den Vorgaben von Rahmenrichtlinien sowie auch aus der Praxis mitgeteilte Bedürfnisse machten es notwendig, in die nun vorliegende 3. Auflage weitere Themenbereiche einzuarbeiten, bereits vorgestellte ausführlicher zu behandeln oder neu zu gewichten und durch Beispiele aus Alltag und Beruf anschaulicher zu gestalten. Die Literaturangaben zu den einzelnen Kapiteln wurden durchweg aktualisiert und bieten wegweisende Forschungsergebnisse zur Vertiefung einzelner Themenkomplexe an.

Im 1. Kapitel führt der Autor in den Gegenstandsbereich der Psychologie als Fachwissenschaft ein. Er verdeutlicht, dass das Erleben und Verhalten eines Erwachsenen bestimmt wird zunächst durch die Erfahrungen, die er als Kind gemacht hat, und dann durch soziale Situationen und kommunikative Beziehungen in vielfältigen Rollen und oft krisenhaften Entwicklungsaufgaben. So wie z. B. Identitätssuche, Veränderungen im Alter, Krankheitsprozesse und auch das Sterben: In dem *Aufeinanderangewiesensein* von Jugendlichem und Erwachsenem, Patienten und Helfer usw. Stets finden wir Lernende auf beiden Seiten. Wege der Annäherung der Fachwissenschaft Psychologie an den Menschen wie auch deren Aussagen zur Entwicklung des Kindes im Allgemeinen begründen den Blick auf die Persönlichkeit als Prozess und als Struktur und lassen die Bedingtheit menschlichen Verhaltens wie auch das Ausmaß an Eigenverantwortlichkeit deutlich werden.

Im 2. Kapitel werden Lernen und Lernfähigkeit als Grundlagen für kurz- und langfristige Veränderungs- bzw. Anpassungsprozesse in allen Entwicklungsphasen konkretisiert. Lernerfahrungen in der Kindheit werden besonders thematisiert, um zum einen auf Gefährdungen durch traumatische Beziehungserfahrungen und bestimmte soziale Einflüsse hinzuweisen und zum anderen ebenso die schon beim Kleinkind beobachtbaren und zu oft vernachlässigten Kompetenzen (z. B. kommunikative Fähigkeiten) stärker hervortreten zu lassen (im 2. und 4. Kapitel). Neu eingearbeitet wurde u. a. im 2. Kapitel die spannungsreiche Problemstellung *Hilfsbereitschaft – Hilflosigkeit – Hilfsbedürftigkeit,* die in den Pflege- und Therapieberufen immer wieder zur Auseinandersetzung mit dem Erleben von Patienten und der Einstellung der Helfer herausfordert und Handlungsmöglichkeiten eröffnet oder verschließt.
Im 3. Kapitel macht der Autor deutlich, dass es stets von neuem der Fähigkeit bedarf, sich dem *Kind in uns* zu stellen, um es zu begreifen und sich so im Umgang mit dem Mitmenschen und zusammen mit ihm verändern zu können. Die Tiefenpsychologie vermag hier, insbesondere infolge ihrer besonderen Beachtung der sexuellen Entwicklung, zum Verständnis der individuellen Lebensgeschichte beizutragen: Und sie zeigt Möglichkeiten auf, auf dem Wege von Selbstbetrachtung und Selbstanalyse unserem Verhalten tatsächlich zugrunde liegende Motive aufzudecken und im Verlauf der Sozialisationsvorgänge erfolgte Rollenzuweisungen aufzuspüren.
Wenn wir die Entwicklung des Menschen von Geburt an verfolgen, wird sichtbar, wie ihm immer wieder neue Anpassungsleistungen und Entscheidungen in Konfliktsituationen abverlangt werden. Die dazu unerläßlichen Fähigkeiten stützen sich wesentlich auf gelingende Prozesse der sensorischen Integration (im Kapitel 5) als Voraussetzungen für ein Begreifen der Welt wie auch als Ausgangspunkt für Frühförderung und Reintegration. Und sie bedürfen der Kommunikation (im Kapitel 6) als Basis für gegenseitiges Verstehen und gemeinsames Lernen von jungen und alten Menschen, Hilfsbedürftigen und Helfern. Kommunikative Kompetenz im sozialen Miteinander wurzelt in der Beachtung der Bedingungen und möglichen Störungen von Kommunikation sowie in der Befähigung, Interaktionsprozesse angemessen wahrzunehmen.
Für die in helfenden Berufen Tätigen ist es wichtig, möglichst wertfrei Geschehnisse, Reaktionen, Arbeitssituationen usw. wahrzunehmen, zu beobachten und zu beschreiben. Dazu bedarf es der in Kapitel 6 vertiefend dargestellten Ausführungen zu Problemen der Personwahrnehmung – auch der Selbstbeobachtung – und der Verantwortung für Prozesse der Personbeurteilung.

Pädagogisch-psychologische Diagnostik stützt sich auf Interaktionsmodelle, die ihren Ausgang nehmen in psycho-sozialen Sichtweisen und unterscheiden zwischen psycho-sozialen Entstehungsbedingungen von z. B. Verhaltensstörungen, psychischen Erkrankungen einerseits und den gesellschaftlichen Etikettierungen und Attributierungen andererseits. Daran anschließend wendet sich der Autor ausführlich dem Umgang mit dem körperlich und seelisch kranken, alten und sterbenden Menschen zu, u. a. seinem Schmerzerleben, seinen Ängsten und seinen Reaktionen; aber auch seine Fähigkeiten bei Schmerzbewältigung und Rehabilitation werden untersucht, um zu erkunden, wie wir ihn besser verstehen, ihm helfen und von ihm lernen können. Ergänzend werden Erwartungen und Anforderungen an die HelferInnen in der kommunikativen Interaktion formuliert, in der therapeutischen-pflegerischen Situation angemessen zu handeln (im 7. Kapitel). Analytische Reflexionen der psychischen Situation der HelferInnen, ihrer Erwartungen an sich selbst vor dem Hintergrund der Professionalisierung des Helfens und der Gefährdung ihres Kompetenzgefühls bis hin zum *Ausgebranntsein* werden schließlich ergänzt durch Hinführung zu sozialen Quellen, die die Autonomie des Helfers unterstützen.

Dr. Manfred Marquardt

KAPITEL 1

Ziel:

Dieses Kapitel will Grenzen ziehen zwischen der Psychologie des Laien und der wissenschaftlichen Psychologie. Dazu werden die Forschungs- und Untersuchungsmethoden vorgestellt, die zur Erfassung menschlichen Verhaltens dienen. Ziel ist es auch, unterschiedliche theoretische Erklärungsansätze der Psychologie und deren Beitrag zu einem vorläufigen Gesamtbild vom Menschen zu skizzieren. Darauf aufbauend werden verschiedene Sichtweisen der „Persönlichkeit“ umrissen, die inter- und intraindividuelle Unterschiede von Menschen und deren Entstehung veranschaulichen sollen. Des weiteren werden wissenschaftliche Vorstellungen von Entwicklung herangezogen, um die bei allen Menschen wirksamen Einflüsse und Gesetzmäßigkeiten aufzudecken.

1. Problembereiche der Psychologie

1.1 Wissenschaftliche und naive Psychologie

1.1.1. Von der naiven zur wissenschaftlichen Psychologie

DER PSYCHOLOGE IRRT SICH *NIHCT*

Die Fähigkeiten des Psychologen werden selten realistisch beurteilt, sondern eher unterschätzt oder überschätzt. Das Bild des Psychologen in der Öffentlichkeit ist unscharf, seine Tätigkeitsbereiche und Kompetenzen sind wenig bekannt. Die Wirksamkeit psychologischer Praxis ist in unserer Gesellschaft, gemessen an ihren tatsächlichen Einflußmöglichkeiten, einstweilen den Erwartungen entgegengesetzt.

Naive Psychologie

Der Psychologe, der wissenschaftliche Erkenntnisse anzuwenden sucht, geht zunächst wie der Laie von vorwissenschaftlichen Konzepten und naiv-psychologischem Wissen aus. Dieses kommt zum Ausdruck in konventionellen Erziehungszielen und Spruchweisheiten des Volkes, sie gingen ein in die Märchen, die, für Erwachsene geschrieben, entschlüsselt werden müssen. Jeder Mensch besitzt eine „private Psychologie“, hat Vorstellungen von dem, was Kinder beherrschen und tun sollten („Was Hänschen nicht lernt, lernt Hans nimmermehr“, „Wer andern eine Grube gräbt, ...“, „Aus Schaden wird man klug“, „Der Apfel fällt nicht weit vom Stamm“). Jeder weiß, dass Lob Verhalten verstärkt, und meint, „eine Ohrfeige habe noch niemandem geschadet“, jeder ahnt den Einfluß von Zuneigung (Sympathie) und Abneigung (Antipathie). Unser Sprechen, Denken und Handeln gründet auf zu Volksweisheiten verkürzten psychologischen Einsichten, die uns den Alltag zweifelsohne bestehen helfen.

Naiv-psychologisches Wissen legt Standpunkte fest und gewährleistet rasche Orientierung, die unkritische Zustimmung bei anderen findet. Die von ihm ausgehenden Theorien sind unbestimmt in der Verwendung von Begriffen und in der Definition von Situationen, verallgemeinern unzulässig, wirken auf einer wenig bewußten Ebene, lassen der Interpretation breiten Raum und sind dann prinzipiell nicht zu widerlegen.

Grundlagen wissenschaftlicher Psychologie

Psychologische Theorien aber müssen nachprüfbar sein, d. h. sie müssen

1. von begrifflich klaren, überprüfbaren Hypothesen ausgehen, die Bedingungen ihrer Entstehung konkretisieren und darum an sichtbarem Verhalten beobachtbar und meßbar sein,
2. unabhängige und abhängige Variablen (Bedingungs- und Folgevariablen, also veränderliche Merkmale) beschreiben und
3. auf intersubjektiv zugänglichen, exakten Daten basieren, also auf solchen, die in gleichermaßen angelegten weiteren → Experimenten wieder erreichbar sein sollen und so einer Überprüfung standhalten.

Problematisch ist dabei das Erfassen der intervenierenden (nicht direkt beobachtbaren, sondern aus ihrer Wirkung erschlossenen) Variablen, die vom Wissenschaftler bedacht, „konstruiert“ und aus Veränderungen der abhängigen Variablen erschlossen werden müssen. Zur Überprüfung des wissenschaftlichen Wissens werden spezielle Methoden (Test, Experiment, Beobachtung, Befragung) verwendet, deren Einsatz und Auswertung Zeit brauchen.

– Will ich z. B. die Auswirkungen von Lärm (= unabhängige Variable) auf das Auswendig-Lernen (abhängige Variable) erfassen, muß die Mitwirkung anderer denkbarer Einflüsse (Müdigkeit, Alter, Sympathie usw. als intervenierende Variablen) berücksichtigt werden.

- Wenn ich den Einfluß eines Erziehungsstiles auf die soziale Entwicklung von Kindern eines bestimmten Alters feststellen will, muß ich Alter des Kindes, Miterzieher, Geschlecht des Erziehers usw. als Wirkfaktoren einbeziehen.

- Wir können beispielsweise arterielle Gefäßerkrankungen auf das Rauchen zurückführen, aber die Aussage ist wissenschaftlich nicht haltbar, solange wir mögliche andere Einflüsse nicht ausgeschaltet haben.

Sozialisation contra Erkenntnis

Der wissenschaftlich arbeitende Psychologe muss nun seine verinnerlichten, fehlerhaften Alltagstheorien ablegen und wissenschaftlich belegte Erkenntnisse an deren Stelle setzen. Er läuft dabei Gefahr, entweder sein Alltagswissen und Denken als Produkt der von ihm erfahrenen Sozialisation nicht ausreichend in Frage zu stellen, gerade dann, wenn es selbstverständlich und wenn keine Frage offen zu bleiben scheint, um nachprüfbare Zusammenhänge zu erkennen (für Erzieher gilt z. B. oft, dass sie das in der eigenen Erziehung Erfahrene lediglich weitergeben), oder aber sich von seinen Hypothesen leiten zu lassen und nur die Daten zu akzeptieren, die sie bestätigen (verifizieren). Diese Tendenz spielt z. B. in der Diskussion über Anlage- und Umwelteinflüsse immer wieder eine Rolle.

> „Wissenschaftliches Arbeiten ist also in der Psychologie – wie in jeder anderen Wissenschaft – an bestimmte institutionelle Voraussetzungen gebunden ... Es gibt wissenschaftliche Modeerscheinungen, es gibt Widerstand gegen Neuerungen, und manchmal können sich neue zutreffende Theorien erst durchsetzen, wenn die Vertreter der alten Theorie „aussterben". Auch wissenschaftliche Standards, Begriffssysteme und Denkschemata unterliegen historischen Veränderungen."[1]

Wissenschaftliche Erkenntnisse werden von den Massenkommunikationsmitteln verbreitet und schlagen sich allmählich im Alltagswissen nieder, weiten dieses aus, erfahren in diesem „Übersetzungsprozess" aber auch Verwandlungen. Dieser Integrationsprozess kann zu einer Annäherung von wissenschaftlichem und vorwissenschaftlichem Denken und bewusstem Handeln des einzelnen führen.

„Psychologie“ meint zuallererst Grenzen des alltäglichen Denkens überschreitende Logik, derer sich der nachdenkende Mensch im Umgang mit sich und anderen bedienen sollte. Günstig wirkt sich bei solchem Prozeß der Angleichung (→ Assimilation) aus, dass die Öffentlichkeit nur mit erheblicher zeitlicher Verzögerung neueste wissenschaftliche Erkenntnisse übernimmt, nachdem nicht bestätigte (falsifizierte) Thesen, einseitige Sichtweisen u. a. ausgemerzt worden sind.

1.1.2. Psychologie als Wissenschaft

Definitionsversuche

Psychologie ist die „Wissenschaft vom Verhalten und Erleben von Lebewesen, besonders aber des Menschen (= psychische Prozesse), unter Berücksichtigung der Entwicklung, Konstanz und Veränderungen von Verhaltens- und Erlebnisweisen sowie der mitmenschlichen (sozialen) Umgebung und den relativ überdauernden und veränderlichen Gegebenheiten (ökonomische, politische, kulturelle Faktoren) der Lebenswelt.“[2]

„Die Psychologie versucht, die Gesetzmäßigkeiten dieser Phänomene herauszufinden und zu formulieren, ihr Zustandekommen und ihre Ursachen zu erklären und sie gegebenenfalls zu verändern.“[3]

„Verhalten und Erleben sind nur beim Menschen zugänglich. Tierpsychologie (Ethologie) ist immer Verhaltensforschung (Behaviorismus). Die Psychologie war lange Zeit ein Teilgebiet der Theologie und der Philosophie; sie wurde bis gegen Mitte des vergangenen Jahrhunderts rein spekulativ betrieben, also ohne den Versuch, Behauptungen mit wissenschaftlichen Mitteln zu beweisen.“[4]

Als eigenständige empirische Wissenschaft existiert sie erst seit der Gründung des ersten Laboratoriums für psychologische Experimente in Leipzig durch W. WUNDT im Jahre 1879.

Um wissenschaftlich fundierte Aussagen über einen bestimmten psychologischen Sachverhalt machen zu können, bedarf die Psychologie methodisch gewonnener Befunde und Erkenntnisse. Diese sollten an einer ausreichenden Zahl von Versuchspersonen (Zufalls- oder repräsentative Stichprobe) gewonnen werden, um verwertbar zu sein. Auf ihrer Grundlage kann der Psychologe im günstigsten Fall Theorien erarbeiten, die dann in die Praxis umgesetzt werden müssen. Ihre

Anwendung zur Lösung praktischer Probleme wird grundsätzlich immer wieder neue Fragen aufwerfen.

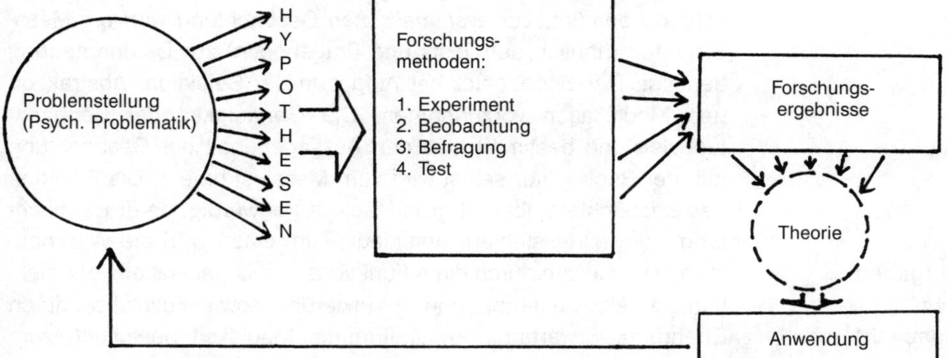

Abb. 1: Forschungsmethoden der Psychologie

1. *Das Experiment* besitzt einen hohen Stellenwert in der Psychologie. „Das Experiment besteht in einer Beobachtung, die sich mit der willkürlichen Einwirkung des Beobachters auf die Entstehung und den Verlauf der zu beobachtenden Erscheinung verbindet."[5]
(W. WUNDT, 1913)
„Willkürliche Einwirkung" meint, dass es planmäßig zum Zweck der Beobachtung von Situationen herbeigeführt und unter gleichen und wechselnden Bedingungen – auch von anderen – wiederholt werden kann. Die experimentell gewonnenen Daten müssen intersubjektiv nachprüfbar sein, also auch von anderen Forschern beobachtet und registriert, d. h. in Zahlen bestimmt werden können. Die Bedingungen, unter denen ein psychischer Prozess abläuft, z. B. Auswendig-Lernen von Wortpaaren bei Lärm, müssen kontrollierbar sein und jede für sich verändert werden können, damit der Zusammenhang zwischen den variierten Bedingungen und dem beobachteten Verhalten erfaßt werden kann. Der Versuchsleiter kann so grundsätzlich durch einen anderen eingewiesenen Fachmann ohne Verlust für die Datengewinnung ersetzt werden.
2. *Die Beobachtung* finden wir als Teil fast aller Verfahren der Datenerhebung. Beobachtung ist zu verstehen als ein zielgerichteter Wahrnehmungsprozess, der bei einem hohen Grad an Aufmerksamkeit

abläuft. Wir unterscheiden zwischen freier, zufälliger Beobachtung und kontrollierter (systematischer) Beobachtung. Zufallsbeobachtungen sind oft Ausgangspunkte für systematische Beobachtungen. In der *freien* Beobachtung erfährt der Beobachter wenig methodische Einschränkung, ist aber um möglichst objektive, umfassende Beobachtung bemüht. Zur *systematischen* Beobachtung wird ein Messverfahren (ähnlich den Tests und Fragebogen) zur Datenerhebung benötigt: Der Beobachter hat Aufgaben der Selektion, Abstraktion und Modifikation vorzunehmen. Die Genauigkeit der Beobachtungsleistung bestimmt also den Aussagegehalt der Beobachtung mit, der Beobachter selbst wird zum Messinstrument. Die Funktion des Beobachters aber ist grundsätzlich fragwürdig, da er Beobachtungs- und Urteilsfehlern unterliegt: Zum einen wird die Wahrnehmung von Reizen durch die 4 Funktionen → Organisation, → Selektion, → Akzentuierung und → Fixierung sowie zusätzlich durch Erfahrung, Erwartung, Angst, Freude, Müdigkeit beeinflußt, zum anderen gelangt der Beobachter als Beurteiler auch zu Schlussfolgerungen, die sich auf nicht beobachtbare, intervenierende oder bloß vermutete Variablen beziehen. Beobachtung schließt also Verarbeitung von beobachteten Daten mit ein und hat zugleich solche Urteilsbildung zur Folge. D. h.: Die der Beobachtung nachfolgenden und diese begleitenden Prozesse der Bewertung und Urteilsbildung werden durch persönlichkeitsspezifische Faktoren wie → Halo-Effekt, → Projektion u. a. verzerrt. Je weniger systematisch die Beobachtung durchgeführt wird und je später die Aufzeichnungen des Beobachters erfolgen (z. B. in Kindergarten, Schule und Beratungsstelle), desto weniger Objektivität ist zu erwarten.

Aufgaben des Beobachters

Fehler des Beobachters

3. Besonders in der Sozialpsychologie (z. B. Einstellungs- und Vorurteilsforschung, Kommunikationsforschung) und in der klinischen Psychologie (z. B. klinisches Interview, Anamneseerhebung, Beratungsgespräch) stellen *Befragungs- und Erhebungsmethoden* eine unverzichtbare Voraussetzung des wissenschaftlichen Arbeitens dar. Bei der Befragung werden gezielt zu vorher spezifizierten Themen Fragen gestellt, ihr Verlauf wird im Wesentlichen (anders als im Alltagsgespräch) durch die Person des Versuchsleiters bestimmt. Die Zahl der möglicherweise verfälschenden Einflüsse ist hier größer als bei anderen Methoden, „da neben Unzulänglichkeiten des Messinstruments und Einflüssen des Untersuchers (Therapeuten) der Befragte als besondere Fehlerquelle hinzukommt.“[6] Der Interviewer tritt zunächst mit bestimmten Erwartungshaltungen und

Fehlerquellen

Einstellungen an den Probanden (Klienten, Patienten) heran, die mit seinem Selbstbild und dem Stadium des Prozesses der Hypothesenbildung bezüglich des Probanden in Verbindung stehen. Im weiteren Ablauf kann dann der Versuchsleiter durch verbale Äußerungen („interessant", „das ist gut", oder aber Mißfallenskundgebungen) und/oder nonverbale Reaktionen (wie Stirnrunzeln, Lachen o. ä. auf den Kommunikationsprozess einwirken und ihn in eine bestimmte Richtung lenken. Diesem Aspekt hat u. a. → die klientenzentrierte Gesprächspsychotherapie ihr besonderes Augenmerk geschenkt. Er spielt bei jeder Meinungsumfrage z. B. in Form von Suggestivfragen eine bedeutende Rolle.

Wie bei der Beobachtung können schließlich selektives Wahrnehmen und Gewichten der Antworten zu einer lückenhaften Niederschrift führen. Diesen Problemen vermag die *standardisierte Befragung* eher zu begegnen als eine nicht standardisierte Form. Die standardisierte Befragung (Anamneseerhebung, Persönlichkeitsfragebogen) bindet Fragesteller und Befragten durch den Wortlaut der Fragen. Diese sollen in einer bestimmten Reihenfolge mit dem Patienten, Klienten oder ihm nahestehenden Personen unterschiedliche Themenbereiche abklären. Die Grundlage dazu kann ein vorgegebener Anamnese-Leitfaden bilden. In noch stärkerem Maße gilt für Fragebogen, dass die Fragen eindeutig und knapp formuliert sind, da sie inhaltlich von allen Befragten gleichermaßen verstanden werden müssen. Fragebogen enthalten zudem neben den inhaltlichen Funktions- und Kontrollfragen Fragen, die der Versuchsperson den Zugang zu dieser Art der Befragung erleichtern („warming-up"), seine Einstellung zum Fragebogen (z. B. Tendenz, im Sinne „sozialer Erwünschtheit" zu antworten) und seine Motivation und Täuschungstendenzen aufdecken sollen. Je weniger offen die Fragestellung und je mehr ein bestimmter Beantwortungsmodus vorgegeben ist, desto mehr nähert sich diese Form der Befragung dem *Test*.

Anamnese

Fragebogen

Das *klinische Gespräch* und die *Exploration* stellen Formen nichtstandardisierter Befragung dar, die wie ein „roter Faden" hilft, von Tests und Beobachtungen nicht erfasste Bereiche aufzuhellen oder durch Testergebnisse nahe gelegte Vermutungen (Hypothesen) zu überprüfen. Sie wird also hauptsächlich zur Beurteilung von Persönlichkeitsmerkmalen des Patienten/Klienten eingesetzt, nachdem sogenannte „objektive" Daten auf andere Weise gewonnen worden

Gepräch

sind. Wie jedes Instrument in der → Psychodiagnostik hat das *explorative Gespräch* zugleich auch therapeutische Wirkung. Wir begegnen ihm in der → Psychoanalyse und der → Gesprächspsychotherapie: Insbesondere letztgenannte hat darauf aufmerksam gemacht, dass der Therapeut/Berater dem Gesprächspartner einen breiten Spielraum zur Beantwortung eröffnen sollte. Er soll sich in „nicht-direktiver" Gesprächsführung subjektiver Deutungen enthalten und ihn nicht durch Interpretationen in eine bestimmte Richtung des Erlebens und der Selbst-Wahrnehmung lenken.

Intelligenztest

4. *Tests* sind das am häufigsten verwendete und gleichermaßen missverstandene Instrument des Psychodiagnostikers. So tauchen sie auf in den Psycho-Tests der Zeitschriften mit mundgerechten „Kochbuchregeln" zur Auswertung und unter dem Deckmantel der Wissenschaftlichkeit, ebenso als Mittel zur Überprüfung schulischer Leistungen oder der Brauchbarkeit von Haushaltsgeräten. Zu oft wird Test auch assoziiert mit „Intelligenztest", der in unterschiedlichen Ausführungen als Werkzeug des Psychologen gesehen wird. Er verwirklicht scheinbar überzeugend den Anspruch unserer Leistungsgesellschaft, kognitive Fähigkeiten als Maß für Leistungsfähigkeit in Form des → IQ (Intelligenzquotienten) zu veranschaulichen, und er frustriert oft den, der Kenntnis von seinem IQ erhält.

Tests erscheinen ebenso bekannt wie geheimnisvoll.

> „Dem Test aber ist in allen seinen Ausprägungen gemeinsam, dass sein Inhalt nur den Prüfern bekannt, sein Sinn nur den Eingeweihten verständlich ist. Selbst das Ergebnis ist geheim, wird nur sorgsam verschlüsselt und in Bruchstücken dem Auftraggeber mitgeteilt. Der Proband selbst erfährt oft lediglich, dass er die Stellung nicht gekriegt, den Auftrag nicht geschafft hat."[7]

Undurchschaubarkeit von Tests

Anders als jede andere Prüfungssituation, die mehr oder weniger öffentlich und auch für den Schüler, Lehrling oder Diplomaten hinsichtlich der Aufgabenstellung einsehbar ist, wird ein vorbereitender Einblick in die Fragestellungen, Ziele und Methoden eines Tests nicht gestattet, eine Auskunft über Sinn und Zweck und das Ergebnis im Wesentlichen verschwiegen.

> „Während der ganzen psychodiagnostischen Untersuchung steht der Testleiter vor der schwierigen Aufgabe, den Probanden bei Laune zu halten und dabei so wenig wie möglich Informationen zu

geben. Er muss den Probanden wie einen Gegenstand beobachten (und jede seiner Reaktionen aufschreiben). Dieser Rollenkonflikt im Umgang mit Probanden führt leicht zu einer (scheinbar) unechten … Haltung.'' [8]

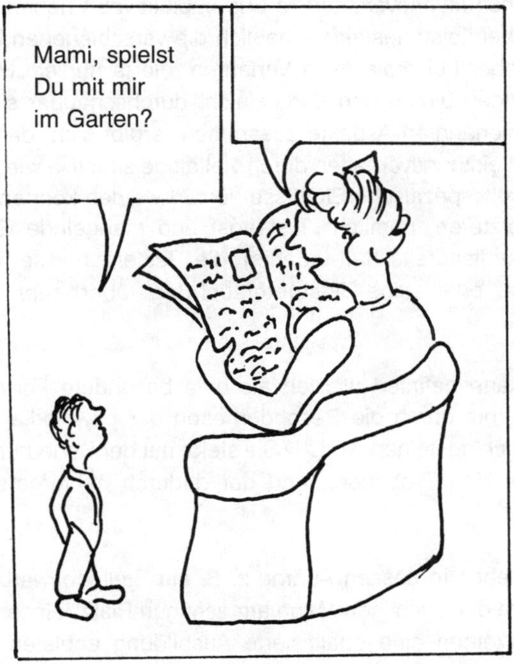

Abb. 2: Beispiel für einen projektiven Test. Tragen Sie die allererste Antwort, die Ihnen einfällt, in das leere Viereck ein.

Test und Stress

Testleiter und Probanden sind zwar im Verfahren verbunden, Interaktionen und Kommunikation sind aber kaum möglich bzw. begrenzt. Ungeachtet des Inhalts ist die Stresswirkung einer psychodiagnostischen Untersuchung groß, denn der Proband muß oft über Stunden und z.T. unter Zeitdruck sein Bestes geben. In mehr strukturierten Leistungstests (Intelligenz-, Interessentests, Schulleistungstests) wird der Proband festgelegt durch Testmaterial und Anweisungen, während er in den projektiven Verfahren (Rorschach-Formdeuteversuch, TAT, → Familie in Tieren) eine größere Bewegungsfreiheit hat. Der grundsätzlich autoritäre Aspekt der Testverfahren wird dadurch aber wohl nicht gemindert, denn diese Pflicht zur freien Entfaltung bei gleichzeitigem

Mangel an spezifischen Verhaltensanweisungen („Sagen Sie einfach, was Ihnen bei diesem Bild in den Sinn kommt") verunsichert eher die Testpersonen, weil sie ihnen ein Erkennen der tatsächlich geforderten Reaktionen zusätzlich erschwert: Sie sollen etwas preisgeben, das sie selbst weder zureichend kennen noch anderen gegenüber offenbaren möchten. Instruktionsverständnis und subjektives Erleben differenzieren schon bei Leistungstests erheblich die verschiedenen Probanden, erst recht aber bei projektiven Verfahren, die ja nur ein Minimum an Anhaltspunkten bieten und darum nicht durchschaubar sind. Fassen wir die vorgenannten Aspekte zusammen, ergibt sich, dass Testmotivation und Leistungsverhalten durch vielfältige situative wie auch durch persönlichkeitsspezifische Einflüsse gestört werden können. Insbesondere die letzteren, nämlich „Testangst und mangelnde Enthüllungs- oder Auskunftsbereitschaft können die Testergebnisse weitgehend verfälschen oder eine Testuntersuchung überhaupt unmöglich machen."[9]

Ursachen für die Verfälschung von Testergebnissen

Testangst

Testangst kann definiert werden als eine besondere Form der „Prüfungsangst, die durch die Besonderheiten der psychodiagnostischen Situation noch gesteigert wird."[10] Sie steigt mit der Bedeutung der Testsituation für den Probanden und der dadurch hervorgerufenen Ich-Beteiligung.

Der Arbeitgeber, in dessen Auftrag z. B. ein Stellenbewerber getestet wird, möchte den „richtigen Mann am richtigen Platz" einsetzen, möchte dem Einzelnen eine qualifizierte Ausbildung anbieten und dabei unnütze Ausgaben sparen; der Arbeitnehmer will seine Fähigkeiten beweisen, will zeigen, was in ihm steckt, um eine Stellung zu bekommen, die ihm Erfolg und Zufriedenheit verschafft. Und so sitzt der Bewerber als Proband dem Testleiter gegenüber, der durch keine Miene oder Geste andeutet, ob er sich auf dem richtigen Lösungsweg befindet oder in einer Sackgasse verrannt hat. Er setzt weiter seine Kreuzchen an den passenden Stellen im Fragebogen, zeichnet etwas, setzt Teile einer Figur zusammen, deutet in ihren Konturen verschwommene Bilder.

Testaufgaben lösen Konflikte aus

„Das Testmaterial ist oft undurchsichtig. Kein Erwachsener würde Männchen malen oder Tintenkleckse deuten, ohne zunächst nach dem Sinn des Spiels zu fragen, doch in diesem Spiel werden keine Auskünfte erteilt ... Das Testmaterial ist oft peinlich. Persönlichkeitsfragebogen erkundigen sich zudringlich nach Träumen und

Sexualverhalten ... Man muß sich fügen, wenn man nicht freiwillig ausscheiden will."[11]

Die Fragwürdigkeit von Tests aus ihrer Funktion in der Gesellschaft heraus und aufgrund situativer Momente zu beschreiben, hilft ebenso, sie ins richtige Licht zu rücken, wie sie aufgrund ihrer testeigentümlichen Zielsetzung deutlich werden zu lassen. Der Test ist ein „im Wesentlichen objektives und standardisiertes Maß einer Stichprobe von Verhaltensweisen."[12]

D. h., er misst menschliches Verhalten, indem er mit Hilfe eines kleinen Ausschnitts auf das Gesamtverhalten verallgemeinert. Der Test als wissenschaftliches Untersuchungsverfahren erinnert an das Experiment, weil er ebenso individuelle Unterschiede herausfinden soll; aber die Durchführungsanleitungen, Aufgabenstellungen und Auswertungskriterien sind für jeden Test fest- und vorgeschrieben (standardisiert), damit jede einzelne Testperson mit jeder anderen verglichen und ihr Standort bestimmt werden kann. Für den Einsatz von Tests in der Arbeitspsychologie gilt z. B., dass sie Vergleiche mit anderen Bewerbern ermöglichen, Eignung für bestimmte Arbeitsplätze feststellen und den zukünftigen Berufserfolg vorhersagen sollen. Während hier die Auslese im Vordergrund steht, ist die → Klinische Psychologie bemüht, differentialdiagnostische Fragestellungen (Vorliegen einer Hirnschädigung, Verhaltensstörung oder neurotischen Störung) zu beantworten zwecks Einleitung geeigneter sonderpädagogischer oder therapeutischer Maßnahmen. Testverfahren gibt es heute zur Messung vieler psychischer Funktionen, wie z. B. zur Erfassung der Intelligenz, der Leistungsmotivation, der Angst, des sozialen Verhaltens, der Frustrationstoleranz und der Persönlichkeitsstruktur.

Standardisierung von Tests

Tests messen viele Merkmale

Die psychologische Testtheorie nennt drei Gütekriterien für einen psychologischen Test: „Objektivität, Zuverlässigkeit (Reliabilität) und Gültigkeit (Validität)."[13]

Gütekriterien

Nur der Test, der diese Bedingungen erfüllt, erlaubt es, aus seinen Ergebnissen Schlüsse abzuleiten, die in der Psychodiagnostik weitreichende Folgen haben können.

- *Objektivität* bedeutet, dass die Untersuchungsergebnisse nicht von der Person des Testleiters beeinflußt werden. Durchführung, Auswertung und Deutung halten sich eng an die Testanweisungen.

- *Zuverlässigkeit* gibt den Grad der Genauigkeit an, mit der der Test ein bestimmtes Merkmal erfasst.
- *Gültigkeit* macht eine Aussage darüber, ob ein Test auch wirklich das misst, was er zu messen vorgibt.

Das heißt, nicht jede beliebige Sammlung von Aufgaben ist schon ein „psychologischer Test", auch wenn sie dem Augenschein nach mit dem angegebenen Sachverhalt zu tun hat.

1.2. Ansätze, Zielsetzungen und Anwendung der Psychologie

1.2.1. Arbeitsfelder des Psychologen

Die Psychologie als Wissenschaft ist ein umfassendes, mannigfach gegliedertes Gebiet, das ein reiches Spektrum an Betätigungsfeldern eröffnet, mit immer neuen Aufgaben, die psychologisches Wissen und psychologische Interventionen erfordern.

Klinische Psychologen sind in freier Praxis, Kliniken, Beratungsstellen, Gefängnissen usw. tätig und erfüllen insbesondere vier Aufgaben: Diagnostik (Begutachtung), Prävention, Therapie und Rehabilitation.

Psychodiagnostik kann z. B. dazu beitragen, krankmachende Erlebnisse beim Menschen sowie gefährdende Momente im sozialen Milieu wie auch in der Person aufzudecken, zum Zwecke der Einleitung therapeutischer Maßnahmen. In dem Maße aber, indem es ihr zunehmend gelingt, die psychosoziale Gesamtsituation der Patienten/Klienten zu erfassen, vermag sie auch neue Therapiemethoden zu entwickeln, Aufschlüsse über mögliche Präventivmaßnahmen zu erhalten und bei Einleitung und Durchführung von Rehabilitationsmaßnahmen im Zusammenwirken mit Fachärzten (z. B. Psychiatern), Beschäftigungstherapeuten, Schwestern usw. zu unterstützen.

Der *Schulpsychologe* ist beteiligt bei der Durchführung von Intelligenz- und Schulleistungstests zur Beantwortung von Fragen wie z. B. nach den Ursachen für ein vorliegendes Schulversagen, ob ein Schüler versetzt oder der Schultyp gewechselt werden soll. Seine Aufgaben beschränken sich in Deutschland heute noch zu sehr auf Auslese und Beratung und beinhalten zu wenig vorbeugende, helfende und weiterbildende Maßnahmen in Kooperation mit Lehrern, Schülern und Eltern.

Psychologen sind vor *Gericht* als Gutachter für Menschen tätig, die strafbare Handlungen begangen haben (und deren Tatmotivation oder Entwicklungsstand sie beurteilen sollen) oder Opfer von Verbrechen geworden sind. Sie werden im Strafvollzug überwiegend diagnostizierend/beratend tätig in Verbindung mit Juristen, Sozialarbeitern, Medizinern u. a., seltener bei der Durchführung therapeutischer Konzepte und im Hinblick auf mögliche Verbesserungen des Strafvollzugs.

Psychologen sind mit Aufgaben der *Verkehrsplanung und Verkehrserziehung* betraut, z. B. mit der Begutachtung von Verkehrsverhalten von Kindern, Kraftfahrern, der Untersuchung von Unfallursachen oder der Neuentwicklung von Verkehrseinrichtungen. Psychologen geben der *Werbung* willkommene Informationen und Impulse und sind in der *Marktfoschung* tätig.

Für den *Arbeitspsychologen* stellen sich insbesondere drei Aufgaben, zu deren Erfüllung er sich auf sozialpsychologische Erkenntnisse wie Forschungsergebnisse aus der Tiefenpsychologie, den Lerntheorien und der humanistischen Psychologie stützen muss:

1. Die Arbeit (Arbeitsplatz, Arbeitsablauf) muss den Bedürfnissen des arbeitenden Menschen angepaßt werden, insbesondere den physischen und psychischen Voraussetzungen bei Auszubildenden, Frauen und älteren Arbeitnehmern.

2. Er muß den Menschen der Arbeit anpassen, ihm also Arbeitsaufgaben einerseits und Berufsausbildung andererseits bereitstellen, seine berufliche Eignung (z. B. durch Umschulung) verbessern und Selbstverwirklichung statt Entfremdung ermöglichen.

3. Er muss dazu beitragen, dass die Menschen in Betrieben und Organisationen sich besser aneinander anpassen lernen (Konfliktvermeidung, Arbeitsatmosphäre, Führungsstile).

In die *angewandte Psychologie* finden somit Forschungsergebnisse der rein wissenschaftlichen Psychologie Eingang, die die verschiedenen Arten von psychischen Prozessen (Sprache, Denken, Sensomotorik, Motivation u. a.), ihre vielschichtigen Verknüpfungen sowie die differentiellen sozialen und Entwicklungsaspekte des menschlichen Verhaltens zum Gegenstand haben. Zugleich ergeben sich aus der praktischen

Anwendung psychologischer Erkenntnisse Rückmeldungen, die sowohl zur Korrektur von psychologischen Einzelaussagen als auch zur Erweiterung der Fragestellungen und des Forschungsgebietes beitragen.

Neue Forschungsgebiete

In der Auseinandersetzung mit unterschiedlichen Lebensbereichen und gesellschaftlichen Forderungen/Erwartungen entstanden neue Forschungsschwerpunkte wie z. B. Sport-, Verkehrs-, Pädagogische, Medizinische und Politische Psychologie. Dies führte in wachsendem Maße dazu, dass die Psychologie das Laboratorium verlassen und Einzelthemen differenzierend gesellschaftswissenschaftlichen Problemstellungen zuordnen mußte. Dadurch errang sie zunehmend die Befähigung, von sich aus Impulse für soziale Prozesse zu geben und das Bewusstsein für menschliches Verhalten zu schärfen. Für die weitere Entwicklung psychologischer Forschung zum Nutzen des Menschen scheinen besonders die Begegnung der Psychologie mit der Biologie und der Medizin zum einen und ihre Hinwendung zu im weiteren Sinne politischen Vorgängen von Bedeutung. Ihre Reaktionen auf die gesamtgesellschaftlichen Veränderungen gewinnen Gestalt inzwischen in *Kritischer* und *Humanistischer Psychologie*, in Handlungstheorie und Reflexion des Menschen als Produkt seiner Umwelt. Die Anbindung an Biologie und Medizin fördert erkennbar einerseits die Antwort auf die Frage nach der Art des Zusammenwirkens von Anlagen und Umwelteinflüssen (und der Bedeutung von Körperbedürfnissen für Entwicklung und Veränderung von Verhalten) und zum anderen die Begründung psychischer Vorgänge durch Entsprechungen in physiologischen, zentralnervösen, hormonellen, biochemischen Prozessen des Körpers des Menschen. Die Vermutung psycho-somatischer oder somato-psychischer Wechselwirkungen ist grundsätzlich auch für die Psychologie nicht neu. Dies beweisen elektrische Reizungen bestimmter Gehirnareale bei Katzen, die zu emotionalen Reaktionen von Wut oder Angst führten, und z. B. psychoanalytische Vorstellungen von den Konversionsneurosen und psycho-somatischen Störungen als Verlagerungen verdrängter psychischer Konflikte in körperliche Bereiche und Organfunktionen bzw. als physiologische Reaktionen im Sinne einer Rückkehr auf frühere Entwicklungsstufen. Eine neue Qualität gewinnt die Vermutung durch die Suche nach Zusammenhängen zwischen (bewußt herbeigeführten) physiologischen Veränderungen und bestimmten Verhaltensänderungen (Lernprozessen), wobei einstweilen noch eine grundsätzliche Schwierigkeit besteht: „Der Organismus ist ein Ganzes. Indem wir einen Teil verändern, verändern wir auch das Ganze.“[14]

Wechselwirkung von körperlichen und seelischen Vorgängen

1.2.2. Modelle zur Erklärung menschlichen Verhaltens

Vor der wissenschaftlichen Psychologie existierten bereits theoretische Konzepte hinsichtlich menschlichen Verhaltens, und neben ihr wird naives Alltagswissen auch in Zukunft psychische Probleme tatkräftig angehen und so ein Gradmesser für das Bewusstwerden des Menschen in seiner Welt sein. Wie wir im Alltag beobachten können, kann das gleiche Verhalten unterschiedliche Ursachen haben. Es gibt immer mehrere Möglichkeiten, das Verhalten zu erklären (und mindestens ebenso viele, komplexe gesellschaftliche Zusammenhänge zu deuten). Die Erklärungsansätze stützen sich jeweils auf von bestimmten Forschern ausgehende Auffassungen vom Menschen. Die Methoden zu seiner Erforschung unterscheiden sich, aber die Ergebnisse zeigen neben den Unterschieden zunehmend gegenseitige Ergänzung zu einem Gesamtbild, das den Menschen und sein Verhalten verstehen lehrt.

1.2.2.1. Der biologische Ansatz

„Unter dem biologischen Ansatz versteht man das Bemühen, zwischen physiologischen Prozessen und Verhalten Beziehungen aufzudecken."[15]

Angefangen bei der Bedeutung des „extrauterinen Frühjahrs" für die Plastizität des Menschen, über die Betonung der Erbanlagen für die Entwicklung der Wahrnehmung als Voraussetzung für Denken und Verhalten sowie durch Simulation von hirnelektrischen Vorgängen in Computern oder durch Nachweis von in den Großhirnhemisphären „eingravierten" Unterschieden im Verhalten von Mann und Frau gibt es immer neue Bemühungen um die Beschreibung solcher Zusammenhänge.

1.2.2.2. Der Behavioristische Ansatz: Lerntheorien und Verhaltenstherapien

Der *Behaviorismus* (amerik.: behavior = Verhalten) entstand in Reaktion auf eine Tendenz, allein über Selbstbeobachtung (Introspektion) beim Wahrnehmen, Fühlen, Denken usw. Bewusstseinsprozesse zu erforschen. Die Methode der Innen-Schau ist nach J.B. WATSON (1878–1958) unbrauchbar, da die durch sie gewonnenen Ergebnisse widersprüchlich seien und sich einer wissenschaftlichen Nachprüfung entzögen. Psychologie als wissenschaftliches Arbeitsgebiet dürfe ihre Aufmerksamkeit nur auf das richten, was für jedermann zugänglich, beobachtbar und darum nachprüfbar ist: das äußere Verhalten. Das Verhalten wurde für ihn lediglich zum Ergebnis einer Kette von Reiz-Reaktions-Verbindungen, Reflexen.

> „Das, was J. P. PAWLOW (1849–1936) mit seinem berühmten Experiment über die „bedingten Reflexe" an Hunden nachgewiesen hatte und was heute als → klassisches Konditionieren bezeichnet wird, übertrug WATSON auf den Menschen."[16]

Mit seinem → *Experiment* am *kleinen Albert* zeigte er, dass der Mensch konditionierbar, d. h. auch: manipulierbar ist. Aus seiner Überzeugung entwickelte er die Vorstellung, dass die „Entwicklung durch Auswahl geeigneter Umweltanregungen praktisch in jede gewünschte Richtung zu lenken war. Man sollte ihm nur ein Dutzend Neugeborene geben, und er würde daraus nach Belieben alles machen: einen Arzt, einen Rechtsanwalt, einen Bettler oder einen Dieb."[17]

Wenngleich seine radikale Behauptung von den unbegrenzten Einflussmöglichkeiten der Umwelt und seine Verneinung der Vererbung wichtiger Anlagen beim Menschen überwunden ist, erscheinen doch zwei Aspekte wesentlich:

1. Seine Betonung der Beobachtung von Verhalten wurde zu einem Motor wissenschaftlich-psychologischer Arbeit.
2. Seine Überzeugung entstand in dem in den USA wie nirgend sonst verwurzelten Glauben an die Chancengleichheit, daran, dass die Menschen von Geburt her die gleichen Möglichkeiten haben. (Diese Auffassung finden wir heute in anderer Form in der Betonung positiven Denkens: „born to win" = du bist geboren, ein Gewinner zu sein.)

Unter den Forschern, die den Behaviorismus weiterentwickelten, wurde B. F. SKINNER (1904–1990) ein entscheidender Protagonist: Menschliches Verhalten kann nur in wenigen Fällen durch einfache Reaktion des Organismus auf einen Reiz erklärt werden, vielmehr kann der Organismus auch von sich aus aktiv werden. Geschieht dies zufällig oder infolge Belohnung, entsteht daraus konditioniertes, d. h. erlerntes Verhalten. Diesen Vorgang nannte er → „operantes Konditionieren". Auf seine Überlegungen zur Funktion von → „Verstärkern" gehen die Lerntheorien wie auch die → Verhaltenstherapien zurück, ebenso die Entwicklung des programmierten Lernens mit Lernmaschinen und Lernprogrammen. Hierbei werden Lerninhalte in viele kleine Schritte unterteilt, von denen jeder für sich möglichst schnell lösbar ist. Sofortige Selbstkontrolle (feed-back) wirkt als Verstärker für die Arbeit an der nächsten Einzelaufgabe. Dieses Lernen findet bei uns vor allem in der Pädagogik Lern- und Geistigbehinderter Anwendung. Z. B. sind das „Prinzip der kleinen Schritte" oder die „Isolierung der Schwierigkeiten" Bestandteile der heilpädagogischen Didaktik.

operantes Konditionieren

Hier findet sich auch in gewandelter Form die Vorstellung, dass man mit Hilfe von Verstärkern den „idealen" Menschen heranbilden kann.

1.2.2.3. Gestalttheorie, kognitiver Ansatz und Gestalttherapie

Die Gestalttheorie soll hier nur aus zwei Gründen skizziert werden:

1. gab sie bedeutende Anstöße zum Verständnis der kognitiven (erkenntnismäßigen) Prozesse des Wahrnehmens (Gestaltgesetze, optische Täuschung) und Denkens (Problemlösen, Lernen). K. LEWIN übertrug gestalttheoretische Prinzipien auf soziale und motivationale Prozesse,[18]

2. bildet sie z. T. die Grundlage der Gestalttherapie.

Sie geht zurück u. a. auf MAX WERTHEIMER (1880–1941), WOLFGANG KÖHLER (1887–1967) und auf K. LEWIN (1890–1947). In ihrem Grund-Satz stützt sie sich auf Aristoteles: „Das Ganze ist mehr als die Summe seiner Teile." Jeder Reiz erhält seine Bedeutung aus dem Ganzen, von dem er ein Teil ist.

Wahrnehmung, Denken und Lernen werden bestimmt von zahlreichen Organisationsprinzipien (= Gestaltgesetzen), die sich in Prozessen der Gruppierung, Strukturierung und Umstrukturierung zeigen (→ Lernen durch Einsicht).

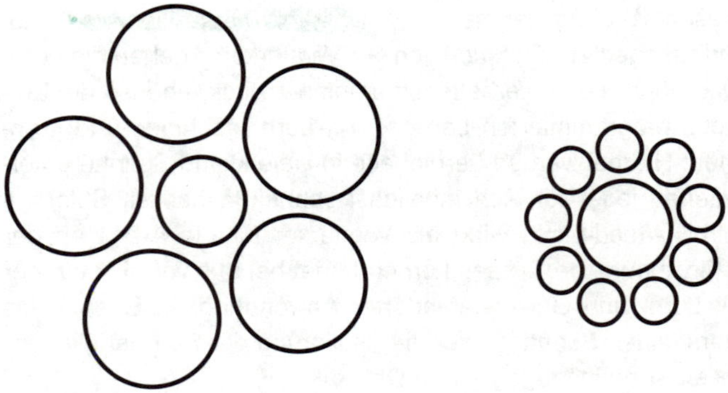

Abb. 3a: Gestaltwahrnehmung und optische Täuschung

Beide Innenkreise sind gleich groß; aber der rechte, von den kleinen Kreisen umgeben, erscheint größer. Wenn sich also die Beziehung der Teile zueinander verändert, erscheint auch eine andere Gestalt (Ebbinghaus' Kreistäuschung).

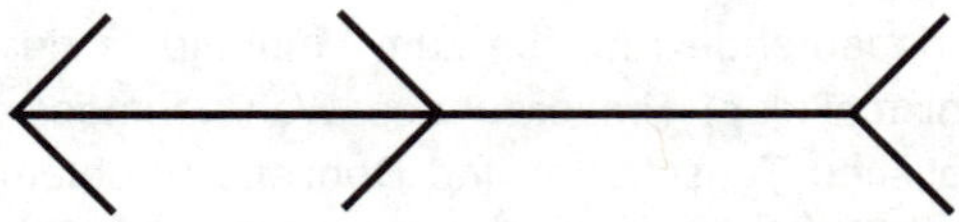

Abb. 3b: Gestaltwahrnehmung und optische Täuschung

Durch unterschiedliche Anordnung der Pfeilspitzen wirkt die linke Strecke kürzer als die rechte (Müller-Lyer' Pfeiltäuschung).

Optische Täuschungen sind demnach wie andere Wahrnehmungsereignisse das Ergebnis von Gestaltungsprozessen, die abhängig sind von den Bedingungen des Umfeldes und nicht nur von Natur gegeben.

Dieses Umfeld besteht nicht nur aus im Augenblick wirksamen äußeren Reizen, sondem auch aus Erwartungen und Erfahrungen, mit denen das Individuum an das Reizmuster herantritt. Gegenstände sind nicht nur einfache Reizanordnungen. Gegenstände haben Vergangenheit und Zukunft. Im Kino, zum Beispiel, wird eine Folge von einzelnen Bildern zum Film; eine uns ins Ohr gehende Melodie entsteht erst aus einer bestimmten Abfolge von Tönen, die jeder für sich nichtssagend und alle zusammen misstönend sind: Ändern sich die Beziehungen der Töne zueinander (bezüglich ihrer Längen und Abstände), finden sie sich zu einer neuen Gestalt bzw. Melodie zusammen. Bei den versteckten Figuren von K. GOTTSCHALDT verschwinden Formen, die für sich (isoliert) bekannt sind, infolge Einbettens in eine neue Figur. Es bereitet Mühe, die aus der Erfahrung geläufige Figur in der neuen Gestalt wiederzufinden. Ähnliche Figuren finden wir in mancherlei Variationen in psychologischen Tests zur Erfassung von Wahrnehmungsvermögen, Intelligenz oder aber hirnorganischer Schädigung.

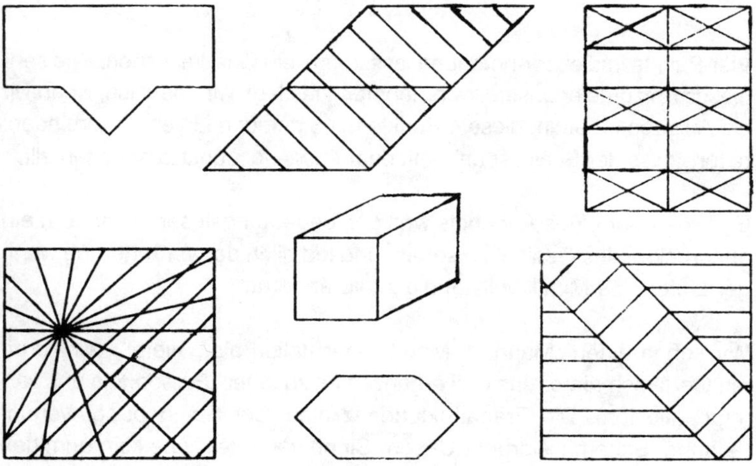

Abb. 4: Versteckte Figuren. Die Figur mit dem nach unten weisenden Winkel ist in der darunter abgebildeten und in der unten rechts abgebildeten Figur enthalten, der Quader in der oben rechts abgebildeten, das Sechseck in der schrägliegenden Figur in der Mitte der oberen Reihe. (Aus K. GOTTSCHALDT, Psych. Forschg. 8, 1926. Entnommen: H. Rohracher: Einführung in die Psychologie, Wien 1963)

Zum Verständnis des von der Gestaltpsychologie Gemeinten sollen zwei vorrangige Gesetze dargestellt werden:

1. Tendenz zur guten Gestalt (Prägnanztendenz):

Dieses Gestaltgesetz sagt aus, dass wir dazu neigen, unvollkommene als vollkommene, disharmonische als harmonische Gestalten wahrzunehmen. Vollkommene (prägnante) Wahrnehmungsobjekte sind z. B. der Kreis, das Quadrat, der rechte Winkel.

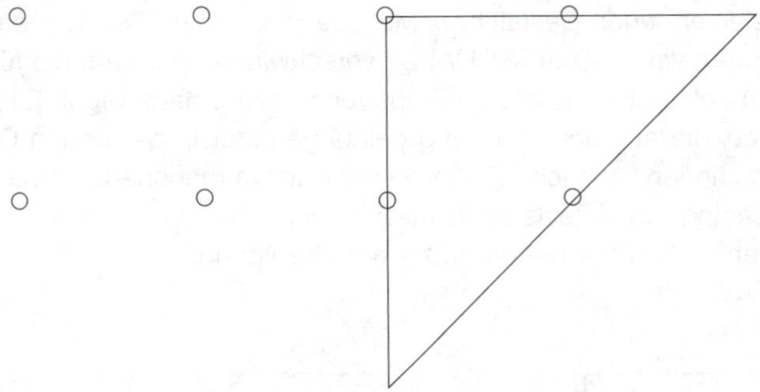

Vier Punkte in dieser Anordnung lassen uns ein Quadrat sehen. Wie sehr dieses Reizmuster unsere Wahrnehmung festlegt, wird deutlich, wenn wir die Aufgabe erhalten, diese 4 Punkte mit 3 geraden Linien zu verbinden, derart, dass der Schlusspunkt mit dem Ausgangspunkt zusammenfällt.

Es bedarf nur eines Angebots weniger, bedeutungsloser Linien, um ein ausdrucksvolles Gesicht zu sehen, und lediglich der Veränderung weniger Linien, die Mimik vollständig zu verändern.

Wir sehen einen „Mann im Mond" oder Italien als „Stiefel", wir hören ein Geräusch hinter uns und ergänzen es zu einer „Person, die uns verfolgt" (Illusion). Die Prägnanztendenz dient der Sinngebung, Vereinfachung, Schematisierung. Unsere Sinne vermitteln uns kein unmittelbares Bild von der Welt, sondern stellen uns Daten bereit, die wir entschlüsseln müssen.

„Die Wahrnehmung wird also nicht durch das Reizmuster allein bestimmt. Sie ist eher ein dynamisches Suchen nach der besten Interpretation der jeweils verfügbaren Daten."[19]
Wahrnehmung reicht also immer über bloße Sinnesempfindungen hinaus. Die demzufolge aufgestellten Hypothesen hängen davon ab, wie wir mit unserer Wahrnehmung in den Kontext unserer Lebensgeschichte und der jeweiligen Situation und wie die Gegenstände in ein bestimmtes räumliches oder situatives Umfeld einbezogen sind. Diese

Hypothesen bzw. Schlüsse können falsch sein (→ optische Täuschungen), da die sensorischen Daten uns Alternativen anbieten, ohne anzugeben, was „richtig“ oder „falsch“ ist. Alltagssituationen sind im allgemeinen komplex und darum so mehrdeutig. Sie rufen Konflikte hervor und verlangen Entscheidungen. In solchen Situationen zeigen sich Menschen unterschiedlich konfliktfähig und in der Lage, ohne → Stereotypisierungen im Denken auszukommen. „Schwarz-Weiß-Denken“ verkörpert u. a. die Prägnanztendenz in extremer Weise, wobei ihm in besonderer Weise Lernprozesse (→ autoritäre Erziehung) zugrundeliegen.

2. Gesetz von Figur und Grund:

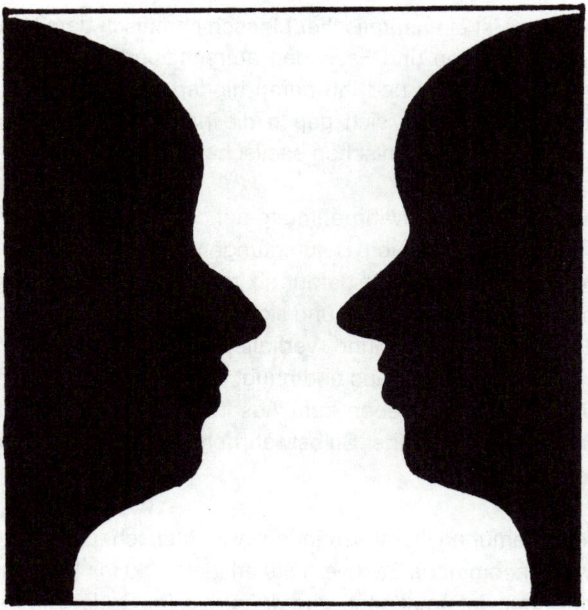

Abb. 5: Kipp-Figur

In unserer Kipp-Figur können zwei Gesichter im Profil oder ein Pokal wahrgenommen werden. Immer sind unser Wahrnehmen und Denken räumlich, d. h. wir erleben und verhalten uns in räumlichen, zeitlichen und sozialen Dimensionen. Wir nehmen Figuren vor einem Hintergrund wahr, und dieser Hintergrund ist für uns als soziale Wesen der soziale

Kontext, in dem wir aufgewachsen sind und leben. Er bestimmt unsere Persönlichkeitsstruktur, unsere Bedürfnisse, Motive, Einstellungen und Erwartungshaltungen, in denen wir uns immer bewusst oder unbewusst befinden, und bereitet die Hypothesen vor, mit denen der Organismus an die Wahrnehmungssituation herantritt (→ *soziale Wahrnehmung*). Beobachtungsgegenstand und Erwartungshaltungen beeinflussen sich wiederum wechselseitig.

soziale Wahrnehmung

Einsichten der Gestaltpsychologie haben Eingang gefunden in die Gestalttherapie von FRITZ PERLS (1894–1970, ursprünglich Psychoanalytiker). Sie betrachtet z. B. neurotische Störungen als Gestörtheit eines Teils der Persönlichkeit, der jedoch stets in Verbindung mit deren übrigen Teilen und dem Ganzen steht.

„Nach PERLS ist ein neurotischer Mensch chronisch damit beschäftigt, seine Blockierungen und Fassaden aufrechtzuerhalten, was ihn eine Menge Energie kostet und ihn daran hindert, sich in seiner Ganzheit wahrzunehmen, weil er sich gegen die natürlich ihm innewohnende Tendenz zu einer harmonischen seelischen Gestalt sträubt."[20]

Die Therapie lenkt die Wahrnehmung auf die eigenen Bedürfnisse und deren Wichtigkeit, um von Befürchtungen und Ängsten zu befreien, und zielt dementsprechend darauf ab, zu erreichen, dass der Mensch sich wieder eins mit sich fühlt und sich als Ganzes erlebt (→ Identität), weil dann sein Erleben und Verhalten wieder übereinstimmen. Er drückt z. B. seine Trauer aus und bringt sich selbst und anderen in seinem Verhalten sein Erleben zum Ausdruck; er entscheidet in jedem Moment selbst, ob seine Selbstwahrnehmungen und Bewertungen stimmen.

Aus dem Bemühen herauszufinden, wie Menschen Reize wahrnehmen, wahrgenommene Sachverhalte erklären und mit Erfahrungen verknüpfen, neue Informationen zuordnen, sie im Gedächtnis speichern und wiedererinnern, Regeln entdecken und anwenden, Konflikte lösen, ergaben sich methodische Ansätze zur Erklärung kognitiver Prozesse. Diese setzen an (wie die Gestaltpsychologen) beim Menschen als einem aktiven „Wesen, das neue Reizsituationen aufsucht und sich bemüht, diese zu erklären und zu verarbeiten."[21]

Die Ansätze der kognitiven Lerntheorien (→ Lernen durch Einsicht, → Regellernen) stützen sich auf ebenso konsequentes methodisches

Arbeiten wie die Konditionierungstheorien, unterstellen dem Menschen aber wesentlichen Handlungs- und Entscheidungsspielraum.

1.2.2.4. Tiefenpsychologischer Ansatz und Psychoanalyse

Zeitgleich zur Jahrhundertwende mit Behaviorismus und Gestalttheorie entwickelte der Nervenarzt S. FREUD (1856–1939) in Wien seine Psychoanalyse (→ Kapitel III). Er gewann seine Erkenntnisse an Patienten, also Kranken, die überwiegend wohlhabenden Schichten entstammten. FREUD beeinflusste wesentlich das Wissen darum, dass körperliche Erkrankungen wie auch Verhaltensstörungen eine psychische Genese haben können und in ihren Vorstufen auch beim „normalen“ Menschen in Form etwa von → Abwehrmechanismen zu finden sind. Über die Hypnose war er auf die besondere Bedeutung des Unbewußten, der dort beheimateten aktiven sexuellen Triebkräfte und der dorthin „verdrängten“ Konflikte aufmerksam geworden. Diese bewusst zu machen und aufzuarbeiten, ist Ziel der → psychoanalytischen Methode. Er stellte in der Folge die Erlebnisse der frühen Kindheit als fast allein entscheidend für die nachfolgende Entwicklung dar. Von dieser Auffassung hat sich die moderne Entwicklungspsychologie gelöst. In der Auseinandersetzung mit Psychologen anderer Forschungsrichtungen stieß sie auf die berechtigte Kritik, dass die Begriffe/Erkenntnisse ungenau, den Messmethoden (die seit den Behavioristen gefordert wurden) nicht zugänglich und also empirisch nur begrenzt nachprüfbar seien. Die Psychoanalyse FREUDs fand Ergänzung und Vertiefung bei seinen Schülern → A. ADLER und → C. G. JUNG, sowie Erweiterung und Korrektur bei den Neoanalytikern (K. HORNEY, H. ST. SULLIVAN u. a.).

1.2.2.5. Humanistische Psychologie

In den letzten 40 Jahren entwickelte sich die „Humanistische Psychologie“, die als „dritte Kraft“ (A. MASLOW) die Schwächen der heute vorherrschenden Denkansätze von Behaviorismus und Psychoanalyse überwinden will. Zu ihren Vertretern zählen CH. BÜHLER (1893–1978), C. ROGERS (1902–1987), E. FROMM (1900–1980), A. MASLOW

(1908–1970). Im Mittelpunkt ihrer Überlegungen steht der Mensch mit seinem Wunsch und Recht auf Selbstverwirklichung, mit seinen grundsätzlich positiven Tendenzen.

Gerade in unserer Wohlstands- und Überflußgesellschaft, in der scheinbar alle Grundbedürfnisse erfüllbar sind, wird er aber zunehmend in neurotisches Verhalten gedrängt durch die Systemzwänge der Leistungsgesellschaft, die ihm nicht den lebensnotwendigen Schutzraum gewährt. Humanistische Erziehungsprogramme (wie das von A. S. NEILL, 1883–1973, in SUMMERHILL) ebenso wie humanistische Therapieformen (z. B. Gesprächstherapie von C. ROGERS) sollen dem Menschen helfen, seine schöpferischen Kräfte intensiver zu nutzen – auch gegen Widerstände – und vornehmlich in der zwischenmenschlichen Begegnung einer Gruppe Vertrauen in seine eigenen Möglichkeiten zu vermitteln.

Statt immer mehr „haben“ zu wollen, solle der Mensch lernen, sich auf das „Mensch-Sein“ zu besinnen, sich selbst und die anderen zu achten, das Unangenehme (Krankheit, Alter, Tod, Behinderung) nicht abzusondern, sondern zu akzeptieren und zu integrieren in die eigene Person wie in die Gesellschaft und sich darin zu bewähren. Dazu soll der Mensch in jedem Augenblick „ja“ sagen zu sich selbst, soll sich selbst erleben in Angst und Hoffen, Erfolg und Bestätigung, und mit diesen Erfahrungen umgehen lernen.

Diese Zielsetzungen streben insbesondere C. ROGERS' Gesprächstherapie, auch F. PERLS' Gestalttherapie sowie verschiedene Körperpsychotherapien an: Ihre Aufgabe sehen sie nicht in der Befreiung von … (Neurose, Konflikt …), sondern in der Öffnung für … (Selbstwahrnehmung, -bewertung, -verwirklichung).

1.3. Persönlichkeitstheorie und Bild vom Menschen

In der Vorstellung des Laien ist „Persönlichkeit“ angesiedelt bei Menschen, die etwas Besonderes darstellen, eben „Persönlichkeit haben“, ist also mit Wertung verbunden. Im Mittelpunkt der Psychologie steht die wertneutrale Frage nach der Persönlichkeit und nach dem Zusammenhang der psychischen Eigenschaften. Die Persönlichkeitstheorien beinhalten bestimmte, unterschiedliche Bilder vom Menschen und sind in Anbetracht der noch unzureichend fortgeschrittenen Beobachtung und Datenerhebung eher modellhaft. In den Persönlichkeitstheorien kommen nicht allein objektive, wissenschaftliche Erkenntnisse zum Ausdruck, sondern auch die persönlichen Einstellungen der Autoren. Immer setzen sie Wegweiser für neue Forschungsstrategien und lassen durch ihre Konkurrenz untereinander auf wissenschaftlichen Fortschritt zum besseren Verständnis des Menschen und seines Verhaltens hoffen. *Die Wissenschaft von der Persönlichkeit* soll herausfinden, 1. worin sich die Einzigartigkeit jedes Menschen, seine Individualität, zeigt, 2. auf Grund wessen sich Menschen untereinander ähnlich sind, 3. in welchem Ausmaß genetische und soziokulturelle Faktoren Einfluss auf die aktuelle Persönlichkeit haben, 4. warum Menschen sich so und nicht anders verhalten, und 5. wie es zu psychischen Störungen kommt.

Aufgaben der Persönlichkeitstheorien

Die Definitionen der Persönlichkeit sind gekennzeichnet durch das Bestreben, über die Beschreibung vieler unterschiedlicher, beobachtbarer Verhaltensweisen von Menschen hinaus, dahinter liegende, überdauernde psychische Eigenschaften (überdauernde Dispositionen) zu finden. Wir versuchen dadurch, jedes beobachtbare Verhalten zu erklären, wollen wissen, warum eine Person etwas tut (wie wir selbst uns immer wieder genötigt sehen, unser Verhalten zu rechtfertigen).

Jeder Mensch stützt sich auf eine *naive Persönlichkeitstheorie,* die ihm Schlussfolgerungen erlaubt darüber, wie sich (Mit-)Menschen verhalten sollten: Zu ihnen gehört die Vorstellung, dass die handelnde Person alleiniger Urheber vor allem für die negativen Ergebnisse ihres Handelns ist (z. B.: Jemand zeigt Äußerungen der Angst, weil er ängstlich ist: Seine Angst ist Ursache seines ängstlichen Verhaltens). Dabei werden aber die situativen Bedingungen und Einflüsse übersehen/unterschätzt. Wir gewinnen Sicherheit in der Wahrnehmung und Einschätzung des anderen: Sein Verhalten wird durchschaubar, vorhersagbar. Wir glauben zu wissen, wie er sich in umschriebenen weiteren Situationen verhalten wird, indem wir von einer Eigenschaft auf mögliche andere schließen, z. B. der Ängstliche ist nicht verläßlich. Unsere Vorannahme über Zusammenhänge und Eigenschaften bzw. die Motive für bestimmte Handlungsweisen beeinflussen (meist unbewusst) unsere Personwahrnehmung.

naive Vorstellungen von Persönlichkeit und Fremdeinschätzung

Ziel der *Psychodiagnostik* ist es, individuelle Ausprägungsgrade solcher Eigenschaften und ihre intraindividuellen Zusammenhänge abzu-

Der Mensch als Individuum und soziales Wesen

bilden. Dies macht aber erforderlich, jeden Menschen als Individuum und zugleich in seiner Abhängigkeit sowohl vom sozialen (gesellschaftlichen) als auch vom situativen Kontext zu betrachten, statt ihm allein die Verantwortung zuzuschieben. Eine Beschreibung der Verhaltensweisen und Eigenschaften einer Person bleibt unzureichend – oder falsch – wenn sie nicht die Interaktionen/Beziehungen zwischen der Person und den auslösenden und aufrechterhaltenden Bedingungen ihrer Umwelt erfasst, die sich in den Entwicklungsprozessen ausfalten (→ Rollen) und sich in den Tätigkeiten des Individuums verwirklichen:

Kompensatorische Vorschulerziehung verfehlt ihren Zweck, wenn sie nur Sprachdefizite bei Kindern aus sozial benachteiligten Familien feststellt und diese allein beseitigen will …

Delinquenz bei einem Jugendlichen feststellen, setzt voraus, dass man ihn in Relation zu Gleichaltrigen aus einem entsprechenden sozialen Umfeld setzt …

Persönlichkeit ist das Produkt der Interaktion einer Person mit ihrer UMWELT. Die Persönlichkeit des Erwachsenen ist das Ergebnis der psychischen Verarbeitung der frühkindlichen Beziehungen zu seinen Eltern.

„Persönlichkeit resultiert damit aus der bisherigen Lerngeschichte in einer meist einmaligen Sequenz (Abfolge) von situativen Umwelten und Ereignissen.“[22]

a) *Persönlichkeit als Struktur*

Stabilität der Persönlichkeit

Die psychodynamische Theorie von S. FREUD wie die Eigenschaftstheorie von H. J. EYSENCK gehen davon aus, dass die Persönlichkeit (mehr oder minder) stabil, weitgehend unabhängig von der Situation und damit vorhersagbar ist. Persönlichkeitsveränderungen gestalten sich danach schwierig und langwierig. Aus psychoanalytischer Sicht entwickelt sich die grundlegende Persönlichkeitsstruktur des Individuums in der frühen Kindheit und verändert sich später nur geringfügig. Was in diesen Entwicklungsstadien gelernt wird, stellt das Fundament für späteres Lernen dar und beeinflusst somit die Gesamtorganisation des späteren Verhaltens. Das Wissen hierüber erlaubt es, gezielte Maßnahmen bei Entwicklungsverzögerungen und Persönlichkeitsstörungen einzuleiten. Zweifellos sind die frühen Jahre wichtig für viele Persönlichkeitseigenschaften.

Der heranwachsende Mensch wird sich einer immer mehr ausweitenden sozialen Gemeinschaft bewußt, entwickelt ein Ich-Gefühl und begreift „zusehend“ die Notwendigkeit, mit ihr zu interagieren.

„Im Verlauf dieser Interaktionen ist dem Kind und später dem Erwachsenen die Möglichkeit gegeben, eine ‚gesunde‘ Persönlichkeit zu entwickeln -- eine Persönlichkeit, die durch die Beherrschung der Umwelt, durch eine Übereinstimmung mit sich selbst und durch die Fähigkeit, die Welt und sich selbst treffend wahrzunehmen, gekennzeichnet ist.“[23]

„Da sich die meisten *Persönlichkeitseigenschaften* während der frühen Kindheit am schnellsten verändern und entwickeln, haben in diesem Zeitraum die Umweltfaktoren auch ihren größten Einfluß. D. h. jedoch nicht, dass diese frühen Jahre für alle Persönlichkeitseigenschaften kritisch sind. Verschiedene Eigenschaften haben unterschiedliche Entwicklungsverläufe, und für manche dieser Eigenschaften fällt die Zeit der schnellsten Entwicklung in die Pubertät oder in noch spätere Lebensphasen.“[24]

„Eigenschaft“ und „Typ“

Im Vergleich zum Konzept „Eigenschaft“ (als Verhaltenstendenz, z. B. Aufrichtigkeit, Treue, Aggressivität, Kontaktfreude ...) unterstellt die Vorstellung vom „Typ“ (z. B. bei EYSENCK: extravertiert/introvertiert) dem Verhalten größere Gleichförmigkeit und Stereotypien und verführt dazu, beobachtetes Verhalten vorrangig daraufhin zu beurteilen, ob es zu diesem „Typ“ passt. EYSENCK selbst gibt dazu den Anstoß:

Jede Person besitzt die typischen Merkmale, die im wesentlichen anlagebedingt sind, zu bestimmten Anteilen. Die einzelne Person befindet sich z. B. irgendwo auf der Linie Extraversion – Introversion zwischen den beiden Polen. Es gibt also nicht d e n Extravertierten. Da Menschen meistens eher im Mittelbereich liegen, sind sie für Störungen weniger anfällig.

Introversion

Stark *introvertierte* Personen sind eher zurückhaltend, wenig umstellfähig, ausdauernd, gründlicher, haben oft ein hohes Anspruchsniveau, suchen selten die Gesellschaft anderer. Sie sind leichter konditionierbar, ihr Gewissen ist eher zu stark ausgebildet, sie neigen eher zu Ängsten und Schuldgefühlen (→ Depression), ihr Denken konzentriert sich vornehmlich auf die eigene Person und die Innenwelt.

Extraversion

Deutlich *extravertierte* Personen suchen mehr Abwechslung, sind sozial aufgeschlossener und „Organisationstalente", kontaktfreudig, aktiv bis betriebsam, bilden schwerer ein Gewissen aus, sind oberflächlicher.

In Verbindung z. B. mit der Dimension Stabilität – Labilität, also mit unterschiedlicher Erregbarkeit, Übersensibilität, Gefühlsbestimmtheit, ergeben sich unterschiedliche Persönlichkeitsausprägungen.

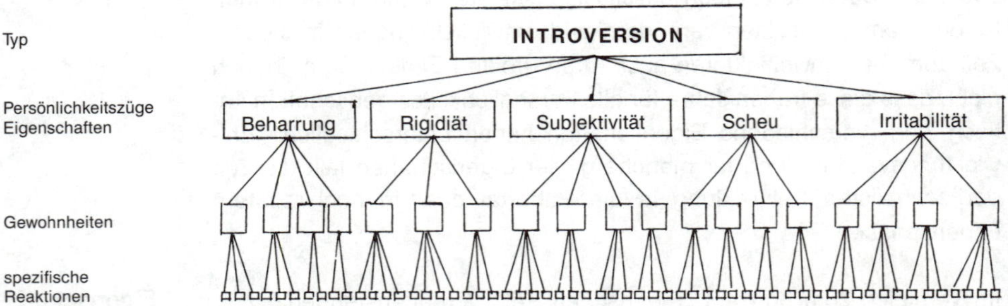

Abb. 6: Das hierarchische Modell der Persönlichkeitsstruktur von EYSENCK (1951)

Charakteristische Merkmale umweltunabhängig

Das in der klinisch-psychologischen Praxis verbreitete dynamische Modell der Persönlichkeit von EYSENCK suggeriert eine begrenzte Anzahl von Grunddimensionen der Persönlichkeit und geht davon aus, dass die grundlegenden Eigenschaften, die Personen aufbauen, mindestens über lange Zeit des Lebens unveränderlich sind. Soziale Umwelt hat keine verhaltens- und entwicklungsbedingende, sondern nur verhaltensauslösende und -verändernde, entwicklungsstimulierende Funktionen.

Den 4 Ouadranten seiner 2 Dimensionen können (nach EYSENCK) alle Menschen zugeordnet werden, vom „Normalen" bis zum Delinquenten oder Neurotiker.
Bei diesem Modell ist zugleich überraschend, wie EYSENCK in die Nähe der alten Unterscheidung in 4 Temperamente (nach HIPPOKRATES) gerät.

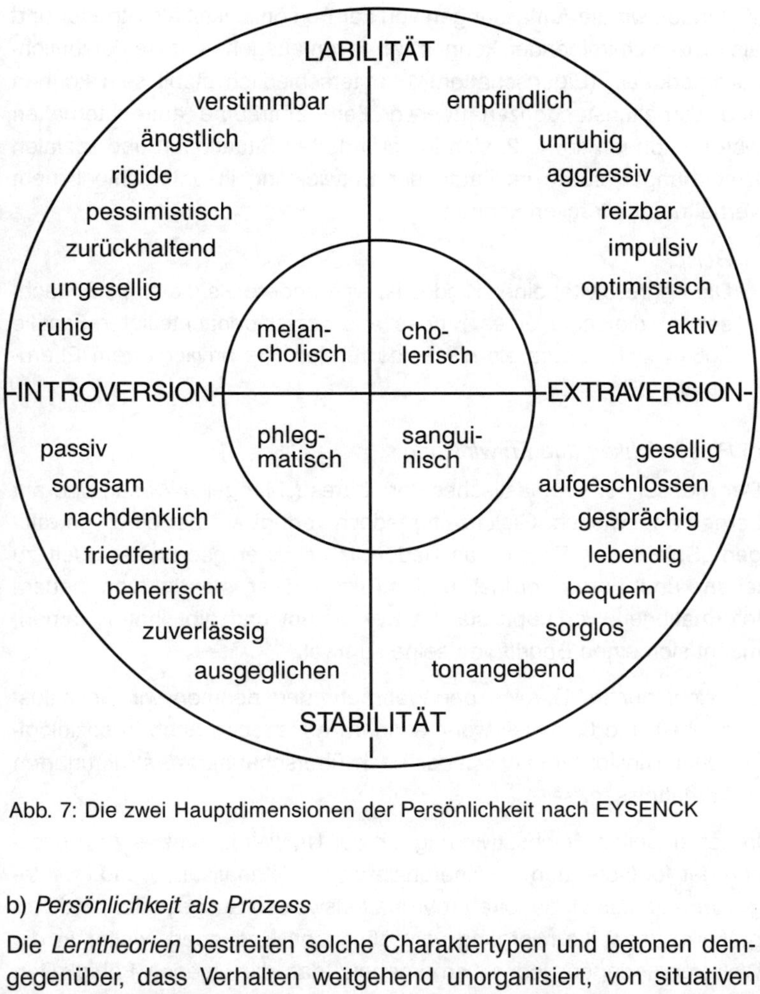

Abb. 7: Die zwei Hauptdimensionen der Persönlichkeit nach EYSENCK

b) *Persönlichkeit als Prozess*

soziale Umwelt bestimmt Verhalten

Die *Lerntheorien* bestreiten solche Charaktertypen und betonen demgegenüber, dass Verhalten weitgehend unorganisiert, von situativen Faktoren abhängig und veränderbar ist. Veränderungen im Verhalten ergeben sich im allgemeinen als Folge von Veränderungen in der sozialen Umwelt durch Interaktionen. Sie können allerdings nicht ausschließen, dass z. B. kognitive Fähigkeiten (Intelligenz u. a.) relativ stabil vorhanden sind. Demnach macht dieser Aspekt der Persönlichkeit deutlich, dass die Umwelt unseren Handlungsspielraum und unsere Verhaltensformen bestimmt,

> „aber die Verhaltensformen ihrerseits bestimmen die Art, in der wir die Umwelt erfahren (wahrnehmen).“[25]

Merkmale überdauern und wandeln sich

Verbinden wir die Auffassungen von der Persönlichkeit als Struktur und als Prozess miteinander, können wir davon ausgehen, dass Persönlichkeitsmerkmale (Eigenschaften) 1. unterschiedlich stabil sein können und Verhaltenstendenzen über größere Zeiträume aufrechterhalten werden können sowie 2. sich in veränderten Situationen und sozialen Umgebungen sowie im Laufe der Entwicklung in unterschiedlichem Verhalten ausdrücken können.

> *Beispiel:*
> Die Aggressivität eines Kindes ist eine andere als die eines Erwachsenen; diejenige eines Kindes aus sozial benachteiligter Familie äußert sich anders als die eines Kindes aus privilegiertem Elternhaus.

c) *Persönlichkeit und Entwicklung*

Der Mensch ist ein plastisches, formbares („Mängel-") Wesen und auf Lernen angewiesen. Gleichzeitig jedoch verfügt er über einen gewaltigen „Spielraum". Er hat das Bedürfnis, in einer geordneten Welt zu leben, und darum ordnet und strukturiert er ständig von neuem Informationen, verknüpft sie mit Bekanntem und gibt ihnen Namen, macht sich einen Begriff von seiner Umwelt.

> „Nicht nur im Bereich der Wahrnehmung nehmen wir Geschlossenheit und Ganzheit wahr, sondern wir streben auch in soziologischer Hinsicht immer wieder nach überschaubaren, strukturierten Verhältnissen."[26]

Veränderung durch Lernen

In der aktuellen Wechselwirkung mit der Umwelt kommt es zu Prozessen der fortlaufenden → Differenzierung, → Kanalisation und → Integration, die das Repertoire an Verhaltensweisen ausgestalten und vergrößern. Jeder Lernvorgang vergrößert das Bestreben, weiter in die Welt vorzudringen; jedes Lernergebnis, das die eigenen Fähigkeiten entfaltet und das Zusammenleben mit Menschen unter den jeweils anzutreffenden Bedingungen erkennbar fördert, setzt neue Lernhandlungen in Gang.

Die gewonnenen Erfahrungen werden zu Erwartungen (= Summe der bisherigen Erfahrungen), → kanalisieren die nachfolgenden Einstellungen und Handlungen. Gegenwärtige und zukünftige Handlungen stehen im Zusammenhang. Jede überwundene Konfliktsituation, jede Problemlösung führt zu neuen, veränderten Verhaltensformen. Erweist sich ein Verhalten den immer neuen Situationen nicht angemessen, entstehen Konflikte; das innere Gleichgewicht des Menschen und die Balance zur Umwelt werden gestört, das Individuum wird sich seines Verhaltens bewusst und erfährt Hindernisse, die es zu Verhaltensänderungen zwingen.

Streben nach Gleichgewicht

In stetem Wandel entwickelt und verändert sich der Mensch, aber es bleibt dabei doch eine Kontinuität des Tuns und Denkens bestehen (→ Identität).

Selbstverwirklichung in Konflikten

Gerade die Widerstände sind es, an denen Individualität unterschiedlich ausgeformt wird, sei die Auseinandersetzung nun erfolgreich oder nicht: Delinquentes oder neurotisches Verhalten z. B. sind vorläufig misslungene Versuche zur Selbstverwirklichung und aktiven sozialen Anpassung. Misserfolgserlebnisse bestimmen ebenso wie gelungene Konfliktbewältigung die Selbsteinschätzung, sie sind → Rückmeldungen (feed-back) der Gruppen, in denen der Mensch lebt. Die Aufgabe sozial-therapeutischer Maßnahmen besteht darin, positive Rückmeldungen zu erreichen und die verzerrte Selbstwahrnehmung zu korrigieren. Da der einzelne trotz allen sozialen Eingebundenseins und aller Gruppenabhängigkeit Individuum ist, muss er individuell bewertet werden. D. h.: Interindividuelle Differenzen sollen nicht eingeebnet, sondern ihnen muß Rechnung getragen – gemäß dem Prinzip der Chancengerechtigkeit -- und sie müssen herausgearbeitet werden. Das gilt für pädagogische Maßnahmen und therapeutische Ansätze ebenso wie für Maßnahmen am Arbeitsplatz. Die Anpassungsfähigkeit des Menschen ist begrenzt, Forderungen und Strukturen der Umwelt in der Schule z. B. oder im Beruf stehen oft im Widerspruch zur Selbstverwirklichung des Individuums, verlangen nach „Humanisierung“. Das bedeutet z. B. am Arbeitsplatz zunehmend: Da die

zentrale Bedeutung der Individualität

> „technischen Notwendigkeiten jetzt eine Anpassung der Menschen an die begrenzten Möglichkeiten erzwingen, ist der Mensch zu einem Faktor geworden, dem eine entscheidende Rolle in der industriellen Planung zukommt.“[27]

Psychische Störungen haben in unserer heutigen Gesellschaft stark zugenommen, die bekannten Erklärungsmodelle lösen nicht die Frage nach dem „Warum“.

> „Umstritten ist ... die Frage der Verantwortlichkeit der Person, die krank ist, und die Frage, ob das Individuum oder die Gesellschaft, in der es lebt, krank ist.“[28]

1.4. Themen der Entwicklungspsychologie

1.4.1. Das Entwicklungskonzept in der Entwicklungspsychologie

Die Entwicklungspsychologie als Teilgebiet der Psychologie beschäftigt sich mit den „untereinander zusammenhängenden Änderungen im menschlichen Erleben und Verhalten und seiner inneren Begründung." (H. THOMAE, 1959) Sie beschäftigt sich mit den Vorgängen der seelischen Entwicklung von der Zeugung bis zum Tod, umfaßt also die ganze Lebensspanne und bemüht sich um Aufdeckung der interindividuellen Unterschiede in den Entwicklungsverläufen. In einfacher Form erfaßt E. ERIKSONs Begriff vom Entwicklungsprozess als einer wechselseitigen Regulation die Dynamik des lebenslangen Entwicklungsgeschehens: Danach reagiert die Umwelt auf das physische und psychische Verhalten des Kindes, das Kind andererseits antwortet auf fördernde und hemmende Reize seiner Umwelt. Diese wechselseitige Regulation beginnt vor der Geburt des Kindes: Es verändert während der embryonalen Entwicklung bereits Lebensgestaltung und Beziehung der beiden zukünftigen Eltern, es bestimmt das Ansehen der alleinstehenden Mutter in der Realität ihres Lebens, was wiederum ihre Reaktionen ihm gegenüber beeinflussen wird.

lebenslange Entwicklung

Wechselwirkung von Anlage und Umwelt

Ebenso kann das ungewollte, geistig oder körperlich behinderte Kind tief in die Lebensführung der Eltern eingreifen. Diese Wechselwirkung Individuum – Umwelt / Umwelt – Individuum dauert bis ins Greisenalter; denn bis zum Tod bemüht sich jeder Mensch um Selbstverwirklichung und ist darum auf Lern- und somit Veränderungsprozesse angewiesen: Prozesse des Umlernens, Veränderungen von → Einstellungen, Übernahme weiterer gesellschaftlicher Rollen. Schrittmacher der Entwicklung sind (Wachstum) Reifung und Lernen, in deren Zusammenhang sich die menschlichen Fähigkeiten zur Selbstorganisation entfalten.

Selbstverwirklichung durch Lernen

Man kann Entwicklung im Längsschnitt oder im Querschnitt untersuchen: Bei *Längsschnittuntersuchungen* wird z. B. eine Gruppe von zweijährigen Kindern ausgewählt und bis zum Erwachsenenalter immer wieder getestet und beobachtet, währenddessen die *Querschnittuntersuchung* Gruppen von Kindern, Jugendlichen, Erwachsenen mit ihren Testergebnissen zur gleichen Zeit einander gegenüberstellt und miteinander vergleicht. Durchschnittliche Altersverlaufskurven als Ergebnis von Querschnittuntersuchungen sind für die Analyse interindividueller Unterschiede in der Entwicklung wenig tauglich.

Die Entwicklungspsychologie ist vor allem auf die Erfüllung folgender Aufgaben bedacht[29]:

Aufgaben der Entwicklungspsychologie

1. *Beschreibung des Entwicklungsgeschehens und von Entwicklungsbesonderheiten.*

Beobachtung

Entwicklungsabläufe sollen möglichst genau beobachtet werden, um für das ganze Leben ein genaues Bild aufeinander aufbauender und miteinander zusammenhängender Verhaltensänderungen zu erhalten.

2. *Analyse (Ermittlung und Bewertung) der Bedingungen der psychischen Entwicklung.*

Ermittlung von Einflüssen auf die Entwicklung

Entwicklungspsychologie darf nicht nur kurzfristige Auswirkungen von bestimmten Entwicklungsbedingungen untersuchen, sondern muß erst recht Spätfolgen mit berücksichtigen und z. B. auch unerwünschte und/ oder der oberflächlichen Beobachtung nicht zugängliche Nebeneffekte ins Kalkül ziehen. Durch Weiterentwicklung der Methoden der Beobachtung und Beschreibung müssen die vielfältig miteinander wirkenden Einflüsse „entdeckt" und sichtbar gemacht werden.

3. *Aufdecken der Gesetzmäßigkeiten psychischer Entwicklung.*

Entdecken von Entwicklungsgesetzen

Der Entwicklung aller Menschen zugrundeliegende Regenmäßigkeiten und Gesetzmäßigkeiten des Verhaltens auf verschiedenen Altersstufen und die Entwicklung von Verhaltensweisen müssen erkannt werden, um allgemeingültige Aussagen und Theorien der Entwicklung erstellen zu können, die auch abweichendes Verhalten besser verstehen helfen.

4. *Vorhersage von Stabilität und Veränderung von Merkmalen und Verhaltensweisen.*

Beschreibung von Entwicklungsverläufen

Wir benötigen Wissen über intraindividuelle Veränderungen und interindividuelle Unterschiede, also Altersverlaufsbeschreibungen. Deshalb können wir uns nicht damit begnügen, von in Querschnittuntersuchungen gewonnenen Durchschnittsangaben auf intraindividuelle Veränderungen zu schließen, die nur durch Längsschnittuntersuchungen erfasst werden können. Delinquenz bei einem Jugendlichen z. B. läßt sich nicht allein durch Vergleich mit der Gruppe Gleichaltriger oder mit den Verhaltensweisen von Kindern der vorausgehenden Altersgruppe bestimmen, sondern vielmehr durch Verdeutlichung aller denkbaren Einflüsse und Wechselwirkungen.

5. *Begründung von Entwicklungs- und Interventionszielen.*

Ableitung von pädagogischen und therapeutischen Konsequenzen

Die Entwicklungpsychologie muß möglichst viele Anhaltspunkte bereitstellen, die dem Erzieher, Lehrer, Sozialarbeiter usw. Orientierungshilfen an die Hand geben, sich „richtig" zu verhalten, auch im konkreten Einzelfall. Sie müssen wissen, wie sie das Individuum optimal fördern, dabei Fehler vermeiden, seine sozialen und kreativen Kompetenzen sowie seine → Kompetenzen zur Konfliktbewältigung erfassen und einbeziehen können, ohne es zu über- oder unterfordern.

6. *Planung und Bewertung (Evaluation) von Interventionsmaßnahmen.*

Sonderpädagogische, pädagogische und therapeutische Maßnahmen können sinnvoll nur in die Wege geleitet werden, wenn der individuelle Verlauf der Entwicklung mit seinen zwischenzeitlichen, zeitlichen und Richtungsänderungen fixiert werden kann. Sie hängen aber zusätzlich davon ab, welche theoretischen Modellvorstellungen der Deutung von Verhalten zugrunde gelegt werden (z. B. → Lerntheorien, → Tiefenpsychologie).

Erst der Gedanke der Entwicklung verhinderte, das Kind nur als kleinen Erwachsenen zu sehen und durch mit Erwachsenenmaßstäben entworfenen Forderungen in seiner Entwicklung zu hemmen. Die „Geschichte der Kindheit" von PH. ARIES zeigt, dass wir diesen Standpunkt erst in diesem „Jahrhundert des Kindes" (ELLEN KEY) einzunehmen beginnen.

Entwicklung als Ganzheit

Märchen als Entwicklungs-Bilder

Das Erkennen von Entwicklungsabläufen bedingt auch, keine Phase oder Form der Entwicklung isoliert für sich zu betrachten, sondern den Zusammenhang zwischen Entwicklungsphasen und Ganzheit der Persönlichkeit wahrzunehmen. Menschliches Leben als Verwandlung und Lernen wird bereits in den Märchen beschrieben, wenn z. B. Kinder in der Rolle vom Däumling, Rotkäppchen, tapferen Schneiderlein, oder dem Jungen, der auszog, das Fürchten zu lernen, in der Auseinandersetzung mit Riesen und magischen Kräften (= Welt der Erwachsenen) auf ihrem Weg durch die Welt Abenteuer bestehen und letztlich Sieger bleiben, d. h. durch aktives Tun sich behaupten, Entwicklungsfortschritte machen, erwachsen werden. Jeder Mensch spiegelt soziales Milieu und Einflüsse, die er in seiner Lebensgeschichte erfahren hat.

„Richtung und Ausmaß des psychischen Wachstums hängen davon ab, in welchem Ausmaß der sich entwickelnden Person Gelegenheit zum

Eintritt in Lebensbereiche offen stehen oder verschlossen bleiben, die der Entwicklung auf verschiedenen Gebieten förderlich sind."[30]

Wirkungen der Stufenmodelle

Schrittmacherdienste haben in der Entwicklungspsychologie *Stadien- und Phasenlehren* geleistet, die Entwicklung als eine Art Treppe interpretieren. Obwohl sie hier nicht dargestellt werden sollen, läßt sich ihre positive Wirkung doch nicht übersehen. Sie waren nämlich insoweit sinnvoll, als sie

1. den Blick von den einzelnen psychischen Prozessen weg auf die ganze Persönlichkeit gelenkt haben, sowohl den des einzelnen Erziehers als auch den der sozialen Gemeinschaft,

2. altersspezifische grobe Orientierungshilfen gegeben haben, die es gestatten, entsprechend pädagogischer, gesetzgebender, kultureller Bedürfnisse und Erwartungen für den menschlichen Lebenslauf bestimmte Marken festzusetzen: Für die Aufnahme in den Kindergarten, für die Schulfähigkeit, die Volljährigkeit, Verantwortlichkeit für Entscheidungen ...

Die Stufentheorien der klassischen Entwicklungspsychologie wurden zurückgedrängt, da Entwicklung zunehmend als kontinuierlich begriffen wird. Aber erst diese Modellvorstellungen fassten vorhandenes Wissen zusammen und waren Anlass zu ihrer Überprüfung, der sie dann nicht standhalten konnten.

1.4.2. Die Entwicklung beeinflussende Faktoren

Entwicklung als Integrationsprozeß

Zunehmend deutlicher wird, dass physische Reifungsprozesse die Grundvoraussetzungen bilden für psychische Leistungsfortschritte und Lernvorgänge. D. h.: Entwicklung ist zu verstehen als ein vielschichtiger, integrierender Prozess, in dem Erb- und Umweltfaktoren sowie Faktoren der individuellen Selbststeuerung in Wechselwirkung stehen. Zwischen Erbanlagen, Umwelteinflüssen und Entwicklungsphasen finden fortlaufend Interaktionen statt, die auf (vorübergehendes) Erreichen eines stabilen oder labilen Gleichgewichtes – bei Gesunden oder Kranken – gerichtet sind.

„Lernprozesse während der Entwicklung greifen – im Unterschied zu späteren Lernvorgängen – oft in Reifungsvorgänge ein. Unmittelbar nach erfolgter Funktionsreifung beginnt der Lernprozess und führt deshalb zum bestmöglichen Ergebnis."[31]

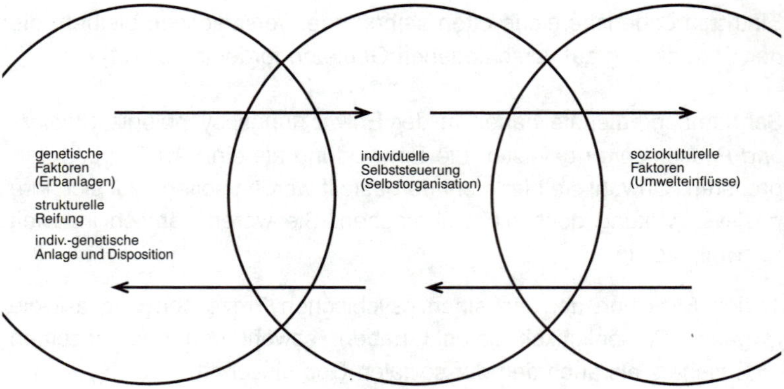

Abb. 8: Das Zusammenwirken der Entwicklungsfaktoren

Unter *genetischen Faktoren* verstehen wir dabei zwei verschiedene Einflußgrößen:[32]

a) Individuell-genetische Faktoren

b) strukturelle (funktionale) Reifung

Vererbung als Potential

Individuell-genetische Faktoren sind zum einen solche, die sich zwangsweise realisieren (wie z. B. Augenfarbe, körperliche Konstitution) und zum anderen Dispositionen, also *Entfaltungstendenzen* (Potenzen, Bereitschaften), die das Ausmaß an Lernfähigkeit und Verwirklichung psychischer Fähigkeiten bestimmen. Diese werden mit größter Wahrscheinlichkeit optimal entwickelt, je mehr altersgemäße Reize und Forderungen dem Kind angeboten werden. Menschen kommen mit unterschiedlichen Intelligenzmöglichkeiten zur Welt. Ein genetisch möglicher Intelligenzquotient (IQ) von 130 schließt keineswegs seine Verwirklichung ein. Dieser angeborene Grenzwert kann nur unter optimalen äußeren Bedingungen erzielt werden. Und das läßt die Forderung nach einer ganzheitlichen Erziehung (Sozialisation) stellen, da Intelligenz ja nur ein Teil der Persönlichkeit ist, der mit anderen in Interaktion steht. In diesem Sinne wird die Entwicklung des Kindes gefördert, wenn es u. a. von klein auf an verantwortlichen, aufgabenorientierten Tätigkeiten beteiligt ist.

Die *strukturelle Reifung* bewirkt, dass sich bestimmte Verhaltensänderungen bei ca. 60% einer Altersgruppe konkreten Entwicklungszielen für dieses Alter angenähert haben, d. h. also etwa für die Gruppe der 6jährigen, dass 60 von 100 die Kriterien der Schulfähigkeit erfüllen.

Strukturelle Reifung bedeutet aber auch, dass jede psychische Leistung an die vorherige Funktionsreifung gebunden ist: Ein Kind kann also nicht laufen oder sprechen lernen, solange u. a. die entsprechenden Muskelfunktionen und nervösen Verknüpfungsstellen noch nicht ausgebildet sind.

Funktionsreifung als Voraussetzung für Lernen

Die Gehirnentwicklung vollzieht sich in den ersten drei Lebensjahren am schnellsten, verlangsamt sich dann, um mit 12–15 Jahren ihren Endzustand zu erreichen. Demzufolge bedarf die bestmögliche Förderung eines sensiblen Beobachters der jeweils gegebenen Entwicklungsmöglichkeiten, andernfalls bleiben sie zu einem Teil ungenutzt. Die strukturelle Reifung legt zugleich auch fest, zu welcher Zeit optimale Lernbedingungen für Anreize der Umwelt vorliegen. Diesen Zeitraum bezeichnet man als *sensible* oder *kritische Periode*. Werden solche Reizangebote erst nach Ablauf dieser Zeit zur Verfügung gestellt (infolge Unterforderung), können psychische Funktionen nicht nur später, sondern auch nur mangelhaft ausgebildet werden.

Optimale Lernzeit (sensitive Phase)

Für das Erlernen der menschlichen Sprache bedeutet dies (wie Beobachtungen an sog. „Wolfskindern" zeigten), dass sie nach dem 12. Lebensjahr nicht mehr erlernt werden kann (was von Bedeutung ist für sprach-, geistig-, sinnesbehinderte Kinder). Ähnliches gilt für die Entwicklung des sozialen Verhaltens: Im wesentlichen wird es begründet zwischen dem 6.–12. Lebensmonat (→ Urvertrauen) in der emotionalen Bindung zwischen Mutter und Kind; zu kaum ausgleichbaren Rückständen kommt es, wenn die emotionale und sensorische Deprivation über das 3. Lebensjahr hinaus anhält.

Grenzen des Lernens

Die Gruppe der *soziokulturellen Faktoren* umfasst alle Einflüsse der engeren oder weiteren Umwelt. Dabei wird der Familie die größte Bedeutung zuzuordnen sein, da sie zum frühesten Zeitpunkt dem Kind Lernimpulse geben kann, das zugleich auch deswegen in dem Maße beeinflußbar ist, wie es in besonderer emotionaler Abhängigkeit von den Eltern sich befindet bzw. gehalten wird. Eltern vermitteln kulturbedingte Leistungsformen (Lesen, Schreiben, Rechnen usw.) und Wertmaßstäbe. Sie stehen zugleich in einer Tradition, die Jahrhunderte zurückreicht und über Gesetzgebung und Religion vor allem ihr Handeln bestimmen.

Umwelteinflüsse

Individuelle Selbststeuerung (– bei L. SCHENK-DANZINGER als „innerseelisch-dynamische Faktoren" bezeichnet –) umfasst die psychischen Fähigkeiten des Individuums, sich selbst zu organisieren und zwischen Umwelt und Organismus zu koordinieren. D. h.:

„Entwicklung wird als lebendiger, selbstorganisierender Prozess betrachtet (und nicht nur als fremdbestimmt durch Anlage und Umwelt)."[33]

Entwicklung als Selbstorganisation und Streben nach Harmonie

Verhalten entwickelt sich von Anfang an vielschichtig, auf verschiedenen Ebenen gleichzeitig (und nicht nacheinander). Der Mensch ist danach ein offenes, ungleichgewichtiges System („weltoffen", „physiologische Frühgeburt", A. PORTMANN), das immer wieder neu nach einem Zustand des Gleichgewichtes strebt: In Wechselwirkung zwischen den unterschiedlichen psychischen Funktionen sowie den Umwelteinflüssen und Erbanlagen entwickelt der psychische Organismus situativ alternative Zielvorstellungen, verändert Ziele, nimmt sich neue vor und verwirft alte. Das Individuum entwirft mit zunehmendem Alter auf neuen Ebenen Vorstellungen, Anschauungen, Wünsche von Gleichgewicht und Harmonie, die es nur in wenigen Augenblicken verwirklichen kann (→ Selbstbild).

„Es kann unter Umständen erst in einem späteren Lebensabschnitt bestimmte Möglichkeiten realisieren, weil dies genetisch erst für das Alter ‚vorgesehen' ist."[34]

Beispiel 1:
Das Verhalten einer Mutter („Mutterliebe") ist nicht bloß erlernt, sondern entsteht aus einem Geflecht von Beziehungen und Erfahrungen, über das sie immer mehr Können erwirbt.

Beispiel 2:
„Deprivation wirkt sich bei einem passiven und weniger intelligenten Kind wesentlich stärker aus als bei einem aktiven und intelligenten."[35]

Beispiel 3:
Ein Baby wird auf mehr liebevolle Zuwendung, Aufmerksamkeit, auch auf sozialen Kontakt rechnen können, wenn seine Phasen der Wachheit länger anhalten.

Erbanlagen, Umwelteinflüsse und Entwicklungsphasen befinden sich in fortwährender Interaktion. Die kognitiven Funktionen sowie andere psychische Prozesse werden entfaltet, und das Selbstbewusstsein entsteht, das Gewissen bildet sich ebenso aus wie die (unbewusst wirkenden) → Abwehrmechanismen. Die Eltern kontrollieren das Ausmaß, in dem sie sich entwickeln und im Sinne der Selbststeuerung des Individuums eingesetzt werden können. Dem Konzept der kritischen Perioden (in Verbindung mit den Entwicklungsgesetzen) kommt für die frühen Erfahrungen besondere Bedeutung zu. Die Lerntheorien betonen zusätzlich den wesentlichen Einfluss der späteren Erfahrungen, vor allem in Krisenzeiten. Die Vorstellung von der Selbstorganisation betont die zunehmende Verfeinerung und Erweiterung der Verhaltensmöglichkeiten des Individuums, die in eine wirksame Veränderung seiner (situativen) Umwelt einmünden und sogar auf genetische Faktoren zurückwirken können, weil der Mensch in geeigneten Augenblicken sich selbst verändern und zwischen Alternativen wählen kann. Sie überwindet die ebenso endlose wie überflüssige Diskussion um prozentuale Anteile von Anlage und Umwelt in der Entwicklung. Denn

Integration aller Entwicklungsfaktoren

Anlage-Umwelt-Problematik

1. kann der Anteil der Umwelt an der Intelligenzentwicklung z. B. mit „bloß" 20% angesetzt werden. Entscheidend aber ist dabei, dass dieser prozentuale Anteil heute nicht annähernd genutzt wird, und
2. wird Entwicklung eben nicht nur von außen gelenkt. Wesentlich ist, welche Faktoren was in welchem Ausmaß beeinflussen.

Der Entwicklungsverlauf vollzieht sich nach bestimmten Gesetzmäßigkeiten, den sog. *„Entwicklungsgesetzen".* Diese bestimmen Personalisation und Sozialisation, sind vorwärtsgerichtet und ermöglichen erst Verhaltensvoraussagen im Hinblick auf die allgemein menschliche Entwicklungsrichtung wie auch auf die Entfaltung des Individuums. Betrachten wir aber zunächst die kontinuierlich verlaufende Entwicklungskurve (z.B. der Intelligenz):

Entwicklung verläuft kontinuierlich

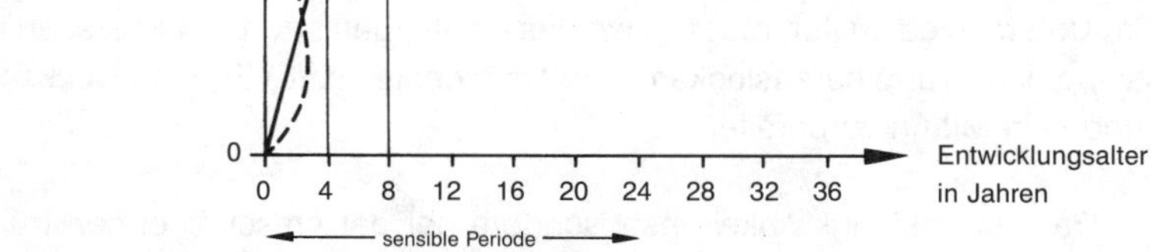

Abb. 9: Entwicklungsverlauf und intraindividuelle Abweichungen (Verzögerungen, Beschleunigungen)

1. Die Entwicklung verläuft in den ersten Lebensjahren am raschesten, bringt die größten Fortschritte. Sie sinkt auch im Erwachsenenalter nicht grundsätzlich ab, sondern setzt sich fort. Dabei sind aber qualitative, nicht nur quantitative Veränderungen zu berücksichtigen.

2. Der Kurvenverlauf stellt eine Linie dar, die durch Verbindung der Mittelwerte der Individuen verschiedener Altersstufen gewonnen wurde. Die individuellen Werte streuen um diese Linie herum.

3. Die Entwicklung des Individuums kann sich durchaus schneller (= Akzeleration) oder langsamer (= Retardation) vollziehen und zusätzlich intraindividuell schwanken.

Akzeleration

Unter *Akzeleration* verstehen wir insbesondere die Beschleunigung der körperlichen Entwicklung der Jugendlichen von heute um 2–3 Jahre gegenüber früheren Generationen (infolge veränderter Umwelteinflüsse wie: bessere Ernährung, Reizüberflutung, freierer Umgang mit Sexualität, der zu vermehrter Hormonproduktion des Hypophysenvorderlappens führt). Akzeleration kann aber auch schon die psychischen Prozesse einbeziehen und zwar *synchron* (alle psychischen Funktionen gleichzeitig) oder *asynchron.*

Retardation

Retardation stellt den Vorgang wie das Ergebnis einer Verlangsamung oder eines Zurückbleibens in vor allem psychischen Funktionsbereichen dar (z. B. bei geistiger Behinderung), die aber durchaus auch vorübergehender Natur sein kann (z. B. infolge körperlicher Erkrankung, sensorischer oder motorischer Behinderung oder psychischer Deprivation). Die Feststellung z. B. fehlender Schulreife darf aber nicht einfach zum Abwarten führen, sondern muß als Aufforderung zur verstärkten Beobachtung und situativen Förderung verstanden werden.

4. Die Entwicklungskurve sollte beim gesunden Kind nicht auf dem Nullniveau ansetzen, sondern muss das Vorhandensein bestimmter (physischer/psychischer) Fähigkeiten (Spontanaktivität) voraussetzen. Im Unterschied zu ihm müssen wir das geistig behinderte Kind erst aus seiner Isolierung herauslocken, sein emotionales (Mit-) Erleben wecken und sein Mittun vorbereiten.

5. Der Entwicklungswinkel, insbesondere der der entscheidenden frühesten Entwicklung, ist beim lernbehinderten und geistig behinderten Kind spitzer anzusetzen. Je nach endogenen (genetischen, hirnorgani-

schen) oder exogenen Faktoren (familiäre Umwelt, Mutter-Kind-Beziehung, Entwicklungsanreize) ergeben sich unterschiedliche Möglichkeiten, durch unterstützende Förderungen die Entwicklungstendenz zu beschleunigen, was vor allem in dieser frühen Zeit wirkungsvoll ist. Gerade Lernbehinderung ist vor allem das Ergebnis mangelnder Stimulation und ganzheitlicher Förderung. Da im Gesamtentwicklungsprozeß der Geistigbehinderten vor allem Körperlichkeit eine große Rolle spielt, ist hier vor allem der senso-motorischen Entwicklung besondere Aufmerksamkeit zu widmen: Über motorische Aktivitäten können sie zu größerem Selbst-Bewusstsein gelangen.

Lernbehinderung und Entwicklungshemmung

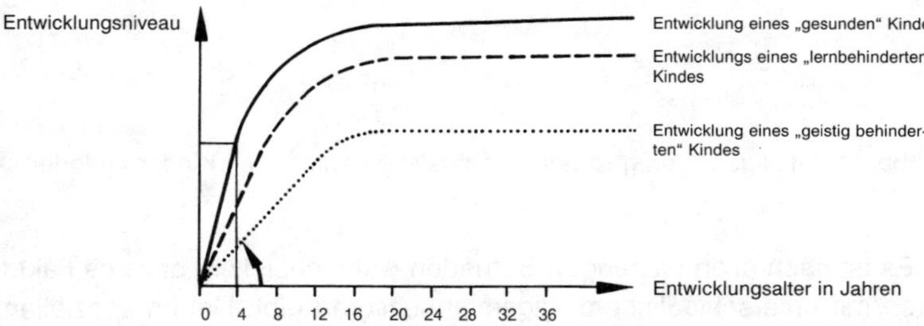

Abb. 10: Auswirkungen von Lernbehinderung und Entwicklungshemmung auf den Entwicklungsverlauf

Die (intellektuelle) Ausstattung eines Kindes kann unterschiedlich „verwendungsfähig“ sein. Je weniger sie es ist, desto mehr erschwert sie die entwicklungsfördernden Auseinandersetzungen mit der Umwelt und das Aufsuchen sinnvoller Reize (Umweltaneignung) und vermindert demzufolge weiteres Bemühen im Sinne von neugieriger Umwelterforschung und -eroberung. Fehlende Rückmeldung in der Auseinandersetzung mit der Umwelt behindert aber die Entwicklung angemessenen Umweltverhaltens.

Wir können uns vorstellen, dass die Menschen aus einem prinzipiell vergleichbaren Reservoir an Anlagen/Begabungen schöpfen. Deren Entfaltung im einzelnen ist unerläßlich, damit sie als Fähigkeiten gezielt und koordiniert eingesetzt werden können. Erfolgt dies nicht, müßten alle gleichzeitig vom Individuum ohne Unterschied bei jeder (Entwicklungs-)Aufgabenstellung eingesetzt werden. Die zusätzlich verbrauchte psychische Energie geht der angemessenen Problembewältigung verloren.

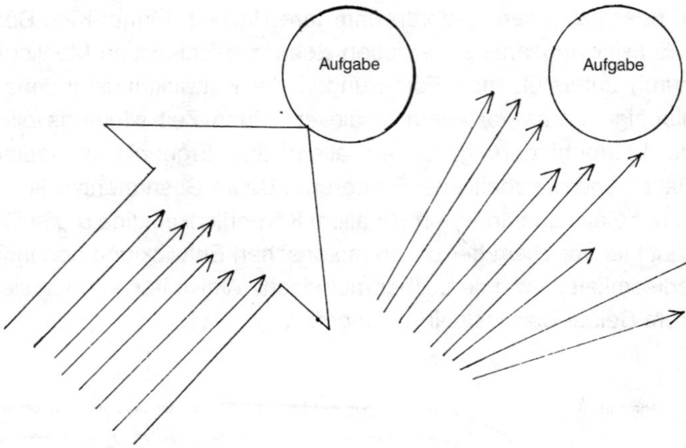

Abb. 11: Intelligenz von gesunden und geistig behinderten Kindern (Modell)

„Es ist nach allen bisherigen Befunden wahrscheinlich, dass es Faktoren mit unterschiedlichem Allgemeinheitsgrad gibt: Neben speziellen, nur in einzelnen Leistungen enthaltenen Faktoren (s-Faktoren, z. B. für räumliches Verständnis) gibt es Gruppenfaktoren, die bei mehreren Leistungen auftreten (z. B. für den Umgang mit Zahlen oder für das sprachliche Verständnis), und den in allen Leistungen gefundenen g-Faktor (= general intelligence, Gesamtintelligenz)."[36]

geistige Behinderung als Folge fehlender Differenzierung

Während der Entwicklung bilden sich durch → *Differenzierung* spezifische Fähigkeiten aus einer Gesamtintelligenz heraus, die gezielter zur Lösung anstehender Aufgaben eingesetzt werden, in Abhängigkeit von Grundausstattung und Förderung. Der *Geistigbehinderte* setzt, ähnlich dem gesunden, jüngeren Kind sein Gesamtpotential zur Aufgabenlösung ein, weil die spezifischen Faktoren „zusammenkleben" und nicht für sich als Werkzeuge einsetzbar sind. Dies spricht für die „Theorie der gesamtintellektuellen Retardation bzw. einer allgemeinen Behinderung des Lernens,"[37] dafür, dass entweder das Ganze geschädigt ist oder ein Teilschaden sich auf das Ganze auswirkt.

Zum besseren Verständnis vorangegangener Überlegungen zur Persönlichkeitsstruktur soll Entwicklung als Modell dargestellt werden. Die Persönlichkeit des einzelnen veranschaulicht ein Kreis, der den anlagebedingten Entwicklungsspielraum des Menschen umschreibt. Dieser ist zu Beginn der Entwicklung durchlässiger, offener als später und wird je nach Lernerfahrungen ausgefüllt bzw. genutzt.

Im Austausch mit seiner Umwelt entwickeln sich vier Funktionsbereiche: der senso-motorische, der emotionale, der kognitive und der soziale. Der Säugling ist weltoffen und formbar, er erlebt die Welt vorwiegend emotional, über seine Körper- und Entfernungssinne und motorischen Aktivitäten, mit deren zunehmendem Radius er die Objekte seiner Umgebung immer besser „begreifen" und, indem er sich im Verhältnis zu ihnen wahrnimmt, sich seiner selbst bewusst werden kann (→ Differenzierung). Die kognitiven und sozialen Prozesse bauen auf den senso-motorischen und emotionalen Prozessen auf, und alle 4 durchdringen sich gegenseitig. Sonderpädagogische Maßnahmen müssen immer zuerst bei den senso-motorischen Prozessen ansetzen, die den Zugang zur Welt öffnen. Je älter das Kind wird, desto mehr wird sein Handeln vom Verstand und durch seine Einbettung in die sozialen Prozesse der Gemeinschaft bestimmt (→ Zentralisation).

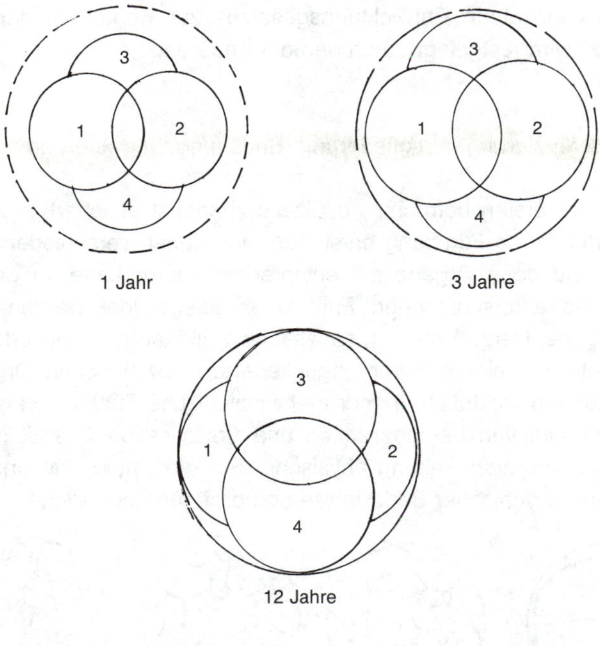

Abb. 12: Entwicklung der psychischen Funktionsbereiche (Modell)
(1 = senso-motorisch, 2 = emotional, 3 = kognitiv, 4 = sozial)

1.4.3. Die Entwicklungsgesetze

Die Kontinuität der Entwicklung wird erreicht durch kontinuierlich ablaufende physiologische Prozesse, selbst dann, wenn wir den Eindruck haben, dass ein bestimmtes Verhalten wie z. B. das Laufen- oder Sprechenkönnen „plötzlich auftauchen“. Bei genauerem Hinsehen erkennen wir die Übergänge der Entwicklung von einfachen zu immer komplizierteren Verhaltensweisen, deren Entstehen durch das Ineinandergreifen von Reifungs- und Lernvorgängen bestimmt wird.

Der kontinuierliche Verlauf der Entwicklung läßt sich durch 3 Entwicklungsgesetze erfassen, die die menschliche Entwicklung lenken und sensibles „Mitgehen“ der Umwelt fordern.

1. Differenzierung
2. Kanalisierung (Selektion, Fixierung)
3. Zentralisation (Integration)

Ineinanderwirken der Entwicklungsgesetze

Keine dieser Gesetzmäßigkeiten bewirkt etwas für sich allein, der Beitrag jedes einzelnen Entwicklungsgesetzes zur Entfaltung der Persönlichkeit wird festgelegt durch den der anderen.

Zu 1. Differenzierung (Ausgliederung, Entfaltung, Verfeinerung):

Wie aus der ersten befruchteten Eizelle zunächst gleichartige Zellen durch fortlaufende Furchung entstehen, aus denen verschiedenartige Gewebe und dann Organe mit entsprechend ihrer Lage im ganzen Organismus unterschiedenen Funktionen ausgebildet werden (also Sinnesorgane, Herz, Arme ...), so lässt sich bildhaft die Aufgliederung von Details aus einem zuvor ungegliederten „psychischen Organismus“ (Ganzen) vorstellen. Immer mehr psychische Funktionen gewinnen im Verlauf von Personalisation und Sozialisation Gestalt in der Wechselwirkung von Reifung physischer Funktionen, Umweltanforderungen und psychischer Bedürfnisse und eröffnen neue Wege.

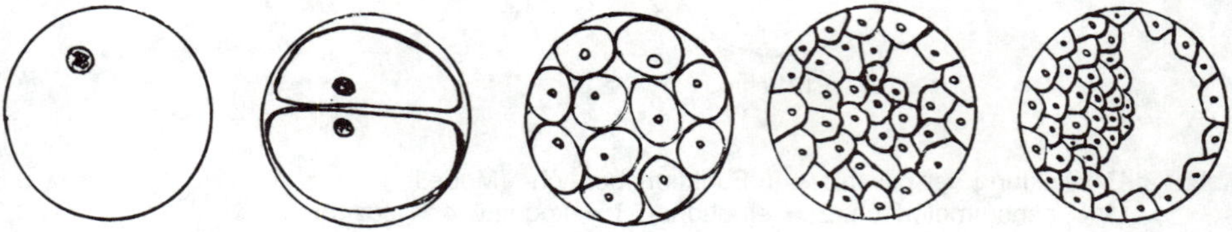

Die Umwelt wirkt sich auf das Auftreten dieses wie der anderen Entwicklungsgesetze insoweit aus, als sie unterschiedliche Anreize und Verhaltensmöglichkeiten anbietet sowie altersgemäße Anforderungen stellt (→ kritische Periode). Aus den wenigen, zum Zeitpunkt der Geburt konkret zu umschreibenden, psychischen Bereichen ergeben sich durch „Aufspaltung“ und „Verzweigung“ immer neue Funktionen.

Entwicklung durch Umweltanreize

Im Verlauf zunehmender Bewusstwerdung und Scheidung der sensorischen und motorischen Prozesse von den emotionalen kommt es zu einer immer feiner abgestuften Wahrnehmung der Umwelt, wie die Entwicklung kindlichen Zeichnens z. B. zeigt. Die vielschichtige, fein abgestufte Gefühlswelt des Erwachsenen, die seine Sensibilität für andere bestimmt, schält sich heraus aus der Gefühlspolarität „Lust – Unlust“ des Säuglings, die auf physiologischen Spannungszuständen aufbaut. Als erste Entwicklungsstufe beobachten wir nach ca. 6 Monaten die Entwicklung negativer Emotionen, Furcht, Ärger, Ekel (als Antwort auf Versagungen, Behinderungen), die nach ca. 12 Monaten durch Freude, „Liebe“ ergänzt werden. Aus den Massenbewegungen des Säuglings werden fein abgestufte, die z. B. dem Zeichnen und Schreiben zugrundeliegen. Auf der Basis sowohl senso-motorischer als auch emotionaler Vorgänge entstehen spezifische intellektuelle Fähigkeiten (→ spezifische Intelligenzfaktoren), und im Umgang mit der Welt der Dinge und Menschen gelangt das Kind zu einem distanzierten, kritischen Weltbild und einem damit in Beziehung stehenden Selbstbild, das durch die Fähigkeit zur Trennung von Phantasie und Wirklichkeit und ein abgestuftes Reagieren auf die Objekte der Realität gekennzeichnet ist.

Differenzierung der Gefühle

Die Vorgänge der Differenzierung sensibel zu beobachten und situativ zu unterstützen, erfordert eine ständige Begleitung des Kindes durch die Bezugsperson. Mit ihrer Hilfe kann das Kind neugierig Verhaltensweisen zur Bewältigung der situativen und sachlichen Umwelt ausfindig machen und übernehmen. Nur das partnerschaftliche Dabei-Sein ermöglicht es beispielsweise der Mutter, das für andere unverständliche Geplapper des Kindes zu „entziffern“ und seine Absichten und Wünsche zu „entdecken“ oder die u. a. in seinen kreativen Wortschöpfungen steckenden Entfaltungsmöglichkeiten wahrzunehmen. „Trotz“ des Kindes wird dann nicht unterdrückt, sondern als Versuch der aktiven Selbstgestaltung belohnt: Prozesse der Differenzierung werden verstärkt durch das Bereitstellen von „Spielraum“, in dem das Kind experimentieren kann, und durch Schaffung von vielfältigen Reizmustern in unterschiedlichen Umgebungen und Situationen sowie durch unterschiedliche Personen.

Förderung der Differenzierungsprozesse

Zu 2. Kanalisation (Selektion, Fixierung):

Die Vielfalt der Möglichkeiten, die das Neugeborene besitzt, und die eine Ausfaltung (Differenzierung) erfahren können, werden im Laufe der Entwicklung durch soziokulturelle Einflüsse in Bahnen gelenkt und eingeschränkt. Diese Einengung stellt eine Begrenzung gleichermaßen im positiven wie im negativen Sinne dar: Dem Menschen sind von Natur aus Grenzen in der Aufnahme und Verarbeitung von Reizen gesetzt. Selektion, Fixierung und Kanalisation als lebensnotwendige Prinzipien schaffen erst die Voraussetzungen für Entwicklung und verhindern das „Ausufern". Ins Negative werden sie gewendet, wenn frühzeitig eine Verfestigung (Fixierung) von „erwünschten" Verhaltensweisen stattfindet und somit Entwicklungswege versperrt werden (z. B. durch geschlechtsrollenspezifische Verhaltensverstärkungen schon in der frühen Kindheit, durch Unterdrückung der → Kreativität des Kindes und nachfolgende Ausbildung von starren Denkweisen und Vorurteilen, → psychischen Instanzen).

Nutzen und Gefahren der Kanalisation

Fixierung der Geschlechtsrolle

Dem heranwachsenden Kind müssen sich verändernde Aspekte der Verknüpfung von Elementen und neuartige, überraschende Ansichten vermittelt werden, die ihm behilflich sind, mit zunehmendem Alter komplexer werdende Probleme zu entschlüsseln und neue, eigene Lösungen zu finden. Dabei ist die Automatisierung von einfachen (etwa lebenspraktischen) Verhaltensweisen und die Gewohnheitsbildung in Randbereichen der Persönlichkeit durchaus von Nutzen.

Fähigkeiten, Fertigkeiten und Interessen als Folge von Kanalisation und Differenzierung

Von den Anlagen des Kindes aus, das zunächst einen Fundus von allen denkbaren Entfaltungsmöglichkeiten in interindividuell unterschiedlicher Ausprägung besitzt, und den Umweltgegebenheiten (sozioökonomische Situation der Familie, Geschwisterzahl, Ausbildungsstand der Eltern usw.) werden Art und Ausmaß der Kanalisation und Selektion beeinflusst. Ob „künstlerische", „mathematische", „praktische" oder „theoretische" Fähigkeiten – alle beruhen im Ergebnis wesentlich auf Förderung und Differenzierung der Persönlichkeit.

Kind und Erwachsener als Partner im Sozialisationsprozess müssen sich immer neu an „Kreuzungen" entscheiden, aber möglichst so, dass die Fähigkeit dazu zunehmend dem Heranwachsenden überlassen wird (partnerschaftliches Verhältnis). Kanalisation bedeutet also sowohl Ausschließen von Entwicklungsmöglichkeiten als auch zunehmende Konkretisierung des eigenen Lebensplanes, Festlegung von Persönlichkeitsstruktur, Ausbilden von Eigenschaften und größere Widerstände gegen Veränderungen, Spezialisierung von Interessen und Fähigkeiten.

Jeder Entwicklungsschritt stellt so Selektion aus einer Vielfalt möglicher Schritte dar und lässt die werdende Persönlichkeit weniger offen werden. Darum ist jeder Fortschritt so zu wählen, dass er die Selbstbestimmung erweitert und die situative Anpassungsfähigkeit erhöht, statt die Flucht vor Konflikten in z. B. → Abwehrmechanismen, → Vorurteile zu verstärken.

Zu 3. Zentralisation/Integration (Vereinigung, Vervollständigung, Zuordnung):

Verhaltenssteuerung infolge Zentralisation

Wie der physische Organismus vom Gehirn aus sowie durch zwischengeschaltete hormonelle und enzymatische Prozesse gesteuert wird, so dass sich ein lebenserhaltendes Zusammenwirken ergibt, entwickelt der Mensch (als nicht instinktgesteuertes Wesen) übergeordnete Instanzen, die sein Verhalten kontrollieren. Verstand, Gewissen, Motive, Einstellungen, die aus der Wechselwirkung mit Differenzierung und Kanalisation entstehen, steuern zugleich der immer neu auftretenden Unordnung entgegen und helfen, die Vielfalt der psychischen Prozesse und Verhaltensweisen zueinander in Beziehung zu setzen, in ihrem Miteinander zu koordinieren. Sie gehen hervor aus der aktiven Auseinandersetzung mit der sozialen Umwelt: Stehen am Anfang die sensomotorischen Aktivitäten wie Nahrungsaufnahme und Ortsveränderung, erfolgt später die Verknüpfung mit Erkenntnisprozessen (sprachliche Kommunikation, Handlungsplanung, Lernen). Zur optimalen Ausbildung solcher das Verhalten steuernder zentraler Instanzen bedarf es einer die ganze Person einschließenden Erziehung von Geburt an, die konsequent ist und doch in Übereinstimmung zwischen den beteiligten Erziehern dem Kind zur → Autonomie (Selbstbestimmung) verhilft. Dem von Geburt an sich auf ständig höherer Ebene vollziehenden Prozess der Ordnung und Verknüpfung psychischer Abläufe, der Synthese der sich entfaltenden, verselbständigenden, nebeneinander her laufenden Verhaltenstendenzen wird der Begriff der *Integration* in besonderer Weise gerecht. Er beschreibt das Erreichen der → Identität in der Pubertät und deren Weiterentwicklung mit zunehmendem Alter; denn sowohl während der frühen Entwicklung als auch in der Persönlichkeit des Erwachsenen wirken die einzelnen psychischen Funktionen zusammen, überschneiden sich und versichern das Individuum bei

Integration und Identität

„normaler" Entwicklung ständig von neuem seiner Identität im Rahmen seiner Sozialisierung und in einer sich und ihre Werte wandelnden Gesellschaft.

Zusammenfassung:

- Naive Psychologie und Persönlichkeitstheorie enthalten brauchbare Elemente zur Erklärung menschlichen Verhaltens.
- Psychologische Theorien stützen sich auf begrifflich klare Hypothesen, die mit wissenschaftlichen Methoden (Test, Experiment, Beobachtung, Befragung) überprüft und verifiziert (bestätigt) werden können.
- Psychologische Tests sind brauchbare Instrumente der angewandten Psychologie. Sie stellen ein im Wesentlichen objektives und standardisiertes Maß einer Stichprobe von Verhaltensweisen dar und können nur zusammen mit anderen Untersuchungsmethoden zur psychodiagnostischen Aussage verwendet werden.
- Unterschiedliche theoretische Konzeptionen – biologischer, behavioristischer, gestalttheoretischer, tiefenpsychologischer und humanistischer Ansatz – vermitteln in ihrer Synthese ein Bild vom Menschen.
- Die Gesaltgesetze zeigen, wie Wahrnehmung, Denken und Verhalten von Organisationsprinzipien bestimmt werden (hauptsächlich von der „Tendenz zur guten Gestalt" und dem „Gesetz von Figur und Grund").
- Persönlichkeitstheorien legen dar, dass Persönlichkeitsmerkmale unterschiedlich stabil sein können und sich infolge interindividuell verschiedener Lerngeschichte unterschiedlich äußern können.
- Entwicklung verkörpert ein kontinuierliches, das ganze Leben übergreifendes und in besonderer Weise in der Kindheit beeinflussbares, prozesshaftes, dynamisches Geschehen.
- Entwicklungsprozesse gehen hervor aus dem Zusammenwirken von genetischen (kritische Periode) und soziokulturellen (Familie) Faktoren sowie Fähigkeiten der individuellen Selbststeuerung. Die Diskussion um die Anlage-Umwelt-Problematik erscheint weitgehend unfruchtbar.
- Die Entwicklungsgesetze – Differenzierung, Kanalisation, Zentralisation – sind richtunggebend, bilden die Grundlagen für die Vorhersagbarkeit von pädagogischen Interventionen.

Fragen:

1. Überprüfen Sie Alltagsweisheiten auf ihre „psychologischen" Anteile.
2. Nennen Sie Kennzeichen der wissenschaftlichen Psychologie.
3. Lassen Sie in einem Experiment 10 beliebige Wortpaare unter kontrollierten Bedingungen (Lärm, Musik, Stille ...) auswendig lernen. Notieren Sie die Ergebnisse.
4. Beurteilen Sie einen „psychologischen Test" aus einer Zeitschrift unter dem Aspekt der Gütekriterien.
5. Vergleichen Sie die Ebbinghaus'sche Kreistäuschung mit dem Ausspruch: „Unter Blinden ist der Einäugige König".
6. Wägen Sie Vor- und Nachteile von Längs- und Querschnittsuntersuchungen gegeneinander ab.
7. Benennen Sie inter- und intraindividuell unterschiedliche Ausdrucksformen von Aggression, Angst, Mißtrauen, Ehrgeiz.
8. Beschreiben Sie die Bedeutung der „kritischen Periode" für die Entwicklung des gehörlosen Kindes.
9. Untersuchen Sie Ursachen und Entstehungsbedingungen von Lernbehinderung.
10. Ziehen Sie pädagogische Konsequenzen aus den Entwicklungsgesetzen.

Weiterführende Literatur zum Thema:

Hobmair, H. (Hrsg.): Psychologie, Köln 1991

Michel, Chr./Novak, F.: Kleines psychologisches Wörterbuch, Freiburg 1991

Missildine, W. H. : In dir lebt das Kind, das du warst, Stuttgart 1990[9]

Oerter, R./Montada, L.: Entwicklungspsychologie, München 1987[2]

Perls, F.: Grundlagen der Gesalttherapie, München 1991

Pervin, L. A.: Persönlichkeitstheorien, München 1993[3]

Schenk-Danzinger, L.: Entwicklungspsychologie, Wien 1988[20]

Schönpflug, W./Schönpflug, U.: Psychologie, München 1989[2]

Schahn, J./Giesinger, Th. (Hrsg.): Psychologie für den Umweltschutz, München 1993

Zimbardo, P. G.: Lehrbuch der Psychologie, Berlin 1992[5]

Anmerkungen:

1 Seiffge-Krenke, I.: Arbeitsbuch Psychologie, Bd. 1: Wahrnehmung, Düsseldorf 1983, S. 116
2 Drever, J./Fröhlich, W. D.: dtv-Wörterbuch zur Psychologie, München 1968, S. 10
3 Stalmann, R. (Hrsg.): Knaurs Handbuch Psychologie, München 1982, S. 489
4 Schmidbauer, W.: Jugendlexikon Psychologie, Reinbek 1979, S. 42
5 Seiffge-Krenke, a. a. O., S. 67
6 Ebd., S. 90/1
7 v. Paczensy, S.: Der Testknacker, Reinbek 1976, S. 11
8 Hartmann, H.: Psychologische Diagnostik, Stuttgart 1973[2], S. 38/9
9 Ebd., S. 50
10 Ebd., S. 50
11 v. Paczensky, a. a. O., S. 15
12 Seiffge-Krenke, a. a. O., S. 84
13 Lienert, G. A.: Testaufbau und Testanalyse, Weinheim 1967
14 Janke, W., in: v. Kerekjarto, M. (Hrsg.): Medizinische Psychologie, Berlin 1976, S. 55
15 Mietzel, G.: Wege in die Psychologie, Stuttgart 1979, S. 23
16 Stalmann, R., a. a. O., S. 27
17 Mietzel, G., a. a. O., S. 25
18 ausführlicher in: Ilse, P.: Pädagogik mit Sonderpädagogik, München 1995[2]
19 Gregory, L.: Auge und Gehirn, München 1966
20 Stalmann, R., a. a. O., S. 32
21 Mietzel, G., a. a. O., S. 29
22 Mummendey, H. D. (Hrsg.): Einstellung und Verhalten, Bern 1979, S. 35
23 Gage, N. L. / Berliner, D. C.: Pädagogische Psychologie, Bd. 1, München 1979[2], S. 369
24 Pervin L. A.: Persönlichkeitstheorien, München 1983, S. 485
25 Correll, W.: Pädagogische Psychologie, Donauwörth 1978[8], S. 18
26 Ebd., S. 23
27 Valentin, H. u. a.: Arbeitsmedizin, Bd. 1, Stuttgart 1979, S. 100
28 Pervin, L. A., a.a. O., S. 486
29 Vgl. Montada, L./Schmidt, M. in: Oerter/Montada: Entwicklungspsychologie, München 1982 S. 697
30 Bronfenbrenner, U.: Die Ökologie der menschlichen Entwicklung, S. 264
31 Rogge, K. E. (Hrsg.): Steckbrief der Psychologie, Heidelberg 1983[4], S. 63
32 Vgl. Schenk-Danzinger, L.: Entwicklungspsychologie, Wien 1981
33 Schurian, W.: Das Konzept der Selbstorganisation, in: ‚Psychologie heute', 12/80
34 Pervin L. A., a.a.O., S. 67
35 Ebd., S. 67
36 Josef, K.: Lernen und Lernhilfen bei geistig Behinderten, Berlin 1974, S. 78
37 Ebd., S. 80

KAPITEL 2

Ziel:

Das Ziel dieses Kapitels ist es, das Lernen als Voraussetzung für Entwicklung von der Geburt bis zum Tode deutlich werden zu lassen und die Entfaltung der Lernfähigkeit sowie der Motivation als Quellen des Lernens und Verhaltens zu veranschaulichen. Die Darstellung unterschiedlicher Lerntheorien verfolgt die Absicht, ihren einstweiligen Beitrag zu einer Grundlegung pädagogischer und therapeutischer Maßnahmen offenzulegen.
Die Modelle des Lernens sollen als Wege zur Annäherung an menschliches Verhalten und Fehlverhalten verständlich werden. Motivation soll als Ergebnis von Lernvorgängen ebenso wie als Motor menschlichen Handelns erkennbar werden, unter besonderer Berücksichtigung der das Verhalten antreibenden oder hemmenden Angst und Aggression. Dabei sollen lebenslange Lern- und Gedächtnisprozesse in ihrer Bedeutung für die Selbstverwirklichung (Identitätsfindung) in der Gemeinschaft erkennbar werden.
Besonderes Augenmerk gilt dem aggressiven Potential des Menschen sowie der in frühen Entwicklungsphasen erlebten - auch sexuellen - Gewalt und den Versuchen, solche (traumatischen) Erfahrungen zu bewältigen.
Alternativ werden Bedingungen zur Entfaltung von Hilfsbereitschaft genauer bestimmt. Daneben werden die erlernte Hilflosigkeit und die Selbstwertbedrohung der Hilfeempfänger problematisiert.

2. Lernen und Verhalten

2.1. Frühe Entwicklung der Lernfähigkeit

Kindsein und Lernen sind funktionell verbunden. Wenn Erwachsene versuchen, kindliches Verhalten umzuwandeln durch Erziehung und Setzen von Lernzielen, verkennen sie, dass das Kind nicht nur oder vielleicht gerade dann nicht lernt, wenn wir ihm etwas beibringen wollen. Der *Säugling* macht uns deutlich, dass er etwas lernt und sich verwandelt, ohne dass wir intensiv eingreifen. Von Geburt an nimmt der Mensch aktiv wahr, lernt und strukturiert seine Sinneseindrücke. Er zeigt die Fähigkeit, äußere Reize aus seinem Wahrnehmungsfeld auszuschließen und es sinnvoll zu begrenzen. Seine diffusen motorischen Bewegungen und sensorischen Wahrnehmungen differenzieren sich fortlaufend. Das *Kind* erfasst und erlebt Situationen auf eine Weise, die die Richtung und den Inhalt seines Lebens bestimmen. Kinder „denken auf eine Weise, an die sich Erwachsene nicht mehr erinnern können; sie machen Fehler, deren Voraussage den Erwachsenen Schwierigkeiten bereitet."[1]

unterschiedliches Erleben von Kindern und Erwachsenen

Das fordert dementsprechend vom Erwachsenen, sich in die Situation des Kindes zu versetzen, mit seinen Augen zu sehen, um Probleme und Vorgänge/Ereignisse auf die gleiche Weise verstehen und angemessen reagieren zu können.

Lernen setzt Lernbereitschaft voraus

Jede Lernerfahrung stellt nicht nur eine Addition zu vorherigen dar, sondern führt einerseits zu einer Aufeinanderfolge von Reorganisationen des Verhaltens und andererseits zum Erlernen des Lernens. Dieses Lernen setzt Tätigkeiten und Motiviertsein, also Lernen-Wollen, voraus.

„Der Erwerb neuer Verhaltensweisen oder die Wandlung des Verhaltensrepertoires erscheint wesentlich als Antwort des psychischen Organismus auf äußere und innere Antriebe, die sich jedoch nicht immer leicht identifizieren lassen."[2]

„Lernmotivationen stehen im engen Konnex (Zusammenhang) mit der kindlichen Lebenssituation in ihrer Gesamtheit. In der Kindheits- und Jugendphase ist das Lernen ein gewichtiger Handlungsbereich, der sich nicht von anderen bedeutsamen Lebenssphären des Kindes beliebig trennen lässt. …
Um auf pädagogische Ziele Aktivitäten auszurichten, bedarf es der näheren und möglichst umfassenden Kenntnis der individuellen Lebenssituation und ihrer spezifischen Inhalte und Bedingungen."[3]

Dazu ist es zunächst notwendig, dass Lernen dann erreicht werden kann, wenn das Kind den Entwicklungsgrad erreicht hat, der den neuen Schritt erlaubt (→ kritische Periode). Ein zweijähriges Kind können wir sinnvollerweise nicht schreiben lehren wollen.

Lernen setzt Anwendung voraus

D. h. auch, dass von außen kommende Belohnungen nicht ausreichen können, neue → Einstellungen, Denkweisen oder Fertigkeiten zu entwickeln. Wenn ein Lernprozess zu dauerhaften Verhaltensänderungen führen soll, muss das Kind sich in seinen neu erworbenen Verhaltensweisen und erreichten Zielen bestätigt finden und aus ihnen Nutzen ziehen. Es muß seine Fähigkeiten einsetzen, die ja erst entstanden sind, weil bestimmte Bedürfnisse das Lernen motiviert haben. Mit ihnen muß es umgehen und seinen Bewegungsraum und den Bereich der → *Assimilation* (Aneignung neuer Zusammenhänge) vergrößern können.

Des weiteren regen Vorbilder Kinder zum Lernen an und unterstützen es darin, weil sie etwas besser können. Es kann aber auch zu weit weg, unverständlich und übermächtig sein. Kinder wissen um ihre Unterlegenheit und lernen gerade von Gleichaltrigen und etwas älteren Kindern leichter.

Lernen setzt Verstehen voraus

„Einer der Gründe, warum Kinder so gut von älteren Kindern lernen, besteht vielleicht nicht nur darin, dass ein älteres Kind die Sprache des jüngeren versteht und sich seiner Ausdrücke bedienen kann, sondern auch darin, dass es ein geeignetes Vorbild ist, weil es innerhalb des Erreichbaren bleibt."[4]

frühkindliche Erfahrung und Lernfähigkeit

Schließlich spielt auch die affektive Beziehung zwischen Eltern und Kind eine wesentliche Rolle. Sind Eltern nicht zur Bindung fähig oder unterdrücken sie die kindlichen Aktivitäten, wird Angst auf Seiten des Kindes es immer wieder zum Rückzug veranlassen. Die Sicherheit (→ Urvertrauen), die das Kind in der → oralen Phase aus der Mutter-Kind-Beziehung erfährt, bestätigt es in der → analen Phase darin, sich seiner Umwelt zuzuwenden, immer zielsicherer mit den Dingen umzugehen und sie in (geistigen) Besitz zu nehmen.
Wird zwischen Mutter und Kind keine wechselseitige Regulation erreicht, entwickelt es dagegen Zweifel an sich und selbstbezogenen Eigensinn, die in der → infantil-genitalen Phase in Schuldgefühle, Angst, Resignation übergehen können, wenn das Kind als schwächstes Glied in der Familienkette die Spannung zwischen Vater und Mutter aushalten soll. Durch Einsatz kognitiver Fähigkeiten sind weder diese → Verhaltensstörungen auszugleichen noch Ziele des Erwachsenenlebens wie Identität, Produktivität oder Intimität zu erreichen. Stattdessen muß das Kind *Kompetenz* erwerben, d. h.:

1. „die Fähigkeit, im rechten Augenblick so zu handeln, dass die Ergebnisse des eigenen Handelns der Erfüllung eigener Bedürfnisse, Wünsche und Interessen entsprechen (= emotional-sozial),

2. die Fähigkeit, sich erfolgreich mit der Umwelt auseinanderzusetzen (= kognitiv), und

3. das Motiv, sich die zur erfolgreichen Auseinandersetzung mit seiner Umwelt erforderlichen Voraussetzungen zu schaffen (= motivational)."[5]

In verkürzter Form soll hier ein Modell vorgestellt werden, das in 5 Schritten die möglichen Bedingungen entwickelt, die „auf der Grundlage der biologischen Ausstattung des Säuglings entweder zu einer weltoffenen oder aber verschlossenen Lernhaltung führen können."[6]

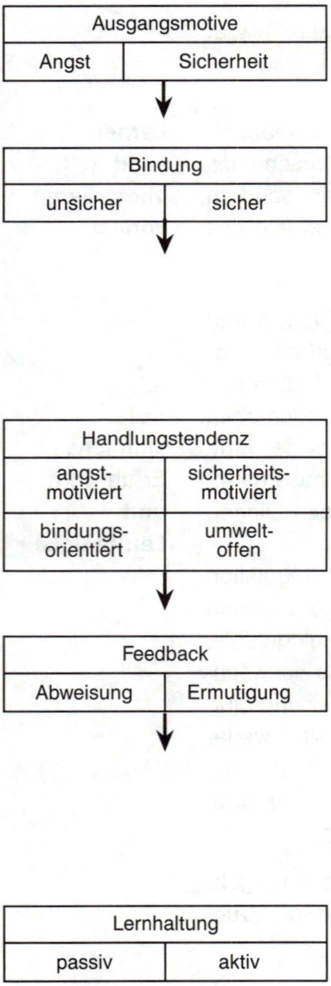

Ein *Modell für die Entwicklung der Lernfähigkeit:*

1. Das Kind reagiert mit Angst oder Sicherheit, je nachdem ob seine Kontaktsignale und Bedürfnisse im 1. Lebensjahr angemessen wahrgenommen und beantwortet werden oder nicht.
2. Zwischen Kind und Bezugsperson entfaltet sich ein immer differenzierteres Zusammenspiel, das dazu beitragen sollte, Angst zu vermeiden und Sicherheit zu gewährleisten. Das Bindungsverhalten des Kindes zeigt sich entweder in Zuneigung und seinem Beitrag zur Vervollkommnung der kommunikativen Beziehungen oder in zwiespältigem Verhalten, bei dem das Kind bei kurzer Trennung schon der Kontaktaufnahme mit der Mutter zunächst ausweicht, dann aber die „Unsicherheit" durch körperliche Nähe wieder aufzuheben sucht. Das Erleben sicherer Bindungen veranlaßt das Kind, seine Neugier in Spiel und Erkundungsverhalten umzusetzen; in Augenblicken von Unsicherheit bedarf es dann rascher Rückversicherung zwischen kindlichem und erwachsenem Partner.
3. Auf der Grundlage unsicherer Bindung entwickelt es wenig Interesse an seiner Umwelt, weil es nicht angstfrei Initiative zeigen kann, und neigt zu destruktiv-aggressivem Ausdruck. Auch der weitere Lernvorgang ist auf Anpassung gerichtet, d. h. darauf, die Vorstellung von der Welt den Gegebenheiten anzupassen und die „Kompetenzen zur Einflußnahme zu verbessern."
4. Damit die notwendigen Entscheidungen des Kindes möglichst flexibel und differenziert erfolgen können, bedarf es für sein Handeln (Erkunden) ermutigender Rückmeldung und Unterstützung auf der Basis von

Zuneigung seitens der Bezugsperson, aber auch Einhalt-gebietens bei Gefahr. Beim angstmotivierten, bindungsmotivierten Kind kann Ermutigung nur Unsicherheit mildem, während Zurückweisung seinen Rückzug verstärkt.

5. Das Kind/der Erwachsene vermeidet eher neue Erfahrungen (verhält sich gegenwartsorientiert, beharrend) oder aber sucht aktiv durch Beobachten, Planen, Handeln, neue Informationen zu integrieren, sich aus der Fremdbestimmung zu lösen, zur Selbstbestimmung zu gelangen und weitere Erfahrungen zu sammeln auf der Grundlage der sozialen Beziehungsstrukturen.

2.2. Lerntheorien

2.2.1. Definition von Lernen

Lernen heißt Verhalten ändern

Lernen geschieht überall und ständig: zu Hause, auf der Straße, im Kindergarten, in der Schule, in der Fabrik, in der Klinik, in der Psychotherapie usw.

Lernen ist ein Prozess, bei dem ein Organismus sein Verhalten durch Erfahrung ändert.

D. h.: 1. Verhaltensänderungen brauchen Zeit.

2. Physische Veränderungen (wie Kraftzuwachs, Arteriosklerose, Ermüdung, Hell-Dunkel-Adaptation als Folge physiologischer Prozesse) gelten somit ebenso wenig als Lernen wie die Reifungsprozesse, die dem Gehen- oder Sprechen-Lernen vorausgehen und z. B. die Aufnahme von sprachlichen Anregungen erst schaffen (→ kritische Periode).

3. Verhalten ist beobachtbar und lässt Folgerungen hinsichtlich Denken, Fühlen, Einstellungen usw. zu.

4. Gelernt werden sowohl konflikt-adäquate Verhaltensweisen als auch fehlangepasstes Verhalten. Aus der Sicht der → Konditionierungstheorien (S-R- bzw. Reiz-Reaktions-Theorien) resultiert Lernen „aus denjenigen Erfahrungen mit der Umwelt, durch die Beziehungen zwischen Reizen und Reaktionen hergestellt werden."[7]

5. Auch Verlernen ist Lernen (→ Extinktion).

Lernen erfolgt in Abhängigkeit von physiologischen Prozessen. D. h., die besten Lernzeiten finden wir am Vormittag und am frühen Nachmittag. Durch Überlagerung mit dynamischen Vorgängen in der Persönlichkeit kann es zu subjektiven Verschiebungen kommen.
Weitere Hinweise für „richtiges" Lernen vermitteln die folgenden Lerntheorien.
Lernen bloß als Vorgang der Veränderung zu betrachten, hieße übersehen, dass Lernen eingebettet ist in die dynamischen Prozesse der Persönlichkeit und gerichtet ist auf das Ziel der Selbstverwirklichung.

Lernen als Abfolge von Schritten

W. CORRELL versucht, Lernen in einer die Lerntheorien übergreifenden und speziell die kognitiven Prozesse einbeziehenden Synthese modellhaft zu erfassen.

Danach vollzieht sich jeder Lernakt in 5 Schritten[8]:

1. *Motivation durch Erfahren einer Schwierigkeit:*

Ein Anstoß zum Lernen geht aus von der Wahrnehmung einer Diskrepanz (alt – neu). Seine Intensität hängt ab von dem Aufforderungscharakter des Objekts, der Lernreife des Individuums, seinem Anspruchsniveau und seiner Frustrationstoleranz.

2. *Lokalisation und Präzisierung der erfahrenen Schwierigkeit:*

Ein Problembewusstsein entsteht, es wird definiert und strukturiert nach Inhalt und Zielsetzung, oder der Konflikt kann zerredet werden und „versandet".

3. *Entwurf verschiedener Lösungsmöglichkeiten:*

Das Individuum experimentiert entsprechend seinem Wissen innerhalb des ihm zugänglichen Spielraums nach Versuch und Irrtum, es geht alte und sucht neue Wege.

4. *Überprüfen der logischen Richtigkeit des Lösungsansatzes:*

Das Individuum bedenkt die Konsequenzen für sich und andere und wird, in Abhängigkeit von seiner bisherigen Lerngeschichte und der Toleranz der Gesellschaft (Familie), das Neue wagen oder keine Initiative ergreifen.

5. *Anwendung in Realsituationen:*

Die praktische Umsetzung wird ihm dann zum Maßstab für die Anwendbarkeit werden und den Sachverhalt beherrschen sowie das Gelernte zum Besitz werden lassen bzw. den Prozess von neuem aufrollen.

2.2.2. Klassisches (reaktives) Konditionieren

Lernen als bedingter Reflex

Das klassische Konditionieren gilt als *eine* grundlegende Lernform. Es gehört wie das „operante Konditionieren" zu den S-R (Stimulus-Reaktions-) Theorien. Lernen heißt hier „Bedingen" = Konditionieren. Voraussetzungen des Lernens sind nach diesem Modell die angeborenen Reflexe, d. h. angeborene Reiz-Reaktions-Verbindungen, wie z. B. Lidschlag, Speichelabsonderung, Fluchtreflex, die unerläßlich sind für das Herstellen neuer Verhaltensweisen. Für dieses Lernen braucht es weder Bewusstsein noch wird der psychische Organismus als aktiv vorausgesetzt. Die Basis für Konditionierungsvorgänge bilden neurophysiologische Prozesse.

Schöpfer dieses Modells war I. PAWLOW (1849 – 1936), der z. B. einem Hund Futter (= unbedingter o. Auslöser-Reiz) gab, das bei diesem Speichelfluß (= unbedingte Reaktion) hervorrief. Zeitgleich mit der Darreichung von Futter bzw. kurz davor ließ er einen Glockenton (= neutraler Reiz) erklingen. Nach mehrmaliger Durchführung dieses Experiments bewirkte der Glockenton auch ohne die Futtergabe Speichelfluß (= jetzt bedingte Reaktion).

	Reiz	Reaktion
1. Phase: Situation vor dem Lernen	Futter → (unbedingter Reiz)	Speichelfluss (unbedingte Reaktion)
2. Phase: Lernen bzw. Konditionieren (Wiederholen)	Futter → (unb. Reiz) Glockenton ⇢ (Neutraler Reiz)	Speichelfluss (unbedingte Reaktion)
3. Phase: Situation nach dem Lernen	Glockenton → (bedingter Reiz)	Speichelfluss (bedingte Reaktion)

Wiederholte Darbietung des Glockentones ohne nachfolgendes Futter (unkonditionierter Reiz) führt jedoch zur Schwächung und schließlich → Löschung der Verknüpfung. Beim Menschen entstehen Reiz-Reaktions-Verbindungen immer dann, wenn ein unbedingter Reiz eine be-

Verknüpfen von unbedingtem und neutralem Reiz: Entstehen einer bedingten Reaktion

stimmte psychische Funktion hervorruft, z. B. eine emotionale Reaktion (Ärger, Angst, Freude ...). Wenn wir einen zuvor neutralen Reiz, der allein keine Reaktion auslösen würde, mit einem unkonditionierten Reiz wiederholt in unmittelbarer zeitlicher und räumlicher Nähe auftreten lassen, so wird er zu einem konditionierten Reiz; eine konditionierte Reaktion entsteht mit dem Auftreten des vorher neutralen Reizes, auch ohne dass der unkonditionierte Reiz noch gegeben werden muß.

Beispiele:

1. Stillen, Füttern, Beruhigen (unbedingte Reize) dienen der Befriedigung der Bedürfnisse des Säuglings. Das Erscheinen der Mutter, ihre Stimme usw. sind zunächst neutrale Reize. Werden sie nun zusammen mit dem Füttern u. a. erlebt, lösen sie allmählich dieselbe angenehme Reaktion beim Säugling aus wie vorher die unbedingten Reize.

2. Die Werbung verknüpft z. B. angebotene sexuelle Bedürfnisse, aktives Suchen nach neuen Reizen (wie „Südsee", „Abenteuer"), Wünsche nach Geborgenheit und Konformität in der Gruppe usw. mit dem zunächst weitgehend neutralen Reizmuster eines – in anderer Ausführung meist schon auf dem Markt befindlichen – Produktes.

3. 5jähriges Mädchen erlebt den ersten Tag in der Vorschule als erfreulich: nette Lehrerin, rhythmische Sprachübungen. Schule und Lehrerin sind zunächst neutrale Reize, werden dann zu konditionierten Reizen. Schließlich wird sogar eine Verallgemeinerung (→ Generalisierung) eintreten, die das Kind gerne zur Schule gehen lässt.

4. Ein Schüler aus sozial schwachem Milieu erlebt die Autorität des Lehrers z.B. in Mathematik und die abfälligen Bemerkungen der Mitschüler (unbedingte Reize) als bedrohlich (unbedingte Reaktion). Schule und alles, was damit zusammenhängt (neutrale Reize), können nun mit den unbedingten Reizen in Verbindung treten und bei ihm (Prüfungs-)Ängste provozieren.

5. Ein Mensch kann auf Jahre zurückliegende Frustrationen oder eine längst nicht mehr existierende Situation wie auf Stress mit Erhöhung der Herzschlagfrequenz oder des Blutdrucks reagieren, ohne sich der urspünglichen Ursache solcher konditionierten Reaktionen im kardiovaskulären Bereich bewusst zu werden.

2.2.2.1. Konditionieren höherer Ordnung

Konditionieren zweiter und dritter Ordnung

Die gewählte Situation des bedingten Reflexes kann nun wieder mit einem weiteren Reiz gekoppelt werden, d. h. es kann ein *sukzessiver Aufbau konditionierter Verbindungen* vorangetrieben werden, ohne dass (beim Menschen) eine Rückkehr zu dem ursprünglichen unbedingten Reiz erfolgen muß. PAWLOW ließ z. B. dem Glockenton ein Lichtzeichen folgen, das dann zum bedingten Auslöser der Speichelsekretion wurde, die sich allerdings ohne Rückkehr zum unkonditionierten Reiz immer mehr abschwächte.

„Lernen kann beim Menschen auf den kulturell erworbenen Bedingungen (Beziehungen) aufbauen, vor allem auf den Symbolen der Sprache."[9]

Erlernen der Sprache durch Konditionierung

Auch Worte stellen bedingte Reize bzw. Signale dar, auf die bestimmte Reaktionen erfolgen. Das Wort tritt als Symbol an die Stelle des Gegenstandes.

1. Phase:	Mutter	→	Freude	primäre Konditionierung
2. Phase:	Mutter	→	Freude	
	Teddy (Objekt)	⇢		
3. Phase:	Teddy	→	Freude	
4. Phase:	Teddy (Objekt)	→	Freude	sekundäre Konditionierung
5. Phase:	Teddy	→	Freude	
	„Teddy" (Wort)	⇢		
6. Phase:	„Teddy"	→	Freude	

Durch Prozesse der reaktiven Konditionierung kann schon im ersten Lebensjahr ein *empathisches Mitfühlen* (→ Hilfsbereitschaft) auftreten:

Der Säugling und seine Mutter erleben gemeinsam Kummer oder Freude, oder die emotionale Unruhe des Babys ruft einfühlsame Reaktionen der Mutter hervor, so dass die Wahrnehmung des mütterlichen

Kummers zur Konditionierung auf die eigenen Gefühle von Kummer führt. In der Folge wird die spätere Wahrnehmung ihres Kummers Assoziationen zu selbst erlebtem Kummer, Schmerzen u. ä. wachrufen und folglich affektive, empathische Reaktionen auslösen.

Ein einfaches Beispiel ist das Kind, das Schmerz spürt und weint. Wenn es später beobachtet, wie sich ein anderes Kind schneidet und weint, kann das Sehen von Blut, das Weinen oder ein anderes Anzeichen von Schmerz oder ein anderer Aspekt der Situation nun das unangenehme Gefühl erzeugen, das ursprünglich mit dem früheren negativen Erlebnis verbunden war, und so nachvollziehbar machen.

2.2.2.2. Löschung (Extinktion) unerwünschten Verhaltens

Insbesondere das Lernen im (frühen) Kindesalter sowie einfache Lernakte lassen sich leicht erklären, ebenso das Verlernen: Man kann negativ bedingte Reflexe durch positive ersetzen.

Beispiel:

Systematische Desensibilisienung einer Hundephobie

1. Phase:	Hund	⟶	phobische Reaktion beim Kind (negative Konditionierung)
2. Phase:	Puppe	⟶	Entspannung, Sicherheit (positive Konditionierung)
3. Phase:	Puppe Bild (eines Hundes).	⟶ ⇢	Entspannung
4. Phase:	Puppe Plüschhund.	⟶ ⇢	Entspannung
5. Phase:	Puppe kleiner Hund	⟶ ⇢	Entspannung

D. h.: Das Verlernen folgt den Gesetzen des Lernens. Der Reiz, der negative Reaktionen auslöste (der Hund), wird in einem Zustand der Entspannung dem Individuum näher gebracht und mit einer positiv konditionierten Reaktion verknüpft. Die ursprüngliche Angstreaktion wird gelöscht, eine positive konditioniert.

Nach Auffassung der Vertreter des klassischen Konditionierens folgt die Bildung neurotischer Reaktionen ebensolchen Bedingungen wie das Lernen überhaupt.

Erlernen einer neurotischen Reaktion

„In einem Experiment von J. WATSON wurde einem 11 Monate alten Jungen (‚Albert') eine weiße Maus gezeigt. Das Kind offenbarte keinerlei Furcht, es kroch zu ihr und wollte mit ihr spielen. Seinem Annäherungsverhalten folgte jedoch ein lauter Knall (unkonditionierter Reiz), der eine Schreckreaktion (unkonditionierte Reaktion) auslöste. Der Junge fing unmittelbar darauf an zu weinen. Weitere Annäherungen waren stets mit der gleichen Folge verbunden. Schließlich genügte es, dem Kind die weiße Maus (als inzwischen konditionierten Reiz) zu zeigen, um Furcht und Schrecken bei ihm hervorzurufen."[10]

Diese Furcht verallgemeinerte der Junge schließlich auf andere Pelztiere (Kaninchen) und schließlich auf ähnliche Gegenstände wie Pelzmäntel oder sogar Bart (→ Generalisation).

Der Mensch – ein Reiz-Reaktions-Mechanismus?

Es scheint so, als würde die Theorie des klassischen Konditionierens nicht den komplizierten Anforderungen menschlichen Lebens gerecht und sei nicht vom Tier auf den Menschen übertragbar, sondern würde zum einen zu stereotypen Verhaltensweisen führen, zum anderen nur im Labor – möglichst ohne jede ablenkende Reize – umsetzbar sein, als würde weiterhin einem starr milieutheoretischen Standpunkt gehuldigt. Dem begegnen aber in gewissem Maß neuere Forschungsergebnisse, die veranschaulichen, dass Reflexe nicht nur von einem einzigen Reiz ausgelöst werden, sondern auch von Reizkombinationen. Weiterhin können Reflexe „auf einen konditionierten Reiz über verschiedene Bahnen laufen: Die Wahl der Bahn erfolgt dann aufgrund zusätzlicher Auslösebedingungen, in diesem Sinne kann der Reflexvorgang umgestellt werden. Das Verhalten paßt sich somit verschiedenen Lebensbedingungen an und gewinnt Flexibilität."[11]

Über die Brauchbarkeit des Lernmodells vom „klassischen Konditionieren" entscheiden nicht zuletzt auch weitere Erkenntnisse der Neurophysiologen.

2.2.2.3. Pädagogische Konsequenzen

Folgende pädagogische Konsequenzen kann man aus dem klassischen Konditionieren ableiten:

Der Erzieher sollte sich eindeutig verhalten, sofort reagieren und nicht durch Bestrafung Angstreaktionen verfestigen. Zum Erlernen von erwünschtem Verhalten sollte man diesem zu Anfang häufige, später gelegentliche Wiederholungen folgen lassen. Erwünschtes Verhalten sollte zudem mit angenehmen Reaktionen verbunden werden.

Unerwünschtes Verhalten hingegen kann man dadurch löschen, dass man keine Bedürfnisbefriedigung (= Auslöser-Reiz) zulässt.

2.2.3. Operantes (instrumentelles) Konditionieren

B. F. SKINNER (1904–1990) kam nach Beobachtungen zu dem Schluss, dass Lebewesen nicht ausreichend als Reflexwesen begriffen werden können, sondern von sich aus spontan aktiv sind. Mit seiner Aktivität wirke auch der Mensch von Geburt an auf seine Umwelt ein, er zeige „operantes Verhalten". Die Handlung selbst ist das Hilfsmittel oder Instrument, um etwas zu erreichen. Das Individuum versucht, durch „Operationen" in seiner Umwelt Verstärkung (reinforcement) zu erzielen. Führt eine Handlung zum Erfolg, d. h. zur Befriedigung von Bedürfnissen, hat sie also positive Konsequenzen, wird sie in gleicher oder ähnlicher Situation in der Zukunft häufiger auftreten; die ausgeführte Verhaltensweise wird bekräftigt und das Bedürfnis verstärkt, sie erneut auszuführen.

operantes Verhalten

Verstärkung, Bekräftigung

Treten unangenehme Konsequenzen auf, wird die Wahrscheinlichkeit seines Auftretens vermindert werden und schließlich gleich Null sein. Reaktionen werden also nicht – wie beim klassischen Konditionieren – durch bestimmte Reize ausgelöst, sondern vom Individuum spontan hervorgebracht. Das Prinzip des operanten Konditionierens ist wiederzufinden in der Dressur von Tieren wie in der Sozialisation von Kindern.

Schema des operanten Konditionierens:

Reaktion	→	positive Konsequenz	→	Erhöhung der Auftretenshäufigkeit der Reaktion

Beispiel:

Kind löst eine Aufgabe (primär oder sekundär motiviert)	→	erhält eine Belohnung von der Mutter	→	Aufgabenbereitschaft vergrößert

2.2.3.1. Verstärkung und Bestrafung

Das operante Konditionieren kommt allenthalben in unserem alltäglichen Handeln, Fühlen und Denken zustande und scheint in recht einfacher Weise unser Verhalten zu formen. Hat der Schüler „Erfolg" mit seinem Mogeln bei Klassenarbeiten, wird der „Erfolg ihm recht geben". Gewinnt der Pubertierende durch psychosomatische Symptome die angestrebte Aufmerksamkeit seiner Eltern, werden die Symptome sich verfestigen. Erfährt der Junge Lob für seine Mithilfe im Haushalt durch seine Eltern, wird seine ursprüngliche Bereitschaft zur Übernahme von Aufgaben verstärkt.

Verstärkung erhöht die Häufigkeit eines Verhaltens

Verstärker sind alle Ereignisse oder Reize, die die Wahrscheinlichkeit oder Häufigkeit, mit der ein bestimmtes Verhalten auftritt, vergrößern.

2.2.3.1.1. Primäre und sekundäre Verstärkung

Als *primäre Verstärker* wirken alle Reize, die primäre, also biologische (angeborene) Bedürfnisse nach Nahrung, Wasser, sexuellem Kontakt befriedigen, also Lustgefühle erregen. Die verstärkende Wirkung dieser Reize muß nicht erst erlernt werden.

Sekundäre Verstärker sind solche Reize, die durch gemeinsames Auftreten mit primären Verstärkern konditioniert werden, z. B. Lächeln, gute Noten, Geld, Kinobesuch usw. Voraussetzung für ihre verstärkende Wirkung ist, dass sie dem Verhalten unmittelbar folgen.

2.2.3.1.2. Positive Verstärkung

Positive Verstärker sind Reize, deren Auftreten einen positiven Stellenwert für das Individuum besitzt und darum sein Verhalten in Zukunft häufiger auftreten lassen. Dazu gehören *materielle Verstärker* (Taschengeld, Geld, Spielzeug, Bonbon ...) und *soziale Verstärker* (Lob, Streicheln, aufmerksames Zuhören, zustimmendes Lachen, gemeinsamer Spaziergang, gute Noten ...).

- Auf dem Wege positiver Verstärkung können gerade unerwünschte Verhaltensweisen bekräftigt werden: Der „Klassenclown" wird sich häufiger produzieren, wenn er damit Beachtung beim Lehrer und/oder seinen Mitschülern erfährt.

- Die Entwicklung des Sprechens z. B. ist auf diesem Wege zu erklären: Zunächst wird jedes „Sprechen“ des Kindes verstärkt (auch eigene Wörter der sog. „Babysprache“), dann jedes richtig gesprochene Wort.
- „Zum Spiel mit Kameraden gehen können“ (= Verhaltensweise, die im Augenblick bevorzugt wird), kann als Verstärker für das ungeliebte „Hausaufgabenmachen“ (= Verhaltensweise mit im Augenblick recht geringer Auftretenswahrscheinlichkeit) benutzt werden.

Das hier angesprochene PREMACK-Prinzip eignet sich insbesondere, wenn sich anscheinend keine positiven Verstärker finden lassen, die man mit dem angestrebten Zielverhalten verbinden könnte. Jedes Verhalten, das einer häufig ausführt, kann dazu benutzt werden, jedes andere Verhalten, das er weniger oft ausführt, in der Häufigkeit seines Auftretens zu steigern. D. h., häufig auftretende (erwünschte oder unerwünschte) Verhaltensweisen dürfen erst durchgeführt werden, nachdem das erwünschte Zielverhalten ausgeführt wurde:

- Will man einem Kind mit motorischer Beeinträchtigung die Aufgabe schmackhaft machen, bestimmte monotone Übungen immer wieder zu probieren, muss man sie in spielerisch-kreative Tätigkeiten einbetten, die dem Kind Spaß bereiten und deshalb seine ganze Motivationskraft ansprechen und sie „nebenbei“ auch der ungeliebten Teilbewegung zukommen lassen.

Bedingungen für die Wirkung von Verstärkern

Die Wirksamkeit von Verstärkern ist jedoch nicht gleichbleibend: Das Lob des Vorgesetzten für einen Arbeiter verstärkt diesen nur positiv, wenn er das Lob „akzeptiert“, dadurch nicht Missachtung bei seinen Arbeitskollegen erfährt und er tatsächlich etwas geleistet hat. Die Bedeutung der Verstärker wird also mitbestimmt durch:

1. die aktuelle und überdauernde soziale Umwelt (Gruppennormen)
2. die individuelle Persönlichkeitsstruktur (bisherige Lernerfahrungen, Vorlieben, Abneigungen)
3. die „Dosierung“ und Intensität der Verstärker: Je häufiger der gleiche Verstärker eingesetzt wird, desto mehr verliert er seine Verstärkungswirkung und führt zur, „Sättigung“
4. das Entwicklungsniveau des Individuums: Verstärkungen müssen angepaßt werden je nach Grad der Annäherung an das Zielverhalten, abgestimmt auch auf die Leistungsmöglichkeiten des Kindes. Also nicht so sehr das Ergebnis, sondern die Anstrengung ist zu

belohnen: Die „4“ des einen Schülers bedarf u.U. einer größeren Anerkennung als die „2“ eines anderen. Um diesem Anspruch zu genügen, empfiehlt sich das Aufstellen von *Verstärkungsplänen* insbesondere in der (frühen) Kindheit. Dazu gehört auch, dass ein Verhalten, das von Dauer sein soll, zu Anfang häufigere und geringere Belohnung, dann aber, wenn es gefestigt ist, seltenere und qualitativ andere Belohnungen erfahren muß. Solche gelegentliche Verstärkung (partielle V.) sichert das Beibehalten des Verhaltens, das Verhalten ist schwerer zu löschen, es wird zunehmend verinnerlicht. Es beruht auf der Ausbildung von Erwartungshaltungen und von Frustrationstoleranz, also dem Einkalkulieren von vorübergehend fehlendem Erfolg oder sogar dem Eintreten von Misserfolg, was zur Entfaltung sozialen Verhaltens erforderlich ist (→ Urvertrauen).

Intervallverstärkung festigt Verhaltensweisen

Einzeltherapie von Patienten mit Alkoholproblemen, Depressionen, psychosomatischen Beschwerden o. a. scheitert oft daran, dass die Zuwendung des Partners (Co-Abhängigkeit) und der sozialen Umgebung das Problemverhalten weiterhin rechtfertigt und noch verstärkt.

2.2.3.1.3. Negative Verstärkung

Ebenso wie die positiven führen die negativen Verstärker dazu, dass die Wahrscheinlichkeit des Auftretens einer Reaktion größer wird. Negative Verstärkung ist nicht gleichzusetzen mit Bestrafung, sondern muss davon sorgfältig unterschieden werden.

Wird ein Reizmuster mit einer negativen Bedeutung für das Individuum aus einer Situation entfernt oder ein aversives Ereignis bzw. Bestrafung beseitigt, so wird ein als negativ empfundener Zustand beendet und das unmittelbar vorausgehende Verhalten bekräftigt.

Beispiele für negative Verstärker: Aufheben, Ausbleiben oder Nachlassen negativer Reize oder Konsequenzen, Befreien aus einer unangenehmen Situation

Beispiele:

1. Das Mogeln bei Klassenarbeiten (= negatives Verhalten) wird in Zukunft häufiger auftreten, wenn es Erfolg hatte (= Abwendung eines aversiven Ereignisses und/oder einer Bestrafung).
2. Ein Kind hat Angst vor den Anforderungen des Mathematikunterrichts. Vor Beginn desselben klagt es über tatsächliche Magenschmerzen und wird deswegen zum Arzt geschickt. Der Mathematikunterricht (= aversiver Reiz) entfällt für das Kind. Das Kind wird in der Folge häufiger „Beschwerden“ äußern.

3. Der Schüler verhindert durch vermehrte Anstrengung eine drohende Nichtversetzung (= aversiver Reiz).
4. Die überlegen-kontrollierende Position des Co-Abhängigen bestärkt den neurotischen, süchtigen usw. Symptomträger, zu seinen destruktiven, autoaggressiven Verhaltensweisen zu greifen.
5. Die Co-Abhängige erhält durch ihre Helferrolle das Gefühl eigener Bedeutung, ihre aufopfernde Haltung verschafft ihr vermehrte Geltung (→ Helfersyndrom).

Alle Maßnahmen des Individuums, die dazu führen, negative Konsequenzen zu vermeiden oder zu verringern oder einer unangenehmen Situation zu entgehen, werden dadurch bekräftigt und – als Ergebnis – häufiger auftreten.

D. h. konkret (am Beispiel 2): Das Kind wird womöglich eine Befreiung vom Mathematikunterricht in zunehmendem Maße anstreben durch Klagen über „eingebildete" Krankheiten (Simulieren), Vorspiegelung angeblich einzuhaltender wichtiger Termine, hysterische Reaktionen bis hin zu stunden- und tageweisem „Schulschwänzen".

Ebenso werden negativ verstärkt auch solche Verhaltensweisen wie Schwatzen oder Tagträumen, mit deren Hilfe der Schüler „aus dem Felde geht" und sich dem Mathematikunterricht wenigstens zeitweilig entziehen kann. In diesem Fall wird der aversive Reiz zumindest abgeschwächt.

Dergestalt kommt der negativen Verstärkung bei der Entstehung von → Verhaltensstörungen und Delinquenz ein besonderer Stellenwert zu.

Beispiele:

1. Volksweisheiten wie „Du sollst den Tag nicht vor dem Abend loben" können, als Ermahnung häufig wiederkehrend, schon kindliche Aktivität lähmen.
2. Ein Kind quengelt: „Ich will aber den Ball!" Die Mutter bestimmt: „Nicht jetzt!" Das Kind beharrt eigensinnig, die Umstehenden wenden sich den beiden zu, die Mutter wird verunsichert ... Sie kauft dem Kind den Ball. Das Kind wird sich später an sein erfolgreiches Verhalten erinnern und es ebenso wiederholen wie die Mutter ihr Fluchtverhalten, denn die (negative) Verstärkung führte ja kurzfristig zum Erfolg bzw. zum Beenden der unangenehmen Situation. Solche verwöhnende oder inkonsequente Erziehung fördert „Provokationen" des Kindes oder Jugendlichen.

3. Es fällt vielen Lehrern schwer, „störendes“ Verhalten zu ignorieren, da sie auf (pädagogisch) intervenierendes Verhalten eingestellt sind. Der konzentriert arbeitende Schüler wird eher übersehen, hingegen aber beachtet, wenn er „Unsinn“ macht. Wahrscheinlich wird unerwünschtes Verhalten von Schülern nach diesem Muster in der Schule häufig bestärkt, d. h.: Lehrer verstärken oft Verhaltensweisen, die sie eigentlich abgewöhnen möchten. Umgekehrt verstärken Schüler ihre Lehrer für ihr Reagieren, indem sie z. B. – vorübergehend – konzentriert sind.
4. Unangemessenes („demonstratives“) Schmerzverhalten kann systematisch verstärkt werden, wenn es zu deutlicher Schonung und zu besonders hoher Anteilnahme der Umgebung oder zum Verschont-werden von unangenehmen Forderungen in Familie, Beruf oder Freizeit verhilft. So kommt es dann zu unnötigen Mängeln in Ausdauer und körperlicher Belastbarkeit, langfristig häufig zu sozialer Isolation der Betroffenen und folgender weiterer psychischer Fixierung auf den Schmerz, zu exzessivem Schmerzmittelkonsum, mangelnder Bereitschaft zur Mitarbeit und häufigem Arztwechsel. Dem begegnet eine therapeutische Strategie, die den Medikamentenkonsum kontrolliert und das körperliche Aktivitätsniveau erhöht durch ein Übungspensum, das unterhalb der Schmerzschwelle liegt und allmählich gesteigert wird: Die jeweilige Pause führt zur Verringerung der Schmerzen und wirkt darum positiv verstärkend.

2.2.3.1.4. Bestrafung

Bestrafung vom Typ 1

In der Lerntheorie sprich man von Bestrafung vom

Typ 1: *Anwendung negativer Konsequenzen:*
Sie führen am ehesten zu Vermeidungsreaktionen (wie Mogeln, Lügen, Schwänzen) und kurzzeitiger Unterdrückung des bestraften Verhaltens, verringern den Spielraum des Kindes und lassen es langfristig in andere Verhaltensstörungen ausweichen (Symptomverschiebung) oder steigern seine (gegen sich oder andere gerichteten) Aggressionen noch. Außerdem verstärken sie u. U. das strafende Verhalten des Erziehers („Eine Ohrfeige hat noch niemand geschadet.“) aufgrund kurzfristiger Wirkung (bewirken aber → Desensibilisierung).
Bestrafung vom Typ 1 ist nur sinnvoll, wenn es kurzfristig gefährliches Verhalten zu unterbinden gilt.

Bestrafung vom Typ 1 kann negativ verstärkende Wirkung haben, insoweit das Individuum danach trachtet, entweder durch Ausweichreaktionen oder durch vermehrtes positives Verhalten der Strafe zu entgehen.

Beispiele:

- Wenn ein Kind (nach Einschätzung seiner Eltern) fehlangepasstes Verhalten zeigt, folgt daraufhin ein negativer Reiz in der Art von Missbilligung, Strafe o. ä. Durch Verhaltensweisen wie: sich rechtzeitig entschuldigen, weinen, schmeicheln kann das Kind bisweilen „vorbauen", d. h. ein Ausbleiben der Strafe erreichen.
- Ein Elternpaar kanalisiert unbewältigte eheliche Spannungen, jeder für sich oder beide zusammen, lange Zeit mit demütigenden Beschimpfungen, Strafandrohungen und Strafpraktiken gegenüber seinem Kind: Das Kind entwickelt Schuldgefühle, wird depressiv und läuft mehrmals für einige Tage von zu Hause weg.
- Der Lehrer droht seinen Schülern. Die Schüler verhalten sich leise und verstärken so das unterdrückende Verhalten des Lehrers. Die Zeitabschnitte für aufmerksames Schülerverhalten werden kürzer, was zur Eskalation der Strafmaßnahmen von seiten des Lehrers führt (Ermahnen → Drohen → Befehlen → Strafarbeit …) (→ Etikettierung).
- Die Konfrontation mit neuen Lernstoffen kann für den Lernenden etwas Bedrohliches sein – die neuen Inhalte können Werte infragestellen, mit denen er sich identifiziert hat – und so den erreichten Gleichgewichtszustand stören. Das Individuum wird sich gegen Veränderungen wehren und Lerninhalte leugnen oder verzerren (→ Abwehrmechanismen). Also: Zunächst einen Zustand der Entspannung schaffen und so Grenzen ausdehnen, um dann neue Erfahrungen aufzunehmen.

Strafe als paradoxe, weil positive Verstärkung

Bestrafung durch Anwendung negativer Konsequenzen kann nun auch zu einer positiven Verstärkung führen, wenn damit das Bedürfnis nach Zuwendung befriedigt wird und das Individuum auf andere Art keine Beachtung erlangen kann (Nichtbeachtung = aversiver Reiz). Schließlich kann Bestrafung zu einer → Generalisierung der negativen Reizqualitäten von der strafenden Instanz (Vater, Lehrer) auf Autoritäten überhaupt, auf die Schule, das Fach usw. beitragen.

In der Lerntheorie spricht man von Bestrafung vom

Bestrafung von Typ 2

Typ 2: *Entzug von positiven Verstärkern* (→ Löschung):
Dieses scheitert oft in der Alltagssituation, da entweder dle Eltem und Erzieher nicht konsequent sind oder weil andere Miterzieher das negative Verhalten gelegentlich verstärken.

- Eine bettlägerige Frau nörgelt immer wieder gegenüber der Altenpflegerin, woraufhin diese sich zunehmend zurückzieht, nur notwendige Anweisungen gibt und ihr wenig Zeit widmet (→ Kommunikation).

- Wenn der dreijährige Martin die Mutter in den Arm beißt, kann sie erschrocken oder traurig reagieren. „Du hast mir sehr weh getan. Es ist nicht lieb von dir zu beißen. Du wirst bis zum Mittagessen allein in deinem Zimmer spielen." Solcher Ausschluss („time out", *Auszeit*) kann eine brauchbare Strategie sein, auch extrem aggressivem Verhalten Jugendlicher durch vorübergehenden Ausschluss aus der Gruppe zu begegnen oder auf eine ständig nörgelnde Patientin mit kurzfristiger Androhung der Unterbrechung des sozialen Kontaktes durch die Krankenschwester zu antworten. Solche begrenzte, mit dem Fehlverhalten kontingente (in einem zeitlichen und logischen Zusammenhang stehende) Bestrafung kann durch die Strategie der „Folgekosten" („response cost") ergänzt werden, bei der erworbene Verstärker als Folge eines unangemessenen Verhaltens nicht mehr gewährt, vorenthalten oder entzogen werden.

„Time out" oder „Auszeit"

Folgekosten

Die affektive Betonung in der Erklärung der Mutter im o. g. Beispiel vermag zugleich, schon bei zweijährigen Kindern (pro)soziales Verhalten und Rollenübernahmefähigkeiten vorzubereiten und zu bestärken: Ihr in vielen Situationen wiederholtes emotionales Engagement – ebenso bei Freude … – bewirkt, dass Martin lernt, dass es Schmerzen gibt und dass damit ein noch nicht beachtetes Gefühl verbunden ist. Martins Fokussierung auf ein Gefühl bei einem anderen Menschen ist eine spezifische Art von Orientierungsreaktion, ein stellvertretendes Erlebnis des Gefühls eines anderen, *Empathie,* das „unwillentliche Erleben des emotionalen Zustandes eines anderen Menschen". In einem solchen Lernprozess beginnt ein Verstehen der Situation, ein Prozess der Bedeutungsverleihung. Durch ihn entstehen Bausteine zum Aufbau eines beim Kleinkind noch rudimentären kognitiven Systems von Vorstellungen und Erwartungen, die seine Handlungen leiten.[12]

Solche Art von Bestrafung in Formen der Interaktion zu einem frühen Zeitpunkt des Ereignisablaufes eignet sich zur Hemmung unerwünschter Ansprüche und Reaktionen, die ja stets Teil einer größeren Verhaltenskette sind. Durch positive Verstärker soll es lernen, sein Verhalten zu kontrollieren, also alternatives Verhalten wahrzunehmen, die Befriedigung von Wünschen aufzuschieben oder deren Ziele zu verändern (→ Sublimation) und die Reizsituation selbst mittels Eigenaktivität umzuwandeln.

2.2.3.2. Diskrimination, Generalisation und Extinktion

2.2.3.2.1. Diskrimination (Unterscheidung)

- operantes Konditionieren:
  Die Befähigung zur Unterscheidung von Reizen wird dadurch erreicht, dass der Organismus für Reaktionen beim Auftreten von bestimmten Hinweisreizen wiederholt verstärkt wurde, aber nicht in Gegenwart anderer.
- klassisches Konditionieren:
  Die Unterscheidungsfähigkeit wird erreicht durch Verknüpfung des unbedingten Reizes mit einigen vorgegebenen Reizen.

Das Kind lernt z. B. die Buchstaben b-p-d-q auseinanderzuhalten oder geometrische Figuren nach bestimmten Prinzipien zu ordnen, Wesentliches von Unwesentlichem zu trennen, „gut" und „böse" zu unterscheiden.

Die Diskrimination kann in der Realität schwierig sein, z. B. in ambivalenten Situationen (→ Doppelbindung, Neurose).

2.2.3.2.2. Generalisation (Verallgemeinerung)

Lernen beinhaltet Generalisation

Der Mensch muß lernen, bestimmte Verhaltensweisen und Regeln auch in neuen, ähnlich gelagerten Situationen einzusetzen, um sie zu bewältigen. Konditionierte Reaktionen treten auch auf ähnliche Reize hin auf. Reize und Verhaltensweisen sollen soweit verallgemeinert werden, dass auch andere ähnliche Reize ähnliche Verhaltensweisen auslösen.
Jeder Lernprozess beinhaltet mehr oder weniger eine solche Generalisierung (Verallgemeinerung).

„Da sich auch eine Reizsituation niemals in genau der gleichen Form wiederholt, in der sie einmal aufgetreten ist, könnte nie ein Lernprozess stattfinden, wenn eine gelernte Reaktion zu einem späteren Zeitpunkt nicht auch in der Gegenwart von Stimuli auftreten würde, die nur bis zu einem gewissen Grad mit den Stimuli der ursprünglichen Reizsituation übereinstimmen."[13]

So lernt das Kleinkind, seine Erzieherin in ungewohnten Situationen wiederzuerkennen, das Kind, Lösungsprinzipien anzuwenden und Normen zu verinnerlichen, der Arbeiter, die Stellung von Hebeln an seinem Schaltpult bestimmten Arbeitsgängen zuzuordnen – der Therapeut, Beratungsgespräche zu führen, die Krankenschwester, auf die Bedürfnisse von Patienten mit Empathie zu antworten.

Diskrimination und Generalisierung greifen in der Entwicklung notwendig oft ineinander und wirken gleichzeitig, z. B. beim Erlernen von Sprache.

2.2.3.2.3. Extinktion (Löschung)

operantes Konditionieren	Extinktion erfolgt, wenn zuvor verstärkte Reaktionen nicht weiter verstärkt werden
klassisches Konditionieren	bzw. wenn nur mehr die bedingten Reize dargeboten werden.

Je mehr Verhaltensweisen durch Verstärkungspläne bekräftigt wurden und je komplizierter sie sind (z. B. neurotische Störungen), desto eher muß an die Stelle der Extinktion die → Verhaltenstherapie treten, die die einzelnen Verstärkungsbedingungen ausfindig machen muß.

2.2.3.3. Pädagogische Konsequenzen

1. Verstärker müssen mit Konsequenz eingesetzt werden und eindeutig sein.
2. Erwünschte Reaktionen müssen am Lernbeginn oft, später selektiv (aber eben: immer mal wieder) verstärkt werden (→ Verstärkungsplan)

3. Das Vorgehen in (kleinen) Schritten muss dem Entwicklungsstand, Lernstoff und Ziel angepasst sein.

4. Wenn unerwünschtes Verhalten beseitigt werden soll, darf keinerlei Verstärkung desselben erfolgen.

5. Nicht erst das Ergebnis, sondern das Handeln muss bekräftigt werden.

6. Unerwünschtem Verhalten kann man sinnvoll nur begegnen, wenn man alternative Vorgehensweisen verstärkt.

2.2.3.4. Lernen von Verhaltensstörungen

Verhaltensstörungen als Lerndefizit

Das Entstehen von → Verhaltensstörungen und → Neurosen läßt sich aus der Sicht der Theorie des operanten Konditionierens verstehen als Fehlen angemessener Verhaltensformen infolge systematischer Nicht-Verstärkung „normaler“ Verhaltensäußerungen (→ Extinktion) und Mangel an Verstärkungen für Ansätze angemessener Verhaltensweisen innerhalb der Entwicklung.

Da das Kind keine ausreichenden Strategien zur Bewältigung von (Konflikt-)Situationen gelernt hat, weicht es aus, z. B. in Faulheit, Aggressivität, Depression.
Den mit zunehmendem Alter höheren Anforderungen an seine soziale Anpassungsfähigkeit ist es immer weniger gewachsen, sie wirken als aversiver Reiz. Ängstliches Vermeiden als Ausweichreaktion wird gefestigt, es formen sich neurotische Einstellungen statt Toleranz und Entscheidungsfähigkeit.
Das überbehütete Kind findet sich z. B. in der Schule nicht zurecht und reagiert mit seinem geringen Verhaltensrepertoire: aggressiv, resignierend oder durch Flucht in die (psychosomatische) Krankheit.
Schulleistungsstörungen können entstehen durch Verknüpfung von Kritik des Lehrers an der Person des Schülers statt an seiner Leistung, und die entstehende Antipathie überträgt sich auf das Fach, die Schule, erst recht dann, wenn der Schüler schon vorher negative Erfahrungen mit Autoritäten gemacht hat.

2.2.3.5. Kritik an den Konditionierungstheorien

Zur Diskussion:

1. Das Denken in Alternativen ist als Abweichen von eindeutig beschriebenen Lernzielen unerwünscht.
2. Kreatives Handeln wird eingeschränkt, denn nicht alles läßt sich in eindeutigen Lernzielen erfassen.
3. Lernhandlungen werden von außen gesteuert, eine Mitgestaltung des Lernstoffes ist kaum möglich.
4. Lernprogramme sind kein Ersatz für selbstbestimmtes Lernen, sie werden in „Laborsituationen" verwirklicht und führen zu „sozialer Deprivation".

2.2.4. Lernen am Modell (Beobachtungslernen)

Ein kleines Mädchen sah zu, wie seine Eltern sich für den Ball ankleideten. Als der Vater den Smoking anzog, warnte die Kleine: „Vati, diesen Anzug solltest Du nicht tragen." – „Und warum nicht?" – „Du weißt doch; immer wenn Du ihn anhast, bekommst Du am nächsten Morgen Kopfschmerzen."

Lernen als Erfolg von Beobachtung

Das Modell vom „Beobachtungslernen" scheint unsere eigenen Erfahrungen in besonderer Weise zu bestätigen. Durch Nachahmung werden dauerhafte Gewohnheiten, Vorlieben und Eigenarten erworben, vorzugsweise von den Eltern, nicht nur Gangart, Mimik, Gestik, sondern auch Sprache, → Einstellungen oder Fehlverhaltensweisen, ohne dass elterliche Absicht dies hätte durch Erziehung erreichen wollen.

Soziales Lernen erfolgt in Gruppen

Als soziale Wesen, die sich in der → Primärgruppe Familie sowie in weiteren → Sekundärgruppen bewegen, lernen wir von anderen, vor allem, so lange wir von ihnen abhängig sind. Vor allem lernen wir, uns in Gruppen einzufügen (→ Sozialisation) und unser Verhalten dem in unserer Kultur allgemeingültigen Wertsystem anzupassen. Soziales Lernen wird so zur Folge sozialen Eingebundenseins und sozialen Wahrnehmens, das sich stets in Gruppen vollzieht, sei es situativ als Mitglied einer Gruppe oder auf der Basis von frühkindlichen Lernvorgängen in Gruppen.

Der Prozess des Lernens durch Beobachtung lässt sich vereinfacht ungefähr so darstellen:

1. Wahrnehmen, Beobachten
(unwillkürlich ←→ gezielt)
↓
2. symbolische Verschlüsselung
(Codierung mittels Wörtern, Vorstellungen)
↓
3. Gedächtnisprozesse
(gedankliches Vergleichen und Probehandeln)
↓
4. „Übersetzen" in eigenes Verhalten
(reproduzierendes Handeln, motorisch oder kognitiv)

Wirkung von Modellen

Das Beobachten von Modellen zeigt sich in drei verschiedenen Wirkungen:

1. *Hemmung oder Enthemmung bekannten Verhaltens:*
   Das Modell zeigt Verhalten, das der Beobachter bereits gelernt hat. Erfolgt Belohnung als Konsequenz beim Modell, wird das Auftreten dieses Verhaltens beim Beobachter erleichtert, erfolgt Bestrafung, wird es gebremst.
2. *Auslösung bestehenden Verhaltens:*
   Bereits bekanntes Verhalten wird durch das Beobachten hervorgerufen.
3. *Aneignen völlig neuer Verhaltensweisen:*
   Neue Reaktionen werden in das Verhaltensrepertoire des Kindes aufgenommen.
   Die Erwartung auf Seiten des Beobachters, belohnt zu werden, kann ebenfalls den Aufbau von Verhalten erleichtern.

Das nachzuahmende Verhalten muß zuallererst neu, eindeutig, erfolgreich und nutzbringend sein.

stellvertretende Verstärkung

Eine wesentliche Rolle spielt beim Beobachtungslernen die sog. „stellvertretende Verstärkung": Durch Nachahmung wird die bekräftigende Funktion mitübernommen. Es ist, als wäre man selbst belohnt worden.

2.2.4.1. Merkmale des Modells

Unterschiede im nachahmenden Verhalten resultieren aus den Merkmalen des Modells. Das Verhalten des Modells muss sich als „Figur" abheben vom „Hintergrund" des Verhaltens anderer Menschen. Personen mit hohem sozialen Status, selbstsicherem Auftreten, fachlichem Können werden bevorzugt nachgeahmt.

Soziale Stellung

- Elternabende in Kindergärten zeigen z. B., dass einem Psychologieprofessor mehr Kompetenz zugesprochen wird als einer Erzieherin.
- Ein unsicherer Mensch kann durch sicher auftretende Menschen Kontaktverhalten aufbauen.

Weiterhin spielt eine Rolle die vorhandene emotionale Beziehung: Insbesondere Kinder imitieren gern freundliche Personen.

Emotionale Beziehung

- Alte Eheleute vermitteln oft schon in ihren mimischen Äußerungen eine für alle sichtbare Vertrautheit und Angleichung.

Erwachsene, die soziale Macht ausüben, können zur Nachahmung anregen:

Soziale Macht

In einem Experiment wurden 6jährige Kinder mit 2 Erwachsenen zusammengebracht, von denen einer Spielsachen verteilen konnte, der andere aber Rivale des Kindes um die Spielsachen war. Die Kinder ahmten den ihrer Meinung nach mächtigen Erwachsenen nach, der das Spielzeug verwaltete, nicht den anderen rivalisierenden Erwachsenen, der es bekam und damit das Wohlwollen des Mächtigen genoss.[14]

Alter und Geschlecht vermögen imitierendes Verhalten in unterschiedlicher Weise zu aktivieren:

5–6jährige Jungen ahmten den weiblichen Erwachsenen nicht so häufig nach, wenn er erfolgreicher war als der männliche Partner. Schon bei 3–4jährigen Kindern riefen männliche Vorbilder eher nachahmendes Verhalten hervor.[15] Die Mädchen ahmten in jedem Falle meistens den mächtigen Erwachsenen nach.

Männliche Vorbilder besonders effektiv

Modelle in Film und Fernsehen haben ähnlich großen Einfluss als „geheime Miterzieher" wie wirkliche Modelle, mit denen Kinder konfrontiert werden. Figuren aus Zeichentrickfilmen wie auch menschliche

Aggressive Vorbilder besonders effektiv

Filmhelden „fordern“ offensichtlich fast in gleichem Ausmaß wie reale Personen zur Nachahmung heraus. Insbesondere der Einfluss aggressiver Modelle scheint Verhaltenstendenzen besonders zu beinflussen:

> Ein strenger, autoritärer Lehrer, dessen Verhalten ja auch aggressive Komponenten enthält, wird nachgeahmt. Die Klasse kann, von außen betrachtet, diszipliniert erscheinen, dennoch aber aggressives Fehlverhalten entwickeln und es außerhalb der Schule zeigen. Der Lehrer selbst mag dann gar noch als erfolgreich gelten. Das liegt nicht zuletzt wohl daran, dass aggressives Verhalten in unserer Gesellschaft eher Vorteile bringt als sozial motiviertes des Helfens und Kinder schon mit der Bereitschaft zu aggressivem Verhalten z. B. fernsehen.

Bedeutung von Massenmedien

Wirkungen der Massenmedien als Autorität werden auch sichtbar in der Nachahmung der Stars oder Idole, jener künstlichen Vorbilder, die in Wahrheit nur den Wunschvorstellungen Jugendlicher uniform nachgezeichnet und ihnen dann als Original „verkauft“ werden.

2.2.4.2. Merkmale des Beobachters

Soziale Abhängigkeit und Identifikationsmöglichkeit

Nachahmendes Verhalten erfolgt bei verschieden starker Identifikation mit dem Modell, einmal bedingt durch dessen Realitätsgrad, zum anderen durch seine Abhängigkeit (Kind, Untergebener), seinen eigenen sozioökonomischen Status, sein Alter bzw. Geschlecht, seinen Persönlichkeitstyp, seine Kompetenz und seine Selbsteinschätzung. Mit zunehmendem Alter werden die Nachahmungsleistungen nicht nur komplizierter – es werden weniger Verhaltensweisen als dahinter befindliche bzw. vermutete → Einstellungen, Werthaltungen und Motive nachgeahmt –, sondern auch bewusster. Außerdem erleichtern sie auch den Aufbau vielschichtiger Lernvorgänge. Imitation stellt damit wachsende Anforderungen an die kognitiven Fähigkeiten (= die Sprache ist Werkzeug und Mittel der Codierung, das Denken ermöglicht ein Probehandeln, Wahrnehmung ist Bedingung für die Selektion).

2.2.4.3. Beobachtungslernen, Verhaltensstörungen und Therapie

Unbeabsichtigtes Lernen

Kinder lernen, wie es scheint, vor allem in Momenten, in denen wir sie nicht erziehen, uns also nicht „unter Kontrolle“ haben. Sie erleben dabei mehr Mängel, als wir vorzeigen mögen, ohne dass dies schon von Schaden wäre. Aber sie erwerben auch Ängste und werden Zeugen gegensätzlicher Verhaltensweisen, die sie in Konflikte bringen, ohne dass wir sie darin verstehen. Jugendliche entwickeln psychosomatische Symptome, die sie von einem Elternteil z. B. „abgucken". Ein Ehepartner kann vom anderen durch „psychische Infektion" neurotisches Verhalten lernen. Therapeutische Wege eröffnen sich im Rollenspiel und vor allem in der Gruppentherapie: Der Patient lernt von anderen in der Gruppe, wie diese vor anderen ihre Gefühle zu offenbaren, sich dem Angstreiz allmählich zu nähern und neue Reaktionen zu erproben (→ systematische Desensibilisierung) oder aber angstfrei mit Objekten umzugehen, die normalerweise keine Angst auslösen. Je größer der Kontrast zwischen dem bisher gezeigten und dem erwünschten Verhalten ist, desto eher wird der angestrebte Lernprozess (in Pädagogik wie in Therapie) in Gang gesetzt. Wenn Patienten eine Verhaltensänderung als *selbst erzeugte Konsequenz* erleben (→ Kausalattribuierung), sind sie auch eher in der Lage, den Therapieerfolg auf andere Situationen zu übertragen (→ Generalisation).

Lernen von Fehlverhalten

2.2.4.4. Kritische Gedanken zum Beobachtungslernen

Das Konzept vom Lernen am Modell hilft, soziale Lernprozesse zu beschreiben, ohne dabei über Wahrscheinlichkeitsaussagen hinausgehen zu können.

Es „erklärt jedoch nicht, warum ein Beobachter neue Verhaltensmuster lernt, die er noch nie vorher ausführen konnte, die nie verstärkt wurden (weder für ihn, noch für sein Modell), und die selbst in Abwesenheit des Modells lange Zeit nach der ursprünglichen Beobachtung zum ersten Mal auftreten können."[16]

Welche Aspekte bestimmen die Wahl des Verhaltens?

Sozial wirksames Handeln setzt weiterhin nicht nur Profitieren von einer Person oder mehreren Personen nacheinander woraus, sondern eine Auswahl und Einverleibung unterschiedlicher Kombinationen von Verhaltensweisen von individuell unterschiedlichen Modellen. Unklar bleiben die Kriterien, an denen für den Beobachter der Nutzen für ihn erkennbar wird.

> Zeigen z. B. Kinder Verhaltensweisen, durch die sie ihren Eltern „schwierig" erscheinen, werden sie ihr vermeintlich „schwieriges" Kind anders behandeln als ein „einfaches".

Nachahmungsprozesse werden so zu gegenseitigen Imitationen von Heranwachsenden und vielen Erwachsenen; die Lernanregungen wirken wechselseitig. Untersuchungen zu den Wechselwirkungen zwischen Neugeborenen und deren Bezugspersonen belegen die Einflüsse des Kindes auf die Personen seiner Umgebung.

2.2.5. Kognitives Lernen

Die bisher beschriebenen Lernmodelle, insbesondere die Konditionierungstheorien sind verhaltensorientiert und scheinen Wahrnehmung, Einsicht und kognitive Verarbeitungsprozesse von Zusammenhängen zu übersehen. Die Vertreter des kognitiven Lernens sind der „Ansicht, dass nichtkognitive Lernkonzeptionen zwar auf Stimulus (Reiz-)Reaktions-Beziehungen angewendet werden können, die willkürlich und unlogisch sind, aber dass die Konzeptionen keine ausreichende Grundlage für die Beschreibung und Erklärung von Prozessen darstellen, bei denen logische, rationale und nichtzufällige Beziehungen gelernt werden.“[17]

Denken als S-R-Verbindung?

Tatsächlich lassen sich aber auch Prozesse des Denkens z. B. durch eine aufeinanderfolgende Reihe von Reizen, Reaktionen und Verstärkungen erklären. Die Schwierigkeit liegt allein darin, nicht direkt beobachtbare Einflüsse (= intervenierende Variablen) zu erfassen. Wir sollten Theorien des Lernens nicht einstufen nach ihrem Wert, sondern sie als unterschiedliche Annäherungsversuche zur Erklärung des Lernens verstehen. Die kognitive Konzeption des Lernens macht zur Voraussetzung, dass Menschen sich mit der Umwelt in einem Austausch von Ideen befinden, die zunächst von dieser Umwelt vorgegeben werden und dann beim Individuum zu Prozessen der Wahrnehmung und kognitiven Verarbeitung führen.

Entdecken-des Lernen

> Das fordert, dass die Lerninhalte (z. B. Unterrichtsfächer in der Schule) eine logische Struktur haben müssen. Lehrer können Schüler an die kognitiv zu erfassenden Zusammenhänge heranführen und den Unterricht so gestalten (Curricula), dass sie die Bedeutungszusammenhänge selbst entdecken und somit „verstehen“ lernen. Dieses „Lernen durch Entdecken“ ist aber nur möglich, wenn die Elemente des Lernstoffes so zusammengestellt sind, dass die Kinder durch die Inhalte aufgefordert werden, ihr Wahrnehmen und Denken aufzubauen und umzustrukturieren – also neue Beziehungen zu erfassen und andere außer Acht zu lassen.

Kognitive Therapieansätze bauen ebenfalls auf diesem Konzept auf, erweisen sich aber als beschränkt auf Menschen, die entweder ein hohes intellektuelles Niveau haben oder aber in ihrer Einsichtsbereitschaft nicht wesentlich gestört sind.

2.2.5.1. Lernen durch Einsicht

Aha-Erlebnis

Wir kennen alle dieses plötzliche Erkennen oder „Aha-Erlebnis", wenn „uns ein Licht aufgeht" oder „der Groschen fällt". Vorübergehend ist man nicht „von der Stelle gekommen" und hat vergeblich versucht, aus einzelnen Merkmalen eines Problems aufgrund bisheriger Erfahrungen eine sinnvolle Lösung zu gestalten. Plötzlich macht man nach dem Prinzip „alles oder nichts" einen vollständigen Lernschritt und hat die Übersicht.

Aufgabe:

Verbinden sie die 9 Punkte durch 4 Geraden ohne abzusetzen. Jeder Punkt darf nur einmal berührt werden. Zurückfahren auf einer Linie ist nicht erlaubt.

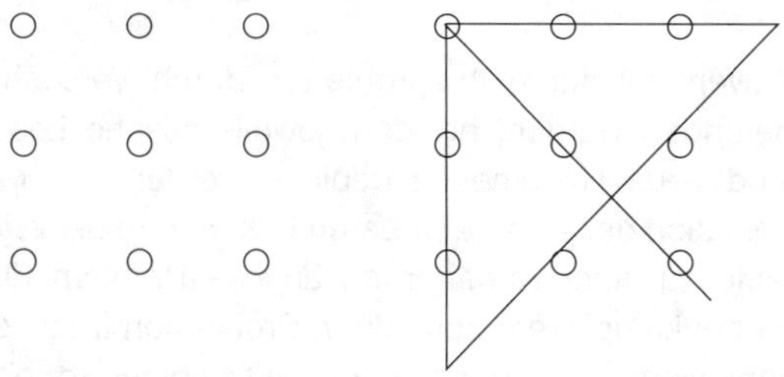

Lernen durch Umstrukturieren und Grenzenüberschreiten

Die Problemlösung ist in obiger Aufgabenstellung abhängig von der optischen Strukturierung, von einem Denken, das Grenzen, die scheinbar durch eine Wahrnehmungsgestalt (→ Gestaltgesetze) gesetzt sind, überschreitet. Inwieweit das überhaupt möglich ist, wird bestimmt durch die Art und den Schwierigkeitsgrad einer Aufgabe im Verhältnis zu den kognitiven Fähigkeiten eines Individuums.

W. KÖHLER folgerte aus zahlreichen experimentellen Beobachtungen an Schimpansen, dass auch diese „einsichtiges Verhalten" in der Art des Menschen zeigen. D.h. es gelingt ihnen, in unterschiedlich intelligenter Weise, Anhaltspunkte der Situation zu erfassen, die funktionell vorgegeben sind und – je nach Vorwissen und Voreinstellung – der Wahrnehmung zugänglich sind.

Einsicht beim Schimpansen

In einem Versuch stellten die Affen z. B. zwei Kisten aufeinander, um an die an der Decke hängenden Bananen zu gelangen. (Wer denkt da nicht an das Kind, das auf den Stuhl steigt, um schon vor Weihnachten an sein Geschenk zu kommen!) In ähnlicher Situation werden sich Affe und Kind dieser Problemstellung erinnern und sie wieder einzusetzen versuchen.

Lernen durch Einsicht stellt sich dar als Problemlösungsverhalten, als Produkt eines Prozesses der Umstrukturierung, bei dem die Elemente aus der Gesamtsituation und ihren gewohnten Beziehungen herausgelöst und zu einer neuen Zustandsform zusammengefasst werden. Entscheidend für das Gelingen ist dabei die Fähigkeit, die Dinge aus ihrer funktionalen Gebundenheit herauszubrechen.

Einsicht und Krativität

Dies erfordert → Kreativität und Phantasie, wie wir sie beim Kind vorfinden, dem der Stock mal zum Auto, zur Puppe, zum Schwert oder zur Zigarette wird. Am ehesten wird dies zu erreichen sein im psychischen Zustand der Entspannung, also auf einem Spaziergang, im Traum usw.

Grenzen des Lernens durch Versuch und Irrtum

Die Lösung kann eventuell durch Ausprobieren, durch Versuch-und-Irrtum-Verhalten gefunden werden, bei dem jeweils falsche Lösungswege verworfen und neue Hypothesen gebildet werden, die infolge ständiger Neukombination der wahrnehmbaren Fakten und der erinnerten Wissenselemente zu einer Annäherung an das Problem führen. Solches Suchen ist bei komplexen, abstrakten Problemen indes ebenso mühsam und langwierig wie fruchtlos. Im Laufe seiner kognitiven, insbesondere intellektuellen Entwicklung wird der Mensch jedoch befähigt, unter Zuhilfenahme erlernter Begriffe Regeln zu entdecken und diese dann

> „gedanklich so lange zu kombinieren, bis Regeln höherer Ordnung entstehen, die das Lösen von Problemen ermöglichen.“[18]

Das Kind kann es sich noch „erlauben“, in mehreren Fehlversuchen beim Experimentieren zum Ziel zu gelangen, und dabei die Bereitschaft und Fähigkeit zur selbständigen Lösung entwickeln. Der Erwachsene ist in seinem Alltag darauf angewiesen, auf der Grundlage vorhergehender Erfahrungen sich in einer Problemsituation relativ schnell zurechtzufinden.

Fassen wir die Lernprozesse (die zum Denken führen) entsprechend ihrem ansteigenden Entwicklungsniveau zusammen, so steht

Lernprozesse

am Anfang:	Lernen durch Versuch und Irrtum
ihm folgt:	Begriffslernen
und dann:	Regellernen
und schließlich:	Lernen durch Einsicht (Denken)

Lernen durch Einsicht ist schon früh zu finden, allerdings auf niedriger Entwicklungsstufe. Auf vorausgehende Lernformen greift der Mensch auch später des öfteren zurück, je nach Anforderungssituation, kognitiven Fähigkeiten, Selbstbild usw. (→ Regression, → Assimilation)

2.2.5.2. Begriffslernen

Das Kind lernt vor allem über Anschauung Unterschiede, Beziehungen und Zusammenhänge in der Welt der Objekte kennen, die es unterschiedlich ordnen kann.

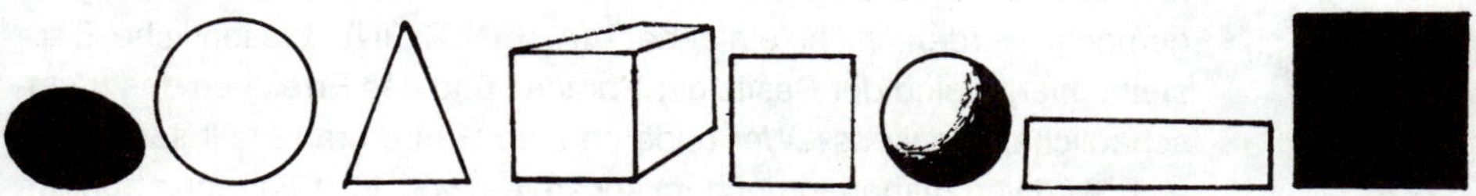

Begriffe dienen der Klassifizierung

Es entdeckt gemeinsame Merkmale, es begegnet Begriffen wie „groß" und „klein", „hell-dunkel", „eckig-rund", „größer-kleiner", „Ball", „Hund", „Tisch", „freundlich", „ehrlich" usw. oder z. B. Oberbegriffen wie „Wald", abstrakten Begriffen wie „Frieden", „Freundschaft" usw. und macht sich durch deren Aneignung Beziehungen zwischen den Objekten gegenwärtig. Jedes Merkmal bildet eine Klasse, der alle Gegenstände zugeordnet werden, die dieses Merkmal aufweisen. Ein Gegenstand kann mehrere Merkmale aufweisen (z. B.: rund – dunkel – Kugel) und wie ein „Tisch" oder ein „Hund" erst durch Nennung aller Merkmale wiedererkennbar sein. Dazu bedarf es zusätzlich des → Diskriminationslernens.

Auf die Frage, „Was haben Bier und Wein gemeinsam?" (HAWIK), würde
das 6jährige Kind antworten: Beide gibt's in Flaschen.
das 8jährige Kind: Beide kann man trinken, beide machen schwindelig.
das 11 jährige Kind: Beide sind alkoholische Getränke.

Das Erlernen und Anwenden von Begriffen ist unerlässlich für unsere Anpassung an die (soziale) Umwelt. Die Fülle von Gegebenheiten in unserer Umwelt lässt es als unmöglich erscheinen, auf jede Erscheinung gesondert zu reagieren. Der Mensch schafft sich – durch Begriffs- und Regellernen – Ordnung, verringert die Mannigfaltigkeit, erreicht Überschaubarkeit und Befähigung, gezielt und flexibel zu reagieren. Auf diesem Wege gelangt der Mensch auch zur Unterscheidung zwischen sich und anderen, zu einem mehr oder weniger stabilen Selbstkonzept, einem Begriff von sich selbst, indem er bestimmte von der Umgebung zugeschriebene Merkmale, Rollen, Selbstbeobachtungen, z.T. auch widersprüchliche Erfahrungen ordnet, bisweilen in Form von → Verhaltensstörungen, → Neurosen usw.

Begriffsbildung und Selbstbewusstsein

2.2.5.3. Regellernen

Die erworbenen Begriffe bleiben nicht nebeneinander stehen, sondern werden in unterschiedlichster Weise zu Regeln und Gesetzmäßigkeiten zusammengefasst, die bestimmte Beziehungen zwischen Dingen und Personen beschreiben und einsichtig machen. Um das Verständnis hierfür beim Kind zu erreichen, „sollte alles so einfach wie möglich gemacht werden, nicht einfacher" (A. EINSTEIN). Wesentliche Bausteine hierfür sind der Besitz der Sprache und das Erreichen des unanschaulichen Denkens. „Wer anderen eine Grube gräbt, fällt selbst hinein", wird von 6jährigen noch im konkreten, von 10–12jährigen aber im übertragenen Sinne verstanden.

Deduktion und Induktion

Deduktives Denken (= aus der Regel Einzelbeispiele ableiten) und induktives Denken (= vom Besonderen auf das Allgemeine schließen) werden geformt. Kenntnis von Regeln erlaubt uns Vorhersagen. Bewährte Regeln benutzen wir immer wieder. Regeln kombinieren wir zu neuen Regeln. Regelhaftigkeit bestimmt unser (Zusammen-)Leben.

2.3. Gedächtnis, Behalten und Vergessen

2.3.1. Gedächtnis und Lernstrategien

„Nicht für das Leben, sondern für die Schule lernen wir" stellte schon Seneca (4 v. Chr. bis 65 n. Chr.) fest. Wir zitieren diesen Satz umgekehrt; denn Lernen ist nur sinnvoll, wenn wir das Gelernte wenigstens zu einem Teil behalten und darüber hinaus im praktischen Leben und im Alltag in neuen Situationen anwenden können. Jedes Lernen als

Verhaltensänderung folgt vorherigem Lernen und ist Voraussetzung weiteren Lernens, d. h. jedes Lernen muss das Lernen neuer Verhaltensformen erleichtern. Dazu bedarf es eines positiven *Transfers*, also der Möglichkeit, das Gelernte auf einstweilen unbekannte Bereiche zu übertragen. Ebenso ist ein gewisses Maß an *„Überlernen"* (Automatisation) vonnöten, um eine Verhaltensform möglichst lange Zeit im Gedächtnis zu bewahren: Das meint nicht langweilende „Paukerei", sondern vielmehr das Wesentliche in immer neuen Situationen (→ Neugier) üben und beherrschen lernen. Eine Prüfung sollte erst erfolgen, wenn man über Stunden hinweg keine Fehler gemacht hat (z. B. Fahrprüfung). Das Behalten eines Lernstoffes wird gestört auch durch ein dem Lernen nachfolgendes bzw. vorangegangenes Lernen eines anderen Lerninhaltes, je ähnlicher die Inhalte (der Fächer z. B.) sind. Stellen Sie sich zum Verständnis dieses Vorgangs vor, man würde 2 Steine nebeneinander ins Wasser werfen: Die entstehenden Wellen überschneiden sich und behindern sich gegenseitig in der Ausbreitung.

Lernen als Übertragung gelernter Inhalte

Ebenso wird das Einprägen des Stoffes beeinträchtigt. Wir sprechen dann von *rückwirkender* (retroaktiver) oder *vorauswirkender* (proaktiver) *Hemmung.*

Lern-hemmungen

Zum ökonomischen Lernen im Sinne besseren Behaltens und weitreichenden Transfers seien hier einige Regeln genannt:

Bedingungen für ökonomisches Lernen:

1. Es sollten mit dem vorherigen Lernen unähnliche Tätigkeiten oder Pausen eingeschoben werden. Gedächtnisspeicherung, die Ordnungsbezüge herstellt, und Ablagerungen von Informationen im Langzeitgedächtnis benötigen Zeit und sollten ohne Zeitdruck ermöglicht werden. Inhalte, die wir vor dem Einschlafen wiederholen oder neu lernen, werden gut erinnert: Die Verfestigung der Gedächtnisspur wird dann nicht durch neues Lernmaterial gestört.

2. Es sollten möglichst viele Wahrnehmungskanäle (akustisch, optisch usw.) angesprochen werden.
   Wenn wir z. B. einen Namen suchen, ihn „auf der Zunge haben", also akustische, optische Merkmale benennen können, hilft am ehesten die Entspannung, um so das Langzeitgedächtnis zu aktivieren, andere Merkmale und Beziehungen des Wortes und schließlich das ganze Wort preiszugeben. Da am besten durch eigenes Handeln gelernt wird, sollten Lerngegenstände auch in Form praktischer Übungen anschaulich angeboten werden (handlungs- und schülerorientierter Unterricht, Projektarbeit, Rollenspiel, → Familientherapie).

3. Lernvorgänge sollten verteilt werden, also pausierendes Üben statt gehäuftem Lernen, verbunden mit periodischen Verstärkungen, die man sich selbst geben kann bzw. die bei solchem Lernen sich z. T. durch den Erfolg ergeben. Dieser Aspekt wird im programmierten Lernen am besten verwirklicht.

4. Das zu lernende Material sollte nach möglichst verschiedenen Gesichtspunkten organisiert werden. Die Menge des Lernstoffes ist sinnvoll zu gliedern und zu begrenzen, damit Konzentrations- und Gedächtnisleistung nicht überfordert werden.

5. Zwischen neuen Informationen und alten Gedächtnisinhalten müssen Beziehungen hergestellt werden: Denn das bereits Bekannte gibt dem neu Gelernten nachhaltige Bedeutung, führt zu Kettenbildung und Integration, die Sinngehalte begreifen und langfristig speichern lässt. Die gewünschte Verknüpfung mit alten Lerninhalten setzt voraus, dass in der Vergangenheit sinnvoll und erfolgreich gelernt wurde. So werden dauerhafte, dichte Bezugsnetze geknüpft, die unsere → Einstellungen zu uns selbst und anderen, unser Denken, unsere Vorstellungen, Erwartungen und unsere Handlungsfähigkeit in der realen Welt bestimmen.

Kurzzeit- und Langzeit-Gedächtnis

Das Gedächtnis speichert Informationen zunächst im *Kurzzeitspeicher,* von wo aus dann Teile in den *Langzeitspeicher* übertragen werden, um so eine Anpassung an die Umwelt zu sichern. Was behalten wird, ist abhängig vom Lernen selbst sowie von Erfahrungen, Erwartungen und Einstellungen, von der persönlichen Bedeutsamkeit und der präzisen Benutzung des Instruments Sprache. Gedächtnisinhalte vor allem aus dem Kurzzeitgedächtnis können unter dem Einfluss dieser *selegierenden* Faktoren während der Weitergabe leicht verändert werden.

Nach BARTLETT[19] tragen 3 Prozesse zu einer Veränderung der Ausgangsgestalt bei (siehe Abb. S. 97):

Selegierende Umwandlung von Informationen

1. Der scheinbar eher fremde Inhalt wird graduell an bekannte Inhalte angenähert.

2. Durch Benennen wird die „eigenartige“ Figur erfaßt.

3. Die bereits veränderte Originalzeichnung wird weiter ausgeschmückt, um sie noch vertrauter werden zu lassen (Schnurrbarthaare, Fell bei der Katze).

Ähnliche Übersetzungsfehler bilden die Grundlage der Entstehung von *Gerüchten.*

Entstehung von Gerüchten

Damit der jeweilige Inhalt von der aufnehmenden Person angeeignet werden kann, müssen die Inhalte gemäß ihrem Verständnis vereinfacht, Ungenauigkeiten durchgestaltet und konkretisiert, die Reihenfolge der Handlungselemente verändert und Wertungen angehängt („Und die Moral von der Geschicht ...") werden.

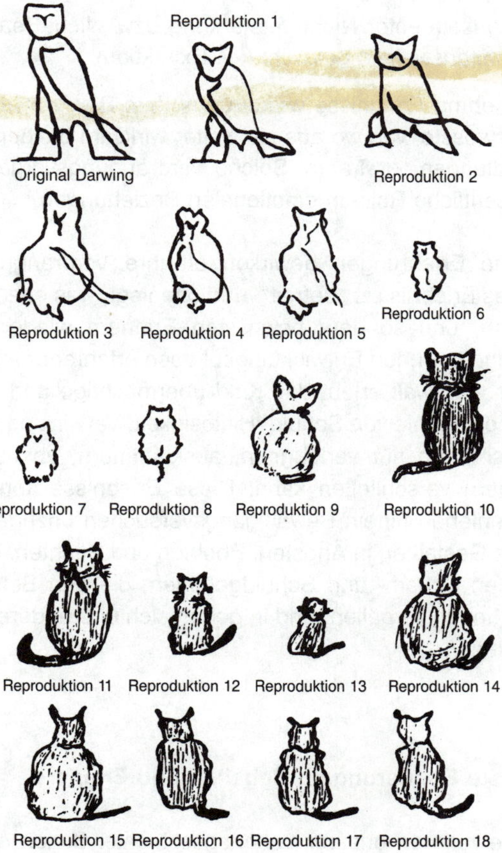

Abb. 13: Eine Eule „verwandelt" sich in eine Katze, wenn von mehreren Personen nacheinander die jeweils vorausgehende Reproduktion reproduziert wird (entnommen: Seiffge-Krenke, I.: Arbeitsbuch Psychologie, Bd. 3, Gedächtnis, Düsseldorf 1981, S. 62).

2.3.2. Vergessen

Wir können auf unterschiedlichem Wege vergessen:

Gedächtnisinhalte bleiben ungenutzt

1. Gedächtnisinhalte verschwinden, wohl z.T. infolge Nicht-Gebrauchs, zerfallen scheinbar, können aber in bestimmten Situationen wiederkehren. Alte Leute können sich an weit Zurückliegendes erinnern, erfahren aber Einbußen im Kurzzeitgedächtnis.

Überlagerung

2. Vermischungsvorgänge (ähnlich der pro- und retroaktiven Hemmung) lassen Inhalte des Gedächtnisses verschwinden.

Löschung

3. Infolge konsequenter Nicht-Verstärkung bzw. Nicht-Beachtung werden Verhaltensweisen gelöscht (→ Extinktion).

Verdrängung

4. Unangenehme Ereignisse werden aus dem Bewusstsein verdrängt ins Unbewusste, von wo aus sie weiter wirksam bleiben, z. B. in → Fehlhandlungen, → Traum. Solche Verdrängungsvorgänge spielen eine wesentliche Rolle in emotionalen Beziehungen.

Traumatische Erfahrungen bewirken oft ihre Verdrängung, bis ein bedeutendes Erlebnis sie „befreit" und offenlegt, was ehedem tatsächlich geschah, und so dem bewussten Erinnern wieder zugänglich macht. Infolge in frühen Entwicklungsphasen erfahrener – insbesondere sexueller – Gewalt erlebt das Kind übermächtige und ambivalente traumatische Gefühle von Schuld, Hilflosigkeit, Verwirrung, die es nicht verkraftet, sondern nur verleugnen, ausklammern, abspalten und in seinem Innern verschließen kann. Diese Erlebnisse können bis ins Erwachsenenleben hinein Bewältigungsversuchen unzugänglich sein. Sie nehmen Gestalt an in Ängsten, Phobien und Süchten, in scheinbar unerklärlichen Scham- und Schuldgefühlen, die den Betroffenen die Freude am Leben vergällen, und in gegen sich und andere gerichteten → Aggressionen.

2.3.3. Erste Erinnerungen, Behalten und Erinnern

Wir sind die Autoren unserer Lebensgeschichte. Schon der Fötus ist ein individuell reagierendes Wesen, das über verschiedene Sinnesqualitäten wahrnimmt, reagiert und „lernt": Er registriert seine Lage im Mutterleib, spürt sich selber durch das Bewegtwerden und lernt, seine Bewegungen abzuschätzen; er hört Herzschlag und Stimme seiner

Mutter, deren Rhythmus, Melodie, Betonungsmuster ab dem 4. Monat vorgeburtlicher Entwicklung verarbeitet und eingeprägt werden (Engramme) und die darum nach der Geburt z. B. zur augenblicklichen Beruhigung ihres Kindes eingesetzt werden können. Das Neugeborene hat von der ersten Stunde an – neben dem biologischen Bedürfnis nach Nahrung und Lebenserhaltung ebenso – das lebenswichtige Bedürfnis, mit allen Sinnen wahrzunehmen (lernt z. B. seine Mutter am Geruch erkennen), Informationen zu sammeln und zu verarbeiten, die unmittelbare Umwelt zu verstehen – und mit ihr zu kommunizieren, d. h. in (vorsprachliche, unbewusste) Interaktion zu treten.

„Früher Erinnern"

Unsere *vorsprachliche Lebenszeit* ist in vielerlei Aspekten unseres Körpergefühls, unserer Erwartungen und Phantasien, unseres Lebensgefühles und unserer Verhaltensweisen gegenwärtig. Die frühen Erinnerungen „treiben sich im Untergrund herum wie ruhelose Gespenster. Sie wohnen in Krämpfen und Kontraktionen, in Muskelverspannungen, in toten Zonen der Empfindungsfähigkeit, … in Schwindel und Depressionen". (T. MOSER, 1989)

Der *Fötus* hat wahrscheinlich rudimentäre Fähigkeiten zum Codieren von Erfahrungen: Schon frühgeborene Babies reagieren nach 35 Wochen Schwangerschaft auf neue auditive und visuelle Reize stärker als auf bekannte. Gibt es ein Gedächtnis vor der Geburt …? In eine wie frühe Zeit reichen die bewusstseinsfähigen Erinnerungen zurück? Ab welchem Zeitpunkt sind Konflikte und Traumata anzusiedeln?

Entwicklung eines Gedächtnisses

Das Alter von 8–12 Monaten wird von einigen Psychologen als der Übergang vom konditionierten Wiedererkennen eines Stimulus und der Reaktion hierauf zum eigentlichen Erinnerungsvermögen angesehen: Das neuronale System mit seiner grundlegenden Fähigkeit, Vergangenes zu erinnern, nimmt seine Funktion auf. Die → Integration dieses Systems mit anderen kognitiven Funktionen bestimmt dann die weitere Entwicklung des Gedächtnisses.

Wenn wir im allgemeinen davon ausgehen, dass Erinnerungen höchstens bis ins zweite Lebensjahr zurückgehen, lassen wir außer Acht, dass vorsprachliche Erinnerungen eine andere (noch vorgeburtlich organisierte) Erlebnisstruktur haben. Wohl bereits im 1. Lebensjahr machen sich Kinder Bilder von vertrauten Ereignissen („Skripts"), mit denen sie erworbenes Wissen strukturieren und verallgemeinern: Sie halten weniger an besonderen Einzelerlebnissen fest, sondern bestehen z. B. auf der routinemäßigen Einhaltung vertrauter Abläufe, die die Zukunft für sie durch Wiederholung sicherer, vorhersagbar macht. Drei- bis vierjährige Kinder können bisweilen Geschehnisse mit Worten beschreiben, die vor der Sprachaneignung stattgefunden haben.

Auto-biografisches Gedächtnis

Der Erwerb eines autobiografischen Gedächtnisses ist gebunden an die Sprachentwicklung und verkörpert einen Entwicklungsprozess wie jeder andere, so dass das Gedächtnis erst ab einem bestimmten Zeitpunkt voll funktionsfähig ist: Wenn Kinder zwei Jahre und älter sind, wirken soziale Einflüsse auf die Erinnerungen, ausdrückliches Nachfragen seitens der Kinder und Beschreiben zurückliegender, auch verlorengegangener Ereignisse mit ihm durch die Eltern formen sein Gedächtnis. Die Gedächtnisforschung belegt, „dass das Gehirn fähig ist, aus den verarbeiteten Informationen *Realität zu konstruieren und zu erfinden*". Das Gedächtnis ist keine „Ablage" im Gehirn, sondern ein Prozess, der ständig neu erfunden wird. Die Erinnerung besteht aus Fragmenten des Ereignisses, seiner nachträglichen „Bearbeitung" durch Diskussionen und neue Einflüsse, aus den Bewertungen und Kommentaren anderer Menschen, und vielleicht vor allem aus den *gegenwärtigen* Einstellungen eines Menschen zu seiner Vergangenheit."[20] Aus einzelnen Bildern und Eindrücken rekonstruieren wir ganze Kapitel unserer Vergangenheit, machen uns aus einzelnen Elementen Erinnerungen verfügbar („Weißt du noch ...?"): Wir bauen sie auch zu neuen auf und „erinnern uns" an Dinge, die wir nicht selbst erlebt haben. Erinnerungen sind nicht wiederholbar wie Videosequenzen, Gedächtnisinhalte sind manipulierbar: Möglicherweise entstehen falsche Erinnerungen durch Stress (in extremen Situationen).

Gedächtnis als „Werkbank"

A. BADDELEY unterscheidet zwischen einem *Langzeitgedächtnis* und einem *Arbeitsgedächtnis* (bzw. Arbeitsspeicher → Kurzzeitgedächtnis): Dieses „hilft, den Alltag zu organisieren und Elemente des Alltags für das Umschichten in das Langzeitgedächtnis vorzubereiten." Es bedient sich dabei verschiedener Strukturen wie z. B. einer Art innerer Landkarte, anhand derer wir uns in der Welt orientieren („geistiges Auge") oder konkreter Wertesysteme, die uns Gesprächspartner bewerten lassen, oder solcher, die uns kurzfristig Namen und Zahlen speichern und wieder vergessen lassen. „Das Gedächtnis absolviert somit eine komplizierte Gratwanderung: Einerseits muss unser Bewusstsein beweglich bleiben, damit wir uns den Herausforderungen einer sich ständig ändernden Welt stellen können. Es muss nichtige Dinge möglichst rasch ausblenden, damit das Gedächtnis nicht mit Daten überlastet wird. Andererseits darf es nicht zu viel vergessen, um eine gewisse Stabilität im Leben zu gewährleisten – damit wir uns jeden Tag als dieselbe Person fühlen."[21] Kindliche Köpfe sind gewissermaßen noch leer und riesige Speicher für Texte und Bilder u. a., in denen auswendig gelernte Inhalte oder Memory-Bilder mühelos abgelegt und – prinzipiell leichter als vom Erwachsenen – wieder aufgefunden werden können.

2.4. Motivation und Lernen

2.4.1. Motivation und Motive

Motivation meint alle Bedingungen, welche die Aktivität eines Organismus ankurbeln und die Variation dieser Aktivität nach Richtung, Quantität und Intensität bestimmen.

Begriffsbestimmung

Motivation (lat.: movere = bewegen, in Gang setzen) ist zu verstehen als eine antreibende Kraft, die unter bestimmten situativen Ausgangsbedingungen in den Aktivitäten des Menschen – im Denken, Lernen, Handeln – sichtbar wird und auf der Basis von Wahrnehmungen, Einstellungen und Interessen diese auf ein Ziel hin steuert. Die Motivation bleibt ihrem Umfang nach immer gleich, kann sich aber zu unterschiedlichen Zeitpunkten in unterschiedlicher Weise auf unterschiedliche Aktivitäten verteilen.

Motivationsausmaß gleichbleibend

> Freiwillige berufliche Veränderungen im Erwachsenenleben bedürfen so keiner Erklärung durch einschneidende Persönlichkeitsveränderungen, sondern nur der Feststellung anderer Interessen und Fähigkeiten, die der Person näher liegen.

Im Verlaufe weitergehender Differenzierung und Strukturierung des Lebensraumes lernt das Kind über Erfolge und Versagungen, Wirklichkeit und Phantasie auseinanderzuhalten, Zeit zwischen Vergangenheit und Zukunft einzuordnen. Der Säugling ist z. B. angewiesen auf die Befriedigung seiner physiologischen Bedürfnisse. Immer wieder erfährt er dabei nicht nur Geborgenheit, sondern auch Verunsicherung, die das Bedürfnis nach Sicherheit entstehen lässt. Daraus entwickelt sich später ein Bedürfnis nach Kontakt. Die spontane Freude am Aktiv-Sein (sensomotorisches Bedürfnis, „Funktionslust“) lässt das Kind Ergebnisse seines Handelns erfahren und das Bedürfnis nach Wiederholung wird verstärkt. Erwartungen von Erfolg zu Misserfolg, Zielvorstellungen, Einstellungen und Interessen entstehen als Ausdruck der grundlegenden Bedürfnisse und charakterisieren die wachsende Selbstkontrolle und Unabhängigkeit (→ Realitätsprinzip).

Physiologische Bedürfnisse steuern Aktivitäten

A. MASLOW entwarf (1954) ein Modell der Hierarchie der Bedürfnisse, bei deren Erfüllung der Mensch zur Selbstverwirklichung gelangt. Ihm liegt die Auffassung zugrunde, dass sich menschliche Bedürfnisse nach einem inneren Plan in einer festgelegten Reihenfolge entwickeln. Jede neue Stufe schließt die früheren Stufen ein, wie ein Spielzeugwürfel den nächstkleineren.

Hierarchie der Bedürfnisse

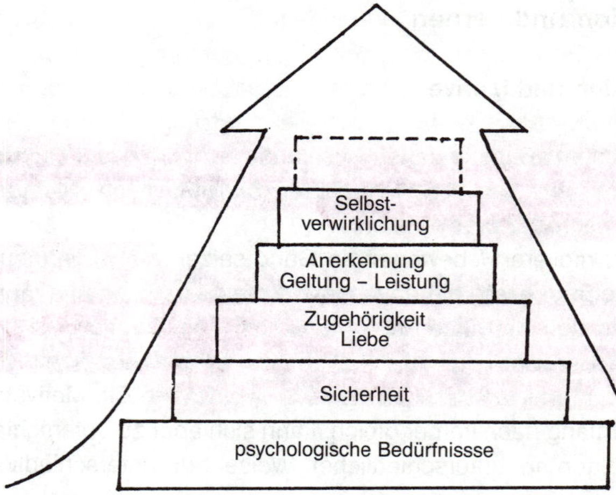

Abb. 14: A. MASLOWs Modell der Hierarchie der Bedürfnisse (nach [22] erweitert)

Entwicklungsstufen der Motivation

Voraussetzung zur Erfüllung der Grundbedürfnisse sind Freiheit, Geordnetheit, Stimulation und Gerechtigkeit. Werden während der Entwicklung die Bedürfnissse der einzelnen Stufen befriedigt, kann die jeweilige Entwicklungsstufe abgelöst werden durch die nächstfolgende.

Selbstverwirklichung als wesentliches individuelles Motiv

Werden die Bedürfnisse einer Stufe nicht erfüllt, kann sich die nächsthöhere nicht voll entwickeln. Von Geburt an dominieren die physiologischen Bedürfnisse: Erfährt der Säugling Befriedigung derselben, können sich die Sicherheitsbedürfnisse entfalten. (Ähnlich dem Erwachsenen später, der kaum an die Reduzierung anderer Bedürfnisse durch Befriedigung denken wird, solange sein Hunger nicht gestillt ist.) Aus der Erfahrung von Versorgung (1. Stufe) und Absicherung (2. Stufe) geht dann der Wunsch nach sozialem Kontakt, nach Liebe hervor. Die dadurch wachsende Fähigkeit, zu geben und zu nehmen, verschafft dem Heranwachsenden soziale Sicherheit, die es ihm „lohnend" erscheinen lässt, Leistung zu erbringen um der Anerkennung z. B. seines Partners ebenso wie um seiner selbst willen. Durch Bewährung in der Erfüllung von Aufgaben wird der Mensch frei für die Entfaltung des Motivs „Selbstverwirklichung". In Beruf, Familie, Freundeskreis strebt der Mensch danach, das zu sein, was er sein kann (→ Ich-Ideal). Diese Stufe stellt sich normalerweise im Jugendalter ein und ist dann zentrales Motiv des Lebens.

Die jeweils höheren Stufen treten in jedem Fall auf, auch dann, wenn die niedrigeren Bedürfnisse nicht vollständig befriedigt sind. Je mehr aber die Bedürfnisse der vorangehenden Stufe befriedigt werden können, desto differenzierter können sich die nächstfolgenden in zunehmend individueller Weise entfalten.

Befriedigung von Bedürfnissen bestimmt deren Ausprägung

Die Motivation eines Menschen kann sich von Tag zu Tag ändern, einzelne Bedürfnisse können heute bedeutungslos sein und morgen schon zentrale Bedeutung haben, können für einen wichtig und für den anderen unwichtig sein.

Ein Bedürfnis kann seine Bedeutung verändern

> Situative Gegebenheiten und Rollenerwartungen an die Frau als Mutter, Ehefrau, Krankenschwester usw. führen dazu, dass unterschiedliche Bedürfnisse nebeneinander wirken und sich überschneiden.
> Beim Arbeitslosen steht eher das Bedürfnis nach Sicherheit oben auf der Liste, für den praktizierenden Professor eher das Streben nach Selbstausdruck.

Verschiebungen innerhalb der Bedürfnishierarchie können auftreten, „sowie Bedürfnisse befriedigt sind, und umgekehrt, sowie Befriedigungen sich ‚abnutzen'. Die Hierarchie kann sich auch verändern, wenn Bedürfnisse frustriert werden."[23]

2.4.2. Lernen von Motiven

Die *Tiefenpsychologie* deutet die Entstehung von Motiven als Ergebnis von *Triebreduktionen*. Ursprünglich lebenserhaltende Bedürfnisse oder Triebe (→ Sexualtrieb) verursachen einen Spannungszustand, der Aktivitäten hervorruft, die auf Abbau der Bedürfnisspannung drängen. Solche Triebreduktion wird lustvoll erlebt. Alles, was nun Lust erreichen und Unlust vermeiden hilft (→ Lust-Unlust-Prinzip), also die primären Bedürfnisse (Motive) wie Hunger, Durst, Schlaf, Sexualität befriedigt, wird zum *sekundären Motiv* und in der Zukunft immer wieder tätig (→ positive/negative Abwehrmechanismen) und trägt dazu bei, die Toleranz gegenüber „Wartezeiten" zu erweitern.

Entstehung sekundärer Motive nach dem Lust-Unlust-Prinzip

Sekundäre Motive sind als in unterschiedlichen Situationen während der Sozialisation (→ Identifikation, → Sublimation) erworbene „Schrittmacher" weitaus zahlreicher als die primären, deren Zahl je stets gleich bleibt. Beide Motivgruppen überlagern sich.

Primäre Motivation als Lernen um des Lernens willen

Auch die *Lerntheorie* definiert „Motivation" als einen Zustand des Angetriebenseins, in welchem sich Motive herausbilden, die auf Reduktion einer Bedürfnisspannung gerichtet sind. Sie sieht aber ursprüngliche *primäre Motive* nicht nur in den physiologischen Spannungszuständen, sondern auch in Form kognitiver Bedürfnisse (z. B. sensorischer), der Motivation zum Lernen um des Lernens willen auf der Grundlage physiologischer Prozesse. Im Verlaufe der Interaktionen zwischen Individuum und Umwelt innerhalb der Entwicklung werden neutrale Reize, die mit dem Auftreten von primären Bedürfnissen gekoppelt waren, zu erstrebenswerten Zielen. Sie wecken ebenso Bedürfnisse wie die zugrunde liegenden primären Bedürfnisse. In Abhängigkeit von sozialer und kognitiver Entwicklung werden die unmittelbar triebreduzierenden (vorwiegend materiellen) Verstärker mehr und mehr durch soziale Fremdverstärker abgelöst, ehe schließlich durch Verinnerlichung und Verstärkung Eigenverstärkung des Verhaltens erreicht wird. Ziel der Erziehung muss es sein, die *sekundäre* oder *extrinsische Motivation* in *primäre* oder *intrinsische Motivation* zu überführen, indem man dem Kind zunehmend mehr Möglichkeiten gibt, die Auswirkungen seines Tuns zu erfahren, und indem man selbständiges Experimentieren unterstützt auf der Basis seiner sensomotorischen Funktionslust und seines angeborenen Wahrnehmungs- und Bewegungsbedürfnisses. Die Annäherung beider Motivationsformen wird beim Kind in dem Maße voranschreiten, als es lernt, die Folgen seines Tuns abzuschätzen und Zusammenhänge zwischen seinen Aktivitäten und zeitlichen, räumlichen oder psychischen Gegebenheiten zu erkennen. Das Mittel wird zum Zweck, d. h. an die Stelle der sekundären Motivation (Aktivität, um etwas zu gewinnen, was relativ willkürlich von außen als Belohnung ausgesetzt wurde, wie Geld, gute Noten, Lob, die mit dem Erreichen des Zieles endet) tritt die primäre Motivation um der Sache selbst willen, die in der Handlung selbst den Anreiz sieht.

Primäre Motivation als Ziel des Lernens

Deshalb sollte man auch nicht zum Beruf machen, wozu man sich am meisten hingezogen fühlt. D. h. die „intrinsische Motivation" wird untergraben durch äußere materielle Belohnung, die nun mehr und mehr Maß und Ausdauer in der Tätigkeit festlegt.

2.4.3. Entwicklung der Neugiermotivation

Die Entstehung der Neugiermotivation ist angebunden an die sensomotorische und kognitive Entwicklung und verknüpft mit der Ent-

Neugier als kognitive Leistung

wicklung der → Kreativität. Von Neugierverhalten sprechen wir erst, sobald das Kind in der zweiten Hälfte des zweiten Lebensjahres neue, fremde Reize aktiv sucht und sich bemüht, seinen „Spielraum" durch neuartige Erkenntnisse zu erweitern.

Die Entwicklung von Neugier und Interessen kann in vier Abschnitte unterteilt werden:[24]

1. *Orientierungsreflex:* Zunächst reagiert der Säugling auf deutlichen Reizwechsel wie Reizänderungen in seiner Umgebung (hell – dunkel, laut – leise) mit Zuwendung, auf physiologische Zustände des Ungleichgewichts (Hunger) mit Saugreflex, auf Schmerzreize mit Schutzreflexen. Wünschenswert für eine Aktivierung und Festigung dieses Verhaltens ist das Angebot an neuen Reizmustern. Reizmonotonie und Reizarmut führen zu sensorischer Deprivation und Beeinträchtigung vor allem der kognitiven, aber natürlich auch der sozialen Entwicklung, da das notwendige anregende Sprechen mit dem Säugling von Personen seiner Umgebung ausgeht und ihn mit diesen verbindet. Insbesondere die Mutter stellt so einen wiederkehrenden Reiz dar.

2. *Antizipatorisches Verhalten:* Das Kind lernt, dass das Handeln zu Ergebnissen führt, die vorhersagbar sind und die man vorwegnehmen (antizipieren) sowie wieder herbeiführen kann. Es wiederholt unermüdlich einfache Handlungen und versucht, vorrangig das Vertraute wiederkehren zu lassen, z. B. die Mutter. Auf diese Weise entstehen enge Beziehungen zu Situationen und Objekten: Vertrautheit, Bindung, soziale Kontaktbereitschaft. Gewinnt das Kind Sicherheit, weil es sich verlassen kann auf seine Erkenntnisse, kann es das eigentlich Neue, Fremde aufsuchen, Ziele anstreben, die weiter weg liegen und nicht unmittelbar Lustgewinn verschaffen (→ sekundäre Motivation). Das deprivierte Kleinkind wird Neues eher meiden und stattdessen ängstliche Erwartung gegenüber dem Neuen, z. B.: dem Teddy, ausbilden.

3. *Exploratives, experimentierendes Verhalten:* Zunächst sucht das Kind noch planlos, untersucht bekannte Gegenstände nach neuen Aspekten, verändert sein Verhalten nach „Versuch und Irrtum", gibt dem Objekt neue Deutungen. Langsam dringt es erforschend vor in seine nähere und weitere Umgebung, zunächst sich stets der Anwesenheit der Mutter versichernd und dann sich mehr und mehr lösend. So lässt es allmählich die Angst vor dem Neuen hinter sich und erobert den sozialen Raum.

Interessen als Ergebnis kanalisierter Neugier

4. *Interessenbildung:* In Abhängigkeit von seiner Umwelt werden dem Kind unterschiedlich früh vermittels Reizvorauslese z. B. geschlechtsspezifische Angebote gemacht, die sein Verhalten kanalisieren und die entsprechend vom Kind aktiv gewählt werden, sobald es sein eigenes Geschlecht erkannt hat (→ Ödipuskonflikt). Die kindliche Neugier stößt bald auf die Erfahrung, dass man nicht alles kennenlernen und überblicken kann. Es braucht Ordnungsgesichtspunkte und eine Beschränkung auf bestimmte Bereiche des Handelns, in die es erfolgreich vorstoßen kann. Dazu ist es notwendig, dass das Kind seinem Entwicklungsniveau und seiner Leistungsfähigkeit angemessene Orientierungshilfen und Angebote erfährt, um Fehlkanalisationen zu vermeiden.

2.4.4. Entwicklung der Leistungsmotivation

Motivation zur Leistung auf der Basis von Erfolg und Misserfolg

Unter *Leistungsmotivation* wird das Bestreben verstanden, die persönliche Tüchtigkeit in all jenen Tätigkeiten zu steigern oder möglichst hoch zu halten, in denen man einen Gütemaßstab für verbindlich hält und deren Ausführung deshalb gelingen oder mißlingen kann. Seine Entstehung hängt eng zusammen mit der Fähigkeit, zwischen Erfolg und Misserfolg zu unterscheiden und ein angemessenes Anspruchsniveau aufrecht zu erhalten. Dieser Anspruch auf eine konkrete eigene Leistung wird bestimmt durch das Ausmaß an intrinsischer Motivation.

Die *Entstehung der Leistungsmotivation* lässt sich in vier Schritten verfolgen:

Reaktives Verhalten

1. Am Anfang finden wir „reaktives Verhalten“ und lustvolles Erleben beim Umgang mit Gegenständen (→ Funktionslust).

Vorläufermotive

2. Mit dem Ende des 1. Lebensjahres drängt das Kind, etwas „selber zu machen“, um Auswirkungen seines Handelns zu reproduzieren, es entwickelt „Vorläufermotive“ (z. B. Helfen-Wollen).

Wetteifer

3. Mit dem Laufenkönnen tritt der Partner ins kindliche Gesichtsfeld. Das Kind lernt, z. B. motorische Leistungen zu verbessern und sich hinsichtlich der erreichten Sicherheit im „Miteinander“ zu vergleichen. Es erfährt bei einfachen Leistungen eigenen Erfolg und Mißerfolg im Wetteifer, bei dem es den anderen zu übertreffen, sich an ihm zu messen sucht, und beginnt im 4. Lebensjahr, selbsterbrachte Leistung und Schwierigkeitsgrad einer Aufgabe zueinander in Beziehung zu setzen, in Abhängigkeit von seiner Befähigung, auf Vergangenes Bezug zu nehmen.

4. In zunehmendem Maße verarbeitet das Kind die Ergebnisse seines Tuns und erlebt Leistung als Erfolg oder Misserfolg, je nachdem, ob es ein selbstgestecktes Ziel erreicht oder nicht. Dazu gehört auch, dass es sowohl das Risiko eigener Misserfolge wie auch den möglichen Erfolg des Mitspielers einkalkuliert und zukünftige Chancen abwägt. Vor dem Hintergrund selbsterfahrener Leistungsmöglichkeiten gelangt das Vorschulkind zu → Autonomie und realistischer Selbst- und Fremdeinschätzung. Es entwirft einen persönlichen Gütemaßstab hinsichtlich seiner Leistungsfähigkeit, sein *Anspruchsniveau*. Die Auseinandersetzung mit ihm bezeichnen wir als *Leistungsmotivation.* Sie ist bis zum Schulalter bei Mädchen und Jungen gleich, differenziert dann aber zunehmend. Nach dem 12. Lebensjahr ist sie kaum noch zu beeinflussen.

Erfolgseinschätzung

2.4.5. Angst und Persönlichkeit

→ Angst ist in unserer Gesellschaft tabuisiert, gilt als Makel, Schwäche, Resultat eines selbstverschuldeten Versagens, über das man nicht spricht. Angst ist ein unangenehmer emotionaler Zustand, in welchem ein augenblicklicher und fortdauernder starker Wunsch oder Trieb nicht zum Ziel zu gelangen droht. Der Begriff Angst stellt einen Zustand der Einengung dar (lat. „angustus" = eng).

> „Angst entsteht automatisch dann, wenn die Psyche von einem Übermaß an (meist inneren) Reizen überflutet wird, das nicht bewältigt werden kann."[25]

Das Kind erlebt in seinem Leben mehrfach solche traumatischen Situationen.

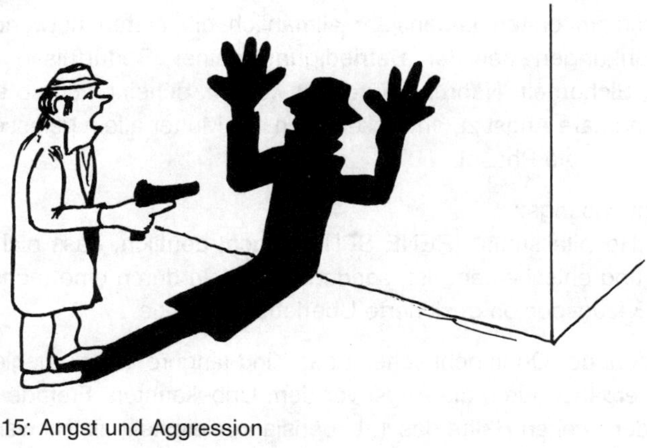

Abb. 15: Angst und Aggression

Angst, Furcht und Phobie

Vom Begriff der den ganzen Menschen umfassenden Angst, der nicht weiß, wovor er sich ängstigt, werden oft die Furcht, die immer einen tatsächlichen oder vorgestellten Gegenstand hat, und die Phobie als übersteigerte Angst (vor Spinnen, großen Plätzen, Publikum, engen Räumen) unterschieden. Wir finden Angst beim Gesunden wie beim Kranken (Asthmatiker, Herzkranke). Angst entwickelt sich auf der Basis von angeborener Angstbereitschaft, die ihre Ausgestaltung findet u. a.

Realangst als notwendige Angst

in der *Realangst,* die bestimmte Ursachen in der Außenwelt hat und vernünftig, weil wirklichkeitsangepasst ist. Während dies eine Funktion des Verstandes ist (→ Ich), bewirken die primären Bedürfnisse (des → Es) und die Anforderungen des Gewissens (→ Über-Ich) weitere Ängste, zu deren Bewältigung sich der psychische Organismus der Abwehrmechanismen und Neurosen, die die Angst daran hindern sollen, ins Bewusstsein zu gelangen bzw. Angst erregende Gedanken und Impulse unterbinden sollen, bedient.

Gewissensangst

Je mehr die moralischen Vorstellungen des Gewissens den Menschen in seinem Handeln mit Strafen bzw. Schuldgefühlen bedrohen (→ autoritäre Erziehung), desto größer wird die von ihm ausgehende Erwartungsangst. Je weniger der Mensch gelernt hat, auf sofortige Bedürfnisbefriedigung zu verzichten (→ überbehütende Erziehung), desto drängender wird die Vorstellung, zu kurz zu kommen.

Das sog. „Geburtstrauma“

Dass der Geburtsvorgang bereits Angst auslöst, weil er zur Trennung von der geschützten Umgebung im Uterus führt, ist eine Vermutung. Immerhin verschaffen die Maßnahmen im Zusammenhang mit den Überlegungen zur „sanften Geburt“ und anschließendem „Rooming-in“ dem Kind eine offenkundige Beruhigung und Zufriedenheit. Während

Entwicklung von Angst

dem Kind im ersten Lebensjahr allmählich die ersten notwendigen Beschränkungen bei der Befriedigung seiner Bedürfnisse nach Wärme, Sicherheit, Nahrung auferlegt werden, scheint sich so etwas wie die primäre Angst zu entwickeln, von der Mutter allein gelassen zu werden (→ orale Phase).

Trennungsangst

> Trennungsangst:
> Der „Hospitalismus“ (RENÉ SPITZ) macht deutlich, dass nicht die Nahrung entscheidend ist, sondern die allein durch eine menschliche Bezugsperson gesicherte Überlebensgarantie.

Das Gefühl der Ohnmacht scheint das Kind längere Zeit zu begleiten. Es wird ergänzt durch die Angst vor dem Unbekannten, Fremden, die sich in der zweiten Hälfte des 1. Lebensjahres einstellt als Hinweis auf

Ansätze eines kindlichen Bewusstseins („Fremdeln“, sog. Achtmonatsangst).

Hat das Kind eine feste Beziehung zur Mutter in wechselseitiger Regulation aufgebaut, bildet sich die *Angst vor Liebesverlust.* Dieser Angstinhalt entsteht im „Trotzalter“ bzw. besser: in der „Autonomiephase“, wenn das Kind seinen Spielraum auslotet, experimentiert und dabei gegen von außen gesetzte Grenzen verstößt und darum fürchtet, nicht mehr geliebt zu werden. Die zunehmende Denkfähigkeit erhöht die Angstbereitschaft (→ anale Phase).

Angst vor Verlust der Liebe der Mutter

Im Alter von 4–5 Jahren ergeben sich Ängste in der Auseinandersetzung mit der Geschlechtsrolle (→ ödipale Phase) und infolge der Bewusstwerdung des eigenen Körpers und seiner Unterschiedlichkeit, die Bilder von Körperverletzung entstehen lassen und eine erste Vorstellung vom Tod. Ängste, die aber in ihrem Ausmaß stark abhängig sind von der Umwelt.

Ödipale Angst

Zur Zeit der Einschulung können sich vorübergehend Ängste einstellen vor der neuen Situation, die durch die ungewohnten Anforderungen überraschend das Kind in seinem spontanen Handeln einschränkt und es ungewohnter Konkurrenz aussetzt. Ängste in der Pubertät sind Ausdruck der vielfältigen, durch viele endogene und exogene Faktoren bedingten Krisen, so wie jeder Konflikt im Leben eines Menschen vorher und nachher Angst auf den Plan ruft, so lange, bis der Konflikt gelöst ist (→ Abwehrmechanismen).

Ängste als Signale für Krisen

Die Lerntheorie stützt sich in ihrer Deutung der Angst auf Phänomene der „Verstärkung“ und „Generalisierung“ (→ kleiner Albert) und auf zugrundeliegende → Konflikte. Diese entstehen, wenn der psychische Organismus gleichzeitig von zwei widerstrebenden Antrieben aktiviert wird.

Konflikte als Angstauslöser

2.4.6. Aggression und Entwicklung

> *„Das Gesicht meines Feindes entsetzt mich, weil ich sehe, wie sehr es meinem eigenen ähnelt.“ (J. LEC)*
>
> *„Hass ist die Rache des Feigen.“ (G. B. SHAW)*
>
> *„Woher kommt der Hass?“ fragte ich. „Der ist in jedem. Wir müssen lernen, damit umzugehen. Wenn wir aber zu viel enttäuscht werden, zu viel ausgelacht werden, dann wird der Hass größer und die Möglichkeit, damit umzugehen, kleiner. So muss es sein“, sagte er.*
>
> *(H. HAGEMANN, „Schwarzer Wolf, Skin“ – Stuttgart 1993)*

2.4.6.1. Aggression – Theoretische Erklärungsansätze

„Unter Aggression verstehen wir (im Sinne einer Orientierungshilfe) eine breite Skala von angreiferischen Verhaltensweisen destruktiv-gemeinschaftswidrigen oder konstruktiven Charakters, die durch Aktivität oder Passivität vollzogen werden, bewusst oder unbewusst intendiert sind, verbal oder motorisch realisiert werden und sich auf die eigene Person oder auf Objekte, seien es andere Menschen, Tiere oder Gegenstände beziehen.“[26]

Konstruktive und destruktive Aggression

Bei dem Psychoanalytiker E. FROMM (1973) finden wir die Unterscheidung zwischen einer biologisch-adaptiven, *konstruktiven,* das Leben bejahenden und einer sozial zerstörerischen, *destruktiven Aggression.* Die Fehlentwicklung der ursprünglich biologisch sinnvollen, primären Aggression beim Menschen sieht er begründet in der durch Evolution bedingten Entwicklung des Gehirns (besonders des Neocortex), die die abnehmende Determinierung des Verhaltens durch Instinkte („Instinktdefizit“) nur teilweise kompensieren kann. Die bösartige Form, das Bedürfnis, über lebende Wesen Herrschaft auszuüben, Machtlose gering zu achten und sich Mächtigen – auch der leblosen Welt der Technisierung – zu unterwerfen, Lebendiges zu zerstören und sich gegen Neues, Fremdes zu richten, entsteht danach durch Zusammenwirken verschiedener individueller und gesellschaftlicher Faktoren: früh in der Familie erfahrene emotionale Kälte, Gewalt und Ohnmacht sowie die die Unabhängigkeit, Kritikfähigkeit und Kreativität des einzelnen bedrohende Gesellschaft. Sie hemmt ihn darin, sich auf den Mitmenschen einzustellen und mitzufühlen.

Aggression als Lerndisposition

Nach heutigen Erkenntnissen stellen sich die *aggressiven Anlagen* des Menschen (verhaltenssteuernde neutrale Gene) dar als *Lerndispositionen:* „Es erscheint mir durchaus möglich, ‚gutartige‘ wie ‚bösartige‘ Manifestationen (Verfestigungen, Ausformungen) als Ausdruck ein und desselben Aggressionspotentials zu verstehen.“[27] Das große biologische Repertoire an sozialen Verhaltensweisen schließt Aggression und Kooperation ein. Tierische und menschliche Aggressionen dienen dem Selbstschutz: *„Der Mensch ist stammgeschichtlich sowohl mit aggressiven als auch mit aggressionshemmenden Anlagen ausgestattet.“* (R. Fuchs, 1991)

Beim Menschen mehr als beim Tier konnten durch Lernprozesse destruktiv-aggressive Verhaltensweisen ausgebildet werden.

Nur der Mensch zeigt eine innerartliche Aggression, wie sie uns unsere Geschichte vor Augen führt. Während in der Frühzeit des Menschen gruppenspezifische Aggressionsneigung zur Solidarisierung beitrug bei der Verteidigung des Territoriums, dürfte anschließend defensiv-gutartige (notwendige) Aggression an Boden gewonnen haben. Im Unterschied zu heute gab es genügend Raum für alle: Insbesondere in den Städten leben die Menschen zunehmend anonym (ohne echte Kontakte zueinander) und zu nahe beieinander, sind überall telefonisch erreichbar oder nicht in der Lage, dem Lärm auszuweichen. Seine der Verteidigung eines nur ihm gehörenden Bereiches (intraspezifische) Aggression kann der Mensch immer weniger ausleben, aber die aggressive Energie bleibt und wird sich aufstauen, je mehr *Frustrationen* behindernd auf seine Entfaltung einwirken.

Frustration = alle Arten und Erlebnisse von Behinderung oder Vereitelung einer zielgerichteten Aktivität oder der Befriedigung eines Bedürfnisses durch eine Aufgabe oder eine Person.

Aggression als Folge von Frustration

„Durch die sozialen Einflüsse, speziell durch die frühkindlichen persönlichkeitsformenden Beziehungserfahrungen, findet die aggressive Dynamik in einem Fall eine positive Ausprägung und äußert sich in einer sozial adaptiven Form. Im anderen Fall hingegen kommt es infolge traumatisierender frühkindlicher Beziehungserfahrungen und späterer sozialer Einflüsse zu einer destruktiven Aggressionsentwicklung ...“[28]. Insbesondere im frühen Kindesalter können lebensgeschichtliche Einwirkungen zu einer *adäquaten, behinderten oder aber überstimulierten Aggressionsbereitschaft führen.*
Auf solche Frustrationen bezieht sich die *Frustrations-Aggressions-Hypothese* (DOLLARD u. a., 1939):

Wenn Bestrafung oder andere Unannehmlichkeiten als Folge von Aggression erwartet werden, negative Konsequenzen also möglichen Nutzen überwiegen, werden aggressive Impulse sich nicht unbedingt in offener Gewalt zeigen, sondern modifiziert und ersatzweise auf weniger bedrohliche Objekte gerichtet, die offene Aggressionsform gegenüber dem frustrierenden Objekt umgewandelt in verdeckte (Aggressionsphantasien, Schimpfkanonade, in der Tasche geballte Faust, Zeichnungen) oder in Form von Selbstvorwürfen, psychosomatischen Krankheitssymptomen, selbstzerstörerischen Suchtkrankheiten, Selbstmord gegen die eigene Person gerichtet (Autoaggression).

Aggression löst oft bloß unspezifisches aggressives Verhalten, d. h. einen Zustand der Erregung (Wut, Ärger) und Aggressionsbereitschaft aus, die zum Antrieb aggressiven Verhaltens wird: Frustration allein ist dann nur ein schwaches Motiv für aggressives Verhalten. Die aggressive Handlung wird erst durch geeignete weitere Bedingungen (wie Spott, Drohung, Beschimpfung oder Aggressionsmitel – aggressive Reize wie Schlagring, Pistole –) hervorgerufen, die vielleicht erst einige Zeit später auftreten oder zur Verfügung stehen.

Der Einfluss des Fernsehens wirkt eher verstärkend und auslösend auf bereits vorhandene Bedürfnisse, Einstellungs- und Verhaltensmuster, als dass er sie erzeugt oder verändert. „Die brutalen Filme werden … gierig von Kindern aufgenommen, die sich gegen grobe oder subtile Quälereien zu Hause nie wehren durften … Ihre geheimen Rachewünsche können sie dann vor dem Bildschirm identifikatorisch befriedigen.“[29] Grausamkeit können Kinder nicht durch Zuschauen, sondern allein durch Erleben und Verdrängen lernen. Das Fernsehen schafft künstliche Realitäten und nimmt den Kindern den Zugang zur Unterscheidung zwischen Spielwelt und echter Wirklichkeit (äußere Realität), vor allem zur eigenen Kindheit; es inszeniert Leben und macht passiv, hemmt die Kommunikation und unterdrückt Konflikte, desensibilisiert durch die Vielfalt der Berichte über Gewalttaten. Darstellungen von Fernsehgewalt informieren, was alles möglich ist; sie schwärzen das Weltbild, fördern mißtrauische Grundeinstellungen und führen zur Überschätzung der Gefahr, zum Opfer von Gewalt zu werden:

Fernsehen und Gewalt

1. Sie beeinflussen so Wahrnehmen, Denken und Handeln: Da wir nur Ausschnitte der Vorgänge um uns herum wahrnehmen können, beobachten wir eher das, was wir erwarten. Kinder z.B. interpretieren neutrale Geschehnisse dann schon als Feindseligkeit oder Angriff.
2. Hat ein Individuum in der Vergangenheit häufiger aggressiv reagiert, wird es in einer neuen, für es unklaren Situation wiederum eher auf dieses Verhaltensmuster zurückgreifen.
3. Überwog in der Vergangenheit der Nutzen von Aggression mögliche negative Konsequenzen, führte häufiger zum Ziel, wird der aggressive Impuls die Hemmschwelle eher überspringen.
4. Je eingeschränkter Einsicht, Weitsicht und Intelligenz sind, desto weniger können sich Menschen mit geringem Gewaltpotential jetzt noch bremsen.

Ein bloßes Wegnehmen z.B. von „Kriegsspielzeug“ verändert also ebensowenig die zugrunde liegenden aggressiven Bedürfnisse wie Aggressionstabus oder gesetzliche Mauern gegenüber Aggression, weil einesteils relativ beliebige Reize durch Phantasie Aggressionsmittel werden können und andernteils Aggression gefährlich gestaut werden kann.

Spannungen als Folge von Frustrationen können sich summieren („das Faß zum Überlaufen bringen") und sich erst bei Erreichen einer bestimmten Schwelle in Aggressionen äußern. Behinderung einer aggressiven Handlung oder der Entladung der Aggression wird wiederum als Frustration erlebt und so das Aggressionspotential noch verstärkt. Wenn aber das Individuum gelernt hat, der durch Frustration hervorgerufenen Erregung durch andere Aktivitäten zu begegnen, wird es nicht so leicht zu einem Stau kommen. Wenn Zahl und Intensität von Frustrationen so niedrig wie möglich gehalten und des weiteren Möglichkeiten zur Aggressionsabfuhr angeboten würden, würde insbesondere destruktiven Aggressionen vorgebaut werden.

Aggressives Verhalten und Lerntheorien

Die *Lerntheorien* können differenziert zeigen, wie multidimensional aggressive Verhaltensmuster bereitgestellt werden zufolge sozialer Lernprozesse. In unserer aggressiven Leistungsgesellschaft ist die Chance groß, aggressive Verhaltensmuster zu lernen (→ negative Abwehrmechanismen):

1. Zufällig auftretende aggressive Verhaltensweisen werden bei gleichzeitigem Auftreten mit (un-)bedingten Reaktionen konditioniert und generalisiert (→ reaktives Konditionieren).
2. Aggressive Verhaltensweisen werden bei Erfolg gelernt und gefestigt (→ operantes Konditionieren).
3. Aggressives Verhalten wird durch Beobachtung und Nachahmung von durch ihre Aggression erfolgreichen Vorbildern umso eher erworben, je weniger alternative Verhaltensweisen vorgelegt werden (→ Lernen am Modell, Beobachtungslernen).

Lerntheoretische Konzepte veranschaulichen, wie aus aggressiven Anlagen (An-Trieben) des Menschen als *Lerndispositionen* durch *Handlungskonsequenz – Erfahrung* Fähigkeiten zu aggressivem Verhalten und *Motivations-Dispositionen* auf der Grundlage erwartungsbegründeter Erfahrungen entstehen: Im Prozess der Sozialisation speichert das Individuum Siege und Niederlagen, Erfolge und Misserfolge mitsamt den zugehörigen Situations- und Handlungsmustern. „Die Motivdisposition wirkt fortan als ein Programm der aggressionsthematischen Auffassung von Situationen, ihrer emotionalen Bewertung und ihrer aktiven Veränderung."[30] Die Motivationsprozesse erst regulieren die Ausführung des Gelernten, steuern oder blockieren Wahrnehmen, Denken und Verhalten.

2.4.6.2. Aggression in der Entwicklung

„Wenn eines Tages das Geheimnis unserer Kindheit kein Geheimnis mehr sein müsste, könnte der Staat die Millionen sparen, die er dafür einsetzt, um die Blindheit der Menschen in Krankenhäusern, psychiatrischen Kliniken und Gefängnissen zu erhalten.“ (A. MILLER, ‚Psychologie heute‘, 4/90)

„Das Kind, das wir einmal waren, lebt in unserem Erwachsenen-Selbst weiter.“ (W. Hugh Missildine, 1990)

Wahrscheinlich besitzt der Mensch Triebkräfte, die ihm aktives Handeln und Entwicklung erst ermöglichen. Menschen haben ein grundsätzliches (existentielles) Bedürfnis, sich mit anderen in Verbindung zu setzen und sich der Welt und ihrer Objekte zu bemächtigen (aggredi, lat. = herangehen, sich an jemanden wenden, anpacken, angreifen), die Umwelt zu erobern (→ A. ADLER) und Konflikte zu bewältigen.

Bedürfnisse nach Aktivität

In Experimenten sensorischer Deprivation entwickelten Menschen einen *„Stimulus-Aktions-Hunger“*: „Die Betroffenen haben das Bedürfnis, die sich ihnen entziehende Welt aktiv, wir könnten auch sagen, aggressiv zu fassen. ... Das ‚aggressive‘ Interesse an der Umgebung bedeutet dementsprechend eine Notwendigkeit zur Aufrechterhaltung des Gleichgewichts unseres Nervensystems.“[31]

Der gegenwärtige Mangel an mitmenschlichen Begegnungsmöglichkeiten lässt im Menschen einen Reizhunger entstehen, ein Streben nach Erleben von Zuwendung und Ausbruch aus der Monotonie, der Nährboden für Süchte ist. Junge Menschen, die in Randgruppen gedrängt, betagte, behinderte, die in Institutionen vollzeitig untergebracht sind, werden aus der Gesellschaft ausgegrenzt und leiden unter ungenügender sozialer Stimulation, die sie aggressiv werden und – vor allem die jungen – bisweilen gewaltsam sich Anerkennung verschaffen lässt („Hasst du was, bist du was.“)

Aggression und Kommunikation

Bei Männern und Frauen finden sich viele *Aggressionen* als kärgliche Kompensationen enttäuschter gegenseitiger Erwartungen infolge zentraler Selbstunsicherheit. So wird für die in ihrem Selbstgefühl beeinträchtigten Individuen die dem Mitmenschen zugefügte Gewalt auch zum misslungenen Versuch, mit ihrer Umwelt in Kontakt zu bleiben bzw. in ihrer Phantasie mit ihr eine Verbindung einzugehen, zu einem *‚Mittel der Kommunikation‘*.

Die Gesellschaft erlaubt weniger offene als verdeckte (latente) Aggressionsäußerungen und fördert somit zugleich sublimierte destruktive Aggressionen (→ Abwehrmechanismen), z.B. die „Radfahrerreaktion“ und das „Anschwärzen“, die Zote, die Depression und das → Vorurteil, die „Umleitung“ der Aggression gegen vermeintliche „Sündenböcke“, um sich so eigener unterdrückter Aggressionen zu entledigen und andere für selbst erfahrene Unterdrückung und Angst „büßen“ zu lassen.

Der frauenfeindliche Witz macht dem Mann auch die Arbeitswelt, die oft genug als bedrückend erlebt wird, scheinbar erträglicher und vermittelt ihm ein Gefühl von Überlegenheit wenigstens den Frauen gegenüber (→ Projektion).

Formen latenter (verdeckter) Gewalt

„Es ist für die Manifestationen destruktiver Aggression charakteristisch, dass wir sie im allgemeinen gar nicht als Gewaltphänomen wahrnehmen ... Hinzu kommt, dass gerade im alltäglichen Bereich Gewalt häufig in so subtiler Form auftritt, dass uns die destruktive Komponente daran gar nicht bewusst wird.“[32] Diese in unterschiedlichen Lebensbereichen im partnerschaftlichen und familiären Zusammenleben, in Bildungsinstitutionen, in Berufsfeldern, auf Behörden, in politischen, religiösen und Freizeitgruppen, im Straßenverkehr wirkende Gewalt können wir zwar oft aufdecken und uns einfühlen in die Lage des Opfers, aber nur ausgesprochen selten vermögen wir uns selber auch als Täter, als Subjekte von Gewalt wahrzunehmen.“[33] (→ Projektion)
„Das Schwierige ist, uns einzugestehen: Tagtäglich ist jeder von uns in seinem privaten oder beruflichen Leben(?) auf seine Weise gewalttätig, und unter bestimmten inneren und äußeren Umständen wären auch wir fähig, sogar zu Folterern zu werden ... Wir sollten uns nicht darüber täuschen, dass in jedem von uns ein *aggressives Potential* schlummert, das sich vor allem dann in zerstörerischer Form entfaltet, wenn wir es von unserem bewussten Leben abspalten und abwehren.“[34]

In der sozialen Situation des Straßenverkehrs sind wir ebenso alle Opfer und Täter, egal in welcher Kategorie wir uns als Verkehrsteilnehmer befinden: Behindern von Autofahrern durch sich hindurchschlängelnde Radfahrer, Abdrängen durch Autofahrer, bewusst langsames Überqueren der Straße, ... Scheidungen z.B.gehen voraus und folgen nach vielerlei Verletzungen für alle Beteiligten im Verlauf von Auseinandersetzungen. Gesellschaftliche Zwänge – bei der Mutter z. B.: „ledige Mutter“, „uneheliches Kind“, „Mutterliebe“, Schuldgefühle, finanzielle und individuelle Abhängigkeit – führen oft erst zu Ehegemeinschaften, die dann eine Fülle von Versagungen beinhalten und persönliche Entfaltungsmöglichkeiten hemmen und beim Kind zur Entwicklung von bösartigen Formen von Aggressionen gegen Schwächere führen können (→ Rollenzuweisungen, Identifikation). Zunächst aber fühlt sich das Kind allein gelassen in seiner Angst und Hilflosigkeit und wird zufolge seiner Verunsicherung vielleicht zusätzlich in der Schule Opfer von Gewalt, Schikanen … von Mitschülern oder autoritären Lehrern: Schule wird dann nicht zum sicheren Hort (Ort) des Lesens, Schreibens, Rechnens, sondern zum Lernort für Werte im Sinne des „Rechts des Stärkeren" (→ negative Verstärkung).

Gewalt in der Erziehung

Seelische Grausamkeiten der Eltern und Erzieher ebenso wie körperliche Misshandlungen hinterlassen beim Kind insbesondere in der frühen Sozialisation einen starken Eindruck. Zwischen „normalen" (d. h. nur: gesellschaftlich akzeptierten) Erziehungspraktiken, vermeintlicher Toleranz, „erwachsener" Organisation des Kinderlebens und psychischer Misshandlung gibt es fließende Übergänge: Beruhigung mit Schnuller und Süßigkeiten, Besetzung der Phantasie mit Fernsehklischees oder Ironie, Bloßstellung, Demütigung, → Doppelbotschaften („Du könntest, wenn du wolltest"), Drohung, das Selbst des Kindes entwertende → Prophezeiung („Was soll bloß aus dir noch werden") u. a. Formen verbaler Mißhandlung, deren Wunden äußerlich unsichtbar bleiben.

Ist die Reaktion „Immer, wenn du etwas machst, ist es voller Fehler", bloße Entmutigung oder schon psychische Gewaltanwendung?

Das Zusammenleben von Eltern und Kindern ist konflikthaft. Jedes zur Welt kommende Kind dringt in die Welt der Erwachsenen und deren soziale Beziehungen ein. Erfüllt es gestellte Erwartungen nicht, ist selbst das „Wunschkind" in Gefahr, „ver-wünscht" (→ Märchen) zu werden. Eltern, die misshandeln, misslingt der Versuch, das Gleichgewicht zwischen den eigenen Wünschen und denen des Kindes herzustellen. Solche Eltern sind nicht fähig, sich mit dem Kind zu verändern und zu wachsen, seine Gefühle, Bedürfnisse und Wahrnehmungen ernst zu nehmen, seine Rechte zu achten, ihm die Freiheit zu belassen, Fehler zu machen (um lernen zu können). Sie erleben kritisches Hinterfragen und selbständige Entscheidungen der Kinder als Angriff auf ihre Person (→ Psychische Instanzen und Erziehung). „Statt sich zu verändern, entwickeln sie lieber eine verzerrte Sicht der Realität, die gefassten Überzeugungen zu bestätigen … Wenn Kinder giftiger Eltern heranwachsen, nehmen sie die Überzeugung ihrer Eltern in ihr Erwachsenenleben mit"[35] und – werden wieder Eltern: eine Kettenreaktion.

Kinder sind in besonderer Weise *Ziel der Aggression von Erwachsenen* („Eine Ohrfeige hat noch niemand geschadet" → negative Verstärkung), deren Bedürfnisse in ihrer eigenen Entwicklung und in ihrer situativen sozialen Umwelt unbefriedigt blieben und unterdrückt werden. Die → Etikettierung von Kindern als „aggressiv" dient oft nur dazu, eigenes Strafen(-Wollen) zu rechtfertigen (→ Rollenzuweisung, Projektion). Solche „giftigen Eltern" (S. FORWARD) erzeugen beim Kind Schuldgefühle und selbstzerstörerische Überzeugungen wie: „Ich kann niemand trauen", „Mir kann niemand trauen" (→ Urvertrauen), „Ich bin böse", „Ich bin nicht wert, dass man mich liebt"; aus dem „Du bist schlecht" wird „Ich bin schlecht".

Aggression und Projektion

Da das Kind auch in der Folge nicht adäquat auf das ihm zugefügte Leid reagieren kann, können Erlebnisse der Kränkung, Demütigung, also Gefühle wie Zorn oder Traurigkeit, nicht in die Persönlichkeit integriert werden. Sie werden lediglich unterdrückt und warten darauf, mit gesteigerter Kraft ausgelebt zu werden. Das ursprünglich kreative und konstruktive → *Neugierverhalten* des kleinen Kindes, das in guter Absicht z.B.seinen Teddy auseinandernimmt, verwandelt sich aus dem gleichen Grunde über die Jahre hin in *destruktive Aggression.*

Es stößt schnell auf die Widerstände seitens Erwachsener, die mit seinen Aktivitäten nur unzureichend umzugehen verstehen. Ein Teil seiner aggressiven Energie wird dem entstehenden Gewissen (→ Überich) zur Verfügung gestellt (Schuldgefühle), die feindseligen Haltungen der Eltern werden ebenso übernommen wie ihre positiven Einstellungen (→ Beobachtungslernen). „Das Kind hat keinen anderen ‚Führer', keinen anderen Spiegel, der zeigt, was für ein Mensch es ist und ob es wert ist, geliebt zu werden."[36]

Von der Notwendigkeit des Ungehorsams

„Trotz" im Alter von 2–4 Jahren wird umso mehr zum Protest, je stärker das Kind in dieser Zeit daran gehindert wird, angemessenes Verhalten einzuüben und eigene Vorstellungen auszuprobieren. Trotz ist ein notwendiger Schritt auf dem Weg zur Trennung zwischen sich und der Umwelt, der Entwicklung von Selbststeuerung und Entscheidungsbereitschaft, bei dem das Kind Anforderungen und Versagungen erfahren muss im Sinne einer Entwicklung von Konfliktfähigkeit und des konstruktiven Umgangs mit fremden wie eigenen Bedürfnissen (→ *Autonomie*). Das Kind muss gegenüber seinen Eltern „nein" sagen und „ungehorsam sein" lernen, um Kontrolle über sein Leben zu gewinnen und Erwachsenen widerstehen zu können, die es beherrschen oder verführen wollen (→ Ich).

„Ob Eltern die eigenen Ansätze des Kindes zur Autonomie unterstützen, hängt von ihrer Fähigkeit ab, diese als solche zu erkennen. Wenn sie selber als Kinder in ihrem autonomen Begehren gedrosselt wurden, können sie denselben Drang in ihren Kindern weder erkennen noch akzeptieren. Ihre Kinder erwecken das Leid und die Wut, die sie nicht zugeben können. Aus diesem Grunde werden sie ihre Kinder als eigensinnig einstufen, um die Erinnerung an ihre eigene Unterdrückung zu blockieren."[37]

Wenn Eltern, Schule und die Gemeinschaft uns dafür bestrafen, dass wir einen eigenen Wunsch haben, begnügen wir uns, uns wertlos und schuldig zu fühlen. „Schon als Kind werden wir zu Opfern irgendwann einmal, ganz früh, zugleich dürfen wir das nicht zugeben, denn Opfer sein gilt als Beweis, dass wir es als Kind nicht richtig gemacht haben. So hassen wir das Opfer in uns und deswegen die, die von den tatsächlich Bösen zu Opfern erkoren werden."[38]

Lernt das Kind nicht, in der → *wechselseitigen Regulation* sich selbst und den anderen zu akzeptieren, tauchen die kleinkindlichen Konflikte erneut in der *Pubertät* auf und verstärken noch die aggressive Abwehrstellung des Pubertierenden und Übergang zum Erwachsenendasein.

> „Auf dem Weg zu einer neuen *Identität* neigt der Heranwachsende zunächst dazu, in der Ablösung von der bisher geschätzten Autorität eine negative Identität zu erfahren, die die eigene Selbstfindung vorbereitet."[39]

Angemessene Reaktionen des Erwachsenen auf diesen Versuch der Standortbestimmung sind umso weniger zu erwarten, als er sich „provoziert" fühlt: Er wird nämlich mit scheinbar bewältigten Problemen aus der eigenen Lebensgeschichte und mit dem Partner neu konfrontiert. Der Jugendliche verlangt eine Neu-Einstellung des elterlichen Verhaltens ihm gegenüber, je mehr er bisher als schwächstes Glied in der Familienkette Symptomträger und → Eltern-Substitut war.

Selbstachtung gegen Minderwertigkeitsgefühle

„Wenn die *Selbstachtung* eines Kindes untergraben wird, nimmt seine Abhängigkeit zu und damit die Notwendigkeit zu glauben, die Eltern seien zu seinem Schutz und seiner Versorgung da. Emotionale Angriffe und körperliche Misshandlungen ergeben für das Kind nur einen Sinn, wenn es die Verantwortung für das giftige Verhalten der Eltern übernimmt."[40] Und: „Es ist für ein wehrloses, abhängiges Kind leichter, sich an der Wut des Vaters schuldig zu fühlen, statt die schreckliche

Tatsache zu akzeptieren, dass man ihm nicht vertrauen konnte. Wenn diese Kinder heranwachsen, tragen sie weiterhin an der *Bürde aus Schuld- und Minderwertigkeitsgefühlen,* so dass es extrem schwierig wird, ein positives *Selbstbild* herauszubilden."[41] Menschen, denen es von Anfang an in der Kindheit möglich und erlaubt war, auf die ihnen bewusst oder unbewusst zugefügten Schmerzen, Kränkungen und Versagungen adäquat, d. h. mit Zorn zu reagieren, werden diese Fähigkeit der adäquaten Reaktion auch im reifen Alter behalten. ... Ein Mensch, der seinen Zorn als Teil von sich selbst verstehen und integrieren kann, wird nicht gewalttätig. Er hat erst das Bedürfnis, den anderen zu schlagen, wenn er seine Wut *eben nicht begreifen* kann."[42]

Sexuelle Gewalterfahrung als Trauma

Sexuelle Misshandlung ist zu sehen als die verstörendste Erfahrung, sie ist Verrat an dem grundsätzlichen Vertrauen zwischen Kind und Eltern und zerstört langfristig das Selbstwertgefühl der Kinder: Sexueller Missbrauch ist Missbrauch des Körpers, der Sexualität, vor allem aber des Vertrauens, der Zuneigung, der Liebe, der Abhängigkeit und der Neugierde des Kindes. Der Täter verwandelt den Ort, wo es geschieht, die Schule, den Kindergarten, insbesondere aber bei innerfamilialem Missbrauch das Zuhause, wo normalerweise Schutz gesucht wird, in einen furchteinflößenden Ort (→ Konditionierung). Wenn Frauen oder Männer unfähig sind, ihre Kinder vor der Brutalität ihres Partners zu schützen, dann ist diese Unfähigkeit ihrer eigenen in der Kindheit erfahrenen „Erblindung" und Einschüchterung zuzuschreiben. Das Opfer ist vom Täter abhängig und hat niemanden, zu dem es flüchten kann. Aus Beschützern werden Verfolger, das Kind fühlt sich isoliert, die Wirklichkeit wird zum Gefängnis schmutziger Geheimnisse. Das Kind versteht das Geschehen nicht und glaubt, etwas falsch gemacht zu haben, „schuld" und zu Recht dafür bestraft worden zu sein. „Nur wenn es den Missbrauch zum eigenen Verschulden macht, kann es die Handlungen der Erwachsenen, aber auch den eigenen Zorn und den inneren Schmerz erklären."[43] Die *überwältigenden traumatischen Gefühle* aber müssen vom Kind, will es überleben, verleugnet und dann die Erinnerungen an den Missbrauch tief im Inneren verschlossen, ausgeblendet, in den Keller der Persönlichkeit verdrängt werden.

Sexuelle Gewalt und Ambivalenz der Gefühle

Heranwachsende entwickeln allmählich bestimmte Verarbeitungsformen der Misshandlungserfahrung: Solche „Bewältigungsversuche" – wie z.B. verführerisches, selbstzerstörerisches oder andere misshandelndes Verhalten – dienen dem Versuch, ihr Selbstbild zu korrigieren und das Vertrauen in die eigene Fähigkeit, eine Situation zu kontrollieren, wiederzugewinnen. Umfassende Offenlegung des sexuellen Miss-

Trauma wird verschwiegen, weil kein Vertrauen zu Mitmenschen

brauchs bedarf der Durchdringung des Schweigens durch Aufbau eines neuen Vertrauens. → Sexualität ist gebunden an den eigenen Körper, den Bereich der Entdeckung und Entfaltung von → Autonomie. (Nicht nur sexuelle) Gewalt behindert sie und macht hilflos und ohnmächtig. Sie ruft dabei ambivalente Gefühle hervor: Sexualität kann als vorrangiges Mittel erfahren werden, (ausbeutende) Zärtlichkeit, Nähe und Zuneigung und Bevorzugung (gegenüber Geschwistern oder gegenüber Mutter/Vater) zu erfahren. (Sexuell Missbrauchte stehen in der größten Gefahr, in der Therapie wieder sexuell ausgebeutet zu werden.) Sexueller Missbrauch beinhaltet zugleich einen Missbrauch der Erregung, der angenehmen Gefühlsreaktionen des Kindes, gegen die sich das Kind nicht wehren kann. Sie bewirkt bei ihm das Gefühl, die Erregung (auch) gewollt zu haben und stürzt es in Gefühlsverwirrung: Es weiß nicht mehr, was es selbst will und was der andere will.

2.4.7. Soziale Verantwortung: Hilfsbereitschaft und Hilfeverhalten

2.4.7.1. Entwicklung von Hilfsbereitschaft und hilfreiches Verhalten

Die Bereitschaft, anderen zu helfen, ist so „natürlich" wie Selbstsucht. Hilfeleistung kann erwartet werden, wenn potentielle Helfer zum einen ein *prosoziales Motiv* (→ Urvertrauen) haben – d. h. die Bereitschaft zu sozial verantwortlichem Verhalten – und zum anderen über → *Kompetenz* verfügen, die erst die Bereitschaft zum Eingreifen verstärkt und die Angemessenheit der Hilfe verbessert. Der Vorgang des Helfens ist eine Form der sozialen Interaktion. Ihr Zustandekommen hängt ab von Hilfeempfänger *und* Helfer: Der Hilfeempfänger soll Hilfsappelle senden, die die (möglichen) Helfer erst aufgrund entstehenden Mitleids zur Hilfe motivieren. Indes neigen Hilfeempfänger eher dazu, Hilflosigkeit zu verbergen, um vor anderen nicht den Eindruck von Versagern zu entwickeln.

Elterliche Fürsorglichkeit gibt Kindern Orientierungen, die zur Formung der prosozialen Neigungen und Verhaltensweisen beitragen, ohne dass der Grad der allgemeinen Intelligenz viel damit zu tun hätte. Lernen von Hilfsbereitschaft baut auf die kindliche *Moralentwicklung* auf, die nach PIAGET und – später und vielschichtiger bei KOHLBERG – in drei Stadien moralischer Orientierung verläuft. Die Reife des moralischen Urteils wird danach bestimmt von der Stufe der kognitiven Entwicklung. „Das Erreichen einer bestimmten Stufe im Denken und Urteilen wird als eine notwendige, wenn auch nicht ausreichende Vorbedingung für die Erlangung einer entsprechenden Stufe des moralischen Urteils betrachtet."[44]

Heteronome Moral

- Im *ersten Stadium* beurteilen Kinder in egozentrischer Perspektive eine Tat als „gut" oder „schlecht" anhand der offensichtlichen positiven oder negativen Konsequenzen wie Strafe und Größe des Schadens einerseits und dem Ausmaß der Befriedigung der eigenen Bedürfnisse andererseits.
- Im *zweiten Stadium* rückt die Unterstützung der Erwartungen der Familie und Gruppe in den Vordergrund der Wahrnehmung. Konformität mit der vorgegebenen sozialen Ordnung und mit den Vorstellungen der Mehrheit bzw. einer Autorität wird angestrebt, die Handlung wird nach der Absicht der dahinterstehenden Person bewertet.

Autonome Moral

- Im *dritten Stadium* sollte der Mensch sich eher an allgemein gültigen moralischen Werten und Prinzipien orientieren, unabhängig von seiner eigenen Identifizierung mit einer Gruppe.

Das Kind gelangt also mit zunehmender Differenzierung seines Denkens und Urteilens von der → *egozentrischen Perspektive* zu einer *kooperativen Orientierung* gegenüber Gleichaltrigen, einer Voraussetzung für *altruistisches (uneigennütziges) Verhalten.* Über die Entwicklung des sympathischen Mitfühlens führen Lernprozesse zur Befähigung, Rollen zu übernehmen, und zur Erkenntnis, dass Mitmenschen andere Perspektiven in Wahrnehmung, sozialen Interaktionen und emotionalen (affektiven) Reaktionen haben. Diese Entwicklung mündet in der interindividuell unterschiedlichen *Fähigkeit des empathischen Mitleidens,* das zunächst durch Wahrnehmen einer Notlage und zunehmend auch durch Wissen um eine Notlage ausgelöst werden kann. Bei Erwachsenen wie auch schon bei Jugendlichen steht der Grad der empathischen Fähigkeit in Beziehung zum Ausmaß an Hilfeverhalten.

Akzeptierende und aktivierende Empathie

> → „Empathie wird als Erregung der Gefühle eines Beobachters definiert, die nicht eine Reaktion auf die eigene Lage, sondern eine stellvertretende Reaktion auf die Lage einer anderen Person ist."[45]

Die eigentliche Hilfeleistung beendet einen Entscheidungsprozess, der sich nach SCHWARTZ + HOWARD (1981) in fünf Phasen vollzieht:[46]

Gewahrwerden einer Notsituation

1. *Aufmerksamkeit:* Wahrnehmen einer Notsituation („Hier stimmt doch 'was nicht!")

Interpretation

2. *Motivation:* Selbstzuschreibung der Verantwortung (abhängig von: Selbstkonzept, sozialer Verantwortungsbereitschaft, Kompetenzgefühl, Ausbildung, Selbstsicherheit, Belastbarkeit unter Streß, u. a.)

Kosten-Nutzen-Abwägung

3. *Antizipatorische Bewertung:* Subjektive Kosten-Nutzen-Analyse (Abwägung von positiven und negativen Konsequenzen eines Eingreifens: Kosten der Hilfe, d. h. Aufwand und Gefahren wie z.B. Zeitverlust, finanzielle Einbußen, Fehlermachen und Kosten der Nicht-Hilfe, d. h. mögliche negative Konsequenzen einer unterlassenen Hilfeleistung wie z.B. Gewissensbisse, Verstöße gegen gesetzliche Vorschriften, Infragestellen des Selbstkonzepts „hilfsbereit")

Rechtfertigung

4. *Abwehrprozesse:* Rechtfertigungsversuche – fast durchgängig nur bei geringer Empathie – können zu einer Neubewertung der Notlage und der Verantwortungszuschreibung sowie in der Folge zu einer veränderten Kosten-Nutzen-Analyse führen.

Hilfsaktion

5. *Hilfeverhalten:* Planen der Hilfeleistung unter Berücksichtigung von situativen Besonderheiten, möglichen Nebeneffekten und Störfaktoren: Je größer der Zeitdruck ist, desto weniger kann die Entscheidung durchdacht und die Intervention vorbereitet werden.

Helfer sind nicht bloß „gute Menschen", sondern sie haben ein autonom handelndes Gewissen (→ Über-Ich) ausgebildet, das sie in Wertekonflikten und Ausnahmesituationen ungeachtet der Beurteilung durch andere eingreifen lässt, selbst bei Gefährdung der eigenen Person oder der Familie. Immunität gegenüber Ideologien (→ Konformitätsdruck), Abwertung des Andersartigen und Selbsttäuschungen (→ Abwehrmechanismen) sichert auch unvorbereitet die selbständige Urteilsbildung. Die Selbsteinschätzung, den Ablauf von Ereignissen bestimmen und beeinflussen zu können („Kontrollüberzeugungen"), bestimmt die eigene, kreative Handlungsfähigkeit, vor allem im Angesicht von Unterdrückung und Verfolgung mit ihren Anforderungen an Fähigkeiten zu Rollenwechsel und Verstellung, die das → Selbstbild infragestellen.

Soziale Verantwortung und Identität

Die Psychoanalyse interpretiert *Altruismus* (Hilfsbereitschaft, Mitmenschlichkeit) vor dem Hintergrund einer sich auf der Basis einer emotionalen Bindung entwickelnden, stabilen → Identität. Die Lerntheoretiker sehen ihn als Ergebnis einer Verhaltenssteuerung durch sich wiederholende, situative Verstärkerbedingungen oder der Begegnung mit verschiedenen Modellen, die zur Selbstkontrolle führen. *Alltägliche Situationen des Helfens* sind soziale Situationen und zugleich meist mehrdeutig (anders als in den fest umrissenen Abläufen in Altenpflegeheimen, Krankenhäusern etc.). Sie stellen uns vor → *Konflikte* bzw. Entscheidungen, für die uns wenig Informationen zur Verfügung stehen und in die darum Elemente des → Vorurteils eingehen.

Mehrdeutigkeit erschwert Entscheidung

Situationen, in denen Menschen Hilfe brauchen – eine Frau sinkt vor dem Eingang eines Kaufhauses mit ihrer Einkaufstasche zu Boden, ein Kind stürzt mit blauen Flecken auf die Straße, nachdem wir vorher Schreie und Schläge gehört haben, ein Behinderter steht vor einer Rolltreppe, ein Mensch wird von einer Gruppe Jugendlicher angegriffen – machen uns die richtige Einschätzung der Gegebenheit als Voraussetzung für die helfende Tat schwer. Unterlassene Hilfeleistung ist ein Vergehen, dessen sich jeder schuldig macht. B. LATANÉ und J. M. DARLEY (1968)[47] kamen angesichts der „öffentlichen Teilnahmslosigkeit" in solchen Fällen zu dem Schluss, dass Menschen dazu neigen, bei Anwesenheit anderer die Notfallsituation als harmlos zu interpretieren und die Verantwortung abzuwälzen auf die anderen Zeugen: Solche *Verantwortungsdiffusion* als Ergebnis einer „sozialen Hemmung" bringt das Sinken der individuellen Bereitschaft einzugreifen mit sich (→ Kosten-Nutzen-Analyse). Außerdem ruft das Nicht-Alltägliche, Ungewohnte von Notsituationen Verunsicherung und in der Folge Orientierung an anderen Zuschauern hervor, sog. *pluralistische Ignoranz:* Aus der Passivität der übrigen kann der einzelne folgern, dass Hilfe nicht notwendig sei. Zudem unterliegt der einzelne Zuschauer einer *Bewertungsangst,* d. h. er fühlt sich beobachtet und zensiert und will nichts falsch machen.

Verantwortungsdiffusion

Pluralistische Ignoranz

Bewertungsangst

Eine zusätzliche Wirkung auf die Hilfsbereitschaft geht aus von der allgemeinen Annahme, dass nichts zufällig geschieht und „dass die Leute das bekommen, was sie verdienen, und umgekehrt, dass sie verdient haben, was sie bekommen." (M. J. Lener, 1965)[48] Diese Vorstellung wirkt als gewisser Selbsschutz davor, selbst in vergleichbare Notsituationen zu geraten. Dieser Mechanismus wird besonders deutlich im Verhalten gegenüber Betroffenen im Nachhinein, wenn sich z.B. eine Frau als Opfer einer Vergewaltigung gegen den Vorwurf einer Mitschuld verteidigen muss.

Die viel strapazierte Einstellung des *Mitleids* wird nur dann nicht zur zusätzlichen Behinderung der in Not Geratenen werden, wenn sie auf Einfühlungsvermögen und Unabhängigkeit des Beobachters gründet.

Mitleid behindert oft Hilfeleistung

→ Projektionen über die „Schlechtigkeit der Welt" lenken nur von den eigenen Anteilen daran und den Schuldgefühlen ab und münden in Passivität und Schuldzuschreibungen (→ s. selbst erfüllende Prophezeiung).

2.4.7.2. Erlernte Hilflosigkeit

Verhaltensformung durch differentielle → *Verstärkung* soll das Kind befähigen, Pläne zur Verhaltenskontrolle und Selbstbestimmung zu entwerfen, also Strategien auszuarbeiten, die das Handeln auf bestimmte Ziele hin leiten können: Einsicht, Frustrationstoleranz, Einkalkulieren von Misserfolgen, Denken in Alternativen ... Der Mensch muss lernen, sich als Verursacher seiner eigenen Handlungsergebnisse zu erleben und unangenehme Ereignisse durch aktives Tun zu vermeiden, zu bewältigen oder sein Versagen zu akzeptieren (Kausalattribuierung).

Wer Kindern ständig vermittelt, dass sie viele Dinge nicht können (→ sich selbst erfüllende Prophezeiung), lässt sie lernen, auf Niederlagen hilflos zu reagieren. Die Gründe für Bestrafungen, Gewalttätigkeiten und → Misshandlungen durch Erwachsene sowie die Ursachen für schwerwiegende Verluste – etwa der Mutter – in der frühen Kindheit verlegen Kinder dann oft in die eigene Person und lassen sie Zuflucht nehmen zu Selbstbeschuldigungen und Schuldgefühlen als Interpretationsmustern, wenn etwas Schlimmes passiert.

Menschen mit negativem, depressivem Erklärungsstil schätzen ihre zukünftige Leistungsfähigkeit niedrig ein; sie können nicht daran glauben, dass ihre eigenen Aktivitäten zu wünschbaren Ergebnissen führen. Das *Gefühl von Hilflosigkeit* scheint auch die Abwehrmechanismen des Körpers (Funktionen des Immunsystems) zu beeinträchtigen.

Merkmale von Hilflosigkeit

Gelernte Hilflosigkeit ähnelt dem Erscheinungsbild der Depression und zeigt sich in vier Merkmalen:[49]

1. *Motivationale Defizite* lösen verspätete oder keine Maßnahmen zur Veränderung der Situation aus.
2. *Kognitive Defizite* lassen eigene Erfolgsanteile, Ursachen für Versagen oder Zugänge für sein Scheitern nicht wahrnehmen und beeinträchtigen kognitive Kontrollmechanismen (Wiederholen, Schlussfolgern ...).

3. Das Erleben von Unkontrollierbarkeit von Ergebnissen eigener Aktivitäten (auch unerwarteter positiver Resultate) verunsichert und führt vor allem zu *affektiven Reaktionen.* Wachsende Beunruhigung lässt den Betroffenen neue Kräfte mobilisieren. Dabei aber werden die Weichen oft falsch gestellt: Das Individuum, auf der Suche nach einem besseren Selbstverständnis, versucht, depressives Erleben durch Betäubungs- und Verdrängungsmittel (Medikamente, sexuelle Abenteuer, unproduktive Therapien ...) gleichsam zu unterdrücken. (Statt aktiv einen Ausweg zu finden, endet sein kräftezehrendes Bemühen im psychischen Zusammenbruch.)
4. Schlechtes Abschneiden im Vergleich mit anderen führt zu einer *Gefährdung des Selbstwertgefühls.*

Der hilflose (wie der depressive) Mensch kann nur aus einer Sackgasse herausfinden, wenn er sich dem Erleben seiner Hilflosigkeit stellt und „zuhört, was sie ihm mitteilen will". Er muss *Ohnmacht und psychisches Leiden* als zum Leben gehörend verstehen und akzeptieren lernen, weil jeder Mensch Gefühle der Trauer und Enttäuschung, von Angst und Schuld erfährt und von negativen Erfahrungen (Verluste, ungerechte Behandlung, Diskriminierung) heimgesucht wird. Erst das tiefe Gefühl der Minderwertigkeit erweitert das „Leiden am sinnlosen Leben" (V. E. FRANKL) zum Gefühl der Nutzlosigkeit und Sinnlosigkeit eigenen Lebens.

Verlernen der Hilflosigkeit setzt voraus, dass Selbstzweifel und Minderwertigkeitsgefühle abgebaut, das Selbstwertgefühl erhöht, die erwartete Unkontrollierbarkeit in Kontrollierbarkeit umgewandelt wird und verschlossene Möglichkeiten der Veränderung eröffnet werden:

Internale und externale Attribuierung

- Der Schüler soll zunächst erkennen, dass sein Misserfolg im Fach Englisch nicht (primär) mit fehlender sprachlicher Begabung (*stabile, internale Attribuierung* o. Zuschreibung), sondern mit ungenügenden Lernanstrengungen (*instabile, internale Attribuierung*) zusammenhängt.
- Die Unfallpatientin soll lernen, Behinderung nicht als unabänderlich einzuschätzen, sondern sie als Herausforderung begreifen.

Der Mensch muss sodann zu einer *externalen Attribuierung* gelangen:

- Der Schüler soll lernen, Misserfolge als Folge der Aufgabenschwierigkeit (instabile, externale und spezifische Ursachenzuschreibung) zu sehen.
- Die Unfallpatientin soll die Distanz vom eigenen, eingeschränkten Können zu den Anforderungen der Aufgabe verkleinern.

Durch Eigenaktivitäten und den Erwerb von fehlenden Fertigkeiten und Fähigkeiten sollen die *kognitiven Defizite* aufgehoben und so die Unkontrollierbarkeits- bzw. Versagenserwartungen im Sinne eines Veränderungs- oder Gesundungsprozesses korrigiert werden.

Im → *Rehabilitationsprozess* von Patienten gilt es, seine Mitarbeit dadurch zu fördern, dass man

1. seine Scham, auf Hilfe angewiesen zu sein, akzeptiert,
2. seinen Verlusten an sozialen Beziehungen und in der therapeutischen Arbeit mit → Empathie begegnet und
3. seine bewussten und unbewussten Verhaltensmotive anspricht.

Seine Strebungen/Motive sind *kognitive Erwartungsmuster, verknüpft mit Emotionen:* Ein Netz von Überlegungen und Denkprozessen auf der Grundlage von in der Vergangenheit erprobten Handlungen, die der Bedürfnisbefriedigung dienten. Sie führten zu einem die eigene Lebenstüchtigkeit bewertenden Fühlen und Erleben und bestimmen die sorgfältige Abwägung des (Miss-)Erfolgsrisikos sowie die Erwartungen, Hoffnungen, Überzeugungen, durch zielgerichtetes Handeln die eigenen Ansichten und künftigen Ergebnisse verbessern zu können. In diesem Lernprozess werden aus Zukunftserwartungen *Bedürfnisse,* und diese entwickeln sich nach Einbeziehung von Aktionsprogrammen weiter zu *Motiven.*

Einübung von Selbstkontrolle

Die Lernpsychologie bietet Programme zur Verhaltensänderung und Einübung in *Selbststeuerung/-kontrolle* an, die jeder für sich selbst oder mit anderen zusammen durchführen kann. Einzelne Teilschritte seien hier beispielhaft zusammengefasst (→ 5 Lernschritte[50]);

1. *Bestandsaufnahme* der Schwierigkeiten, unangemessenen Verhaltensweisen, Gedanken und Gefühle, der Verunsicherungsfaktoren sowie der angemessenen Fertigkeiten und Fähigkeiten.
2. *Analyse des situativen Problemverhaltens* als Teil von Verhaltensketten sowie der Bedeutung/Folgen einer Verhaltensänderung für sich und andere.
3. a) *Bestimmen des Zielverhaltens* (d. h.: unerwünschtes Verhalten beseitigen und erwünschtes steigern) und *Ausarbeiten eines Interventionsplanes* (d. h.: Zielverhalten, mögliche Verstärker und Hindernisse spezifizieren und einzelne Schritte festlegen); dazu

b) Schließen eines detaillierten *Verhaltensvertrages mit sich selbst oder anderen.*

4. a) *Verhaltensprobe:* Einüben wirkungsvoller Wahrnehmungs- und Verhaltensalternativen („Labor-/Trockenübungen") mit den Zielen, Realität zu simulieren, Reaktionsdefizite zu korrigieren und emotionale Schwierigkeiten durch systematische → Desensibilisierung unter Kontrolle zu bringen.

   b) Einüben und *Aufbauen erwünschter Gewohnheiten in der Realität:* Entwickeln eines Systems positiver (Selbst-)Verstärkungen.

5. Systematisches → *Beobachten und Registrieren des gezeigten Zielverhaltens:* Erfolgskontrolle durch möglichst viele Informationsrückmeldungen.

2.4.7.3. Hilfeverhalten und Selbstwertproblematik des Hilfeempfängers

Wird eine Frau, die den Tod ihres Mannes betrauert, positiv auf Versuche der verbalen Unterstützung reagieren? Könnte ein Körperbehinderter ärgerlich reagieren, wenn ihm jemand über die Straße helfen will? Warum könnte eine Mutter Beratungsangebote ablehnen?

Kinder wollen neuerworbene Fähigkeiten vorführen und reagieren oft mit abwehrenden Reaktionen, Weinen, Vorwürfen, Wut auf Erwachsene, die ihnen Hilfe aufdrängen und so ihre Selbstgehversuche behindern. Jugendliche oder Berufsanfänger fühlen sich womöglich durch Hilfe eingeschränkt in der Entwicklung von Fähigkeiten und Fertigkeiten. Sozialhilfeempfänger oder kranke Menschen schämen sich, weil sie von Hilfe abhängig zu sein scheinen. Dagegen werden leistungsmotivierte Menschen nützliche Tips von außen – z.B. in einer Arbeitsgruppe oder Schüler vom Lehrer – beim Bemühen um die Lösung von schwierigen Aufgaben akzeptieren insoweit, als sie den vielleicht zu hohen Schwierigkeitsgrad mindern und die Aufgabenstellung leichter lösbar machen.

Bei gemeinsamer Aufgabenbewältigung ist Hilfe für ein Mitglied Teil der Kooperation. In akuten Notsituationen und wenn sie nur kurzfristige Abhängigkeit hervorrufen, werden Hilfen meistens akzeptiert. Die Aussicht auf Erbringen einer Gegenleistung kann den Hilfeempfänger beruhigen. Auch die als Ergebnis ehrlicher Zuneigung wahrgenommene Hilfe wird im allgemeinen positive Reaktionen hervorrufen. *„Hilfeerhalten ruft dann negative Konsequenzen hervor, wenn der Selbstwert der*

Hilfeempfänger bedroht wird."[51] Zu den negativen Reaktionen der Hilfeempfänger gehören Scham und Unmut, Abwertung der Helfer und die Neigung, die Hilfe zurückzuweisen oder mit betontem Bemühen um Selbsthilfe zu antworten, wenn schon einmal vorausgegangene Hilfe als bedrohlich für den Selbstwert wahrgenommen wurde: Es ist der Versuch, Kompetenz zu beweisen und Unabhängigkeit wiederzugewinnen.

Soziale Diskriminierung und Vorurteile stützen sich u. a. auf den Vergleich mit den Adressaten, denen es scheinbar oder tatsächlich schlechter geht. Auch Ähnlichkeit in Persönlichkeitsmerkmalen, Wertvorstellungen und Einstellungen erlaubt einen sozialen Vergleich von Leistungen und (Miss-)Erfolgen, dessen Ergebnis über Lebenszufriedenheit mitentscheidet und zur Bedrohung des Selbstwertgefühles beim Schwächeren werden kann (*Theorie der Selbstwertbedrohung).*[52] „Personen können auf Unterlegenheit im sozialen Vergleich direkt hingewiesen werden, wenn sie die Rolle von Hilfeempfängern haben. Die Helfer verfügen über Fähigkeiten und Mittel, die den Hilfeempfängern offensichtlich fehlen.[53] Die Hilfe der Lehrerin für einen ratlosen Kollegen – beide einander ähnlich – kann dessen Kompetenz infragestellen, die Arbeitshilfe des Lehrers für eine Schülerin – beide einander unähnlich – wird von dieser hingenommen, oder sie verbessert sogar ihr Selbstkonzept eigener Leistungsfähigkeit, weil sie sie schneller ans Ziel führt.

Während Ähnlichkeit bei Personen mit hohem Selbstwertgefühl und bei gleichen Voraussetzungen und auch Freundschaft – Ähnlichkeit und soziale Nähe in Denken und Handeln – abwehrende Reaktionsmuster beim Hilfeempfänger auslösen kann (negative Gefühle, negative Bewertung der Helfer und der Hilfe, wenig Neigung, um weitere Hilfe nachzusuchen und eine große Bereitschaft, durch eigene Leistung die bedrohte Unabhängigkeit wiederherzustellen bzw. sich selbst zu helfen), kann Ähnlichkeit bei niedrigem Selbstwertgefühl und aufgrund vergleichbar negativer Lebensereignisse sich positiv auswirken, z.B. in Selbsthilfegruppen (akzeptierende Reaktionsmuster: positive Gefühle, Dankbarkeit, Bereitschaft, nach weiterer Hilfe zu suchen und wenig Anstrengungsbereitschaft im Sinne von Selbsthilfe).

Hilfe (zur Selbsthilfe) *im Sinne des kompensatorischen Modells*[54] strebt an, kurzfristige Abhängigkeit zu einer Steigerung der Kompetenz der Hilfeempfänger zu nutzen. „Wenn die Hilfeempfänger in Hinblick auf eigene Einflussmöglichkeiten pessimistisch sind, weil sie ihr Kompetenzgefühl als gering einschätzen, sollte langfristig durch die Hilfe das

Gefühl der Abhängigkeit und Hilflosigkeit gefördert werden ... Wenn diese Situation, die die ursprüngliche Hilfe erforderlich gemacht hat, als kontrollierbar erscheint, erwarten die Hilfeempfänger, dass sie sich durch ihre eigenen Anstrengungen aus der Abhängigkeit befreien können. Erscheint die ursprüngliche Abhängigkeit ... als unkontrollierbar, sollte die Bereitschaft zur Selbsthilfe gering sein und stattdessen ein eher passives Warten auf weitere Hilfemaßnahmen auftreten."[55]

Zeigen die Betroffenen negative, abwehrende Reaktionen, wird ihre weitere Motivation, sich selbst zu helfen, auf Dauer von ihrem Kompetenzgefühl abhängen: Wissen um die eigene Kompetenz wird ihren Optimismus nähern, aktiv die Probleme bewältigen zu können, die die Hilfe notwendig machten, und zugleich Helfer und Hilfe positiver einzuschätzen: negatives Kompetenzgefühl wird den Pessimismus in Hinblick auf Veränderungsmöglichkeiten verstärken.

2.5. Lernen und Sozialisation bei Erwachsenen

2.5.1. Lernen im beruflichen und außerberuflichen Bereich

Notwendigkeit lebenslangen Lernens

Lebenslanges Lernen wird verstärkt zur Notwendigkeit in einer immer komplexer werdenden und sich schnell verändernden (Berufs-) Welt.
„Auch in relativ stabilen Gesellschaftsordnungen ist es unmöglich, über Kindheitssozialisation dafür zu sorgen, dass alle zukünftigen Rollen gemeistert werden."[56]
Wenn wir annehmen, dass kindliche Lernvorgänge dauerhaft sind, dann sind ihre Auswirkungen auf die Sozialisation im späteren Leben vielseitig:

1. *Lernprozesse der Kindheit können späteres Lernen erleichtern,* wenn sich beides miteinander vereinbaren lässt, oder erschweren, wenn unentbehrliche Grundlagen nicht frühzeitig internalisiert worden sind.

2. *Der rasche soziale Wandel aber macht vieles in der Kindheit Gelernte innerhalb einer Generation unbrauchbar.* Konflikte zwischen früherem und späterem Lernen können verlangen, frühes durch spätes zu ersetzen.

Wandel der Lernfähigkeit

Die Lernfähigkeit nimmt mit zunehmendem Alter nicht ab, sondern zeigt bisweilen sogar Tendenz zur Verbesserung bei Umschulungsmaßnahmen. Nachlassende Lernfähigkeit scheint eher Folge mangelnder Lerntechnik zu sein, d. h. der Ungeübtheit, einzelne Gedächtnisinhalte zu „verschlüsseln". Sie setzt sich zusammen aus der Verarbeitungskapazität, dem Lerntempo, dem Speichernkönnen, der Lernbereitschaft und der Anregbarkeit zum Lernen.

Erschwernisse des Lernens

In der Lernfähigkeit zeigen sich große Unterschiede hinsichtlich ihrer individuellen Ausgestaltung. Um das *Ausmaß an Lernfähigkeit* herauszufinden, bedarf es der Aufdeckung von Momenten, die ihren Einsatz erschweren. Die Vielfalt der Motive für Abneigung gegen Lernen scheint groß zu sein.

1. Sprachdefizite schaffen durch fortwährende Frustrationen verstärkt Minderwertigkeitsgefühle, vermindern kommunikativen Informationsaustausch und Teamfähigkeit und erschweren z.B. Fortbildungsmaßnahmen.
2. In der frühen Entwicklung können die Lernpotentiale entfaltet oder vernachlässigt werden. Misserfolgserlebnisse in der Schule erzeugen u. a. an Autoritäten gebundene, emotionale, oft generalisierte Lernverweigerung, die die weitere Lernbereitschaft hemmt. Schulische Erziehungsrituale zerstören die Lernlust der Kinder. Sie erfahren schon früh, dass sie nicht lernen, also Fehler machen dürfen, sondern gute Noten nach Hause bringen sollen.
3. Viele Arbeitsprozesse (Monotonie) können zur Lernunfähigkeit beitragen und Lernunwillen fördern. In einer inhumanen Arbeitswelt wird der Mensch sich selbst entfremdet und verliert den Zugang zu seinen frühen Lernquellen.
4. Auch die Gesellschaft muss andere Vorstellungen bezüglich Lernens entwerfen. Frei gewähltes Lernen an Volkshochschulen usw. muss allen sozialen Schichten gleichermaßen zugänglich sein und so die Entscheidung von immer mehr Menschen für das Lernen erleichtern. Nicht leistungsorientierte Fortbildung darf einziger Maßstab für Lernen sein, sondern emanzipatorische Weiterbildung in Vorbereitung auf und Anpassung an sich wandelnde gesellschaftliche Verhältnisse.

2.5.2. Resozialisierung

„Resozialisierung des Individuums durch die Gruppe bezeichnet einen Vorgang, durch den der Einzelne dazu gebracht wird, ein bestimmtes Verhaltensrepertoire durch ein anderes zu ersetzen.“[57]

> „Moderne Gesellschaften müssen auch für Resozialisierung in solchen Rollen sorgen, auf die eine Person in ihrer Entwicklung nicht vorbereitet worden ist“[58] und deren Anforderungen sie in Konflikte stürzen.

Soweit diese Aufgabe von Schulen und Universitäten übernommen wird, sprechen wir eher von entwicklungsmäßiger, weiterführender Sozialisation, können aber darin Übergänge zur eigentlichen Resozialisation entdecken. Diese sieht nämlich ihre formale Zielsetzung darin, irgendwelche Mängel der frühen Sozialisation auszugleichen oder zu korrigieren und schränkt dann doch ihre Aufgabe dahingehend ein, eine Art Kontrolle über abweichendes Verhalten auszuüben. Aber was für den einen und heute Abweichung ist, stellt sich für den anderen als Konformität dar, und in der sich wandelnden Gesellschaft bilden sich immer wieder Gruppen (Subkulturen Jugendlicher usw.), die mit einigem Recht Verhaltensweisen für angemessen halten, ohne dass sie von der Mehrheit gezeigt werden müssten.

Zusammenfassung:

- Lernen bewirkt lebenslange Reorganisation des menschlichen Verhaltens und ermöglicht so Anpassung an die komplexer werdenden Strukturen. Lernen setzt Entfaltung von Lernfähigkeit auf der Grundlage kindlicher Handlungsbereitschaft und verlässlicher kommunikativer Beziehungen voraus. Lernen führt zum Erreichen emotional-sozialer, kognitiver und motivationaler Kompetenz.
- Die S-R-Theorien des Lernens beschreiben Verhaltensänderungen als außengesteuerte Konditionierungen, durch die der Mensch scheinbar programmiert wird. Sie vermitteln zugleich für die pädagogische wie therapeutische Praxis nützliche Verhaltensanweisungen.
- Das „Lernen am Modell“ veranschaulicht beispielhaft die Bedeutung sozialer Interaktionen für Verhaltensänderungen.
- Kognitive Lerntheorien akzentuieren in besonderer Weise die spezifisch menschliche Fähigkeit zu kognitiver Erfassung und Verarbeiten von Umweltreizen.
- Die Analyse der Vorgänge des Behaltens, Erinnerns und Vergessens macht ungenutzte Lernkapazitäten deutlich.

- Menschliches Handeln ist ausgerichtet auf die Entfaltung des Motivs „Selbstverwirklichung“. Neugiermotivation stellt das Ergebnis zunehmender kognitiver Differenzierung dar.
- Angst und Aggression sind Motive, die entscheidend durch Lernprozesse geformt werden. Aggressive Anlagen gelten heute als Lerndisposition. In jedem von uns ruht ein aggressives Potential. Aggressive Dynamik kann positive Ausprägung erhalten und sich in sozial adaptiver Form äußern oder aber als destruktive Aggression infolge frühkindlicher traumatischer Beziehungserfahrungen und späterer sozialer Einflüsse.
- Lernen von Hilfsbereitschaft baut auf die kindliche Moralentwicklung auf, die mit der kognitiven Entwicklung korrespondiert. Die eigentliche Hilfeleistung ist das Ergebnis eines Entscheidungsprozesses, den Verantwortungsdiffusion, pluralistische Ignoranz und Bewertungsangst behindern.
- Der hilflose Mensch muss sich dem Erleben seiner Hilflosigkeit stellen und lernen, dass er sein Verhalten steuern kann. Der empathische Helfer sollte die Selbstwertproblematik des Hilfeempfängers berücksichtigen.

Fragen:

1. Erklären Sie die Bedeutung der Bindung an eine Bezugsperson für die Entwicklung der Lernhaltung.
2. Veranschaulichen Sie die 5 Lernschritte anhand einer konkreten Problemlösung.
3. Stellen Sie dar, wie Werbung auf den Prinzipien des klassischen Konditionierens aufbaut.
4. Warum kann man den unkonditionierten Reiz in der klassischen Konditionierung auch als Verstärker bezeichnen?
5. Stellen Sie a) Diskrimination und b) Generalisierung auf der Grundlage beider Konditionierungstheorien dar.
6. Erklären Sie die Entstehung von Aberglauben auf der Basis der Konditionierungstechniken.
7. Arbeiten Sie die Unterschiede und Entsprechungen zwischen „Lernen am Modell“ und „operanten Konditionieren“ heraus.
8. Sie gehen aus dem Raum mit einer festen Vorstellung, und plötzlich ist sie vergessen! Inwiefern schafft ein Zurückgehen Erinnerungsmöglichkeiten?
9. Differenzieren Sie zwischen tiefenpsychologischer und lerntheoretischer Sicht in Hinblick auf primäre Motivation.

10. Inwieweit fördert Konkurrenz soziale (und Leistungs-)Motivation?
11. Prüfungsangst wird vor der Einschulung gelernt: Wie?
12. Decken Sie Formen und Quellen von Gewalt in Ihrem Alltag auf.
13. Stellen Sie Missbrauch elterlicher Gewalt und seine Folgen dar.
14. Stellen Sie Bedingungen für eine Förderung von Hilfsbereitschaft zusammen.
15. Wodurch wird das Annehmen von Hilfe erschwert?
16. Begründen Sie die Notwendigkeit einer Erziehung zu konstruktiver Aggression.
17. Inwieweit können wir von Kindern erziehen lernen?

Weiterführende Literatur zum Thema:

Battegay, R.: Autodestruktion, Bern 1990

Bründel, H./Hurrelmann, K.: Gewalt macht Schule, München 1994

Bierhoff, H. W.: Psychologie hilfreichen Verhaltens, Stuttgart 1990

Covitz, J.: Der Familienfluch – seelische Kindesmisshandlung, Olten 1992

Fuchs, R.: Einführung in die Lernpsychologie, Darmstadt 1991

Miller, A.: Das verbannte Wissen, Frankfurt 1990[2]

Rauchfleisch, U.: Allgegenwart von Gewalt, Göttingen 1992

Schiffer, E.: Warum Hieronymus Bosch keine Hexen verbrannte, Weinheim 1994

Steiner, G.: Lernen – 20 Szenarien aus dem Alltag, Bern 1988

Anmerkungen:

1 Gage, N. L./Berliner, D. C.: Pädagogische Psychologie. Bd. 1 München 1979[2], S. 361
2 Osterrieth, P. A.: Durch Lernen wachsen, München 1973, S. 34
3 Rosenfeld. G.: Theorie und Praxis der Lernmotivation. Berlin (Ost) 1974, S. 36
4 Holt. J.: Wie Kinder lernen, Weinheim 1971[2], S. 85
5 Großmann, K. E., in: Großmann (Hrsg.): Entwicklung der Lernfähigkeit in der sozialen Umwelt. München 1977
6 Ebd., S. 158
7 Gage/Berliner, a.a.O., S. 81
8 Correll, W.: Einführung in die pädagogische Psychologie, Donauwörth 1978[8]
9 Schönpflug, W./Schönpflug, U.: Psychologie, München 1983, S. 344
10 Mietzel, G.: Wege in die Psychologie, Stuttgart 1979, S. 98/99
11 Schönpflug/Schönpflug, a.a.O., S. 345
12 Steiner, G.: Lernen – 20 Szenarien aus dem Alltag, Bern 1988, S. 105
13 Gage/Berliner, a.a.O., S. 117
14 Bandura, Ross und Ross (1962) zit. in: Oerter, R.: Moderne Entwicklungspsychologie, Donauwörth 1971, S. 117

15 Rosenblith (1959) zit. in: Oerter, R., a.a.O., S. 118
16 Zimbardo, P. G.: Lehrbuch der Psychologie, Berlin 1983[4], S. 95
17 Gage/Berliner, a.a.O., S. 95
18 Kühne, N./Gewicke, M. u. a.: Psychologie für Fachschulen und Fachoberschulen, Köln-Porz 1978, S. 63
19 Vgl. dazu: Seiffge-Krenke, I.: Arbeitsbuch Psychologie, Bd. 3, Gedächtnis, Düsseldorf 1981, S. 61 ff.
20 Tavris, C.: Der Streit um die Erinnerung, „Psychologie heute" 6/94, S. 24
21 Lehmann, D.: Gedächtnis – Das Universum im Kopf. „Geo" 12/94, S. 34
22 Delhees, K. H.: Motivation und Verhalten, München 1975, S. 92
23 Ebd. S. 94
24 erweitert nach Hurt, J. (1965), zit. in: Oerter, R./Montada, L.: Entwicklungspsychologie, München 1982, S. 602
25 Schnell, F., in: Stalmann, R. (Hrsg.): Knaurs Handbuch Psychologie, München 1982, S. 69
26 Röhm, H.: Kindliche Aggressivität, Starnberg 1972, S. 11
27 Rauchfleisch, U.: Allgegenwart der Gewalt, Göttingen 1992, S. 31
28 Ebd., S. 31/32
29 Miller, A.: Das verbannte Wissen, Frankfurt a. M. 1988, S. 64
30 Fuchs, R.: Einführung in die Lernpsychologie, Darmstadt 1991, S. 37
31 Battegay, R.: Aggression – ein Mittel der Kommunikation?, Bern 1979, S. 12
32 Rauchfleisch, U., a.a.O., S. 37
33 Ebd., S. 38
34 „Psychologie heute", 1/93
35 Forward, S.: Vergiftete Kindheit, München 1990, S. 164
36 Missildine, W. H.: In dir lebt das Kind, das du warst, Stuttgart 1990[9], S. 39
37 Gruen, A.: Falsche Götter, München 1993, S. 29
38 Gruen, A.: Mitleid mit den Tätern, in: „Die Zeit", 5/94
39 Röhm, H., a.a.O., S. 61
40 Forward, S., a.a.O., S. 27
41 Ebd., S. 16
42 Miller, A.: Am Anfang war Erziehung, Frankfurt a. M. 1980, S. 84
43 Sherwood, K., in: „Psychologie heute" 4/91, S. 57
44 Mussen, P. H./Eisenberg-Berg, N.: Helfen, Schenken, Anteilnehmen, Stuttgart 1979, S. 101/102
45 Hoffmann, M. L. (1978), zit. in: Bierhoff, H.-W.: Psychologie hilfreichen Verhaltens, Stuttgart 1990, S. 29
46 Ebd., S. 91
47 Mann, L.: Sozialpsychologie, Weinheim 1982[6], S. 88
48 Ebd., S. 92
49 Steiner, G., a.a.O., S. 148 ff.
50 s. dazu: Watson, D./Tharp, R.: Einübung in Selbstkontrolle, München 1985[4]
51 Bierhoff, H.-W., a.a.O., S. 148
52 Ebd., S. 168
53 Ebd., S. 151
54 Ebd., S. 175
55 Ebd., S. 170
56 Brim, O. G. in: Brim, O. G./Wheeler, St.: Erwachsenensozialisation, Stuttgart 1974, S. 19
57 Mann, L.: Sozialpsychologie, Weinheim 1982[6], S. 25
58 Brim, O. G.: a.a.O., S. 20

FREUD
1856–1939. Jude,
6 Kinder. Medizinstudium,
haupts. in Wien tätig

KAPITEL 3

Ziel:

In diesem Kapitel wird das tiefenpsychologische M[illegible] lichkeit dargestellt. Seine Dynamik soll sowohl am Zusammenspiel der psychischen Instanzen Es, Ich und Überich als auch an den Ambivalenzkonflikten der Entwicklung deutlich werden. Das Hervorgehen der Persönlichkeitsstruktur des Erwachsenen aus der wechselseitigen Regulation von Kind und sozialer Umwelt wird beschrieben, um es so zu ermöglichen, die Ursprünge normalen und normabweichenden Verhaltens im Durchlaufen der frühen Stadien psychosexueller (-sozialer) Entwicklung zu erkennen. Besondere Berücksichtigung finden die Abwehr- und Anpassungsmechanismen, weitgehend unbewusste Prozesse zur Regulierung des psychischen Gleichgewichts. Überlegungen zu Weiterungen des psychoanalytischen Modells von S. FREUD durch z. B. seine Schüler A. ADLER und C. G. JUNG sollen das breite Fundament tiefenpsychologischen Denkens verstehen helfen.

Sexuelles Verhalten wird in seinen lebensgeschichtlichen Ausformungen betrachtet, Homosexualität als Beispiel für Geschlechtsidentität gesehen. Sexuelle Krisen und Störungen werden in ihrer Bedeutung für den Seelenhaushalt gedeutet.

3. Psychoanalyse: Tiefenpsychologie der Persönlichkeit

3.1. Das Instanzenmodell der Persönlichkeit

Psychoanalyse Tiefenpsychologie

Der Begriff *„Psychoanalyse“* von S. FREUD (1856–1939) wird meist sinnverwandt mit *„Tiefenpsychologie“* benutzt. Diese umfasst aber auch weitere, aus der Psychoanalyse stammende Theorien. Sie konzentriert sich auf den einzelnen Menschen als ein in seiner Umwelt aktiv handelndes Wesen und Produkt sozialer Wechselwirkungen. Danach bestimmen die gesellschaftlichen Verhältnisse die psychischen Eigenschaften der Persönlichkeit. Wer die Theorie FREUDs in ihrem Ursprung verstehen will, muss seine Lebensgeschichte wie die gesellschaftlichen Bedingungen im Österreich des ausgehenden 19. Jahrhunderts (Viktorianische Ära) verstehen. FREUD erfuhr als Jude früh Diskrimination. Im Gymnasium war er stets Klassenbester. Sein Medizinstudium wurde u.a. angeregt durch die Evolutionstheorie von Ch. DARWIN (1809–1882), der wie K. MARX (1819–1883) sein Zeitgenosse war. Grundsätzlich neu und diesen drei gemeinsam war der dem statischen Weltbild der Zeit widersprechende Gedanke, dass alles Lebende sich entwickelt und darum Veränderung Sinn des Lebens ist.

Vorstellung von einer Dynamik des Lebens

FREUD baute sein Persönlichkeitsmodell u. a. auf der Beobachtung auf, dass Patienten bei der Behandlung mit *Hypnose* sich oft der Preisgabe von Erinnerungen unwillkürlich und unbewusst widersetzen. Er erkannte, dass diesem Widerstand eine → Verdrängung ins Unbewusste vorausgegangen war. Dieses Unbewusste war schon lange vor FREUD bekannt, aber er integrierte es mit anderen Bausteinen, die er vor allem Krankengeschichten entnahm, in seine Theorie. Damit wurde der Zugang offengelegt zu psychischen Erscheinungen, die allein mit dem Bewusstsein nicht zu erklären waren, jedoch als Ausdrucksformen des Unbewussten gelten konnten: Träume, Zwangshandlungen, („hysterische") Lähmungen, für die es keine organische Ursache gab, und Fehlleistungen wie Versprechen, Vergessen, Verschreiben, Verwechseln.

Drei-Bewusstseinszustände

Ausgangspunkt seiner Theorie ist die Aufteilung des „seelischen Apparates" in drei Systeme: Bewusstes, *Vorbewusstes und Unbewusstes.*

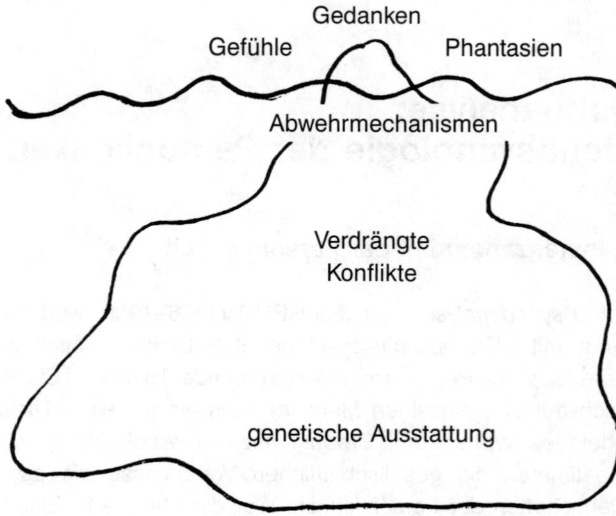

Gefühle, (sexuelle) Wünsche, Erlebnisse die als konflikthaft, bedrohlich, beschämend erlebt werden, werden von Kindheit an unterdrückt, ins Unbewusste verdrängt, damit sie unseren Wertvorstellungen und denen der Umwelt nicht ins Gehege kommen. Im Unterschied zu den vorbewussten Inhalten („Es liegt uns auf der Zunge") kann das Bewusstsein nicht über sie verfügen. Diese verdrängten Inhalte bleiben aber lebendig und versuchen, sich gegen die bewusste Zensur in o. g. unterschiedlichen „Verkleidungen" bemerkbar zu machen.

Freuds Instanzenmodell

Diese drei Bewusstseinszustände wurden später von FREUD in sein dynamisches „Strukturmodell" der drei psychischen Instanzen *Es, Ich* und *Überich* integriert':

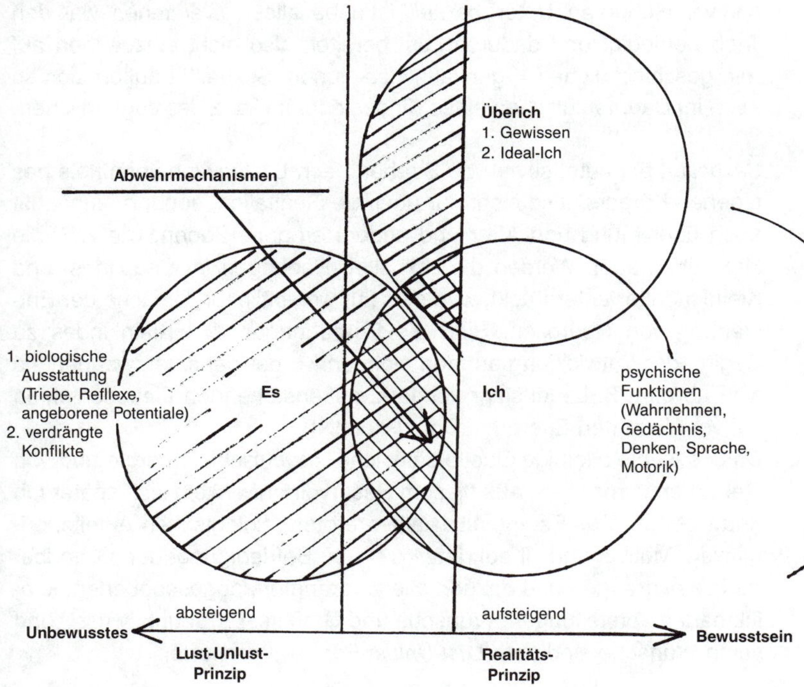

Abb. 16: FREUDs Strukturmodell

Der Mensch hat eine zweifache *Anpassungsleistung* zu vollbringen:

1. Er paßt sich seiner Umwelt an und formt sie in sich nach.
2. Er reagiert auf Reize, nimmt Einfluss auf die Umwelt und gestaltet sie möglichst seinen Bedürfnissen entsprechend.

Sexualtrieb als psychische Energiequelle

Als *Antrieb* menschlichen Verhaltens definierte FREUD den Sexual- bzw. Selbsterhaltungstrieb, später auch unter dem Eindruck des 1. Weltkrieges den Aggressions- oder Destruktionstrieb, der hier – weil auch unter Psychoanalytikern sehr umstritten – nicht abgehandelt werden soll.

Unter *Trieb* verstand FREUD eine Energie (im Sinne einer allgemeinen Lebenskraft), die hinter unseren Bedürfnissen steht und die den Menschen zur Aktivität treibt, also Spannung erzeugt. Deren Ziel ist die *Befriedigung* bzw. Verminderung oder Beseitigung der Spannung. Der Sexualtrieb (= Libido, lat.: Drang, Begierde) spielt im Seelenleben eine dominierende Rolle und richtet sich auf bestimmte Personen oder Handlungen und wird sichtbar in sexuellen Empfindungen und Impulsen von Geburt an. Unter *„sexuell"* ist dabei alles zu verstehen, was den Trieb befriedigt und dadurch Lust bereitet, also nicht einzuengen auf rein geschlechtliche (= genitale) Reaktionen. Sexualität äußert sich so auch im Daumenlutschen eines Kindes oder im Tanz des Jugendlichen.

Sexualität als im weitesten Sinne soziales Geschehen

Sexualität bedeutet soviel wie Streben nach Lustgewinn vermittels des eigenen Körpers, also nicht nur über die Genitalien, sondern zunächst auch über Mund und After und andere erogene Zonen, wie z. B. die Haut überhaupt. Werden die sexuellen Regungen im Säuglings- und Kleinkindalter unterdrückt, wird dies zur wesentlichen Ursache der Entstehung von Neurosen. Sind die Bemühungen des Kleinkindes zu Beginn der Entwicklung auf den eigenen Körper gerichtet, wenden sie sich ab dem 3. Lebensjahr verstärkt außenstehenden Liebesobjekten zu, vor allem den Eltern (→ Ödipuskonflikt).

Kindliche Sexualität und Verdrängung

Das Es als Ort der Antriebe und des Verdrängten

Das Es ist die alleinige Quelle sämtlicher psychischer Energie und von Geburt an vorhanden. Aus diesem Reservoir entwickeln sich später Ich und Überich. Das Es enthält 1. alle ererbten, biologischen Anteile, primitiven Motive und Triebkräfte, die auf Befriedigung der Grundbedürfnisse drängen und dazu 2. alle verdrängten, abgeschobenen, konflikthaften Vorstellungen, Wünsche und Gefühle. Es ist unbewusst, und seine Wünsche sind dem *Lust-Unlust-Prinzip* unterworfen.

Lust-Unlust-Prinzip

> „Jedes Verhalten hat seinen Ursprung in einem unangenehmen Reizzustand und ist darauf gerichtet, diesen Reiz zu verringern, dabei Unlust zu vermeiden und wenn möglich durch sofortige Befriedigung Lust zu erwerben."[2]

Im Kleinstkindalter entsteht solche Unlust sowohl durch die wachsende Reizmenge als auch infolge der verzögerten Befriedigung der Grundbedürfnisse: Durch Schreien und Strampeln als Formen motori-

scher Entladung kann es vorübergehende Befried
Beim Erwachsenen äußert sich das Lustprinzip durch
der bedrohlichen Wirklichkeit in Phantasien und → A
men (→ Neurosen).

Neurose: - „erlernt" → Verhaltensth.
- Konflikt in der Kindheit → Psychoanalyse
z.B. Phobien

Das *Ich* entwickelt sich aus dem *Es* durch fortwährend
des psychischen Organismus im Kontakt mit der Au
Es aufgrund erfahrener Bedürfnisbefriedigung. Die *E*
basiert auf der symbiotischen Mutter-Kind-Beziehu
des 1. Lebensjahres (→ wechselseitige Regulation),
die Entfaltung des Bewusstseins von sich selbst un
hältnis zur Welt entscheidend bestimmt. Dieses
entspringt der wachsenden Fähigkeit zu gegense
Nehmen ohne Angst vor Selbst-Verlust.
Das *Es* hat keinen direkten Zugang zur Realität, da
schen den Anforderungen des Es und der Außenw
flikte zwischen Wirklichkeit und den nicht mit ihr in Übereinstimmung stehenden Wünschen. *Das Ich lenkt die Anpassung* des Individuums an die Umwelt, es ist die Instanz des Verstandes. Unterstützt wird es dabei a) durch bewusste psychische Prozesse (sog. Ich-Funktionen), wie äußere und innere Wahrnehmung, Aufmerksamkeit, Gedächtnis, Denken, Motorik, über die es die Außenwelt rechtzeitig erkennen und ihre Anforderungen übersetzen kann und zu seinen Gunsten auf sie einwirken lernt, also handlungsfähig wird, und b) durch vorbewusste und unbewusste Mechanismen (Abwehrmechanismen).

Psychose:
- schwer heilbar
- unbekannte, innere Ursache
- Bsp: Stoffwechselstörg.
- exogen: Demenz, Alkohlis, Epilepsie
- endogen: Schizo, Manie, Depr.

Ich-Funktionen

Dies geschieht alles unter dem Einfluss des *Realitätsprinzips:* Dieses verfolgt beinahe dieselben Ziele wie das Lust-Unlust-Prinzip, passt sich aber den Erfordernissen der Umwelt an im Rahmen der fortschreitenden Ausformung der psychischen Funktionen und stellt sofortige Bedürfnisbefriedigung zurück, um so sicherer zu einem späteren Zeitpunkt Lust zu erreichen. Es ermöglicht dem Individuum, Verdrängung durch angemessenes Handeln zu ersetzen und so eigene Möglichkeiten zu verwirklichen bzw. im Sinne der Gesellschaft für es selbst sinnvolle Ziele anzusteuern und dabei möglichst wenig Reibungsenergie zu verlieren. Unterstützt und zugleich eingeschränkt wird das Ich darin durch → Angstsignale, wenn ein zu starkes Überich und ein drängendes Es ihre Forderungen stellen und Unzulänglichkeiten, Mängel und Fähigkeiten Grenzen stecken. Dann kann das Ich → Abwehrmechanismen (Umwandlung ursprünglicher Triebansprüche) einsetzen, die ihm helfen, die Angst zu vermindern, und mindestens eine Atempause verschaffen.

Das Realitätsprinzip ermöglicht Umweltbewältigung und soziale Anpassung

Aufgaben der Abwehrmechanismen

„Die Fähigkeit des Ich, gleichzeitig den Ansprüchen des Es, des Überich und der Realität zu genügen und unter diesen Umständen auch noch die höchstmögliche Triebbefriedigung zu erreichen, wird *Realitätsprüfung* genannt."[3]

Erst im Verlauf der Ich-Bildung und infolge seiner Existenz ist die *Entstehung von Neurosen* als Ergebnis nicht gelungener Realitätsbewältigung zu verstehen.

Das Überich repräsentiert die Forderungen der Gesellschaft

Aspekt des Überich:
1. Gewissen
2. Ideal-Ich

Das *Überich* repräsentiert zum einen die moralischen Anforderungen, die verinnerlichten (internalisierten) Verbote, Einschränkungen, Gebote und Belohnungen, Wertvorstellungen und gesellschaftlichen Normen in der Gestalt des *Gewissens*, und zum anderen die ideellen Vorstellungen von dem, was man von sich selbst erwartet und was man sein könnte, das *Ideal-Ich.* Dieses verkörpert unsere Ideale und positiven Leitbilder, die zu erreichen wir uns ein Leben lang strebend bemühen. Es ensteht aufgrund von Erfahrungen des Kindes, dass es selbst nicht Eigenschaften verwirklichen kann, die es bei geliebten Personen, besonders den Eltern, bewundert. („Im Unterschied dazu entspricht das *Ich-Ideal* dem Zustand, den das Individuum erreichen muss, um den Anforderungen des Überich zu genügen.")[4]

Ambivalenz des Überich

Das Überich bildet sich zusammen mit dem Ich, um dieses bei der Beherrschung des Es zu unterstützen, in den ersten Lebensjahren als dritte seelische Instanz. Es geht hervor aus der Begegnung des sich seiner selbst bewusst werdenden Menschen mit seiner Umwelt. Das Kind erfährt Maßnahmen liebevoller Zuwendung, aber auch strafende, versagende. Dieser *Zwiespalt* spiegelt sich fortan im Überich wider, das im Widerstreit seiner Gedanken und Gefühle Handlungsanweisungen gibt, die fürsorglich ermutigend, aber auch verbietend und kritisch sein können (→ Eltern-Ich). Die Gebote und Verbote sind für das Kind zunächst unverständlich. Aus Angst vor Strafe wird es ihnen in seinem Verhalten entsprechen. Das Überich wird in zunehmendem Maße nicht nur bei Anwesenheit der Bezugsperson (→ Vermeidungslernen), sondern auch bei ihrer Abwesenheit (→ Vorbilder) seine Wirkung entfalten.

Verfestigung des Überich in der ödipalen Phase

Mit 4–5 Jahren erst erfährt es entscheidende Anregungen zu seiner Ausgestaltung in der Folge seines Bemühens um Identifikation mit dem gleichgeschlechtlichen Elternteil während der → ödipalen Phase. In der weiteren Entwicklung wird es verfestigt und wirkt kontrollierend in Form von *„Gewissensbissen"* (vorher) und *Schuldgefühlen* (nachher) sowohl auf unsere Handlungen als auch auf unsere Gedanken, Gefühle, Wünsche und Phantasien ein. Diese Zensur dient dem Schutz des Selbst, weil es Strafe vermeiden hilft, und der Anpassung an die Gesellschaft. In diesem Sinn z.B. ist zu verstehen, dass „der Täter an den Ort seiner Tat zurückkehrt".

> „Sicher, auf den ersten Blick mochte das, was am nächsten Tag, einem Mittwoch übrigens, von uns zu tun war, nur Routine sein, doch unsere neurotisch-intensive Kainsmal-Angst verlieh der Sache eine andere Qualität. Wo immer ich hinging, ich hatte ständig das Gefühl, dass andere in meinen Augen, auf der Stirn ganz deutlich lesen konnten, was mit mir war: Der! Der! Der! Es hallte in mir nach, was immer ich tat. ..." (– ky: Kein Reihenhaus für Robin Hood, rororo, S. 105)

Das Überich ist Sinnbild für die Verinnerlichung der Gebote und Verbote, die von den Eltern vermittelt werden gemäß ihrem Verständnis der gesellschaftlichen und kulturellen Anforderungen.

Wurzeln des Überich

Überich und Es bleiben von der äußeren Realität unbeeinflusst und sind zu keinem Kompromiss fähig. Bei Überich und Es

> „besteht ein Einfluss der Vergangenheit, beim Es durch die Vererbung, beim Überich durch den elterlichen und sozialen Einfluss. Das Ich ist dagegen durch die eigene Erfahrung des Individuums bestimmt."[5]

Überich zwischen Selbstkritik und Neurose

Das Überich ist durchaus wandlungsfähig in dem Sinne, dass es auch während der weiteren Entwicklung des Erwachsenen fortwährend Werte anderer Menschen verinnerlicht, sich mit ihnen identifiziert, mit seinen Handlungsanweisungen die psychischen Kräfte möglichst optimal verwerten und ein seelisches Gleichgewicht *(Homöostase)* aufrechterhalten hilft. So kann es dem Individuum gelingen, sich in der Partnerschaft und schließlich in der Gemeinschaft zu verwirklichen („Nächsten-Liebe", Ideal-Ich). Die durch das Überich gewährleistete *Fähigkeit zu Selbstbeobachtung und Selbstkritik* kann aber auch den Lebensraum derart einengen, dass quälende Gewissensangst in Gestalt von Strafe vorwegnehmenden Schuldgefühlen übermächtig wird. Das Individuum wird (Zwangs-, Depressions-) → Neurosen in dem Maße entwickeln, in dem es sich außerstande sieht, moralischen Normen zu entsprechen, oder glaubt, diese verletzt zu haben.

3.1.1. Autoritäre Erziehung und psychische Instanzen

Dominanz des Überich, Schwäche des Ich

Insbesondere in der → ödipalen Phase erfahren das Ich und das Überich ihre Ausprägung. Bei strenger Elternautorität, die die Wünsche und Bedürfnisse des Kindes unterdrückt, kommt es zur Internalisierung der elterlichen Aggression und zur *Dominanz des Überich.* Dieses greift frühzeitig in Denken und Handeln ein und verunsichert das Ich. Dieses labile Ich vermag nur zeitweilig die Führung zu übernehmen und ein ungestörtes Verhältnis zur Realität zu erreichen. Die verdrängten Wünsche, Phantasien, Vorstellungen aus dem Es, die irrational groß geworden sind, setzen es immer wieder unter Druck. Die resultierenden Konflikte hindern das Individuum an der Auseinandersetzung mit seiner Umwelt, das Ich braucht seine Energie weitgehend, um sie doch noch einer befriedigenden Lösung zuzuführen oder aber sie wiederum zu verdrängen. Das bedrängende Es provoziert versagende Reaktionen des Überich, *Schuldgefühle,* die sich das Ich nicht erklären kann. Unter

Bedrohung durch das Es

diesen leidet es und lastet sie in Ermangelung anderer Deutungsmöglichkeiten seiner eigenen Schwäche an: als Minderwertigkeitskomplexe oder *Unzulänglichkeitsgefühle* gegenüber Geboten und Verboten der Außenwelt. Das Individuum verinnerlicht vorübergehend seine Unterlegenheit und Unvollkommenheit, hilft sich selbst gegenüber diesen

Negative Abwehrmechanismen

letztlich unerträglichen Vorstellungen mit → *negativen Abwehrmechanismen* und einem übersteigerten, unerreichbaren Ideal-Ich. Im Schatten von Führungsgestalten als personifiziertes Ideal-Ich, mit denen das Individuum sich identifizieren kann, wird die eigene Abhängigkeit

Identifikation mit einem Führer

erträglich und ein Anteil an der Macht erreicht sowie die Erfüllung unterdrückter Wünsche möglich, ohne dass Eigenverantwortung im gleichen Maße übernommen werden müßte.

3.1.2. Demokratische Erziehung und psychische Instanzen

Bei *demokratischer* Erziehung befinden sich die 3 psychischen Instanzen in einem *dynamischen Gleichgewicht.* Aufgrund seiner realisti-

Anpassungsleistung des Ich

schen Haltung ist das Ich bestrebt, durch optimalen Einsatz der psychischen Funktionen sich selbst in seiner Welt zu verwirklichen und dabei zu einer maximalen Befriedigung seiner Bedürinisse zu gelangen (→ Sublimation, → Identifikation). Durch Erlernen von Triebverzicht und Triebaufschub bzw. -umwandlung in → sekundäre Bedürfnisse gewinnt das Individuum Toleranz sich selbst und anderen gegenüber.

Das Überich wirkt vor allem insoweit einschränkend, als es in „Teamarbeit" an die sozialen Werte und Normen erinnert und die Grenzen eigenen Handelns bewusst macht. Damit gewährleistet es kritisches Abwägen durch das Ich, bewahrt es vor Überforderung oder erleichtert ihm, Misserfolge zu verarbeiten, und kanalisiert, aktiviert psychische Kräfte, um sie auf Veränderung des eigenen Verhaltens sowie der gesellschaftlichen Bedingungen sinnvoll zu konzentrieren.

Kontrolle durch das Überich

3.2. Abwehrmechanismen gegen die Angst

Mit *Homöostase* bezeichnet der Physiologe die Aufrechterhaltung des physiologischen Gleichgewichtes, das sich ohne bewusste Wahrnehmung oder Mitwirkung des Menschen automatisch regelt. Seit FREUD beschreiben Tiefenpsychologen unterschiedliche Anpassungs- und Abwehrmaßnahmen, die in vergleichbarer Weise das psychische Gleichgewicht regulieren sollen. Die Zahl derselben schwankt je nach Orientierung des Autors: Denn die Abwehrmechanismen ergeben sich ja als hypothetische Folgerungen aufgrund von Verhaltensweisen, und in Abhängigkeit vom jeweiligen individuellen Standpunkt kann ein konkretes Verhalten als Folge verschiedener Abwehrmechanismen angesehen werden, oder aber unterschiedliche Verhaltensweisen können unter dem gleichen Abwehrmechanismus zusammengefasst werden. Die Psychoanalytiker unterstellen, dass sich 1. während der → psychosexuellen bzw. -sozialen Entwicklung Konflikte herausbilden und 2. die frühen Erfahrungen des Kindes die Fähigkeit des Individuums in einem hohen Maße formen, sich im späteren Leben anzupassen.

Funktion der Anpassungs- und Abwehrmechanismen

> „Wenn schmerzliche Konflikte in der Kindheit ohne adäquate Lösung unterdrückt worden sind, dann werden sie – obschon unbewusst – im Erwachsenenalter weiterhin Gedanken, Gefühle und Verhalten des Individuums beeinflussen und dabei emotionale Spannungen und Anpassungsschwierigkeiten bewirken."[6]

Die psychoanalytische Theorie setzt Triebimpulse voraus, die von der Gesellschaft nicht akzeptiert werden. Um deren Forderungen gerecht zu werden, bedienen wir uns der *Anpassungs- bzw. Abwehrmechanismen.* Diese entstehen innerhalb der Entwicklung und tragen zugleich zur Entwicklung bei, da sie es dem Individuum erleichtern, immer wieder ein Gleichgewicht herzustellen. Dies geschieht durch

Angstabwehr

1. *Abwehr der Ängste* in Situationen, die „traumatisch werden und uns mit Angst überfluten könnten“[7], weil unsere Triebregungen auf den Widerstand der Umwelt stoßen.

Soziale Anpassung

2. *Anpassung,* insofern, als sie das Ich entlasten und ihm behilflich sind, die ursprünglichen Triebwünsche in solche Bedürfnisse und Handlungen zu verwandeln, die der Gestaltung der Gesellschaft förderlich sind (→ Identifikation, → Sublimation) oder die wenigstens von ihr nicht verurteilt werden, weil sie in maskierter Form sich mehr oder minder ungestraft äußern können (→ Projektion, → Rationalisierung).

Anpassungsmechanismen und kulturelle Evolution

Nach dem Gesagten wird erkennbar, dass die Inhalte der Abwehrmechanismen wie Häufigkeit von und Gelegenheit zu unmittelbaren Triebäußerungen von der Toleranz und dem kulturellen *Zustand der Gesellschaft* abhängig sind. Diese bewertet die einen wie die anderen daraufhin, inwiefern sie für den Aufbau der Kultur von Wert sind. Diese weitestgehend unbewussten Mechanismen werden durchaus nebeneinander, differenzierend oder in Kombination benutzt und tragen somit zur individuell unterschiedlichen Formung der Eigenart eines Menschen bei. Abwehr ist in gewissem Umfang lebensnotwendig, sie entzieht dem Bewusstsein die Pflicht, sich mit all dem fortlaufend zu beschäftigen, was uns Angst verursachen könnte.

Positive und negative Abwehrmechanismen

Wir können unterscheiden zwischen *positiven,* stabilen, erfolgreichen Abwehrmechanismen und *negativen,* instabilen *Abwehrmechanismen.* Die *positiven* (→ Sublimation, → Identifikation und in gewissem Umfang auch Kompensation und Reaktionsbildung) formen die Motivationskräfte, die das Ich bei seiner Einflussnahme auf die Umwelt zum Zwecke gleichzeitiger Bedürfnisbefriedigung unterstützen. Die *negativen* (Verdrängung, Projektion, Regression usw.) sind vorübergehend durchaus dem Individuum nützlich, insoweit sie ihm Distanzierung vom aktuellen Konflikt ermöglichen; insgesamt aber hemmen sie die Befriedigung von Triebansprüchen sowie die Lösung von sich ergebenden Konflikten mit der Realität. Werden sie jedoch übermäßig benutzt, drängen sie sich geradezu zwanghaft auf. Sie werden fixiert, weil

> „kein endgültiger Ausgleich zwischen den primären Triebwünschen und den Forderungen von Gesellschaft und Kultur durch diese Mechanismen ermöglicht werden kann.“[8]

In diesem Sinne bedeutet Abwehr auch stets Einengung von Wahrnehmung, Kreativität, intellektuellen Fähigkeiten u. a.

Abwehrmechanismen dienen ebenso dem Aufbau von → Neurosen. Je mehr Kraft für die Abwehr aufgewendet werden muss, desto weniger kann das Ich aktiv handeln.

Die dargestellten Zusammenhänge sollen hier kurz skizziert werden:

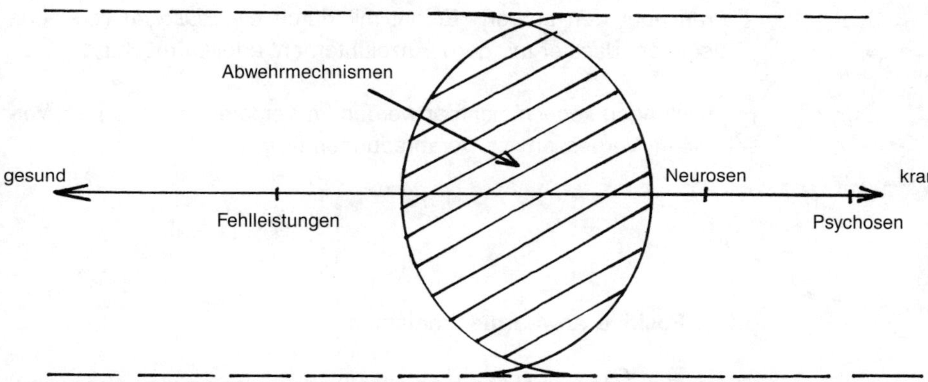

Abb. 17: Das Kontinuum GESUNDHEIT – KRANKHEIT

Kontinuum Gesundheit – Krankheit

Nicht nur nach psychoanalytischer Auffassung lassen sich Gesundheit und Krankheit nicht als zwei getrennte Kategorien begreifen, sondern die *Krankheit* ist sozusagen ein Weniger an Gesundheit und Mehr an Krankheit, wie Gesundheit umgekehrt. *Krankheit und Gesundheit* sind nicht qualitativ, sondem vielmehr quantitativ unterschiedliche und veränderliche Zustandsformen eines Individuums auf der Grundlage dynamischer Persönlichkeitsprozesse und der Wechselwirkung mit der sozialen Umwelt.

Fehlleistungen als Ausdruck von Triebkonflikten

Hinweise auf die Triebkonflikte geben schon die sog. FREUDschen *Fehlleistungen!* Sie sind Ausdruck zweier gegensätzlicher Tendenzen:

> „Fehlleistungen sind Kompromissergebnisse. Einer Absicht wirft sich eine Gegenabsicht entgegen ... Es kann sich in der Fehlleistung aber auch eine Tendenz äußern, welche seit längerer Zeit … zurückgedrängt ist, nicht bemerkt wird und darum vom Sprecher direkt geleugnet wird.“[9]

Beispiele:

Man nimmt sich vor (= bewusst), etwas nicht zu sagen. Dann aber setzt sich die abgelehnte Äußerung durch: „Ich bin nicht geneigt (statt: geeignet), die Verdienste meines Vorgängers zu würdigen." oder: „Da sind aber Vorgänge zum Vor*schw*ein gekommen ..." oder: „Das Gespräch war außerordentlich *furchtbar* ..." oder: Die junge Frau über den Lehrer: „Er hat mir durch die *Bluse* zu verstehen gegeben, dass er mir gern Einzelunterricht erteilen möchte."

Fehlleistungen *können* sichtbar werden im Versprechen (s. o.), im Verschreiben, Vergessen von Verabredungen usw.

3.2.1. Positive Abwehrmechanismen

Sublimation: Ursprüngliche (sexuelle) Triebimpulse werden abgewehrt, indem man sie in sozial anerkannte, „wertvolle" Tätigkeiten umwandelt („Ersatzhandlungen") und weiterentwickelt. Die Sublimierung der primitiven Formen der Trieb- und Motivbefriedigung zieht sich über mehrere Entwicklungsphasen hin, erfährt dabei Veränderung in Wechselwirkung mit anderen Abwehrmechanismen und in Abhängigkeit von den sich wandelnden gesellschaftlichen Wertvorstellungen, dient dem Aufbau aktiv gestaltenden Handelns und dem Erreichen sozialer Anerkennung und materiellen Erfolgs. Der Mensch lernt, die Befriedigung von Wünschen aufzuschieben, deren Ziele neu zu bestimmen und Situationen selbst zu verändern. Im Prozess von Erziehung und Sozialisation lernt der werdende Mensch,

Sublimation und soziale Normen

- Schmierereien mit Kot (→ anale Phase) in Spiel mit kreativen Materialien und in *ein* Motiv für die Wahl des Berufes von Bäcker, Bildhauer, Erzieherin o. a. umzuwandeln,
- aggressive Impulse umzuleiten z. B. in das Tun des Chirurgen oder in Hochleistungssport,
- exhibitionistische Tendenzen in künstlerische (Selbst-)Darstellung umzuformen,
- unterdrückte Bedürfnisse nach Zuneigung und Schuldgefühle in helfenden Berufen zu verarbeiten (→ Helfersyndrom).

Identifikation: Durch Imitation und Identifikation lernt das Kind soziales Verhalten, nimmt Wertvorstellungen in sich auf. Es identifiziert sich aber auch mit den Eltem, übernimmt ihre Denkweisen, Wünsche, Gefühle, Einstellungen, bildet sein Gewissen, wenn seine Wünsche und Bedürfnisse bei diesen auf Widerstand stoßen, Konflikte und eventuell Aggressionen auslösen. Identifikation dient so der Abwehr von Angst und hat sozusagen „Schutzfunktion", z.B. für den Pubertierenden, der sich mit der Gruppe oder bestimmten Personen identifiziert und so von außen gegen sein Ich gerichtete Drohungen reduzieren kann. Das kleine Mädchen will „wie die Mutter" werden, der Angestellte baut Ängste vor dem Vorgesetzten ab durch Übernahme von dessen Ansichten und Wertungen. Identifikation erhöht das Selbstgefühl und hilft dem Heranwachsenden trotz Versagenserlebnissen unterschiedlicher Art zu sich selbst, d. h. seine Identität zu finden. Zahlreiche Identifikationen mit politischen Ideologien, Idolen oder Aggressoren z.B. können aber auch auf Dauer die Selbstverantwortlichkeit mindern.

Identifikation und Selbstbewusstsein

> „Es ist eine landläufige Beobachtung, dass Individuen sich eher antisozial verhalten oder Handlungen ausführen, für welche sie Vergeltung zu fürchten hätten, wenn sie in einer Gruppe sind. Der Mensch fühlt sich nicht nur stärker in der Gruppe, noch mehr fühlt er seine Angst- und Schuldgefühle gemildert."[10]

Reaktionsbildung: Als bedrohlich erlebte Verhaltensweisen, → Einstellungen, Gefühle werden verdrängt und durch entgegengesetzte „überspielt". Die zuvorkommenden Umgangsformen eines Menschen können Ausdruck tiefer Geringschätzung sein, die übertriebene Fürsorge maskierte Feindseligkeit, die gefährliche Angst durch Waghalsigkeit ausgeglichen werden, das Helfen-Wollen als Reaktion auf durch tatsächliche Aggression verursachte Schuldgefühle verstanden werden, die übertriebene Enthaltsamkeit Folge bedrohlich erlebter Abhängigkeit sein. Solche Reaktionen müssen nicht unbewusste Reaktionsbildungen sein, sie führen aber immer weit weg von angstauslösenden Handlungen und kommen sozial erwünschten Verhaltensweisen mindestens nahe.

Reaktionsbildung als Deckmantel für gegensätzliche Einstellungen

Kompensation: An sich selbst erlebte Schwächen und Minderwertigkeitsgefühle werden durch besondere Fähigkeiten ausgeglichen. Mangel- oder Frustrationserlebnisse, Versagenssituationen, Herabsetzungen werden kompensiert, um das seelische Gleichgewicht zu erhalten. Die Palette der Kompensationsmöglichkeiten bewegt sich zwischen der

Kompensation fördert Leistungsmotivation

direkten Kompensation (erhöhte Leistung auf dem gleichen Gebiet: Der Stotterer wird zum Alleinunterhalter) über die Leistungen in anderen Bereichen bis zur Kompensation im Prahlen, Tagträumen.

- Kompensation wird als sonderpädagogisch bedeutsames Prinzip gesehen, um „vorhandene Funktionsreserven soweit als möglich zu nutzen".[11]

3.2.2. Negative Abwehrmechanismen

„Ein jeder kehre vor seiner Tür, und rein ist jedes Stadtquartier." (GOETHE)

Verdrängung verhindert das Eindringen unerwünschter Impulse, Gefühle, Erinnerungen, Phantasien ins Bewusstsein (→ Vergessen) und verlagert sie ins Unbewusste. Dort bleiben sie aber weiter aktiv, entfalten eine untergründige Störfunktion, drängen in bestimmten Situationen in abgewandelter Form ins Bewusstsein und führen zu → neurotischen Entwicklungen. Das Ich muss nun starke Gegenkräfte mobilisieren, die ihm beim realitätsangemessenen Handeln und Wahrnehmen dann nicht mehr zur Verfügung stehen. Verdrängte Inhalte werden infolge Ich-Schwächung sichtbar in Träumen oder beim alkoholisierten Zecher, der plötzlich nicht mehr ruhig, freundlich, zurückhaltend ist, sondern auffällt durch wütendes, streitsüchtiges, (sexuell) distanzloses Verhalten. Bei Streitigkeiten können sich dem einen Partner Ängste vor dem Verlassenwerden aufdrängen, da die Mutter ihn als Kind bei Unfolgsamkeit mit Nichtachtung strafte. (→ (sexuelle) Gewalt).

Dynamik der Verdrängung

Projektion: Vorgänge in unserem Innern werden nach außen verlegt, eigene Unzulänglichkeiten, unmoralische Gefühle, Handlungsmotive, Antriebe, Stimmungen etc. werden unbewusst einer anderen Person oder einem Gegenstand zugeschrieben, auf diese projiziert.

„Was siehst du aber den Splitter in deines Bruders Auge und wirst nicht gewahr des Balkens in deinem Auge?" (MATTHÄUS 7,1)

Projektion und Vor-Urteil

Je weniger man vom anderen weiß, desto überzeugter ist man, ihn zu kennen. Dies bewirkt folgenschwere Fehlperspektiven in zwischenmenschlichen Beziehungen in Hinblick auf Fremd- und Selbsteinschätzung (→ Etikettierung, sich selbst erfüllende Prophezeiungen). Eigene Wünsche oder Angstregungen werden so behandelt, als hätte sie der andere, nicht aber man selbst. Grundlage hierfür ist, dass der Mensch selten zufrieden ist (→ Identität) mit seinem Äußeren, mit seinen Eigenschaften und Fähigkeiten: Wird der Unterschied zwischen der Selbsteinschätzung und dem Idealbild zu groß, wird er als bedrohlich empfunden und ist keiner Selbstkorrektur mehr zugänglich.

- Die Eifersucht des Partners wird zum Hinweis auf seinen unterdrückten Wunsch nach Abwechslung. Der Hass auf den anderen wird zum Mißtrauen ihm gegenüber.
- Der Protest des Jugendlichen kann z. T. Ausdruck eigener Aggressionen, Unsicherheiten sein (→ Reaktionsbildung).
- Die leistungsschwache Schülerin „kann nicht so gut" mit dem Lehrer, der „sie nicht mag", weil sie ihre Bewertungsangst auf den Lehrer projiziert.
- Der Sittlichkeitsapostel wittert in jeder neutralen Verhaltensweise schon triebhaftes Sexual- oder politisches Fehlverhalten.

Projektion richtet sich auf „Sündenböcke" und Minderheiten (→ Vorurteil) und kommt im Verfolgungswahn des paranoiden Psychotikers zum Ausdruck.

Rationalisierung als Scheinbegründung

Rationalisierung: Der Mensch, der im Allgemeinen aufgefordert ist, sein soziales Tun zu rechtfertigen, begründet die Erfüllung nicht akzeptierter Wünsche mit scheinbar vernünftigen, objektiven, „konstruierten" Gründen, um sein Selbstgefühl aufrechzuerhalten. Die vorher unannehmbare Handlung, die vorurteilshafte Einstellung und der verbotene Gedanke können dann ohne Schuldgefühl verwirklicht oder im Nachhinein „gutgeheißen" werden. Der Mensch, der in eine unangenehme Situation gelangt, versucht, ihr Gutes abzugewinnen.

- Das scheinbar unbeabsichtigte Provozieren von Normverstößen bei Kindern erlaubt es dem aggressiven Erzieher, sein Strafen als notwendig auszugeben und seine Schuldgefühle zu beschwichtigen.
- Der junge Mann, der von der Freundin zurückgewiesen wurde („er wollte, sie nicht"), setzt diese herab („er wollte sie nicht").

Die Rassentheorie des Nationalsozialismus bewies angeblich wissenschaftlich die angebliche Unterlegenheit der Juden (→ Projektion).

Regression als Rückschritt auf frühere Entwicklungsstufen

Regression: Man weicht vor Schwierigkeiten aus und reaktiviert Verhaltensweisen früherer Entwicklungsstufen der Triebentwicklung, um weniger Verantwortung tragen zu müssen. Regression enthält immer auch ein Stück → Fixierung. Wurde eine Phase überaus angenehm erlebt oder aber ein Bedürfnis in ihr unzureichend befriedigt, geht von der Phase eine gewisse Verlockung aus oder es verbindet sich mit ihr ein Nachholbedarf.

- Das 6jährige Kind regrediert als Folge der erneuten Berufstätigkeit der Mutter, der Belastungssituation Einschulung oder der Streitereien der Eltern usw. in Einnässen oder Babysprache.
- Kann jemand sexuelle Probleme nicht lösen, wird er in die orale Phase (essen, rauchen ...) oder in Krankheit (→ Somatisierung) flüchten.
- Ein alter Mensch kann in kindliche Hilflosigkeit zurückfallen, als Reaktion auf Überbewertung körperlicher Veränderungen. In Zeiten akuter Belastung (Krankenhausaufenthalt, Tod eines nahen Angehörigen) kann jedermann regredieren.

Jeder schöpferische Akt beruht zunächst wohl auf Regression. In dem Maße, in dem Menschen mit Problemen konfrontiert werden, die sie meinen, nicht bewältigen zu können, „gehen sie aus dem Felde" und weichen der Verantwortung für sich und andere aus. Unsere zunehmend regressive Gesellschaft verdrängt in wachsendem Maße die Wahrnehmung ihrer abnehmenden Konfliktfähigkeit und ihr ängstliches Bemühen, alles Beunruhigende durch Institutionalisierung aus dem Blickfeld zu räumen.

Seelische Zivilisationskrankheiten, Abhängigkeitsverhalten, insbesondere Süchte, aber auch Teufelsglaube und Glaube an Wunderheiler, okkulte Praktiken und Anfälligkeit für (religiöse, politische) Führer finden hier einen Erklärungsansatz.

Fixierung als Festklammern

Fixierung: Bestimmte Reaktionsweisen einer früheren Entwicklungsstufe werden festgehalten (z. B. Einnässen, Daumenlutschen, Nägelkauen, Saugen als fortbestehendes Interesse an oralen Aktivitäten.) Das Kind will „klein bleiben".

- „Wenn die Fixierung stark ist und der Erwachsene unter Druck, Belastung, Misserfolg gerät, dann erfolgt wahrscheinlich eine Regression auf eine Stufe, auf die er teilweise fixiert ist."[12]

Die Psychopathologie spricht von Fixierung vor allem bei neurotischen Entwicklungen oder Perversionen.

Somatisierung (Konversion): Psychische Spannungen und Konflikte werden in körperliche Symptome umgewandelt (→ psychosomatische Erkrankungen, → Organneurosen).

Somatisierung als Konfliktverlagerung

Schon im Alltagsleben beobachten wir vorübergehende physiologische Reaktionen (wie Herzklopfen, Erröten) auf Angst oder andere Gemütsregungen. Unter Stress kann der gesunde Mensch kurzfristig Kopfschmerzen, Müdigkeit, Schnupfen entwickeln, und er kann sich der Belastungssituation zunächst entziehen. In schwerwiegenden Fällen kann die Umwandlung der Angst in körperliche Symptome zu ernsten Beeinträchtigungen der Organfunktionen führen.

Weitere Abwehrmechanismen wie: *Vermeidung* angsterregender Umstände oder *Verleugnen* der Möglichkeit, körperlich krank zu sein, können mehr oder weniger bewusst und bis zu einem gewissen Grad auch sinnvoll sein.

3.3. Die Phasen psychosexueller Entwicklung

„Das Kind ist der Vater des Menschen"
(W. WORDSWORTH, 1770–1850)

Märchen haben schon in einer Zeit intuitiv erfaßtes und beobachtetes Wissen über Entwicklung an die nächstfolgende Generation weitergegeben, als die Mehrheit der Bevölkerung noch keinen Zugang zur Schriftsprache hatte. Volksmärchen zeigen, was Kinder bewegt und wie sie ihre Aufgaben zu lösen suchen. Sie schildern Menschen mit ihren existierenden Ängsten, Krisen und Nöten, die entstehen, wenn das Leben einseitig gesehen wird, der einzelne sich von der Gemeinschaft zu weit distanziert oder unter den Einfluss anderer gerät, sich verführen lässt. Märchen spiegeln das Innenleben von Kindern ebenso wieder wie unsere eigene Kindheitserlebnisse. Das Geschehen im Märchen wird nur vom Standpunkt des Helden gesehen, wie ja auch das Kind sein Leben, seine Umwelt → egozentrisch sieht, viel stärker als der Erwachsene in der Gegenwart lebt und nicht vermag, sich bewusst in die Gedanken und Regungen anderer einzufühlen. Die Figuren des Märchens sind → Projektionen der Vorstellung des Kindes, Feen, Hexen, Riesen, Drachen stehen für seinen Begriff von Freund und Feind in der Welt der Erwachsenen. „Was der Held tut und was ihm zustößt, seine Kämpfe und Fährnisse, seine Erfolge und Misserfolge, sind allesamt Projektionen der Ängste und Wünsche der Kinder, Widerspiegelungen ihres Innenlebens."[13]

Sich mit ihm identifizierend, ringen sie gegen Widerstände um Selbstständigkeit und Sinn für ihr Leben in der Gemeinschaft. Märchen erleichtern es dem Kind, die Probleme des Lebens zu bewältigen, weil sie seine Ängste ernst nehmen und, anders als die Erwachsenen, ihm das Böse in uns nicht verbergen und ihm Hoffnung vermitteln.

Psychosoziale Entwicklung im Märchen

> „Mit einiger Verblüffung kann man in Themen des Märchens (vom „Tischlein-deck-dich") eine exakte Parallele zu der tiefenpsychologischen Phasenlehre entdecken ... Ähnlich wie der jüngste Sohn die beiden anderen Brüder und ihre Schätze erst wieder befreien muss, behauptet die psychoanalytische Theorie die Dominanz der genitalen Sexualität über alle früheren Formen, in denen sich die Triebe bereits ausgedrückt haben."[14]

Diese aufscheinende Parallelität sollte man nicht unkritisch hinnehmen, da zum einen Märchen auf mehreren Ebenen einen Sinn aufweisen und zum anderen die psychoanalytische Lehre vielfältige Erklärungsmöglichkeiten für Entwicklung und Verhalten der Persönlichkeit anbietet und somit ständig in Gefahr gerät, entschlüsseln zu wollen, wo gar nichts verschlüsselt ist. Das mag in ihrer Entstehung begründet sein, denn sie basiert

> „auf rein klinischer Erfahrung, d. h. auf der Erfahrung mit Menschen, die unter Neurosen und anderen Anpassungsschwierigkeiten litten, die in jedem Falle irgendwie gestört waren."[15]

Realisierung des Sexualtriebes in der frühkindlichen Entwicklung

Partialtriebe

Autoren wie B. BETTELHEIM („Kinder brauchen Märchen") lassen die psychoanalytische Deutung von Märchen als durchaus brauchbar erscheinen und untermauem die Aussagen der psychoanalytischen Phasenlehre. Die Tiefenpsychologie geht davon aus, dass die *Energie des Sexualtriebes* (= Libido) in der frühkindlichen Entwicklung eng an bestimmte (erogene) Körperzonen, besondere (Schleim-) Hautstellen wie Mund, After, Geschlechtsorgane, gebunden ist, die in besonderer Weise sensibel sind und darum Bedeutung für das Erreichen sexueller Lust (bei Kindern und Erwachsenen) haben, d. h. Verminderung von Triebspannungen ermöglichen. Jede dieser Körperregionen erfährt vorübergehend eine besondere Akzentuierung, bis die diffuse kindliche Sexualität gemäß einem (biologischen) Grundplan aus allen Teilaspekten (Partialtrieben) zunehmend zu einer Gestalt, d. h. zu einem einheitlichen Ganzen gewachsen ist. Über das Erleben der Einzelaspekte der Sexualität in der Kindheit gelangt schließlich der Jugendliche zu einer alle Körperbereiche sowie die Psyche umfassenden Sexualität, die schließlich in Selbstfindung (Ich-Identität), partnerbezogene Sexualität (Liebe) und partnerschaftliches Sozialverhalten mündet. *Diese sexuelle Triebenergie führt also zum sozialen Handeln* und ist nicht gleichzuset-

Sexualität als Voraussetzung für soziales Handeln

zen mit Sexualität in unserem begrenzten Verständnis. Notwendige Voraussetzung für den möglichst reibungslosen Eintritt in die nächstfolgende Phase der Entwicklung ist das vollständige Erreichen der Ziele einer jeden Phase. Wie jede Phase durchlaufen wird, bestimmt der Lebensplan des Individuums; die frühen Phasen → kanalisieren die Entwicklung der Persönlichkeit entscheidend und bestimmen den Spielraum für Korrekturen im Erwachsenenalter. *„Geboren werden heißt, in Konflikt geraten“* (M. ORAISON), d. h., das Kind gerät bis zur Loslösung in ständig neue Konflikte zwischen dem Wunsch nach Selbstfindung und dem Vermeiden von Unlust. Darin spiegelt es den von Anfang an vorhandenen *Zwiespalt der Eltern,* seine Selbständigkeit zu fördern oder aber es entsprechend eigenen unbewussten Erwartungen in bestimmte Rollen zu drängen (→ Projektion). Die in der → analen Phase einsetzende Bewusstwerdung führt zu ersten Versuchen, eigenes Verhalten und Entwicklung selbst zu bestimmen. Sie sollen zu einer stabilen Ich-Identität führen, die „die früheren Kindheitsphasen, in denen der Körper und die Eltern führend waren, mit späteren Stadien, in denen eine Vielzahl sozialer Rollen sich darbietet und in wachsendem Maße aufdrängt, verknüpft“.[16]

Ambivalenzkonflikte

1	Urvertrauen	– Urmisstrauen
2	Autonomie	– Scham, Zweifel
3	Initiative	– Schuldgefühl
4	Leistung	– Minderwertigkeitsgefühl
5	Identität	– Rollenkonfusion
6	Intimität	– Isolation
7	Produktivität	– Stagnation
8	Ich-Integrität	– Verzweiflung

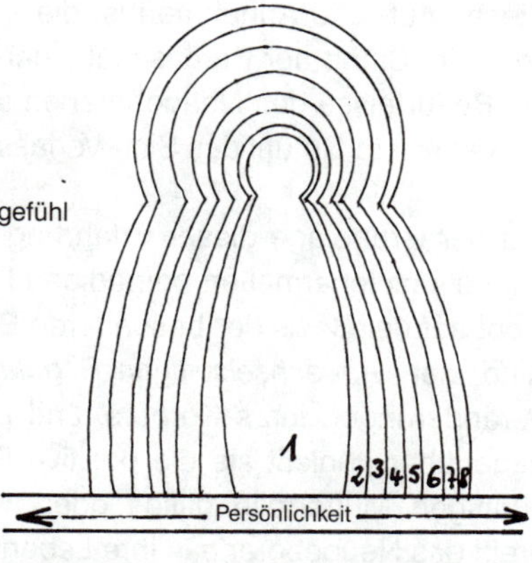

Abb. 18: Ausbildung der Persönlichkeit als Entwicklungsreihe von Krisen, die gelöst werden müssen[17] und die auch im Verhalten Erwachsener gegenwärtig sind.

Nach E. ERIKSON durchläuft jeder Mensch 8 Phasen der Entwicklung:

Phase 1:
Oral (-sensorisch), 0–1;6 Jahre
Thema: Urvertrauen – Urmißtrauen

Das Leben im Mutterleib bedeutet für das Kind biologisch gesicherte Nahrungszufuhr, Wärme, Schutz, Geborgenheit. An ihre Stelle treten mit der Geburt relativ unregelmäßige Ernährung und gefühlsmäßige Zuwendung einer Bezugsperson, gewöhnlich der Mutter. Der Säugling kann zunächst die Außenwelt nicht wahrnehmen,

> „der einzige Kontakt zur Außenwelt ist die Nahrungsaufnahme an der Mutterbrust, die der Säugling anfangs als Teil seines eigenen Körpers empfindet."[18]

Mund als Lustquelle

Befriedigung gewinnt der Säugling aber nicht nur durch das Stillen des Hungers, sondern auch durch die damit verbundene *Reizung der Mundschleimhaut,* die beruhigende Lustempfindungen hervorruft und darum bedeutungsvoll für die Erkundung von Gegenständen ist. In der Wahrnehmung des Kindes existiert kein Unterschied zwischen dem Saugen an der Mutterbrust (oder der Flasche), dem Lutschen an den Fingern und dem In-den-Mund-Nehmen von Gegenständen.

> „In diesem Alter ist das Kind durch das ‚Nehmen und Aufnehmen" mit der menschlichen Welt verbunden".[19]

Dieses Auf- und Annehmen ist die erste soziale Verhaltensweise, *prosozial* im Sinne der Bereitschaft, sich etwas geben zu lassen. Werden die Bedürfnisse des Neugeborenen stetig und gleichmäßig erfüllt, entwickelt es ein Gefühl des Sich-Verlassen-Könnens, des *„Ur-Vertrauens"*.

Urvertrauen als Ergebnis einer positiven Mutter-Kind-Beziehung

Auf der Grundlage dieser Erfahrung lernt das Kind, Geben und Nehmen als gleichermaßen befriedigend zu erleben. Das Urvertrauen entsteht auf der Basis der besonderen Beziehungen zwischen Mutter und Kind, der → *wechselseitigen Regulation.* Die werdende Mutter erlebt Veränderungen ihres Körpers, und in der Einstellung der Umwelt ihr gegenüber genießt sie die positive Partnerbeziehung oder steht ihrer künftigen Mutterrolle hilflos oder abwehrend gegenüber. Zusätzlich greift das Neugeborene in ihre Lebensgewohnheiten ein. Und sie muss lernen, was die Gesellschaft als angeboren vermutet, die „Mutterliebe". Bei günstigen Voraussetzungen wird sie sich dem Kind relativ intensiv zuwenden, es umsorgen, da das „Kindchen-Schema" und die Zuwendungsbereitschaft des Neugeborenen dies erleichtern. Dieser *Dialog zwischen Mutter und Kind* wird erreicht nicht nur durch Nahrung und sensorische Reize, sondern darüber hinaus durch den Körperkontakt, dessen Wärme dem Kind ein beruhigendes Wohlbefinden verschafft, durch liebevolles Ansprechen und ermutigendes Reagieren auf seine mimischen und gestischen Äußerungen. Dabei muss das Kind auch die *Erfahrung von Versagungen* machen, der Einschränkung des Handelns nach dem → Lust-Unlust-Prinzip. Erlebt es körperlich zuerst die konstante Befriedigung seiner Bedürfnisse als Gewissheit, kann es bereit werden, sie zugunsten anderer zurückzustellen, Versagungen kurzfristig zu verkraften und positive Erwartungen auszubilden. Es entdeckt den Sinn dessen, was mit ihm geschieht, und entwickelt *„sozialen Optimismus“*, d. h. Zuversicht, seine Bedürfnisse und Vorstellungen mit Hoffnung auf Erfüllung auch in Zukunft vortragen zu können. Es entfaltet Selbstvertrauen in dem Maße, in dem es angenommen wird und der Umwelt vertrauen kann. Trotz der geringen Belastbarkeit des Säuglings wird es über die Mutter als Mittler ein Ur-Vertrauen in die Welt ausbilden. Ist die Mutter z.B. schon beim Stillen ungeduldig, ängstlich, und erfährt das Kind darüber hinausgehend nicht die notwendige emotionale und sensorische Zuwendung, erscheint ihm die Welt unzuverlässig und seine Hilflosigkeit wird größer; denn wegen der hohen Plastizität des Säuglings ist seine Toleranz gegenüber Versagungen und Belastungen gering. Soziale Deprivation solcher Art führt zu *Ur-Mißtrauen* und zur Quelle dauerhafter Kontaktstörungen, wo doch ein offenes Zugehen auf die Welt entstehen soll.

Urvertrauen bedarf auch der Versagenserlebnisse

Selbstvertrauen und sozialer Optimismus

Ur-Mißtrauen als Folge sozialer Deprivation

Phase 2:
Anal, 1;6–3 Jahre
Thema: Autonomie – Scham + Zweifel

Dem Kind, das laufen gelernt hat und Zugang zur Sprache als Verständigungsmittel bekommt, eröffnet sich ein neuer Lebensraum. Die Entwicklung von Nervenbahnen und der Muskeln der Ausscheidungsorgane ist soweit vorangeschritten, dass das Kind jekt lernen kann, die Enddarm- und Schließmuskulatur willentlich zu kontrollieren und die Entleerung von Damm und Blase zu regulieren. Über die Beherrschung der Ausscheidungsorgane soll es einen autonomen, eigenen Willen entwickeln. Das Kleinkind entdeckt Lustgefühle an den entsprechenden Schleimhautzonen, und erlebt zugleich Harn und Kot als Teile seines Körpers, die es selbst produziert hat und die es untersuchen will und nur ungern hergibt. Es bietet den Kot den geliebten Eltern als Geschenk an. (Aus solcher Sicht lassen sich Märchen z.B. verstehen, in denen Kot und Schmuk in Schätze verwandelt werden und umgekehrt, wie im Märchen von „Frau Holle“ oder dem „Fischer und seiner Frau“). Je strenger, gewaltsamer und früher die Erwachsenen nun Sauberkeitserziehung vorantreiben, desto weniger unterstützen sie das

Lustgewinn bei Ausscheidungsvorgängen

Durch Selbstkontrolle zur Selbständigkeit

kindliche Bemühen um Autonomie, sondern mindern das bis dahin erreichte Ur-Vertrauen und wecken *Scham und Zweifel* an den eigenen Fähigkeiten. Statt seinen entstehenden *Eigenwillen* und *Eigensinn* erproben zu dürfen und zunächst am Zurückhalten oder Hergeben von Kot und allmählich (parallel zu den biologischen Wachstumsvorgängen) lernen zu können, erfährt das Kind ein Gefühl des Verlustes seiner Selbstkontrolle. Wenn es in seinen Willensäußerungen nicht respektiert wird und auf die ersten Ergebnisse der Selbstbeherrschung nicht stolz sein darf, kann es nicht den Willen anderer tolerieren oder akzeptieren lernen. Es setzt seine seelischen Energien ein, um Widerstand zu leisten, der seine Entwicklung hemmt und von den Erwachsenen oft nur als Trotz mißverstanden wird, den es zu „brechen" gilt. Ein solches Kind wird über das bewusste Erleben seiner Kleinheit und Unzulänglichkeit hinaus den kränkenden *Erfahrungen der eigenen Minderwertigkeit* ausgesetzt, dem Zweifel am eigenen Wert und der Scham als Ausdruck des Zorns gegen sich selbst. Erziehung zu Sauberkeit und Ordnung als Zwang lässt dem Kind keinen Spielraum zur Selbstentfaltung, zur Entstehung eines Selbstwertgefühls, sondern erzeugt das Gefühl der Unterdrückung, Eigensinn, Feindseligkeit. Nicht *Behalten und Loslassen* als soziale Verhaltensweisen werden aufgebaut, verbunden mit dem *Unterscheidenkönnen* zwischen wichtig – unwichtig, gut – böse usw., sondern zwanghaftes *Festhalten und Haben- und Besitzenwollen.* Dies kann zu Verhaltensstörungen führen, die sich bis zur Unfähigkeit steigern können, eine sachliche Beziehung zu Besitz zu entwickeln bzw. aktiv, autonom etwas in Besitz zu nehmen, oder die Bereitschaft erhöhen, zu falscher Zeit → destruktives Verhalten zu zeigen.

Entstehen von Minderwertigkeitsgefühlen

> Der „*Zweifel* führt zu dem unwiderstehlichen Zwang, sich mit dem zu befassen, was hinter einem liegt. Dieser Zwang ist bei vielen Erwachsenen zu beobachten als zwanghaftes Grübeln und in der Angst vor verborgenen Verfolgern und geheimer Bedrohung."[20]

Geiz, Pedanterie, Engherzigkeit, kleinliches Verhalten charakterisieren das *zwangsneurotische Verhalten* als Ergebnis solch unterdrückender Erziehung, gepaart mit überhöhten Ansprüchen und gleichzeitiger Versagensangst sowie → Projektion der unterdrückten Wünsche, die als unsauber, minderwertig angesehen werden, auf andere.

Phase 3:
Infantil-genital, 3–6 Jahre
Thema: Initiative – Schuldgefühl

Das Kind hat in diesem Alter aufgrund seiner sensomotorischen wie kognitiven Entwicklung erhebliche Bewegungsfreiheit gewonnen und hat die sozialen Verhaltensweisen des Nehmens und Gebens, Behaltens und Loslassens erworben. Es kann sich überall hin bewegen, aktiv sein, gestalten und dabei Vorstellungen entfalten, Planungen umsetzen, Realität erfahren, Funktionen kennenlernen und ohne Schuldgefühle selbständig handeln und produzieren. Neben dem konstruktiven Aufbauen, Auseinandernehmen und Zusammensetzen finden wir aber auch das destruktive Zerstören eigener Produkte oder störendes Eindringen in das Spiel anderer Kinder, wenn zu viel oder zu wenig Grenzen gesetzt werden. Das Kind erlebt ein Gefühl des *„Potentseins“*, das durchaus auch mit dem eigenen Körper zu tun hat. Im Alter von 3–4 Jahren entdeckt es seinen Körper, zeigt sich nackt und fühlt sich wohl dabei. Im Zusammensein mit Kindern im Kindergarten oder aus der Nachbarschaft, im Zusammenleben mit seinen Eltern erfährt es die Unterschiedlichkeit der Geschlechter bzw. der Menschen überhaupt. Die Geschlechtsorgane ziehen nun das Interesse auf sich, werden Gegenstand freudiger kindlicher Neugier *(„Doktorspiele“).*

Erleben des Potent-Seins

> „Ein angstfreies Erleben der eigenen und fremden Geschlechtlichkeit erleichtert es dem Kind dieses Alters, sich allmählich mit der zukünftigen Rolle als Mann oder Frau zu identifizieren.“[21]

Es tritt in die *ödipale Phase* ein, die sich im Zentrum der infantilgenitalen Phase befindet und sich mit dieser mehr oder minder deckt. Zugleich mit dem (geschlechtlichen) Experimentierverhalten erwachen sexuelle Bedürfnisse, die den *„Ödipuskonflikt“* entstehen lassen. Dieser mündet in den *„Ödipuskomplex“*, eine Fixierung der Mutter-Sohn- bzw. Vater-Tochter-Beziehung, wenn der Konflikt nicht bewältigt wird. Die unbewussten sexuellen Wünsche und Phantasien, das vermehrte Zuwendungsbedürfnis des kleinen Jungen richten sich auf die Mutter („er möchte sie einmal heiraten, wenn der Vater weg ist“), die für ihn die wichtigste Bezugsperson war und ist. Den Vater als „Nebenbuhler“ möchte er gleichzeitig „tot“ wissen und hat doch davor Angst, denn er möchte ja ebenso wie der Vater sein, sich mit ihm identifizieren. Der Junge gerät in einen tiefen Zwiespalt. Beim Mädchen finden wir neben ähnlichen Gefühlen zum Vater und der unbewussten Ablehnung der Mutter zusätzlich, „dass das Mädchen zu seiner wichtigsten Person aus seiner Säuglings- und Kinderzeit – der Mutter – in heftigem Ambivalenzkonflikt steht ...“[22] Eltern und Kind begegnen diesen Bedürfnisäußerungen oft recht hilflos, durchaus aber auch mit Unverständnis und Eifersucht. Die Art ihres Antwortens bestimmt die Bewäl-

Ödipuskonflikt und Identitätsfindung

Rollenkonflikte

tigung des Konfliktes sowie die *Entwicklung des → Überichs*, das anzusehen ist als *Fortentwicklung von Urvertrauen und Autonomie.*
Im Rahmen der eingespielten wechselseitigen Regulation können die Eltern ihrem Kind bei seinen Bemühungen um Identifikation mit den Vorstellungen und Verhaltensweisen des gleichgeschlechtlichen Elternteils behilflich sein, was ja bei normaler Entwicklung die Identifizierung mit der eigenen Geschlechtsrolle zum Ergebnis haben wird. Dies wiederum ist für das Mädchen einfacher, weil sie zu der ersten und wichtigsten Bezugsperson, der Mutter, „zurückkehren" und in deren Verhalten ihre Geschlechtsidentität finden kann. Dazu muss das Kind lernen, sich aus der Zweierbeziehung mit der Mutter zu lösen und sich als Mitglied der Dreier-Struktur der Familie zu begreifen. Dabei ist die die sexuelle Entwicklung begleitende und über diese hinausgehende kognitive Differenzierung ein wichtiges Instrument.

Überwinden des Ödipuskonfliktes erleichtert Selbstverwirklichung

Durch Übernahme der vorgelebten → Einstellungen u. a. kann das Kind Unsicherheit überwinden, Initiative ergreifen und lernen, mehr und mehr nach dem → Realitätsprinzip zu handeln. Wo vorher Phantasien und (sexueller) Forscherdrang waren, finden wir zunehmend selbstsicheres und wirklichkeitsangepasstes Streben nach Leistung und Unabhängigkeit sowie aktives Bemühen um Erstellung eines vorläufigen Lebensplanes und Ausformung eines Ideal-Ichs. Das Kind bildet die Überzeugung aus,

„ich bin das, was zu sein ich mir vorstellen kann."[23]

Ödipuskomplex und Entstehung von Neurosen

Eltern können ihr Kind aber in der Entwicklung seines Selbstbewusstseins und seiner Identitätsfindung hemmen. Durch überbehütende Erziehung versperren sie ihm den Zugang zur Realität und behindern seine Ablösung wie auch seine Selbstverwirklichung. Bei einer auf die ambivalenten Gefühle des Kindes nicht eingehenden, unterdrückenden Erziehung kann das Kind seine negativen Wünsche gegenüber dem gleichgeschlechtlichen Elternteil nicht verarbeiten; Schuldgefühle werden die Folge sein, ebenso eine Einschränkung von Initiative und Phantasie. Verdrängte sexuelle Impulse und mangelndes Akzeptieren eigener Sexualität seitens der Eltern bewirken leicht ebensolche Verdrängungen und daraus resultierende *Schuldgefühle* bei ihren Kindern. Nach H. KENTLER (1992) sind die Menschen „liebesfähig gegenüber beiden Geschlechtern". „Aufgrund heutiger Kenntnisse bezüglich der Entwicklung der Geschlechtsidentität gilt ...: In der Kern-Geschlechtsidentität, dem tief in die leib-seelische Existenz des Menschen eingeschriebenen Wissen um ein Mann- oder Frau-Sein unterscheiden sich *homosexuelle, bisexuelle und heterosexuelle Menschen* nicht. Dieser erste ‚Baustein' der Geschlechtsidentität ist bereits gegen Ende des zweiten Lebensjahres als subjektive Gewissheit etabliert und erweist sich in der Folge als unauflösbar. … Ein Schwuler empfindet sich genauso als ein Mann wie sein heterosexueller Geschlechtsgenosse. Das Gleiche gilt für die lesbische Frau: Auch sie hat keinerlei Zweifel daran, eine Frau zu sein."[24]

Homosexualität

Möglicherweise auf der Basis erblich vorgegebener Dispositionen gelangt das Kind in seiner Entwicklung zu spezifischen Erfahrungen in der Begegnung mit seinen Eltern und dem weiteren sozialen Umfeld. Als weitere „Bausteine" der Geschlechtsidentität werden dabei unterschiedliche Geschlechtsrollen und Geschlechtsorientierungen gebildet. Sie beeinflussen sexuelle Phantasien, bestimmen gefühlsmäßige und soziale Neigungen und formen das *Selbstbild* (Selbstidentität).

Latenz → Zeit zw. Reiz & Reaktion

Phase 4:
Latenz, 6–11 Jahre
Thema: Leistung – Minderwertigkeitsgefühl

Wendung vom Körper zur Umwelt

Die Entdeckung des Körpers ist vorläufig abgeschlossen, das Kind beherrscht seine Körperfunktionen. Es kann sich *der Umwelt zuwenden* und ihren Anforderungen stellen. Es lernt Normen, Werte und Inhalte der Gesellschaft kennen und erweitert seinen Horizont. Für sein Handeln in ihr erfährt es Anerkennung, aber auch seine Grenzen. Der Schule kommt insbesondere die Aufgabe zu, es eher spielerisch, also ansetzend bei den Selbstverwirklichungstendenzen des Kindes, zu fordern, zu unterstützen und zu ermutigen und Erfolgserlebnisse zu verschaffen.

„Wird die Entstehung von Überlegenheitsgefühlen verhindert, so führt das zur Entwicklung eines Gefühls der Unterlegenheit und Unzulänglichkeit."[25]

Wird das Kind verstärkt auf seine Unzulänglichkeit hingewiesen, verliert es den Mut zur Veränderung und zum Fehlermachen und entwickelt Lern- und Verhaltensstörungen. Erfährt das Kind jedoch nur Anerkennung wegen seiner Leistung, so wird es im Strebertum bzw. Karrierestreben Selbstbestätigung suchen.

Phase 5:
Pubertät (puberal-genital), 11./12.–16./17. Lebensjahr
Thema: Identität – Rollenkonfusion

Das Jugendalter (Vorpubertät, → Pubertät, → Adoleszenz), insbesondere die Zeit der Pubertät, bildet den Knotenpunkt zwischen den in der frühen Kindheit vollzogenen Entfaltungsprozessen und dem Prozess der Selbstverwirklichung durch Mitgestaltung der Gemeinschaft, sofern das Individuum seine Identität erreicht hat. Konnte das Kind sich bis dahin in der Familie geborgen fühlen, lernt es jetzt, sich selbst, seine bisherige Welt und seine Maßstäbe kritisch und objektiv zu betrachten, es wird sich selbst zum Problem.

Identitätskrise

Der Pubertierende unternimmt drei zusammenhängende wichtige Schritte in Richtung auf seine Identität:

1. Er versucht, seine innere Selbständigkeit zu finden (→ Identitätskonflikt).
2. Er löst sich vom Elternhaus (→ Autoritätskonflikt).
3. Er setzt sich auseinander mit der eigenen Sexualität (→ Sexualitätskonflikt).

Diese Schritte sind krisenhaft, weil sie mit Ambivalenzkonflikten verbunden sind.

Loslösung vom Elternhaus Generationen-konflikt

Autoritätskonflikt: Der Pubertierende möchte sich aus dem Elternhaus (bzw. von der Mutter) lösen und zugleich dessen bzw. deren Schutz nicht verlieren. Er kritisiert den Vater heftig und sucht nach einer eigenen Ordnung, protestiert gegen Autorität und sucht nach brauchbaren Wertmaßstäben. Sein scheinbar sicheres Verhalten verdeckt leicht Ängste und Zweifel u. a. in Hinblick auf die von ihm erwartete Autorität, d. h. Verantwortung für sich selbst und andere.

Wendung zum Partner

Sexualitätskonflikt: Zur Integration der Sexualität in seine Persönlichkeit bedarf der Heranwachsende des Partners. Dies macht zugleich zur Vorbedingung, dass der Jugendliche seine eigene Geschlechtsrolle akzeptieren kann.

Selbstwert-krise

Identitätskonflikt: Der Heranwachsende muss sich mit immer neuen Rollen identifizieren und sie so organisieren, dass sie miteinander weitestgehend harmonieren und er sich mit seinen Einstellungen, Fähigkeiten, Motiven möglichst widerspruchsfrei verwirklichen kann. Er gewinnt so Identität, unverwechselbare Individualität und Originalität. Andernfalls findet er nicht zu sich selbst und bleibt gefangen in der Identifikation mit Massenhelden (Idolen usw.), er wird zur „Kopie“ oder gibt sich selbst auf im Drogenrausch.

Die genannten Konfliktformen charakterisieren insgesamt die Identitätskrise des Jugendlichen, der lernen soll, den eigenen Körper, die eigene Person ebenso zu akzeptieren wie die des anderen. Misslingt dies, weil er in abwertender Haltung sich selbst gegenüber verstärkt wird und der Achtung anderer nicht sicher ist, wird die Grundlage gelegt zum → Vorurteil gegenüber dem anderen, das sich festmacht an tatsächlichen oder vermuteten psychischen oder physischen Schwächen von z.B. körperlich und geistig behinderten, alten oder seelisch kranken Menschen.

Aktualisierung früherer Konflikte

Das Durchlaufen der frühen Entwicklungsphasen bestimmt die Art des Umgangs mit den *Pubertätskonflikten*, in denen vergangene Themen aktualisiert und differenziert werden:

- Das Ergebnis der *oralen Phase* entscheidet darüber, ob der Jugendliche auf der Basis eines günstigen Verhältnisses von Vertrauen zu Misstrauen selbstbewusst auf seine Umwelt zugehen und ihre Angebote erfassen kann, ob er Vertrauen in seine Zukunft setzt und sich dem Nächsten gegenüber tolerant verhält. Oder er verbraucht seine Energien in Pessimismus, Überempfindlichkeit, Depressionen, die seine Belastungsfähigkeit und Aktionsbereitschaft hemmen („Null Bock"). Die umfassende Identitätskrise des Jugendlichen gibt ihm – wie seiner Umwelt gleichermaßen – die Chance zum Neubeginn.
- Hat das Kind in der *analen Phase* gelernt, seinen Körper und seine Fähigkeiten zu kontrollieren, hat es eine positive Einstellung zu seinem Körper und seinen Fähigkeiten wie seinen Grenzen erreicht, kann der Jugendliche ohne Angst vor Bloßstellung konstruktive Kritik üben und verarbeiten sowie eigene Wünsche befriedigen. Schätzt er sich auf diese Weise immer realistischer ein, ist er nicht dem ständigen Zwang unterworfen, sich beweisen zu müssen („Karrierestreben").
- Wenn er als Kind die *infantil-genitale Phase* angemessen durchlebt hat, „nein" sagen und Grenzen akzeptieren kann, erlebt der Jugendliche ein Gefühl von Gleichberechtigung im zwischenmenschlichen Bereich, und er wird neugierig eine Tür nach der anderen zur Welt der Erwachsenen öffnen. Die gelungene Identifikation mit den Eltern wird zum Vorbild für weitere Identifikationen, zunächst in und mit der Gruppe Gleichaltriger, in der seine Interaktionsbereitschaft und Kooperationsfähigkeit getestet

wird. In dieser Auseinandersetzung gestaltet sich sein Selbstbild und erweitert sich sein Bild von seinen Mitmenschen. Der Ödipuskonflikt wird neu thematisiert und auf höherer Ebene erfolgreich bewältigt oder zum Ödipuskomplex fixiert. Die gestörten Beziehungen zu sich selbst und anderen arten zu einer chronischen Krise aus.

Die pubertären Prozesse der → Differenzierung, → Integration und → Verfestigung bahnen entscheidend die Wege der Entwicklung ins Erwachsenenalter.

Phase 6: *frühes Erwachsenenalter* *Thema:* Intimität – Isolierung

Befähigung zur Partnerschaft

Hat der Jugendliche die Identitätskrise erfolgreich durchgestanden, kann er sich seiner Identität sicher sein und andere in sie einbeziehen. Der junge Erwachsene kann Erfüllung in der Intimität und im „Wir"-Gefühl finden, anstatt Angst zu haben, sich im anderen zu verlieren. Ist er nicht in der Lage, vertrauensvolle Beziehungen zu knüpfen oder zu gestalten, sei es in sexueller Partnerschaft oder z.B. in Arbeitsgruppen, gerät er in die Gefahr der Isolation, der Abkapselung.

Phase 7: *Erwachsenenalter* *Thema:* Zeugende Freiheit – Stagnation

Befähigung zu schöpferischem sozialem Gestalten

Der Erwachsene, im Vollbesitz seiner psychischen und physischen Fähigkeiten, ist bemüht, schöpferisch Gesellschaft und Zukunft zu gestalten und die Entwicklung der nachfolgenden Generationen mitzuformen. Erfährt er keine sinnvolle Aufgabe, bleibt er in seiner Entwicklung stehen, verarmt zwischenmenschlich und erstarrt in Gleichgültigkeit und Depression.

Phase 8: *Alter* *Thema:* Ich-Integrität – Verzweiflung

Der Mensch hat sich bis hierher in immer neuen Beziehungen und Konflikten als einmalig erlebt. Er erfasst nun seine Begrenztheit sowie seine Verantwortung für sein Leben als Mensch unter Menschen und akzeptiert seinen Weg durch das Leben als einen von vielen möglichen, aber als einen, den nur er gehen konnte. Gelingt ihm dieses Bejahen nicht von sich selbst, wird es ihm schwer, Tod und Sterben als Zielpunkte der Reise hinzunehmen. Vom Bedauern über die kurze Zeitspanne über Unzufriedenheit und die Abwertung von Menschen wie sozialen Werten bis zu Lebensüberdruss, Todesfurcht und Verzweiflung ergibt sich eine Skala unterschiedlicher Reaktionsweisen.

Befähigung zur Selbstbejahung

3.4. Die Abbildung der Lebensgeschichte in der Sexualität

Sexuelles Verhalten und soziale Entwicklung

Sexuelles Verhalten ist in das *Sozialverhalten* eingebettet: Sexualerziehung ist nicht herauslösbar aus der sozialen Erziehung und verkörpert zu einem wesentlichen Teil die Erziehung zu einer selbstbewussten Persönlichkeit mit positiver Geschlechtsidentifikation. Eine harmonische Eltern-Kind-Beziehung, körperliche Nähe und Zärtlichkeit von Geburt an, begründet ein akzeptierendes und befriedigendes Verhältnis zum eigenen Körper und befähigt zunehmend, intime zwischenmenschliche Beziehungen einzugehen und Sexualität als befriedigend und bereichernd zu erleben. Das Kind wünscht Geborgenheit, Lust im Sinne der Erwachsenen ist ihm fremd.

Sexualität und Trieb- bzw. Beziehungsgeschichte

Bereits beim Säugling beobachten wir reflexartige Sexualerregungen als Folge der an das Gehirn weitergeleiteten angenehmen Empfindungen. Wie beim → Funktionsspiel z.B. mit dem eigenen Fuß oder der eigenen Hand, das die sensomotorische Koordinationsfähigkeit weiterentwickeln hilft, berühren Kinder ab dem 4. Lebensmonat ihre Geschlechtsorgane. Bis in das Grundschulalter reichen die auch in → „Doktorspielen" sich artikulierenden kindlichen Interessen am eigenen Körper wie auch an dem der Eltern und anderer Personen: Die Erziehung soll hier einerseits sozial angemessenes sexuelles Verhalten verstärken (z.B. den Körper und die Genitalien nicht in der Öffentlichkeit entblößen), andererseits aber nicht durch Verbote und Missbilligung kindliche Lust am „Untersuchen" unterdrücken und Ängste entstehen lassen, die im Rahmen der „Sauberkeitserziehung" erst recht den naheliegenden Sexualbereich unter negativem Aspekt sehen lassen (→ Vorurteil).

Der Sexualtrieb reift in der Pubertät, die sexuelle Erregbarkeit durch geschlechtsspezifische Auslöser (wie z.B. Brüste der Frau oder den Po des Mannes) entfaltet sich rasch und signalisiert die Herausbildung des erwachsenen Sexualverhaltens. Oft bereits vor dem 10. Lebensjahr eintretende Menstruation und nächtlicher Samenerguß machen zusätzlich sachliche Aufklärung über Geschlechtsverkehr, Zeugung, Schwangerschaft und Geburt lange vor Beginn der Pubertät notwedig, nicht nur weil sie Ängste und panikartigen Zuständen vorbeugen kann, sondern auch weil sie dann auch noch ohne erotisch gefärbte, gefühlsbetonte Akzentuierung und psychische Verunsicherung aufgenommen wird.

Soziale Erziehung und Geschlechtsunterschied

Die *sexuelle Entwicklung* des Individuums ist vielgestaltig und risikoreich. In den sexuellen Bedürfnissen des Menschen spiegeln sich individuelle Erfahrungen nicht nur mit seiner Männlichkeit oder Weiblichkeit, sondern auch Erlebnisse und Erfahrungen mit der Befriedigung von Bedürfnissen von Geburt an (→ Urvertrauen). Starke Versagungen formen Ängste vor dem Enttäuscht-Werden, und ein Grundgefühl des Zu-kurz-gekommen-Seins.

- *Überbehütende Erziehung* wirkt in späteren Liebesbeziehungen von Frauen als Angst u. a. vor engeren Bindungen nach oder führt bei Männern dazu, dass sie Frauen auf Busen, Po, Beine reduzieren (→ Fetischismus): So stellen sie Distanz zum anderen Geschlecht her aus Angst, sich in der Hingabe an den anderen aufzugeben und sich ihm auszuliefern.
- *Strenge Sauberkeitserziehung* behindert das kindliche Streben nach Lust (→ Autonomie), die gespeist wird aus dem Vermögen, zurückzuhalten, durch Körperbeherrschung erzeugte Spannung zu ertragen und selbst zu bestimmen, wann es sie wieder löst: Sie kann sexuellen Genuß unterbinden, weil sie Angst schürt, die Kontrolle über den eigenen Körper zu verlieren, und den Menschen hemmt, sich von den mit dem Orgasmus ansteigenden sexuellen Erregungen überwältigen zu lassen.
- Zum möglichst reibungslosen Finden der Geschlechtsidentität bedarf es einer belastungsfähigen emotionalen Beziehung zu einer Person des gleichen Geschlechts wie auch der zu einer gegengeschlechtlichen Bezugsperson, mit der sich Mädchen oder Junge auseinandersetzen und durch die sie sich in ihrer Geschlechtsidentität bestätigt fühlen dürfen.

In den frühen Beziehungen zu den Eltern entstehen Sicherheit oder Unsicherheit im Zuwendungsbereich, die das Maß an Hinwendung zum anderen und an Akzeptanz sich selbst gegenüber befördern. Sie bestimmen die Fähigkeit, Nähe und Intimität zuzulassen. Nicht beabsichtigte „Sexualerziehung", sondern *Zuverlässigkeit der Beziehungen der Eltern* und zu den Eltern gestaltet die Sexualität: Die resultierende Sicherheit, liebens- und begehrenswert zu sein, baut auf dem Vertrauen auf, dass

- eigene Wünsche und eigene Verweigerungen nicht die Autonomie zerstören,
- Befriedigung von Bedürfnissen auch mit zumutbaren Enttäuschungen einhergeht,
- affektive und konstruktive Beziehungen zu anderen Anerkennung findet.

Sexualität und Angst

Verunsicherung in der Geschlechtsidentität (Sexualität) belebt Ängste zu versagen: Sie lässt Männer oft Zärtlichkeit und Hingabe als („weibische") Schwäche erleben und sie durch rücksichtsloses Verhalten („Machogehabe") kompensieren und kann Frauen das Bejahen ihres Körpers und der Geschlechtsorgane erschweren und sich dem Partner verweigern lassen.

„Sexualität vollzieht sich – real oder in der Phantasie – in Beziehungen zu anderen Menschen, und in ihr schlägt sich die individuelle Beziehungsgeschichte eines Menschen nieder, seine Erfahrungen mit Beziehungen von früh an. ... Ob homosexuell oder heterosexuell, ‚normal' oder pervers, gestört oder ungestört, es gilt folgende Aussage: In der Sexualität sind die Trieb- und Beziehungsgeschichte und die Geschichte der Geschlechtsidentität eines Menschen verschlüsselt."[26] D. h. auch: Sexualität ist – wie jeder andere Bereich der Persönlichkeit und das Alltagshandeln – nicht nur Spaß und Lust, Harmonie und Friedfertigkeit, sondern auch mit Ängsten und Zweifeln, mit Enttäuschung, Ungewissheit und sogar Hass besetzt.

Hier liegen schon sexuelle Konflikte und Störungen begründet. Aber wir wehren Liebe ja auch ab durch sexuelle Rituale, „Techniken der Liebe". Oder die Partnerbeziehung erstarrt infolge nachlassender Zuwendung, Konfliktbereitschaft und Phantasie, so dass Lust und Hingabe nicht mehr zugelassen werden können.

Sexuelle Störungen als vorübergehende Einwirkungen oder langfristige Symptome haben (wie andere → Verhaltensstörungen) Aufgaben zur *Erhaltung eines labilen Gleichgewichts,* die einzelnen Symptome haben stabilisierende Wirkung für den Seelenhaushalt. Sie können untergründig Feindseligkeiten ausdrücken (z.B. die sexuelle Selbstbestätigung des Partners durch Verweigerung von Liebe erschüttern), eigene

Sexualängste verdecken (z.B. Orgasmusschwierigkeiten der Frau und Erektionsprobleme des Mannes gegenseitig aufrechnen), befriedigende „geschwisterliche" Partnerschaft leben (und z.B. zwecks Vermeidung von Sexualkonflikten Geschlechtsverkehr für unbedeutend erklären). „Sexuelle Störungen, Sexualität überhaupt, können ein Ventil im Umgang mit Zwiespälten sein. Jede Partnerschaft mobilisiert Beziehungskonflikte eines Menschen. Jeder muss in seiner Partnerbeziehung mit Ambivalenzen umgehen: Wieviel Nähe kann man ertragen ohne Angst, sich zu sehr einzulassen, zu angewiesen, zu verletzbar, verschlungen zu werden? ... Wieviel Abhängigkeit kann man zulassen, ohne seine Autonomie zu verlieren, ...? Nähe und Distanz, Stärke und Schwäche, Abhängigkeit und Autonomie – in all diesen Beziehungskonflikten ist die Sexualität ein wichtiger Regulator für den Ausgleich der zwiespältigen Strebungen, für das Gleichgewicht in der Partnerschaft."[27]

Sexualität zwischen Autonomie und Abhängigkeit

In vergleichbarer Weise kann etwa auch im alltäglichen Miteinander der Geschlechtsverkehr wieder Nähe zwischen vorübergehend durch Streit entfremdeten Partnern herstellen, Konfliktspannungen können sich im Orgasmus kurzfristig lösen.

Sexuelle Krisen können auch hervorgerufen werden durch Einflüsse von außen, die das erreichte Gleichgewicht zwischen den Partnern stören: Das Zusammenziehen von Partnern kann ungeahnte, bedrohliche Nähe herstellen; Heirat vermehrt die gegenseitigen Verpflichtungen und verringert die Fluchtmöglichkeiten. Die Geburt eines Kindes oder die notwendige Betreuung des alten Vaters erzeugen neue emotionale Bindungen bei der Frau und Eifersucht beim Mann ... In der Folge können sich sexuelle Störungen entwickeln.

Perversion als Folge von Fixierung

„Die verschiedenen Möglichkeiten kindlicher Lust nannte FREUD die *Partialtriebe,* die sexuellen Teiltriebe. Bei den Perversionen übernimmt im Laufe der sexuellen Entwicklung nicht die genitale Sexualität die Vorherrschaft, sondern einer der Partialtriebe übernimmt sozusagen die Macht ... (Aber) auch bei ungestörter sexueller Entwicklung bleiben die Partialtriebe lebendig, nur dienen sie hier dem eigentlichen Ziel „reifer" Sexualität, dem Geschlechtsverkehr, als Anreiz und Vorbereitung, sie machen die Vorlust aus – Haut und Wärme zu spüren, riechen, sehen, zeigen, küssen usw. die zur Endlust des Geschlechtsverkehrs führt."[28]

Perversionen stellen Durchgangsstadien der psychosexuellen Entwicklung dar und sind schließlich, entsprechend der weit gefassten psychoanalytischen Definition der Sexualität und des Sexualtriebes nicht auf Sexualität im engeren Sinne einzugrenzen und darum in unser aller Verhalten zu finden: Exhibitionismus in Sport und Werbung, Sadismus in manchem Strafverhalten gegenüber Kindern usw., und zwar in unterschiedlicher Weise von der Gesellschaft provoziert und toleriert. Mechanismen zur Bildung von Perversionen werden offen sichtbar in den sexuellen Phantasien eines jeden Menschen. Wir Menschen teilen die Lust am Sich-Zeigen (Exhibitionismus), am Beschauen des nackten Körpers (Voyeurismus), an aufreizender Verhüllung (Fetischismus), an Unterwerfung und Überwältigung im sexuellen Akt (Sadomasochismus) usw.; aber unsere Wünsche gehen nicht vorrangig und ausschließlich in diese Richtung, sind nicht vorherrschende Form der sexuellen Aktivität. Die meisten *Perversionen sind komplexe Rituale* und nicht nur Ausdruck eines Partialtriebes. In perversen Handlungen „wird ein Grundkonflikt des Betroffenen inszeniert, verschlüsselt umgesetzt und scheinbar gelöst ..."[29]

Perversion im „normalen" Verhalten

„Perversionen ... sexualisieren Konflikte und Ängste und werden damit zu einer Selbstrettungstechnik des Individuums, die ihm schlimmere psychische Störungen und Zusammenbrüche erspart."[30] Kann die perverse Symptomatik die schweren Konflikte und Ängste nicht mehr beherrschen oder neutralisieren, weil z.B. in einer Lebenskrise diese Konflikte besonders aktualisiert werden und die kurzfristig wirksamen, symbolischen Konfliktlösungen nicht mehr ausreichen, schaffen die Handlungen immer weniger Befriedigung und Ruhe. Sie werden darum häufiger, bizarrer und extremer – und erinnern darin an Suchtverläufe. Wenige Menschen *leiden* unter ihren Perversionen, sie erleben ihre besondere Sexualität als ihre Eigenart und als etwas Befreiendes. In der Einengung auf ganz bestimmte Rituale sind sie wohl der in langjähriger Partnerschaft zur Gewohnheit erstarrten, die eigenen Bedürfnisse, Wünsche und Möglichkeiten wie die des Partners nicht mehr wahrnehmenden Sexualität ähnlich. Unsere eigenen (traumatischen) Erfahrungen und Schuldgefühle können zudem die Sicht auf die Sexualität als einer schöpferischen und lebensbedrohenden Kraft behindern.

Perversion als Inszenierungen von Grundkonflikten

Ausgrenzung von Menschen mit perverser Symptomatik und Tabuisierung von Teilen der sexuellen Persönlichkeit würde die Vielfalt sexueller Unterdrückungsformen (wie → sexuelle Gewalt und Nötigung) und die fortwährenden Veränderungen der kulturellen Erwartungen an Männern und Frauen und sexuelle Beziehungsmuster verkennen.

3.5. Fortführungen des psychoanalytischen Persönlichkeitsmodells

Die Psychoanalyse nach S. FREUD ist kritisiert worden, seit es sie gibt: Einige neue Schulen wurden ihrem fest gefügten Gebäude zur Seite gestellt, Gegenpositionen aufgerichtet, vor allem durch die → Behavioristen, oder einfach nur der Versuch gemacht, sie von Einengungen und Verzerrungen in der Wahrnehmung zu befreien. Die von S. FREUD erkannte besondere Bedeutung der frühen Kindheit für die Entwicklung des Menschen hat unsere (sozial-)pädagogische Handlungsfähigkeit verbessert. Wir haben gelernt, das „Kind im Menschen“ zu entdecken und besser zu verstehen (E. H. ERIKSON, B. BETTELHEIM, M. KLEIN, A. MILLER). Die „Rekonstruktion“ kindlicher Erlebnisse, die „Archäologie der Kindheit“ kann problematisch sein, abhängig von dem zugrundeliegenden theoretischen Weltbild und der Persönlichkeit des Psychotherapeuten, von sich wandelnden gesellschaftlichen Übereinkünften darüber, was „normales“ Verhalten ist (A. GRUEN, „Der Wahnsinn der Normalität“, 1989), und sie kann zur Kontrolle und Manipulation von einzelnen und von Gruppen missbraucht werden; die Psychoanalyse wurde in gesellschaftskritisches Denken integriert (E. FROMM, A. MITSCHERLICH, H. MARCUSE, H. E. RICHTER).

K. HORNEY (1885–1952) machte deutlich, dass sich gesund und krank, normal und neurotisch nicht eindeutig gegeneinander abgrenzen lassen. → *Neurose* war für sie das Endergebnis eines Prozesses, der aufgrund von Mangel an Liebe, Wärme und Anerkennung in der Kindheit zu Unsicherheit und Hilflosigkeit beim Kind führt und aus der Angst heraus Feindseligkeit entstehen lässt: Aufgrund seines fundamentalen Bedürfnisses nach Befriedigung und Sicherheit unterwirft er sich und wagt nicht zu widersprechen, oder er wendet sich von den Mitmenschen ab und zieht sich auf sich selbst zurück, oder er richtet seine Aggressionen und sein → Machtstreben gegen seine Mitmenschen. Der neurotische Mensch versucht, seine Konflikte zu überdecken durch ein unrealistisches, idealistisches Bild von sich selbst (A. ADLERs → „Lebensleitlinie“). Therapie hat dann die Aufgabe, Störungen in der Kindheit aufzudecken und den Patienten von Schuldgefühlen zu befreien, die seine Sicht von sich (→ Selbstbild) vereinseitigen und ihn vor sich selbst als „schlecht“ erscheinen lassen.

E. FROMM (1900–1980, → „Humanistische Psychologie“) sieht in der geschichtlichen Entwicklung der Menschheit wie in der Entwicklung der Persönlichkeit eines jeden von uns das *„Risiko der Freiheit“*, der sich jeder aussetzt, der sich aus sicheren (kindlichen) Bindungen löst, zu sich selbst findet und die eigene Persönlichkeit weiterentwickelt. Die Neurose war für ihn ein Scheitern auf dem Weg zur Individuation (→ C. G. JUNG) aus Angst vor dieser Freiheit. Der neurotische Mensch flüchtet in Bindungen (z.B. autoritäre Staatsformen), die ihm Sicherheit zu bieten scheinen, oder er entwickelt Fehlhaltungen wie Masochismus (Unterwürfigkeit, Abhängigkeit), Sadismus (Machtstreben), Lust an Zerstörung, Konformismus usw. Wird der Mensch durch Sozialisation zum Umgang mit den Anforderungen der Freiheit befähigt, lernt er, sich selbst zu akzeptieren und zu lieben, die Perspektive anderer einzunehmen (→ Egozentrismus, → Vorurteil), am anderen Anteil zu nehmen (→ Empathie) und ihn zu akzeptieren, von ihm zu lernen und sich weiterzuentwickeln.

Neben S. FREUD gelten A. ADLER (1870–1937, „Individualpsychologie“) und C. G. JUNG (1875–1961, „Analytische oder Komplexe Psychologie“) als die großen Pioniere der Tiefenpsychologie.

Machtstreben vs. Gemeinschaftsstreben

A. ADLER sieht das *Ich* als die Persönlichkeit selbst, neben der es keine weiteren Instanzen gibt, also auch keine Verdrängung von Ich- und Überich-feindlichen Inhalten. Das Ich sei eine Art „Mittel zum Zweck“: Das geltungssüchtige Ich benutze den Kunstgriff des Nicht-Hinsehens, um sein *Streben nach Macht,* Geltung und Überlegenheit – die zweite motivierende Kraft neben der Sexualität – in jedem Falle durchzusetzen. Der *gesunde* Mensch übersetze dieses Streben in soziales Engagement, Kooperation, Wettbewerbsfähigkeit und Selbstsicherheit, der *neurotische* in das Bemühen, Macht und Kontrolle über andere zu gewinnen. Einen Gegenpol zum Macht- und Geltungsstreben bildet das angeborene ursprüngliche *Gemeinschaftsstreben.* Eine *Neurose* ist die Folge des Wunsches nach Geltung, Erfolg, Sicherung des Selbstbewusstseins und Steigerung des Selbstgefühls, auch auf dem Wege einer (unbewussten) „Flucht in die Krankheit“, um so die Umwelt mit Hilfe der „Schwäche“ dem eigenen Willen zur Macht unterwerfen zu können; dazu bilden sich den Menschen einengende, starre und einseitig wirkende neurotische *Leitziele.* → *Kompensation* wird im Alter von 4–5 Jahren geformt; sie zielt mit Unterstützung des Ich auf Ausgleich von (tatsächlichen oder eingebildeten) Organminderwertigkeiten und Minderwertigkeitsgefühlen, die beim Kind infolge Entmutigung durch Gefühle der Hilflosigkeit und Unterlegenheit, des Geschlechts, der ökonomischen Situation u. a. entstehen können.

Die *therapeutische Hilfe* zielt auf Ermutigung des Patienten, Bewusstmachen seiner starren Lebensziele und Hilfen zum Auffinden von neuen Alternativen. Die Individualpsychologie *fragt nicht* primär *nach ursächlich wirkenden (kausalen) Antrieben und Erfahrungen, sondern nach zukünftigen (finalen) Zielen* und darauf ausgerichteten Lebensleitlinien eines Individuums. → Aggression z.B. wird auf ihre Absicht und weniger auf ihre Ursache hin untersucht.

Lebens-leitlinie

C. G. JUNG akzeptierte die Vorstellung vom Unbewussten, unterschied aber zwischen dem *persönlichen Unbewussten* (mit seinen verdrängten Vorstellungen und unterschwelligen Wahrnehmungen) und dem *kollektiven Unbewussten*, in dem die über Millionen Jahre hinweg gesammelten, gemeinsamen Erfahrungen aller Menschen vergangener Generationen gespeichert sind. Sog. *Archetypen* – universelle Symbole und Bilder wie z.B.: Gott, Jungfrau – Mutter, Satan, Held, Riese, Zwerg, Hexe, Schlange, Fisch, Feuer, Wasser, Kreis, Paradies, Sündenfall, Wandlung, Hochzeit – repräsentieren Inhalte des kollektiven Unbewussten. Archetypen als angeborene Verhaltensmuster stehen neben überwiegend kulturbedingten Archetypen.

Persönliches und kollektives Unbewusstes

Persönlichkeit ist die „vollkommene Verwirklichung unserer Möglichkeiten", ein „unerreichbares Ideal", mithin also kein Ziel, sondern ein Wegweiser. Differenzierungen zwischen Menschen ergeben sich ferner auf dem Kontinuum → *Extra- und Introversion* und nach dem Ausmaß an weiblichen Anteilen beim Mann *(Anima)* und männlichen Anteilen bei der Frau *(Animus).*

Die Selbstwerdung des Menschen (Individuation) als zunehmende Ausformung seiner Einmaligkeit gelingt umso eher, je besser das Unbewusste die einseitige Orientierung des Bewusstseins ergänzt und so das psychische Gleichgewicht sichert. Kommt diese Integration nicht zustande, entstehen Neurosen oder Psychosen: Das *Prinzip der Ganzheit* ist verletzt, der kompensatorische Kontakt zwischen Bewusstsein und Unbewusstem gestört. Frühkindliche Erfahrungen (z.B. „Traumata") und aktuelle Konflikte führen zu *Komplexen* – vom Bewusstsein abgetretenen psychischen Inhalten –, die im Unbewussten willkürlich und selbständig „weiterleben" und von dort immerfort bewusste Leistungen hemmen oder fördern können.

Prinzip der Ganzheit und Kompensation

Zusammenfassung:

- Das tiefenpsychologische Persönlichkeitsmodell beschreibt Entwicklung als Anpassungsleistung im Rahmen der dynamischen Wechselwirkung von Individuum und sozialer Umwelt.
- Der Sexualtrieb gilt als Antrieb menschlichen Verhaltens. Die Energie des Sexualtriebes (Libido) ist in der frühkindlichen Entwicklung an bestimmte Körperregionen gebunden und führt zum sozialen Handeln: Über das Erleben der Teilaspekte der Sexualität (Partialtriebe) gelangt das Individuum zu einer umfassenden Sexualität, die sich in einer stabilen Ich-Identität verkörpert.
- Das Durchlaufen der frühen Kindheitsphasen (oral, anal, infantil-genital, Latenz, Pubertät) bestimmt den Lebensplan und den Spielraum für Veränderungen im Erwachsenenalter. Die sich ausformende Fähigkeit des Ich, die Ansprüche von Es, Überich und Realität miteinander zu vereinbaren, entscheidet darüber, inwieweit dem Individuum aktive, soziale Anpassung möglich wird.
- Abwehr- und Anpassungsmechanismen helfen uns, Konflikte zwischen Triebwünschen und Forderungen der Gesellschaft im Sinn der Bedürfnisbefriedigung (positiv) zu lösen oder ihnen auszuweichen. Je mehr Energie zu ihrer Abwehr eingesetzt werden muss, desto handlungsunfähiger wird das Ich. Es kommt zur Ausbildung von Neurosen.
- In der Sexualität spiegeln sich die Trieb- und Beziehungsgeschichte und die Geschichte der Geschlechtsidentität eines Menschen. Sexualerziehung ist nicht herauslösbar aus der sozialen Erziehung. Die sexuelle Entwicklung ist risikoreich. Sexualität ist ein wichtiger Regulator für das Gleichgewicht in der Partnerschaft. Sexuelle Störungen beinhalten Aufgaben zur Erhaltung eines labilen Gleichgewichts, die einzelnen Symptome haben stabilisierende Wirkung für den Seelenhaushalt und sind zu verstehen als Versuche einer Konfliktlösung.
- Vertreter der neueren Psychoanalyse haben die Grundlagen der Entwürfe von S. FREUD und seinen Schülern C. G. JUNG („Analytische Psychologie“) und A. ADLER („Individualpsychologie“) verändert, erweitert, verrückt, variiert.

Fragen:

1. Beschreiben Sie das Verhältnis der drei psychischen Instanzen bei
   a) verwöhnender und
   b) vernachlässigender Erziehung.
2. Deuten Sie die Entstehung von Abwehrmechanismen mit Hilfe der Konditionierungstheorien des Lernens.
3. Inwiefern fordert die Psychoanalyse mehr als andere psychologische Denkmodelle Auseinandersetzung mit sich selbst und ruft so die Abwehrmechanismen hervor, die sie beschreibt?
4. Erklären Sie die Entstehung des Urvertrauens nach dem Prinzip der Intervallverstärkung.
5. Was trägt die orale Phase zur kognitiven Entwicklung bei?
6. Welche Bedeutung hat die anale Phase für die emotional-soziale Entwicklung?
7. Inwiefern sind Trieb- und Beziehungsgeschichte und die Geschichte der Geschlechtsidentität in der Sexualität verschlüsselt?
8. Analysieren Sie Funktionen der sexuellen Störungen für eine Partnerschaft.
9. Welche Bedeutung gewinnt die Identitätsfindung für die Bewältigung späterer Lebenskrisen?

Weiterführende Literatur zum Thema:

Brenner, Ch.: Grundzüge der Psychoanalyse, Frankfurt 1991
Erikson, E. H.: Identität und Lebenszyklus, Frankfurt 1995[15]
Mertens, W.: Psychoanalyse, Stuttgart 1990[3]
Rattner, J.: Klassiker der Tiefenpsychologie, München 1990
Schmidt, G.: Das große Der, Die, Das, Reinbek b. Hamburg 1993[4]

Anmerkungen:

1 erweitert nach: Schraml, W. J.: Einführung in die Tiefenpsychologie, Stuttgart 1971, S. 110
2 Krech, D./Crutchfield, R. S.: Grundlagen der Psychologie, Bd. 1, Weinheim 1971, S. 45
3 Stalmann, R. (Hrsg.): Knaurs Handbuch Psychologie, München 1982, S. 61
4 Lagache, D.: Psychoanalyse, München 1971, S. 41
5 Ebd., S. 42
6 Zimbardo, P. G.: Lehrbuch der Psychologie, Berlin 1983[4], S. 303
7 Stalmann, R., a.a.O., S. 70
8 Schraml, W. J.: Einführung in die moderne Entwicklungspsychologie, Stuttgart 1974, S. 293
9 Pongratz, L. J.: Klinische Psychologie, Vorlesungsmanuskripte, o. J. (herausgegeben von: Novak, F./Roth, H.), S. 48
10 Krech/Crutchfield, a.a.O., S. 452
11 Bach, H.: Sonderpädagogik im Grundriß, Berlin 1976[2], S. 67
12 Martin, B.: Psychopathologie, München 1976, S. 64
13 Bettelheim, B. in: Mallet, C.-H.: Kennen Sie Kinder?, Hamburg 1981
14 Grigat, R./Kemmler, R.: Autoritäre oder antiautoritäre Erziehung, München, o. J., S. 77
15 Zimbardo, P. G., a.a.O., S. 304
16 Erikson, E.: Identität und Lebenszyklus, Frankfurt 1973, S. 13
17 Gage, N. L./Berliner, D. C.: Pädagogische Psychologie, Bd. 1 München 1979[2], S. 370
18 Belardi, N./Hamm, A.: Psychologische Grundlagen, Frankfurt 1980, S. 33
19 Grigat/Kemmler, a.a.O., S. 78
20 Ebd., S. 80
21 Belardi/Hamm, a.a.O., S. 35
22 Ebd., S. 36
23 Erikson, E.: Jugend und Krise, Stuttgart 1970, S. 122
24 Rauchfleisch, U.: Homosexuelle heute – Befreiendes Coming out?, in: „Psychologie heute" 1/95, S. 66
25 Gage/Berliner, a.a.O., S. 371
26 Schmid, G.: Das große Der, Die, Das, Reinbek b. Hamburg, 1988, S. 81 + 88
27 Ebd., S. 100/101
28 Ebd., S. 105
29 Ebd., S. 107
30 Ebd., S. 109

KAPITEL 4

Ziel:

Im Mittelpunkt der folgenden Ausführungen steht die Absicht, dominierende Themen des menschlichen Lebenslaufs und deren Beitrag zur Persönlichkeitsentwicklung zu veranschaulichen. Die Aufgliederung in Lebensabschnitte soll es ermöglichen, parallel verlaufende und aufeinander aufbauende psychische Prozesse zusammenzufassen und krisenhafte Situationen und Konfliktbereiche im sozialen Kontext – vor allem innerhalb der Familie – in ihren der Entwicklung förderlichen oder diese hemmenden Aspekten darzulegen.
Dabei wird das Jugendalter als Brennpunkt psychischer Entwicklung und als Brücke zwischen Kindheit und Erwachsenenalter hervorgehoben. Alter und Altern werden in Hinblick auf wesentliche körperliche und psychische Veränderungen hinterfragt.

4. Entwicklung nach Lebensabschnitten

4.1. Frühe Kindheit (Geburt bis 4. Lebensjahr)

4.1.1. Vorgeburtliche Entwicklung und Geburt

Von der Konzeption (Empfängnis) bis zur Geburt vergehen ca. 270 Tage, während derer die anatomische und physiologische Entwicklung rasche Fortschritte macht. Merkmale wie Geschlecht, Körperbau, Gestalt, Dispositionen für Lernprozesse oder für die Ausbildung physischer Krankheiten sind festgeschrieben. Der *Fötus* (10. Woche bis zur Geburt) zeigt schon motorische Reflexe, die wichtigen Saug- und Greifreflexe werden ständig geübt. Bereits im Mutterleib entwickelt er voll funktionierende Sinnesorgane, er erlebt, wie sich die Mutter bewegt, wie ihr Magen knurrt, hört Verkehrslärm, reagiert z. B. verstört auf laute Geräusche. Ab dem 5. Schwangerschaftsmonat lutscht der Fötus am Daumen. Schon während der Schwangerschaft findet eine Kommunikation statt, die dem Kind eine freundliche oder aber ablehnende Haltung der Mutter übermitteln kann: Die ihr werdendes Kind nicht akzeptierende Mutter verändert insbesondere Fehlhaltungen ihrer Lebensweise (Rauchen, Trinken, Streß) wenig, ihre psychischen Störungen

Erleben des Fötus

Symbiose Mutter-Kind

können über hormonelle Veränderungen den Fötus beeinflussen, ebenso der Wechsel der Rhythmen von Puls und Atmung. Schwangerschaftsverlauf und Geburt können mit Störungen verbunden sein, z. B. zu Frühgeburt, Untergewicht, Hyper- und Hypoaktivität u.v.m. führen.

> „Die Geburt selbst stellt für das Kind einen wesentlichen physiologischen Umschwung dar, der besondere Anpassungsleistungen im Bereich von Atmung, Kreislauf und Stoffwechsel verlangt."[1]

Geburtstrauma?

sanfte Geburt:
- bei Mama auf Bauch gelegt werden
- Nabelschnur ø sofort durchtrennen
- warme Bad & anschließend an Brust legen
- warme Raum, sanfter Umgang

Die Vorstellung des Geburtsvorganges als eines dem neuen Erdenbürger „Ur-Angst" verursachenden Erlebnisses erscheint sehr fragwürdig. Bedeutender ist wohl die Art, wie er in der extrauterinen Welt empfangen wird. Die bekannte Methode der „sanften Geburt" (LEBOYER) und des „rooming-in" scheinen eine bessere emotional-soziale und geistige Entwicklung sowie eine günstigere Eltern-Kind-Beziehung zu fördern. Risikofaktoren während der Schwangerschaft und Geburt scheinen sich vor allem dann in Form von Entwicklungsverlangsamung, Verhaltens- und Schulleistungsstörungen negativ auszuwirken, wenn sie die → wechselseitige Regulation belasten.

4.1.2. Verhaltensrepertoire im 1. Lebensjahr

Extrauterines Frühjahr

Nach A. PORTMANN (1959) kommt der Mensch als „physiologische Frühgeburt" zur Welt und erlebt das erste Lebensjahr als *„extrauterines Frühjahr"* (= außerhalb des Mutterleibes).

> „Danach erfordert die außerordentliche Kompliziertheit der Verhältnisse, an die sich der Mensch anpassen muss, ein höchstes Maß an Plastizität und Lernfähigkeit, die nicht durch eine zu breite Basis instinkthaft vorgebildeter Verhaltensweisen eingeengt werden darf."[2]

Erste Kontaktaufnahme

Sein Aussehen („Kindchenschema" nach K. LORENZ) und sein Verhalten haben für die erwachsene Pflegeperson Aufforderungscharakter; durch spezifische Reaktionen, wie Lauschen auf die menschliche Stimme, Anschmiegen des Kopfes, zunehmendes Lächeln, Verfolgen mit den Augen, dann Wiedererkennen, Erstaunen, gibt es den Erwachsenen positive, also auch gewünschte Rückmeldung, oder aber es signalisiert durch Abbrechen des Blickkontaktes bzw. Versteifung des Körpers Kontaktabbruch. Das Kind vermittelt einen Eindruck seiner emotionalen *Bindungsfähigkeit* und stellt auf diese Weise erste soziale Interaktionen mit den Erwachsenen sicher, wobei die Person durchaus in den ersten Wochen wechseln kann, und organisiert so bestmögliche allgemeine Lernbedingungen für sein Überleben. Für die anfängliche Entwicklung des Kindes ist zunächst das Funktionieren der motorischen *Reflexe* (insbesondere Saug-, Such-, Schreit-, Rückzieh- oder Umklammerungsreflex) als Ausgangsbasis für erste Konditionierungen zu benennen: Der Saugreflex ist bald schon auslösbar, wenn z. B. die Mutter das Kind nur auf den Arm nimmt. Aus dem Greifreflex wird das gezielte Greifen und in zunehmend konkreten Lebenssituationen lernt es fortschreitende senso-motorische Koordination (PIAGET), die eine aktive Zuwendung zur gegenständlichen Welt im 6.–12. Lebensmonat vorbereitet. Dabei stellen aber die Reifungsfaktoren in besonderer Weise sicher, dass auch bei mangelndem Lern- bzw. Reizangebot Entwicklung im Sinne von → Differenzierung stattfindet. Mit der größeren Beweglichkeit werden spontane Zuwendung zu neuen Reizen, Neugierverhalten und aktive Kontaktaufnahme erleichtert.

Reflexe als Basis des Lernens

Der vorübergehend auftretende Schreitreflex z. B. scheint nur eine Art „Wegbereiter" für den späteren vielschichtigen Verhaltensablauf des Gehens zu sein. Das lange Schlafen mit wenigen Unterbrechungen in den ersten ca. 4–6 Wochen, eine Art Fortsetzung des embryonalen Lebens, pendelt sich allmählich auf einen 4-Stunden-Rhythmus und schließlich Tag-Nacht-Zyklus ein. Durch sein Lernen verstärkt der Säugling zugleich die Bereitschaft des Erwachsenen, sich ihm aktiv zuzuwenden und ihn dadurch umgekehrt in seinem Handeln zu bestärken und ihm Sicherheit durch Selbstkontrolle zu vermitteln. *Mutter und Kind lernen* so schon *früh*, sich sensibel aufeinander einzustellen, untereinander *zu kommunizieren* und die gegebenen Entwicklungsmöglichkeiten besser zu nutzen. Das *1. Lebensjahr* erhält so fundamentale Bedeutung für die weitere Entwicklung. Das Neugeborene wird nur wenig beeinflusst von den ersten Erziehungsfehlern seiner unerfahrenen Eltern, da seine Fähigkeit, Reize aufzunehmen und zu lernen, sich auf lebensnotwendige psychische Funktionsbereiche beschränkt. Es ist gewissemmaßen abgeschirmt gegen die Aufnahme neuer Reize durch eine erhöhte Reizschwelle: Der weit- und kurzsichtige Säugling bevorzugt das Gesicht der Mutter, auf dessen Abstand zu ihm beim Nähren er seine Sehschärfe am besten einstellen kann, und nimmt insbesondere Laute im Frequenzbereich der menschlichen Stimme wahr.

Wechselseitige Regulation

Reizschwelle als Filter

Wie aber durch Intensität und Veränderung sensorische und soziale Stimulation (z. B. Ansprechen und auf Lautäußerungen reagieren) dem Kind Entwicklungsanreize verschaffen (→ Urvertrauen), so führt ein Mangel an solchen Erlebnissen (= *sensorische und emotionale Depri-*

Folgen frühkindlicher Deprivation

vation) zu Störungen. „Hospitalismus" (R. SPITZ) z. B. entsteht trotz ausreichender Befriedigung physiologischer Bedürfnisse auf der Grundlage einer unzureichenden emotionalen Mutter-Kind-Bindung zwischen dem 6. und 12. Monat. Dies ist die Zeit erster Bewusstwerdung, emotionaler Beurteilung und ersten aktiven Aufsuchens und Vermissens der Bezugsperson (→ „Fremdeln", „8-Monats-Angst"), des Beginns der kritischen Periode hinsichtlich emotional-sozialer Entwicklung. Hospitalismus drückt sich aus in:

- verminderter Reaktionsbereitschafl
- Ängstlichkeit
- verringerter Initiative
- senso-motorischen Stereotypien (Schaukelbewegungen, Kopfschlagen)
- Widerstand gegenüber neuen Situationen
- Rückstand in der Sprachentwicklung

Hier liegen die Wurzeln für eine allgemeine Retardation, ein Verhaftetbleiben in oralen und analen Verhaltensweisen, fehlende Gewissensbildung, destruktive Aggressivität, Riesenansprüche, Neigung zu Trotzreaktionen infolge niedriger Frustrationstoleranz, schnell entmutigtes Kontaktstreben usw.
Die Bedeutung des ersten Lebensjahres ist zusammenfassend darin zu sehen, dass es die Grundlage für eine emotionale Bindung legt, die zur Voraussetzung für den umfassenden Prozess der Persönlichkeitsentwicklung und der sozialen Anpassung wird.

4.1.3. Aufbau sozialer Beziehungen und soziale Welt des Kleinkindes

Das bisher über das Kleinstkind Gesagte verdeutlicht, dass das Kind sozial ausgerichtet ist und aktiv mitwirkt an seiner sozialen Entwicklung. Es muß weniger sozial gemacht (sozialisiert) werden und bloß Regeln des sozialen Zusammenlebens erlernen (Aufschieben von Bedürfnissen, → Einstellungen, Werthaltungen in der Gesellschaft usw.), als sozial werden. Wir müssen es dabei unterstützen, sein *prosoziales* (nicht a-soziales!) *Verhalten* auf soziale Interaktionsfähigkeit und Kooperationsfähigkeit, selbständiges Entscheiden, Verantwortungsbereitschaft, Sensibilität („soziale Kompetenz") hin zu entfalten in einer Industrie- und Leistungsgesellschaft, in der die Tendenz zur Kleinfamilie Aufbau emotional-sozialen Verhaltens erschwert und die Einflüsse

Entfaltung sozialer Kompetenz

der „heimlichen“ Miterzieher und der Fremdbestimmung eher entgegengesetzt wirken. Vergleichbar mit dem „Fremdeln“ ist das *„Lächeln“* beim Kleinstkind eine emotionale Reaktion mit dem Ziel, Kontakt zur Außenwelt aufrechtzuerhalten oder zu begründen: Dieses (typisch menschliche) Lächeln ist ab der 5. Lebenswoche zu beobachten und wohl endogen wie exogen verursacht. Eine Vorstufe des Lächelns ist in einem Verziehen des Mundes zu erkennen (in das wie in bestimmter Tiermimik Grinsen, Überheblichkeit, Zorn usw. erst hineingesehen werden), verursacht wahrscheinlich durch hirnphysiologische Prozesse. Ab dem 5. Monat etwa wird es nur noch in Anwesenheit vertrauter Personen eingesetzt. Die besondere, emotional-soziale Bedeutung des Lächelns liegt wohl darin, dass es von den Bezugspersonen gerne sozial, d.h. als „Antwort“ auf ihr Verhalten gedeutet und belohnend erlebt wird. Es hilft also den Eltern, eine warme Beziehung zu ihrem Kind aufzubauen, Fürsorgeverhalten auszulösen, und verstärkt kommunikative soziale Prozesse. Das Lächeln ist, wie es scheint, keine angeborene Reaktion, aber auch nicht bloß Ausdruck von Wohlbefinden nach Befriedigung physiologischer Bedürfnisse, sondern entsteht und verändert sich in Abhängigkeit von emotionalen, sozialen und kognitiven Prozessen.

Emotionale Bindung als Grundlage für Lernfähigkeit

In dem Maße, in dem das Kleinkind bemüht ist, Zugang zur Welt der Gegenstände und Personen zu finden, bildet es seine eigenen sozialen Vorstellungen von sich selbst und seinem Verhältnis zu anderen. Kann sich das Kleinstkind in der emotionalen Bindung sicher fühlen, entwickelt es seine → Lernfähigkeit.

4.2. Kindheit (4.–11. Lebensjahr)

Kindheit als Experimentierfeld

Die Kindheit gilt als erkennbar umgrenzter Lebensabschnitt, in dem der Mensch „spielend“ Aufgaben der Erwachsenen einübt in einem abgegrenzten Schonraum, ohne die damit verbundene Verantwortung übernehmen zu müssen. Das Verhalten des Kindes ist dabei das ihm mögliche Handeln, eine Spielart des Erwachsenenhandelns auf einer niedrigeren Stufe und darum genauso ernst zu nehmen.

Die sich vollziehenden Lernprozesse umfassen

1. die Entwicklung des Sozialverhaltens,
2. das Gestalten der Geschlechtsrolle,
3. die Ausbildung des kindlichen Weltbildes und
4. die Enfaltung der Schulfähigkeit.

4.2.1. Entwicklung des Spiel- und Sozialverhaltens

Das erste *Lächeln* hatte den ersten Kontakt mit einem anderen Menschen hergestellt, die *Acht-Monats-Angst* signalisiert, daß das Kind zunehmend andere Personen erkennt. Seine soziale Wahrnehmung ist zunächst eingegrenzt auf Erwachsene und ältere Kinder, da von diesen die eigentliche Aktivität in der sozialen Interaktion ausgehen muss.

Hineinwachsen in die Gruppe

Gleichaltrige Kleinstkinder werden kaum beachtet. Im Kindergarten im Alter zwischen 3–5 Jahren kommt es dann zur Auseinandersetzung mit den Gleichaltrigen (= Sekundärgruppe), die für das Einüben sozialer Fertigkeiten und Erlernen demokratischer Einstellungen (Gleichberechtigung, Gleichheit, Rücksichtnahme, Hilfsbereitschaft) einen größeren Beitrag leisten als die Interaktion mit den Erwachsenen. Die fortschreitende soziale Entwicklung reicht vom Alleine-Spielen des Kleinstkindes, bei dem es erst allmählich die Existenz eines anderen wahrnimmt, über das Nebeneinander-Spielen (2–3 Jahre), bei dem das Tun des anderen wachsendes Interesse beansprucht und Anregungen gibt, zum Mitwirken im Spiel des anderen (Nehmen und Geben, → anale Phase) und zum Rollenspiel im Vorschulalter und zur Bandenbildung.

Tab. 1: Formale Entwicklung des Spiels[3]

Alter	Art des Spiels	Spielobiekt
0 – 1. Lebensjahr	Funktionsspiel	eigener Körper, unspezifischer Gebrauch von Gegenständen und Personen
2.– 3. Lebensjahr	Fiktionsspiel Illusionsspiel	alle möglichen Gegenstände und Personen
3.– 6. Lebensjahr	Rezeptionsspiel Rollenspiel	Aufnahme von Informationen eigene Person und Kinder/Erwachsene als Partner, Gegenstände
	Konstruktionsspiel	Gegenstände und Materialien
6.–10. Lebensjahr	Miteinander- und Regelspiel	andere Personen, Gegenstände und Personen, sog. Gesellschaftsspiele
10.–14. Lebensjahr	Banden- und Gruppenspiel	Erweiterung des Personenkreises und der Situationen

In der Interaktion mit den Gleichaltrigen erweitert sich der *„Spielraum" des Kindes* nach drei Richtungen:

1. löst sich die Aufmerksamkeit vom eigenen Körper und wendet sich einem wachsenden Kreis von Personen zu,
2. werden Phantasie und Wirklichkeit getrennt und verschränkt, je nach der von den Erwachsenen zugestandenen Freiheit und geförderter kreativer Entwicklung,
3. verbindet das Spiel kindliche Vorstellungswelt und Erwachsenenwelt, „Spiel" nimmt Züge der „Arbeit" an (wie die befriedigende Arbeit *auch* Spiel ist) und produziert messbare Leistung.

Spiel als Abbild der Erwachsenenwelt

Spiel wird vom Kind von Anfang an sowohl lustvoll erlebt als auch mit ernster Hingabe durchgeführt. Vom Erwachsenen wird spielerischer Ausdruck (Rollenspiel, Basteln usw.) zu oft unter dem Aspekt altersgemäßen Leistungsgeschehens gesehen und über dem jeweiligen Ergebnis der bedeutendere Wert des Tuns vernachlässigt. („Mein Kind kann aber schon dies und jenes!")

> „Einer Frau fallen bei der Erinnerung an ihre Kindheit die Rufe ihrer Mutter ein, die immer wie Messer ihre Spiele durchschnitten und bis heute eine Furcht hinterlassen haben, dass alles, was schön ist, jeden Augenblick zu Ende sein könnte."[4]

Spiel ist lustvoll

Die *Funktionsspiele* (CH. BUHLER) der ersten Zeit dienen dem „lust"-machenden Einüben senso-motorischer Funktionen, dem Kennenlernen des eigenen Körpers (→ sensomotorische Intelligenz) sowie dem Experimentieren und Erkunden: Fortkriechen, Seilhüpfen, Rennen, Schütteln oder Wegwerfen von Gegenständen, Lallen …
Es geht über z. B. in Bewegungsspiele der Erwachsenen (Sport), aber auch in die Konstruktionsspiele.

Phantasie im Spiel

Fiktions- und Illusionsspiele lassen das Kind in eine „Als-ob-Situation" eingehen, in der die Phantasie es ihm ermöglicht, Gegenstände fortlaufend zu verwandeln, zu beleben (Puppe füttern) und in die Rollen von Mutter, Polizist usw. zu schlüpfen. Es schafft sich so eine Vorstellung von der Welt, indem es sein Zuhause in Gedanken hinter sich lässt und in die Welt eindringt, die es der Realität allmählich annähern kann, um so seinen Erfahrungshorizont zu erweitern.

In *Rezeptionsspielen* (Märchen, Fernsehen) erwirbt es Informationen und Beurteilungskategorien.

Spielendes Verstehen sozialer Regeln

Im *Konstruktionsspiel* versucht das Kind, Material in gezielter Art und Weise zu benutzen, Spielideen zu verwirklichen, Absichten zu verfolgen und darum der Realität nachzubilden. Über *Rollenspiel* und *Spiel in Banden* u.a. gewinnt es den Zugang zu sozialen Rollen, in Regelspielen zu den Normen der Gemeinschaft, die es in wachsendem Maße die Erfahrung machen lassen, dass es seine Vorstellungen in einem vorgegebenen Rahmen verwirklichen muss. Die verschiedenen Spielformen bauen aufeinander auf, beleben sich gegenseitig und bleiben auch im Erwachsenenverhalten bestehen.

Vor allem in der Interaktion mit Gleichaltrigen entfaltet das Kind ein soziales *Verständnis für den anderen* und für die Notwendigkeit von „Spielregeln", da es sonst als „Spielverderber" ausgeschlossen wird. Zugleich wird es befähigt, bei gemeinsamen Unternehmungen Übereinkünfte zu erzielen, Verhaltensvorschriften zu geben und (Gruppen-)Normen zu entwickeln. Die Gruppenbildungen der Kinder gewinnen an Stabilität und Zusammenhalt (z. B. in Freundschaften oder in Banden: „Geheimcode") und bereiten auch Rangordnungen und Aufgabenverteilungen in der Schulklasse vor bzw. führen zu einem Eintreten für sie durch Identifikation mit der Gruppe oder mit einzelnen Schülern.

Entfaltung von Gruppenfähigkeit

Während im Vorschulalter Spielgeschehen von einem Führer bestimmt wurde, kommt es im Grundschulalter zur wachsenden Abstimmung der Gruppenaktivitäten aufeinander und zur *Übernahme von bestimmten Positionen*. Die Kinder gleichen Geschlechts bleiben zunehmend unter sich und schließen auch jüngere aus. Vom 8. Lebensjahr an zeigen sich konkrete Erwartungen an die Gruppenmitglieder, die sich stärker an der jeweiligen Person und ihrem Alter orientieren und so der subjektiven Gestaltung mehr Raum lassen.

> „Kinder ab 5 Jahren verstehen, daß Älterwerden einen Entwicklungsfortschritt bedeutet. Dieses Verständnis hängt sicher mit ihrem eigenen Wunsch, älter und damit selbständiger und mächtiger zu werden, zusammen."[5]

Rollenerwartungen werden zunehmend selbstverständlich hingenommen, die zukünftigen Reaktionen werden einkalkuliert.

4.2.2. Gestalten der Geschlechterrolle

> „Fragt man beispielsweise einen dreijährigen Jungen, ob er auch eine Mutti werden könnte, so hält er das durchaus für möglich, während ein Fünfjähriger diese Frage entschieden verneint. Das Wissen um die Geschlechtsidentität ist also die Voraussetzung für ein Gelingen der Geschlechtsrollenidentifikation."[6]

Da das Geschlecht nur *ein* Merkmal des Menschen ist, kann die Übernahme geschlechtsspezifischer Persönlichkeitsmerkmale als Folge aufeinander aufbauender Erkenntnisschritte gedeutet werden, die erst eine Identifizierung männlichen oder weiblichen Verhaltens in Abhängigkeit von kulturspezifischen Bedingungen erlauben. Aus lerntheoretischer Sicht wird geschlechtsspezifisches Verhalten durch Bekräftigung – auch: stellvertretende Verstärkung – der typischen (anerkannten) Reaktionen und Nicht-Beachtung der übrigen erworben. Die Tiefenpsychologie erklärt den gleichen Vorgang durch Verinnerlichung von Verhaltensvorschriften der Eltem (→ Überich) im allgemeinen und Identifikation mit dem gleichgeschlechtlichen Elternteil im besonderen (→ Ödipuskonflikt). Dieser Prozess scheint für Jungen schwieriger, da sie sich an der geliebten Mutter, die sie vorwiegend versorgt, bei der Entwicklung ihrer Geschlechtsrolle nicht orientieren können. Infolgedessen kann es zur gegengeschlechtlichen Identifikation kommen (→ Homosexualität).

Wie geschlechtsspezifisches Verhalten entsteht

4.2.3. Ausbildung des kindlichen Weltbildes

Die Entwicklung der kognitiven Fähigkeiten (insbesondere der Sprache und des Denkens) vollzieht sich in Verbindung mit der Eroberung der sozialen Umwelt. Die *intellektuelle Entwicklung* ist angeblich weitgehend genetisch festgelegt und im wesentlichen beeinflussbar in den ersten 8 Lebensjahren (B. S. BLOOM, 1964)[7], in denen ca. 80% der individuellen Intelligenz festgelegt werden. Diese → Verfestigung lässt sich indes zusätzlich durch wachsende Umwelteinflüsse erklären. Fortwährende → soziale Deprivation führt demnach rasch zu einer geistigen → Retardation. Während die senso-motorischen Intelligenzleistungen noch keine zutreffenden Vorhersagen der Intelligenzentwicklung gestatten, bleiben die Intelligenzwerte ab dem 10. Lebensjahr in etwa stabil. Dies fordert dazu auf, den großen „Spielraum" in der gesamten Vor-Schulzeit intensiver auszuloten und zu nutzen. Dazu bedarf es der

Spielraum intellektueller Entwicklung

Beachtung und Anregung der kindlichen Schritte vom egozentrischen Denken hin zum Bewusstsein der (sozialen) Wirklichkeit. Das Kind durchläuft dabei nach O. KROH 3 Phasen:[8]

1. *Phantastischer Realismus:* Bis zum 5. Lebensjahr ist das Denken des Kindes physiognomisch-magisch (→ Assimilation). „Das Kind kann in keiner Weise von den eigenen Erfahrungen und Erlebnissen abstrahieren. Es projiziert die eigene Erlebniswelt in die Außenwelt. Da es erlebt, dass es selbst etwas fühlt und will, schreibt es gleiches Fühlen und Wollen auch den Objekten der Umwelt zu, seien sie nun belebt oder unbelebt."[9] Insofern ist sein Urteil *egozentrisch.*
   Das Kind gibt Deutungen seiner Umwelt („Es schneit, damit die Kinder Schlitten fahren können"), um sie besser verstehen zu können, oder es schafft sich selbst magische Begleiter (mit denen es seine Nöte teilt, oder die seine Ängste bannen) und „glaubt" darum an solche Gestalten (Osterhase, Zauberer, Zwerge, Feen, Hexen, Weihnachtsmann), die von den Eltern an das Kind herangetragen werden. Es teilt die Welt nach „gut" und „böse" und belebt bzw. vermenschlicht tote Gegenstände.

2. *Naiver Realismus:* Das Kind beschreibt Tatbestände, erklärt sie nicht, gibt Wenn-dann-Erklärungen (Wenn es Tag ist, dann scheint die Sonne). Das Kind erobert seinen Lebensraum, sammelt alles, erforscht, ordnet.

3. *Kritischer Realismus:* Ab dem 10. Lebensjahr dringt es hinter die Erscheinungen und entdeckt die tatsächlichen Ursache-Wirkungs-Zusammenhänge. Es passt sein Denken der Realität an (→ Akkomodation).

4.2.4. Entfaltung der Schulfähigkeit

Die Schule übernimmt die Aufgabe, Kindern und Jugendlichen bestmögliche Bedingungen für gesellschaftsnotwendige Lernprozesse bereitzustellen.

Schulfähigkeit und Schulbereitschaft

Vom Kind werden zum Schuleintritt Schulfähigkeit und Schulbereitschaft gefordert.

Schulbereitschaft meint, dass das Kind zur Lösung insbesondere von der Mutter bereit ist und emotional frei ist, sich in die unbekannte

Gemeinschaft der Klasse einzuordnen, neue Bindungen einzugehen und den Lehrer (– der meistens eine Lehrerin ist –) mit anderen zu teilen. Es soll auf dieser Basis Motivation in Form von Aufgabenzuwendung, willkürliche Aufmerksamkeit, Konzentrationsfähigkeit und Ausdauer mitbringen, also primäre Bedürfnisbefriedigung zurückstellen können. Das Kind soll *Schulfähigkeit* dadurch beweisen, dass es sich vom → egozentrischen Denken gelöst hat, bestimmte optische und akustische Differenzierungsleistungen vollbringen kann (etwa für die Mengenlehre, das Lesenlernen) und Sprache als Instrument beherrschen kann usw.

Schicht-spezifische Lern-behinderungen

Sprachliche Defizite aufgrund der Herkunft aus sozial benachteiligten Familien, die bei Männem sozial gering eingeschätzte Tätigkeit als Erzieher im Kindergarten sowie eines Lehrers in der Vorschule und in der Grundschule, die unverarbeiteten Ängste des Lehrers vor seinen Schülern oder die oft für den Schüler nach Sinn und Zweck wenig einsichtigen schulischen Aufträge an ihn („heimlicher Lehrplan") (→ Entfremdung) erzeugen dabei recht unterschiedliche soziale Problemsituationen.

Insbesondere Kinder aus der unteren sozialen Schicht können die Anregungen der Mittelschicht-orientierten Schule nur unzureichend aufnehmen, und zwar infolge anderer Kommunikationsformen und eines anderen Verhältnisses gegenüber Autoritäten, z. B. des Lehrers.

4.3. Jugendalter (Vorpubertät – Pubertät – Adoleszenz)

4.3.1. Jugend heute?

Auf einer ägyptischen Steintafel des Mittleren Reiches (2100–1700 v. Chr.) ist zu lesen:

> „Wir leben in einem lügenhaften, sehr heruntergekommenen Zeitalter. Die heutige Jugend zeigt kaum noch Respekt vor den Eltern. Sie ist von Grund auf verdorben, voller Ungeduld und ohne jede Selbstbeherrschung. Über die Erfahrungen und Weisheiten spottet sie. Das sind sehr bedenkliche Zeichen, und man muss vermuten, dass sich darin Verderben und Untergang des Menschengeschlechts ankündigen."[10]

Das Jugendalter ist eine Zeit der körperlichen, psychischen und sozialen Umstellung, die vorübergehend zu Krisen führt, die

> „sich von neurotischen Krisen insofern unterscheiden, als der Wachstums-Prozess neue Energie und die Gesellschaft neue spezifische Möglichkeiten je nach den in ihr vorherrschenden Auffassungen der Lebensphasen) bereitstellen ..."[11]

Auf der Suche nach Selbstbestimmung

Der Jugendliche muss sein kindliches Selbstbild aufgeben und an die Stelle von Fremdbestimmung endgültige *Selbstbestimmung* setzen. Dazu bedarf er eines eigenen Wertsystems, das er angesichts eines Wandels der Familie, des Verfalls stabiler Werte in der Gesellschaft, des Fehlens von Vorbildern z.T. gegen den Widerstand der Eltern errichten muß. Der Jugendliche reagiert sehr sensibel auf die stetigen gesellschaftlichen Veränderungen und die Ungewissheit insofern, als er seine Entwicklungssituation bereits als bedrohlich ansehen muss. Er muss auf längere Sicht mit diesen Bedingungen leben und zwar bei eigener höherer Lebenserwartung und fehlender Vergangenheit, in der er hätte auf unmittelbare Bedürfnisbefriedigung verzichten müssen und Lösungsstrategien außer im Spiel erproben können. Schließlich begegnen seine Eltem eher zögernd-konservativ oder widerstrebend dem beschleunigten gesellschaftlichen Wandel, aus der Sicht der Jugendlichen sind sie oft unglaubwürdig und unfähig im Umgang mit gesellschaftlichen und politischen Problemen.

Generationskonflikt

Die Jugendlichen sehen sich einer Zukunft ausgesetzt, die keine mehr ist: *„No fun, no future."* Anfangs der achtziger Jahre sahen viele Jugendliche ihr Lebensgefühl zusammengefasst in dem Etikett „No-Future-Generation": Der Begriff war ursprünglich in der Subkultur der *Punks* (= „Schund") gebildet, von Journalisten verbreitet und einem breiten Publikum vermittelt worden. Die Punks sind eher links-anarchistisch ausgerichtet: Sie zeigen Verweigerungshaltung oder hilflosen Protest und fordern das Unmögliche („Du hast keine Chance, aber nutze sie." – „Ich gehe kaputt, gehst du mit?" – „Macht kaputt, was euch kaputt macht.") Zu dieser Subkultur gehören auch die (aus dem britischen Arbeitermilieu) hervorgegangenen unpolitischen *Skinheads* und die eher links stehenden *Redskins.* Stärker auf sich aufmerksam machen – u. a. durch Beteiligung an rassistischen Ausschreitungen – „neonazistisch anpolitisierte" Skins, die einen Kult aggressiver Männlichkeit verfolgen. Unter den gewaltorientierten Gruppen im linken Spektrum haben die sog. *Autonomen* an Dominanz gewonnen, die sich dem Gespräch mit Außenstehenden verweigern und deren Reaktionen bestimmt werden von anarchistischen Vorstellungen von Selbstbehauptung in staatsfreien Räumen.

Länger werdende Schul- und Berufsvorbereitungszeit bringen Jugendliche dazu, von der Gesellschaft abweichende Werte, Normen und Verhaltensweisen zu entwickeln, die ihnen über die *Abgrenzung von der Welt der Erwachsenen* Identität gewinnen helfen. Erwachsene fühlen sich (und werden) provoziert, weil von den Jugendlichen die scheinbare materielle Sicherheit in Frage gestellt wird, die sie ihnen in ihrer Kindheit vermittelt haben und die den Jugendlichen nicht mehr zur Verfügung steht bzw. immer brüchiger wird. Die Kommunikation mit den Eltern ist nie wirklich zustandegekommen. Gewalt gegen Eltern ist *ein* Ausdrucksmittel der Sprachlosigkeit *und* des Sich-wehren-Könnens, aber auch der Belohnung, die aggressive, ichbezogene Verhaltensweisen in der Gesellschaft erfahren (→ Aggression).

In starkem Maße werden heute Vorstellungen und Einschätzungen über die Jugend von audiovisuellen Medien an Erwachsene – und Heranwachsende – weitergereicht. Die Bilder Erwachsener von Jugendlichen werden auch von der eigenen Lebensgeschichte, von verarbeiteten oder verdrängten, negativ besetzten Erinnerungen bestimmt. Die Medienbilder jugendlicher Krimineller und krimineller Streetgangs regen dabei die Phantasietätigkeit der Erwachsenen leichter an als Belege für (gesellschaftlich weitgehend ignorierte) kritische Aufgeschlossenheit und Kreativität, Beweise für (nicht mehr wegzudenkende) Hilfeleistungen in Wohlfahrtsorganisationen und Signale der Angst (angesichts ernsthaft bedrohter Zukunft). Erwachsene, die in ihrer (Kinder- und) Jugendzeit viele Enttäuschungen und Kränkungen durchlebt und das Jugendalter idealisiert haben (→ Projektion), werden durch die Jugendlichen mit verpaßten Chancen und verdrängter Aggression konforntiert. Das von den *Massenmedien* verbreitete Idealbild von Jugend, durch das die Unterschiede zwischen Vater und Sohn, Mutter und Tochter eingeebnet werden sollen, entwertet den Erwachsenenstatus, da Fitnessprogramme oder Kosmetik letztlich diese Illusion nur zerstören können.

Die Familie hat als Austragungsort von Generationskonflikten erheblich an Bedeutung verloren. Jugendliche gehen der Auseinandersetzung in der Familie aus dem Wege, wenden sich altersgleichen Gruppen zu. Erwachsene sind für sie weder Freunde noch Feinde, weder Angst erzeugend, noch Vertrauen erweckend. *Ungelöste familiäre Konflikte*

Funktionsverlust der Familie

werden auf die Umgebung übertragen, da in der Familie weniger Interaktionsmöglichkeiten bestehen und Eltern einen Mangel an Autorität zeigen. Dazu trägt die zunehmend psychische Belastung am Arbeitsplatz (→ Entfremdung) und die Betonung der Individualität bei. Gleichzeitig lässt sich jedoch beobachten, dass die Erwachsenen auf Kosten ihrer Kinder psychische Stabilisierung suchen. Mutter und Vater zeigen selbst → Ich-Schwäche und bieten in geringem Maße die Möglichkeit zur Identifikation mit ihnen. Im Gegenteil suchen sie oft beim Kind Wärme und Kommunikation, statt ihm emotionale Sicherheit (→ Urvertrauen) zu vermitteln. Die unmittelbare Befriedigung der kindlichen Bedürfnisse hindert dieses aber an der Ausbildung von → Frustrationstoleranz (→ Sublimation). Dieses (Spiegel-) Bild vom sog. „narzisstischen“ (selbstbezogenen) Jugendlichen (in einer „narzisstischen Gesellschaft“, CHR. LASCH: Das Zeitalter des Narzissmus, 1980) ließe sich erweitern, stellt aber doch nur eine – für unsere Zeit gültige – Momentaufnahme der sozialen Krisensituation Jugendlicher dar.

4.3.2. Biologische Reifung, Sexualität und Identität

Die rasche körperliche Entwicklung in der Pubertät wirkt sich entscheidend auf die psychische und Gesamtentwicklung aus, zum einen durch das Größen- und Breitenwachstum und zum anderen – und deutlicher – durch die Geschlechtsreifung. An ihrem Ende sollen das Akzeptieren des eigenen Körpers und das bewusste Umgehen mit ihm stehen.

Die körperlichen Veränderungen lassen die Reifezeit auch für die Umwelt zu einem bedeutenden Einschnitt in der Entwicklung werden. Der Übergang zur Körperform des Erwachsenen erfolgt in interindividuell unterschiedlichen Schüben und Zwischenstufen und verursacht Verunsicherungen in der Motorik.

Geschlechtsspezifische Differenzen in der biologischen Reifung

Bei Mädchen beobachten wir den größten Wachstumsschub und Gestaltwandel zwischen dem 12./13. Lebensjahr, bei Jungen zwischen dem 14./15. Lebensjahr, dabei entwickeln sich z. B. die Gliedmaßen schneller als der Rumpf („die Jeans ziehen früher Wasser“). Das zeitliche Vorauseilen des Körperwachstums und die Zunahme der Muskelkraft (nach dem 11. Lebensjahr hauptsächlich bei Jungen) werden (ähnlich wie in der Zeit nach der Einschulung) in ungelenken, eckigen Bewegungen sichtbar. Die körperlichen Veränderungen während der Geschlechtsreife zeigen sich auch in der zwischen Jungen und Mädchen auseinanderlaufenden Entwicklung des Schulter- und Beckengürtels. Sie gewinnen Gestalt in der Reifung der primären und sekundären Geschlechtsmerkmale.

Die erste Menstruation greift mit den körperlichen Begleiterscheinungen und veränderter Körperhygiene dabei in Abhängigkeit insbesondere von der familiären Umwelt stärker in die Lebensgestaltung ein als die erste Ejakulation beim Jungen.

Tab. 2: Tabelle der Entwicklung von primären und sekundären Geschlechtsmerkmalen

Alter in Jahren	Jungen	Mädchen
10		Rundung der Hüften
11		Brustentwicklung
12	Wachstum von Hoden und Penis Stimmbruch Schamhaarbildung	Stimme wird etwas tiefer rasches Wachstum von Eierstöcken, Vagina, Gebärmutter und Schamlippen, größtes Körperwachstum
13	Erster Samenerguss (Pollution)	Menarche (Eireifung + Menstruation)
14	größtes Körperwachstum	Achselhaare Brüste erhalten Endform
15		
16	Achselhaare, Bartwuchs, Stimmwechsel	
17		
18		

Akzeleration verstärkt Selbstwahrnehmung und soziale Erwartungen

Zwischen den Jugendlichen gleichen Alters entstehen (mindestens vorübergehend) erhebliche Unterschiede in Größe und Körperformen, die sich – auch infolge falscher Ernährung oder hormoneller Ursachen – in Entwicklungsstörungen auswirken können. Der körperlich *akzelerierte Jugendliche* wird mit über sein Alter hinausgehenden Erwartungen konfrontiert, die die psychische Entwicklung verzögern können. Aber er kann auch einen Wertzuwachs („Erwachsenen-Bonus") erfahren, der in dieser Phase *gesteigerter Selbstwahmehmung* fruchtbar sein kann. Frühreife Jugendliche können eher ihre Ich-Identität formen, da ihnen mehr soziale Verantwortung zugestanden wird.

Akzeleration -> Beschleunigung eines Ablaufs, Entwicklung

Gefahr der Fremdbestimmung

Das Mädchen wird oft stärker aufgrund der Entwicklung seiner sekundären Geschlechtsmerkmale psychosozial aufgewertet, gerät dabei aber in Gefahr, in eine ungewollte Geschlechtsrolle („Sexualobjekt") gedrängt zu werden, statt Selbstbestimmung zu erreichen.

Retardation bedingt Fehlentwicklungen

Vorübergehende körperliche *Retardation* trägt dazu bei, dass der Jugendliche von der Umwelt unterschätzt sowie unterfordert, in altersgleichen Gruppen wie in der Schulklasse eher überfordert wird; dadurch erfährt er Kränkungen in seinem Selbstwertgefühl und entwickelt eine negative Vorstellung von sich selbst, es kann zu → Reaktionsbildungen und psychischen Störungen kommen. Während der Pubertierende, bei dem sich körperliche und psychische Merkmale gleichmäßig (synchron) *beschleunigt* entwickeln, in sich mehr Harmonie erlebt mit dem Vater und sich leichter von der Mutter lösen kann, *behindern* ungleichmäßige (asynchrone), z.T. *verzögerte Entwicklungsabläufe die Selbstfindung:* Die Überwindung der kindlichen Eltern-Kind-Beziehung wird verzögert, die Umwelt eher feindselig erlebt und darum eher negativ bewertet.

Soziale Faktoren verzögern Verselbständigung

Der Übergang ins Erwachsenenalter wird schon infolge fortschreitender Industrialisierung und Arbeitsteilung, durch kompliziertere Formen des Zusammenlebens, durch verlängerte Vorbereitungszeit auf die Übernahme sozialer und beruflicher Rollen erschwert.

Jugendarbeitslosigkeit und verminderte Berufschancen beeinträchtigen weiterhin die psychosoziale Entwicklung und altersgerechte Vorbereitung auf das Erwachsenenalter.

Das im Vergleich dazu beschleunigte körperliche Wachstum lässt die Schere zwischen biologischer Reifung und der Bereitschaft der Erwachsenen, die Jugendlichen ihre Berufswahl und ihre Lebensplanung selbstverantwortlich bestimmen zu lassen, größer und konfliktreicher werden. Erst recht der Besuch weiterführender Schulen belässt die Jugendlichen länger unter der Aufsicht der Eltern und verzögert die eigene seelische Entwicklung.

> „Es fehlt ihnen jener äußere Schritt, der den inneren markieren könnte, was vor allem dazu führt, dass die Umwelt die veränderte psychische Situation des Jugendlichen zu wenig respektiert."[12]

D. h. auch, dass die körperlichen Entwicklungsvorgänge in der Pubertät sich vorwiegend belastend auf die Persönlichkeitsentfaltung auswirken, wenn die soziale Umwelt vorher sowie während dieser Reifungsprozesse sich nur am äußerlich sichtbaren Geschehen orientiert und u. a. mit deren Hilfe Geschlechtsrollen definiert.

Der Jugendliche baut im Spannungsfeld der Einflüsse des Elternhauses, der Schule (die seinen Entwicklungsbedürfnissen meist fremd bleibt), des Berufs (der soziale Lernsituationen zugleich schaffen und einengen kann) und der Gruppe der Gleichaltrigen (die ihm Familienersatz sein kann – „Mit meinen Freunden kann ich reden, als ob ich mit mir selber rede" – und auch Übungsfeld für individuelles und kooperatives Verhalten) *Selbstbild und Zukunftsperspektive auf:* Er gelangt zum Ich über die anderen.

Zunehmende Sicherheit in der Fremd- und Selbsteinschätzung

Hier differenziert er in wachsendem Maße seine *Identität,* indem er sich in wechselnden Situationen und Aufgabenbereichen im Handeln bewähren und Rechenschaft über seine Motive und Einstellungen ablegen muss. Er gelangt zu einem sich stabilisierenden Selbstkonzept, weil er sich selbst entdecken, seine Person erfahren und angemessen einschätzen lernt. Das *Fehlen von Vorbildern* und konstanten Werten in der pluralistischen Gesellschaft erschwert die Identitätsfindung wie den Entwurf eines Bildes von der „idealen Persönlichkeit" (→ Ideal-Ich) als *Leitbild* und stürzt ihn so in Motivationskonflikte.

4.3.3. Jugendalter und abweichendes Verhalten

Stabilitätsverlust der Familie begünstigt Entfremdungserleben

In der individuellen Lebensgeschichte wie in den gesellschaftlichen Veränderungen sind Faktoren begründet, die Fehlverhalten von Jugendlichen hervorrufen können. Im Brennpunkt steht dabei immer wieder die *Familie,* die dem Jugendlichen weder genügend stützenden Halt zu geben noch konstruktiven Widerstand entgegenzusetzen vermag.

Jugendliche erleben infolge gesteigerter Selbstbeobachtung die Entfremdung unmittelbarer, weil die „alten" Institutionen, die ihnen Erziehung und Bildung vermitteln sollen, sich nicht den veränderten Bedingungen der komplexen Welt angepasst haben, um sie durchschaubarer zu machen und auf sie vorzubereiten. Der Schritt in den Lebensraum des Erwachsenen wird oft wie ein „Schritt ins Leere" empfunden, da er für den Jugendlichen viel weniger strukturiert und unendlich größer ist.

Die Zwischenstellung des Jugendlichen ist gekennzeichnet durch Überempfindlichkeit, *persönliche Unsicherheit* und Aggressivität. Die

Erhöhte Sensibilität fördert Konflikte

Eltern scheinen sich in ihrer Entwicklung unzureichend angepasst zu haben und fördern so die Ausbildung fehlangepasster Verhaltensweisen, die – paradoxerweise – erfasst werden müssen als solche, die unter den gegebenen Umständen mindestens z.T. dem Zustand der Gesellschaft angemessen sind.

Fehlverhalten als Antwort auf materielles Denken

Jugenddelinquenz, -kriminalität finden wir in vielfältigen Formen *als Antwort auf Eltern,* mit denen sich bereits das Kind wegen fehlender Zuwendung, gleichgültigem oder aggressivem Verhalten nicht identifizieren konnte. Zu den ungünstigen Familienbedingungen trägt z. B. auch ein niedriger sozial-ökonomischer Status bei. Gerade materielle Werte spielen in unserer Gesellschaft eine Hauptrolle, Geld erschließt die Welt, ohne Befriedigung der Bedürfnisse zu sichern. Da Geld für das Kind oft mehr oder weniger als Gefühlsersatz vorhanden war, so lange es kindliche Bedürfnisse äußerte, kann der Jugendliche nicht verstehen, warum es plötzlich nicht mehr zur Verfügung steht und warum Besitz etwas bloß Privates sein soll. Von hier aus lässt sich die steigende Zahl von *Eigentumsdelikten* Jugendlicher begreifen.

Gruppe als Familienersatz

Aber auch andere Formen der Jugendkriminalität sind Ausdruck eines unzureichenden Selbstkonzepts und verhelfen dem Jugendlichen, vor allem in der *Gruppe Gleichaltriger,* zu einem erhöhten Selbstwertgefühl. Dieses hilft dem Jugendlichen, einen (fragwürdigen) Platz zu finden in einer Gesellschaft, die ihm keinen Platz zusichern kann.

Verminderte Frustrationstoleranz

Nach außen gerichtetes kriminelles Verhalten wie auch gegen sich selbst gerichteter aggressiver *Drogenmissbrauch* sind – so verstanden – Symptome einer starken Tendenz zum *Ausweichen vor Konflikten* und Verantwortung für etwas, das die Erwachsenen selbst nicht beherrschen, Herausforderung an sie umzudenken, Abrechnung mit ihnen und zugleich auch „Hilferuf“ aufgrund der tiefen Vereinsamung. Die bloße → *Etikettierung* dieser Jugendlichen läßt erst das Verhalten entstehen, als das es vorher bezeichnet wurde.

Ausweichen in eine ‚Körpersprache‘

Wie Drogenmißbrauch Krankheitssymptom einer Gesellschaft ist, die Jugendlichen „Beschäftigungstherapie“ in Jugendzentren statt soziale Felder für aktives Handeln bereitstellt, so sind → *psychosomatische Symptome, Depression und Selbstmord(versuch)* zuerst Familienkrankheiten und somit nur einer umfassenden → Familientherapie zugänglich. Der „Entschluss, krank zu werden“, entsteht vor der Unmöglichkeit, zu Wort zu kommen, und in der Bitte um emotionale Hilfe, verstanden zu werden. Psychosomatische Krankheiten bei Jugendlichen werden überwiegend geformt nach dem Vorbild der Eltern und anderer nahestehender Personen mit ähnlichen „erfolgreichen" Symptomen, weil sie u. a. mehr Zuwendung verschaffen und Situationen besser kontrollieren helfen. Psychosomatische Symptome ebenso wie Depression sind Reaktionen auf – drohenden – Verlust einer Person (Mutter, Freund), der (kindlichen) Bedürfnisbefriedigung oder des Selbstwertgefühls und auf (vermeintliches) Versagen. Sie treten kombiniert auf mit Schuldgefühlen, die durch Überforderung infolge Überstülpens nicht kindgemäßer Rollen erreicht werden. Deutlicher als Depressionen enthalten Selbstmord(versuche) selbstzerstörerische Tendenzen als Ausdruck von Hoffnungslosigkeit, Einsamkeit und Entfremdung.

4.4. Das Erwachsenenalter

4.4.1. Erwachsenenalter und Rollenübernahme

Das Erwachsenenalter und das Alter werden bis in unsere Zeit lediglich als die Lebensabschnitte gesehen, auf die die Entwicklungsprozesse der frühen Kindheit vorbereiten. Erst das wachsende Verständnis von → Entwicklung als einem die ganze Person und ihren Lebenslauf erfassenden Vorgang konnte das Erwachsenenalter in den Blickpunkt rücken. Hierzu beigetragen haben auch

1. das zunehmende Wissen um (früh)kindliche Entwicklung,
2. die verbesserten Methoden der Untersuchung und Therapie,
3. das Begreifen von Erziehung als einem wechselseitigen Prozess (z. B. antiautoritäre Erziehung),
4. die Benennung von Krisen in der Mitte des Lebens (auch wenn sie inhaltlich eher spekulativ sind),
5. die zunehmend geforderte ständige Auseinandersetzung mit den sich rasch verändernden gesellschaftlichen Bedingungen.

Schließlich aber wuchs auch rasch die Lebenserwartung des Menschen. Tod und Sterben werden weniger wahrgenommen, sie rücken weiter weg und sind institutionalisiert. Inhaltlich von besonderer Bedeutung für die Analyse des Erwachsenenalters und Alters sind das frühe Heiratsalter, die geringe Kinderzahl und der verlängerte Zeitabschnitt, in dem die Eltern wieder unter sich sind.

Zeit der Selbstverwirklichung und des sozialen Gestaltens

Das Erwachsenenalter ist die *Zeit der Selbstverwirklichung* in Beruf, Familie und Gesellschaft, des Umsetzens eigener Fähigkeiten und der Gestaltung des Lebens. Der junge Erwachsene, der seine Identität gefunden hat, Harmonie erreicht hat im Hinblick auf die vielfältig sich anbietenden, von außen gestellten Aufgaben zum einen und die von sich aus angestrebten Ziele zum anderen, kann jetzt eine dauerhafte Partnerschaft beginnen. Bei dieser wie anderen Entscheidungen wirkt die Umwelt nur noch indirekt ein. Sie wird nur noch gemäß der Eigenart des Individuums „zugelassen". In der → Intimität mit dem anderen erweitern beide Partner ihren Gesichtskreis und lernen, ihre unterschiedlichen Sozialisationserfahrungen zu vergleichen und, in Ergänzung zueinander, Rollen zu übernehmen und die psychische Entwicklung des anderen zu vervollkommnen. Im Rahmen des üblichen Rollenverständnisses kommt dem *Mann* dabei noch immer die äußere Sicherung des Lebensunterhaltes und des sozialen Status zu, während die *Frau* sich um innere familiäre Belange und Alltagssorgen kümmert. Sie ist es auch, die bis dahin zur größeren sozialen Anpassungsleistung befähigt wurde und der in den zwischenmenschlichen Beziehungen in besonderer Weise Verantwortung abverlangt wird. Das gilt für das Akzeptieren der gegenseitigen Abhängigkeit, das Leben mit den Schwächen des anderen, die Kindererziehungsprobleme usw. Kinderlose Paare müssen sich früher miteinander und mit der Begrenztheit eigenen Lebens auseinandersetzen. *Kinder* lenken oft von den nicht ausgetragenen Konflikten der eigenen Lebensgeschichte ab, gewähren aber auch die zusätzliche Chance, eigene Lernprozesse fortzusetzen und Sensibilität und Toleranz für den anderen zu erweitern. In der partnerschaftlichen Begleitung des Kindes können die Erwachsenen sich selbst anders wahrnehmen und ihr Verhalten korrigieren lernen. Die Bewältigung des kindlichen Schulalltags wie die Herausforderung durch die Jugendlichen bringt sie gesellschaftlichen Problemen näher, aktualisiert auch eigene Ängste und verdrängte ideale Vorstellungen.

Rollenaufteilung zwischen Mann und Frau

Kinder – Chance oder Belastung?

Verlassen die Kinder das Haus und stellen sich auf eigene Füße, wird es für beide Partner in unterschiedlicher Weise zu einer neuen Bestimmung des Verhältnisses zueinander und zu sich selbst kommen. *Sie müssen ihr Leben neu einstellen,* Befriedigung (Glück) auf neuen Wegen suchen, Krankheit und Tod in ihre Lebensplanung einbeziehen. Die Frau im Alter von ca. 50 Jahren kann sich, frei von Erziehungspflichten, einer beruflichen Tätigkeit zuwenden. Dabei können Konflikte entstehen, da sie sich im Beruf selten noch zufrieden stellend entfalten kann, wenn die bisherigen Rollenanforderungen in der Familie

Verselbständigung der Kinder erzwingt Neuorientierung der Eltern

sie ausgefüllt haben oder die aus dem Haus drängenden Kinder sie und den Partner auf unerfüllte, ungelebte Wünsche verweisen. Bei der Frau lässt sich in diesem Alter (Menopause) vermehrtes, freieres sexuelles Interesse feststellen im Gegensatz zum Mann, dessen sexuelles wie sein berufliches Verhalten in seinem „Klimakterium" von der Angst vor dem Versagen beeinflusst wird. Sein Beruf fordert ihn ganz und erinnert ihn zunehmend an die Grenzen seines Leistungsvermögens. Einseitige Ausrichtung auf berufliche Ziele, physische Mängel oder psychische Fehlhaltungen (auch bei der Partnerin) belasten und irritieren ihn zusehends, signalisieren ihm eine Leistungsminderung und die Bedrohung, z. B. von Jüngeren verdrängt oder von seinem Arbeitsplatz herabgestuft zu werden, und verstärken bisweilen sein Bemühen, sich immer wieder (sexuell bei anderen Frauen) beweisen zu müssen.

Krise in der ‚Mitte des Lebens'

4.4.2. Die Familie und die Rolle der Kinder

Wenn die Kinder ihre eigene erwachsene Partnerschaft und Familie begründen, erhalten die Eltem eine Rückmeldung über ihr erzieherisches Bemühen. Das resultierende Selbstbild kann positiv sein und sich z. B. fortsetzen in einer distanziert-freundschaftlichen Partnerschaft zu den Kindern und Enkeln. Es kann aber auch die Angst sich breit machen, mit den Kindem Obiekte zu verlieren, die zur Bewältigung der eigenen Probleme gebraucht werden.

Im Gegensatz zu Eheleuten, die es geschafft haben, sich in „gegenseitig bezogener Partnerschaft" auch gegen ihre Kinder abzugrenzen, brauchen gestörte Partnerbeziehungen die Kinder, um sie von ihren persönlichen Konflikten kompensatorisch (ausgleichend) zu entlasten. Solche Kinder können sich nur schwer von zu Hause lösen und ein eigenes, selbständiges Erwachsenenleben beginnen. Entweder tragen sie wiederum ihre unverarbeiteten Probleme in die Partnerbeziehung hinein und machen schon dem erwachsenen Partner *„Rollenvorschriften"* oder ihr Kind wird – wie sie seinerzeit – zum Leid-Tragenden.

H. STIERLIN (1971)[13] beschreibt solche *„Beziehungsmodi",* die den Eltern helfen sollen, mit ihrer eigenen Entwicklungskrise ins Reine zu kommen. Denn je weiter sich das Kind entwickelt und je mehr es zum Ersatzpartner der Eltern werden muss, desto mehr gefährdet es mit seinen Fort-Schritten die Intimität dieser Eltern.

Beziehungsformen zwischen Eltern und Kindern

1. *Bindung:* „Eltern und Kinder verhalten sich nach der unausgesprochenen Annahme, dass die wesentlichen Befriedigungen und

Sicherheiten nur innerhalb der Familie erlangt werden können, die Welt außerhalb aber feindlich und abschreckend aussieht."[14]

2. *Ausstoßung:* Eltern bringen ihren Kindern gegenüber wenig Zuneigung auf, zeigen sich im Gegenteil bemüht, die „Kinder in einen vorzeitigen Ablösungsprozess zu drängen"[15] durch Vernachlässigung und Zurückweisung (und erreichen oft das Gegenteil). Sie fühlen sich behindert bei der Verfolgung eigener Ziele.

3. *Delegation* (Anweisung): Kinder und Jugendliche werden an der „langen Leine" gehalten. Als Delegierte ihrer Eltern müssen sie Aufträge ausführen, die sie in verschiedene Konflikte verwickeln. Sie werden fortgeschickt, um Aufträge zu erfüllen, z. B. für Aufregung sorgen („Nahrung" für das → Es beschaffen), Verbündeter sein und Elternteil unterstützen gegenüber Partner, Verwandten usw. (Stärkung des → Ich) und unerfüllte Hoffnungen erfüllen oder verbotene Handlungen begehen, damit die Eltern ihre Schuldgefühle wegen verdrängter Handlungsimpulse oder Minderwertigkeitskomplexe abreagieren können.

Rollentheorie für Partnerbeziehungen

Schon vorher hat H. E. RICHTER (1967)[16] eine *Rollentheorie* für die Eltern-Kind-Beziehungen entwickelt. Die Erwartungen gegenüber dem Rollenträger Kind als dem schwächsten Glied in der Kette „Familie" sind vielfältig, z. B. das Kind als Substitut (Ersatz):

1. *Rolle des Gattensubstituts:* Das Kind wird für einen anderen Partner, dem die unerfüllten Liebesbedürfnisse, Strafimpulse oder → Abwehrmechanismen eigentlich gelten, in die Konkurrenz mit dem gleichgeschlechtlichen Elternteil gedrängt (aus Eifersucht gegenüber dem Partner oder wegen Unreife des Elternteils usw.).

2. *Rolle des Substituts für eine Elternfigur (der Eltern):* Der Elternteil überträgt seine unerledigte Elternbeziehung auf das Kind, von dem er z. B. Erwiderung seiner unbewältigten Liebesansprüche in Form übersteigerter Dankbarkeit erwartet oder dem er alle Wünsche erfüllt, um aufkommende Ängste und Schuldgefühle gegenüber der Mutter zu beschwichtigen.

3. *Rolle des Substituts für eine Geschwisterfigur (der Eltern):* Auf das Kind wird die eigene, als Kind erlebte Eifersucht auf ein Geschwister übertragen, oder durch das Kind entstehen Konkurrenzbefürchtungen, den Partner zu verlieren.

Oder das Kind als Substitut für einen Aspekt des eigenen (elterlichen) Selbst, der unerfüllt geblieben ist:

1. *Rolle des Abbildes:* Das Kind muß genau das elterliche Bild von sich selbst und seine Vorstellungen kopieren und es dadurch bestätigen.

2. *Rolle des idealen Selbst:* Das Kind soll es „mal besser haben“ und darum die Realisierung des Idealbildes – bis zur Perfektion – verwirklichen, die einem selbst nicht gelungen ist (z. B. Hochschulbesuch).

3. *Rolle des negativen Selbst („Sündenbock“):* Die Eltern suchen im Kind das, was sie nicht sein möchten (= unbewusste, negative Identität). Die davon ausgehenden Schuldgefühle wälzen sie auf das Kind ab und entlasten sich so von Selbstvorwürfen. Kann das Kind Erwartungen der Eltern nicht erfüllen, wird sein Versagen als eigenes Versagen erlebt. Vorwürfe und Strafen gegenüber dem Kind befreien sie dann von Schuldgefühlen und steigern das Selbstwertgefühl.

In all diesen Beziehungen zeigt sich eine gestörte Familienstruktur, die das Kind am Erwachsenenwerden hindert. Solche zugewiesenen Rollen finden wir aber schon in der Zweierbeziehung von Partnern, für deren Zustandekommen solche einander ergänzenden Rollen oft Voraussetzung sind. Bis zu einem gewissen Grade sind solche „Rollenvorschriften“ aber in jeder Partner- und Familienbeziehung zu finden und durchaus angemessen.

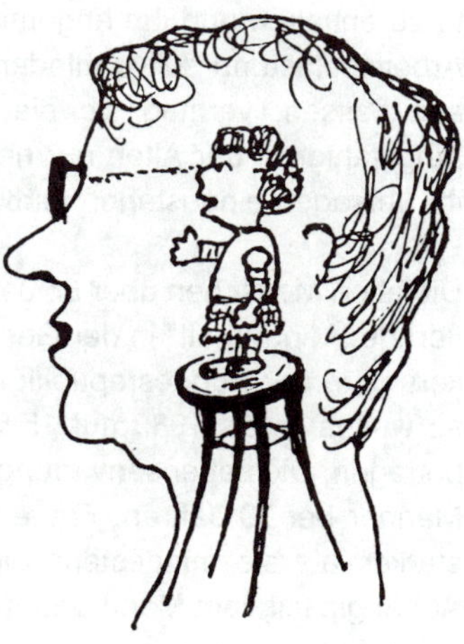

Abb. 19: Das Kind in uns

4.5. Das Alter

„Das Altwerden ist leider bisher das einzige Mittel, lange zu leben." (F. AUBER)

„Die ersten vierzig Jahre unseres Lebens liefern den Text, die nächsten dreißig Jahre den Kommentar." (A. Schopenhauer)

B. Fontenelle kurz vor seinem Tode (1757): „Es ist an der Zeit, dass ich das Feld räume. Ich beginne, die Dinge so zu sehen, wie sie sind."

„Wenn Du das Leben aushalten willst, richte Dich auf den Tod ein." (S. FREUD)

4.5.1. Entwicklung im Alter

Altern als Entwicklungsprozeß

„Altern ist ein fortschreitender, nicht rückgängig zu machender Wandlungsprozess, und zwar sowohl in Bezug auf die Substanz als auch hinsichtlich aller Organe."[17]

Veränderungen im Alter multifaktoriell bedingt

Die mit zunehmendem Alter zu beobachtenden *Veränderungen* ergeben sich aus einem Syndrom von bestimmten physischen und psychischen Faktoren (Gesundheitszustand, Intelligenz, Flexibilität, Identität, Toleranz ...), die wiederum in Beziehung treten mit Schulbildung, Berufstätigkeit, sozialem Status im sozialen Kontext, und so erst das individuelle Alter bestimmen. Die Verdrängung von Tod und Sterben auf der einen Seite und die Produktionsverhältnisse auf der anderen bewirken, dass das Alter abgewertet wird. Da die Gesellschaft sich nicht dahin entwickelt hat, den Schwächeren zu integrieren, seine Kräfte zu entfalten und ihn angemessen zu fördern, z. B. ein Stück seiner Arbeitsbelastung zu vermindern und die Arbeit seinen Möglichkeiten anzupassen, vermag sie die abnehmende Anpassungs- und Leistungsfähigkeit der Alten nur negativ einzuschätzen, da sie andernfalls ihr Versagen eingestehen müßte (→ Projektion).

Die alten Menschen über 65 Jahre bilden eine fortlaufende sich vergrößernde „Minderheit" in der Gesellschaft: Betrug ihr Anteil an der Bevölkerung in der Bundesrepublik Deutschland im Jahre 1950 noch 9,4%, so wuchs er bis 1980 auf 15,5% und wird 2040 voraussichtlich 29% betragen. Die Lebenserwartung liegt gegenwärtig bei Frauen bei 76, für Männer bei 70 Jahren. Frauen erfahren die Isolation im Alter um so stärker, als sie mindestens einen wesentlichen Teil ihres Lebens in Abhängigkeit vom Mann und für ihn (bzw. die Familie) gestaltet haben.

Es hat den Anschein, als strebten die Menschen nur deshalb ein hohes Alter an, um möglichst lange jung zu bleiben. Dass in der (wissenschaftlichen) Literatur bisher vorrangig Symptome des Alters beschrieben wurden, ohne deren Ursachen zu beleuchten und sie in Beziehung zu setzen zur Gesamtpersönlichkeit, dürfte die *negativen Erwartungshaltungen* (→ Etikettierung) und Vorstellungen gegenüber dem Alter verstärkt haben: Vereinsamung, Hilfsbedürftigkeit, geistiger Verfall, Krankheitssymptome wie Konzentrationsschwäche, Atemnot, Schwindelanfälle, Nachlassen der Sehkraft, Schlaganfall usw. müssen weder altersbedingt sein noch so hingenommen werden, sondern sind durch physiologische u. a. Vorgänge verursacht, die als krankmachende wie in den vorausgehenden Lebensphasen medizinisch behandelt werden können. Da indes schon körperliches Kranksein zur Isolation in der Gesellschaft führt, um wie viel mehr das Altern!

Etikettierung verstärkt die Isolation

> *Altsein* ist z. B. auch an sich kein Zustand sexueller Enthaltsamkeit, sondern lediglich funktioneller Verändenungen, die langsamer auf sexuelle Reize ansprechen lassen. Intime Beziehungen lassen gerade im Alter Liebe und Zuneigung, körperliche Nähe und Sinnlichkeit wichtig für die Partnerschaft werden.

Wie die Geriatrie die Aufgabe hat, den Menschen als mitten im Leben stehend zu sehen, so taugt der Begriff „Senilität“ aus der Sicht der Gerontologie nicht mehr.

> U. LEHR berichtete von einer älteren Frau, deren Kinder befürchteten, sie sei „verrückt“. Auf alle Fragen gab sie sinnlose Antworten, sie reagierte immer misstrauischer und saß häufig vollkommen apathisch in ihrem Zimmer. Bei einer gründlichen Untersuchung stellte sich heraus, dass die alte Frau geistig völlig normal, aber schwerhörig war. Sie bekam ein Hörgerät und nahm wieder am Familienleben teil.

Die mit zunehmendem Alter steigende Zahl von Selbstmorden in allen Industriegesellschaften verdeutlicht wohl mehr als andere Fakten, dass der Mensch den Freitod als Ausweg aus der alterstypischen Konfliktsituation erlebt: Der *Verlust an Aufgaben und Pflichten,* der Verlust des Lebenspartners, Verschlechterung des Gesundheitszustandes, Einsamkeit, fehlende Fähigkeit zur Freizeitgestaltung nach einem Leben, in dem er die von ihm erwarteten Leistungen erbracht hat, und auch materielle Not („wenn du arm bist, mußt du früher sterben“) summieren sich und münden in die Selbstaufgabe.

Gesellschaftliche Bedingungen beschleunigen die Selbstaufgabe

Der Alterungsprozess beginnt mit der Geburt, und genetisch vorbestimmt ist die Lebensdauer des Organismus. Für uns ist es unwesentlich, wie alt einer werden könnte, aber es ist entscheidend, *Altwerden* von Kindheit an zu *lernen.*

Altwerden will gelernt sein

Soziale und ökologische Faktoren entscheiden über das Wie des Alterns: Der Mensch, der in Ausbildung und Beruf seine Fähigkeiten realisieren konnte und einen hohen sozioökonomischen Status erreichte, scheint länger zu leben, weil er in vielerlei Weise weniger Widerständen begegnet und mehr Vorteile verbuchen kann.

Alters-feindliche Umwelt

Der Mensch, der allein lebt, hat sich mit mehr Problemen auseinanderzusetzen, ohne psychische Entlastung durch den Partner zu erfahren. Verwitwete und Geschiedene haben eine geringere Lebenserwartung. Zahlreiche Bedingungen in unserer Umwelt – z. B. hohe Stufen, hohes Verkehrsaufkommen, große Entfernungen zu Einkaufsstätten oder Bildungseinrichtungen, fehlendes Telefon, zu Fuß kaum erreichbare Naherholungsmöglichkeiten usw. – werden für den älteren Menschen zu wachsenden Hindernissen, die seine Initiative hemmen. Es bedarf hier eines stärkeren Entgegenkommens im Sinne von Sozialdiensten.

Bevormundung statt Selbstbestimmung, Ausgliederung statt Integration

Psychische Faktoren wirken auf den Altersprozess: Statt ihm neue Rollen anzubieten, erwartet die Gesellschaft vom alten Menschen hauptsächlich Genügsamkeit, Selbstbescheidung, Rückzug und greift erheblich in die bis dahin gewonnene Selbstbestimmung ein. Sie drängt ihn in Altersheime und institutionalisiert damit sein Altwerden, schließt es zusammen mit dem Krankwerden und Sterben aus der sozialen Gemeinschaft aus. Das Aufsuchen des Altersheims erhöht oft noch die Vereinsamung dessen, der die Kontakte zu seiner Umwelt verloren hat. Die Kommunikation zwischen Alten und Jungen wird belastet von gegenseitig negativer Einschätzung, obwohl jene sich mit zunehmendem Alter der jungen Menschen positiver gestaltet und den alten Menschen mehr Spielraum zumisst. Dieses negative Fremdbild vom Alter wird geprägt durch die Übernahme der Maßstäbe in der Leistungsgesellschaft und bestimmt (im Sinne der → self fulfilling prophecy) *das Selbstbild im Alter.*

Je pessimistischer jüngere Menschen sich selbst erleben, ein desto schwärzeres Bild zeichnen sie vom Alter. Die Jugend wird (umgekehrt) in zunehmendem Alter negativer gesehen, bei Männern stärker in

Abhängigkeit von ihrer augenblicklichen Situation, bei Frauen eher bestimmt durch ihr bisheriges Lebensschicksal. Eine Korrektur des Selbstbildes der alten Leute scheint stattzufinden je nach Gesundheitszustand und damit verbundener Einschränkung der Selbständigkeit, sowie je nach Kommunikations- und Informationsmöglichkeiten, Wohnverhältnissen, sozialen Kontakten und erreichten Lebenszielen.

Negatives Selbstbild bei Männern und Frauen

> Es ist zwar zu beobachten – und gewiss verständlich –, dass ältere Menschen sich vorübergehend aus sozialen Bezügen zurückziehen, etwa als Reaktion auf Pensionierung oder Berentung.
>
> „Ist jedoch der Prozess der Auseinandersetzung mit der neuen Situation abgeschlossen, ist die Anpassung und Umorientierung an die neue Lebenssituation geglückt, erfolgt erneutes soziales Engagement."[18]

Alte Menschen geben also nicht freiwillig soziale Bindungen und Verpflichtungen auf, sondern bleiben in ihren Aktivitäten zur Gemeinschaft hin gewandt und begnügen sich nicht mit dem Verlust von Rollen, sondern versuchen, eigene Zielvorstellungen auf körperliche Veränderungen und soziale Bedingungen abzustimmen (Aktivitätstheorie, TARTLER, 1961). Dieses Verhalten wird nicht nur bestimmt von den bisher genannten Merkmalen individueller Biographie und gesellschaftlichen Bedingungen, sondern auch durch den Grad an *Lernfähigkeit* und *Intelligenz*.

Tatsächlich: Entwicklung neuer Ziele und soziales Engagement

Der Mensch, der in seinem Leben aufgrund seiner kognitiven und emotional-sozialen Fähigkeiten selbst Regie führen kann, wird auch im Alter mehr Alternativen haben. Er wird schon in jüngeren Jahren das Altern mit in seinen Lebensplan einbeziehen, d. h. er wird sich auf die Bedingungen, die das Alter gestalten und begleiten, besser einstellen können. Die Vorstellung, dass die *Intelligenz* zwischen dem 18. und 25. Lebensjahr abnehme, wird abgelöst durch die Feststellung, dass

> „intelligente Merkmale unregelmäßigen Verschiebungen und Reorganisationen innerhalb der Lebensabschnitte unterworfen sind".[19]

„HORN und CATTELL (1966) stellten eine Abnahme in all jenen Fähigkeiten fest, die mit *‚flüssiger Intelligenz'* zu umschreiben sind und eine Flüssigkeit der Umstellung, Wendigkeit, Kombinationsfähigkeit, Orientierung in neuen Situationen und dergleichen verlangen. Gleichzeitig ergibt sich jedoch mit zunehmendem Lebensalter eine Zunahme all

Qualitative Veränderung der Intelligenz im Alter

jener Fähigkeiten, die unter dem Begriff der *‚kristallinen Intelligenz'* zusammenzufassen sind und Allgemeinwissen, Erfahrungswissen, Wortschatz und Sprachverständnis voraussetzen."[20]

Das Bewältigen vielfältiger Alltagssituationen, d. h. auch: die Lern- und Leistungsfähigkeit, setzt ein voll funktionsfähiges → *Gedächtnis* voraus. Die Gedächtnisleistungen gerade bei älteren Menschen werden in ihrer Verlässlichkeit bestimmt durch Training.

Die kurzfristige Speicherung von Informationen dient zunächst der Orientierung in aktuellen Problemsituationen und Aufgabenstellungen. Mit zunehmendem Alter ist die Aufnahme vieler neuer Daten gleichzeitig durch ungünstige Umgebungseinflüsse – Stress, Zeitdruck, Lärm, … – störanfälliger, und die alten Menschen fühlen sich schneller verunsichert bei der Suche nach geeigneten Informationen im *Kurzzeitgedächtnis.* Ebenso wird die dauerhafte Überführung von Informationen in das *Langzeitgedächtnis* erschwert, in dem ja nur Material lagert, das den eigenen Einstellungen, Interessen, Lebenszielen u. a. dienlich erscheint. Die bei alten Menschen bereits im Langzeitspeicher vorhandene Menge an komplexem Erinnerungsmaterial hemmt zusätzlich die Aneignung neuer Informationen, da die einen wie die anderen ständig neu bewertet und zugeordnet werden müssen und demzufolge zu einem fortlaufenden „Umräumen", Umstrukturieren, Aussortieren führen. Das Abrufen in der Vergangenheit liegender Ereignisse gelingt weitgehend problemlos. Erst bei Vorliegen krankhafter Veränderungen von zentral-nervösen Verarbeitungsmechanismen und hirnorganischen Abbauprozessen (z. B. Alzheimer-Erkrankung) kommt es zu gravierenden Gedächtnisschwächen.

U. LEHR (1974) beschreibt als weitere Bestimmungsfaktoren von intelligenter Leistung und *Lernverhalten im Alter* u. a.:

1. Ältere brauchen mehr Zeit für Aufgabenlösungen und Aufnahme von Lernstoffen, beweisen aber dann die gleichen Fähigkeiten; sie ermangeln gewisser Lerntechniken; ihr Lernprozess ist störanfälliger.

2. Je höher das ursprüngliche geistige Niveau, desto geringer ist der (interindividuell unterschiedliche) Leistungsabfall.

3. Ein höherer Grad an Schulbildung fördert das Interesse an Weiterbildung.

4. Eintönige Tätigkeiten (am Fließband o. ä.) führen eher zu Abbauerscheinungen.

5. In wenig anregender Umgebung ist das Interesse an Aktivitäten geringer. Wer als alter Mensch z. B. in einer Privatwohnung lebt, ist aufgeschlossener als einer, der außerhalb seines früheren Wohngebietes in einem Altenheim lebt.

6. Die derzeitige Lebensthematik bestimmt das intelligente Verhalten: Der mit seinem Leben Zufriedene bemüht sich auch weiterhin um soziale Kontakte und Anregungen.

Darüber hinaus behindern natürlich zunehmende, auch krankheitsbedingte, Einschränkungen im Bereich der Sinnesleistungen die ausreichende Informationssammlung und reduzieren die Empfindungswelt. Chronische Schmerzen, Behinderungen oder aktue Erkrankungen (infolge Herzinfarkt, Schlaganfall, Unfällen) treten plötzlich auf und werfen unvorbereitet aus dem Lebensrhythmus. Krankheit oder Tod lieber Mitmenschen und eigene Erkrankung sowie das Ausscheiden aus dem Erwerbsleben engen die sozialen Interaktionen mehr und mehr ein.

Altern und Lernmotivation

Ängste und Selbstunsicherheiten (negatives → Selbst- und Fremdbild), soziale Isolation, Einsamkeit, fehlende Eigenverantwortung hemmen *Lernfähigkeit und Lernmotivation*. Eingeschränkte Mobilität hindert am Verfolgen von Interessen und verengt den geistigen Horizont oder nährt die Furcht, Vorhaben nicht zu Ende bringen zu können. Innerfamiliäre Konflikte können sich im Alter verschärfen, der Verlust nahestehender Menschen bringt nicht nur Trauer, sondern auch die Vorstellung der Endlichkeit des eigenen Lebens. „Die Tragik des Alters besteht darin, dass gerade die Beziehungen und Verhaltensweisen, die wir aus gutem Grund kultiviert haben, anfällig für Verluste werden.“[21] In solcher Situation können Menschen derartige Belastungen nicht mehr verdrängen, diese müssen vielmehr – so weit möglich – im Psychischen thematisiert werden.

Ein Nachlassen der *Leistungsfähigkeit im Alter* wird wohl davon bestimmt, inwiefern die bestehenden Umweltbedingungen diese fördern und anregen oder eher abstumpfen. Alte Menschen verfügen oft über Kapazitäten und Handlungsreserven, die nicht angesprochen werden. Der einzelne bleibt weitgehend ohne Unterstützung bei seinem Bemühen, sich die Umwelt so zu gestalten, dass sie seine Autonomie fördert, während er lebenslang lernen muss, sich auf (rasch) verändernde Lebensbedingungen einzustellen. „Eine Veränderung von Umweltgegebenheiten im Sinne einer fordernden Stimulation kann demnach zum Erhalt und sogar zu einem Zuwachs an Kompetenz und damit auch an Autonomie des alten Menschen führen.“[22]

Die Gesellschaft hat die Aufgabe, „die Sicherheit des alten Menschen trotz eingeschränkter Handlungsfähigkeit zu gewährleisten. Zu übernehmen ist also in erster Linie eine prothetische Funktion, wodurch Schwächen oder Kompetenzausfälle von der Umwelt kompensiert werden."[23]

Lernprozesse insbesondere im Rahmen von → Psychotherapie müssen Entwicklungspotentiale von alten Menschen berücksichtigen und auf Zukunft gerichtet sein, dürfen sich also nicht auf Aufarbeitung ungelöster, im Alter fortbestehender Konflikte früherer Lebensabschnitte und ihrer Bewältigungsformen beschränken. Neue Entwicklungsaufgaben können sie aktualisieren und selbst Konflikte hervorrufen.

Psychotherapie im Alter

Psychotherapie im Alter soll verlorene Lebensqualität zurückgeben und Autonomie bestärken, indem sie das zwar eingeschränkte Wahrnehmen, aber auch differenziertere und tiefere Erleben des alten Menschen anspricht, zum Ertragen der Ungewissheit gegenüber dem Rest-Leben ermutigt, zur realistischen Abwägung eigener Möglichkeiten und Grenzen verhilft, die Fähigkeit zum überlegten Urteil bekräftigt, Kompromissbereitschaft erleichtert beim Abwägen von früherer Erwartungen an das eigene Leben und tatsächlich Erreichtem, Hinnahmefähigkeit – vielleicht Akzeptanz – des nahenden Lebensendes unterstützt, das Verantwortungsgefühl für nachfolgende Generationen ernst nimmt.

4.5.2 Einsamkeit – nicht nur im Alter

Chronisch einsame alte Menschen waren, wie viele Untersuchungen zeigen, meist auch schon als Kinder, Jugendliche und junge Erwachsene einsam. Kontaktfähigkeit wird früh aufgebaut (→ Urvertrauen) und durch lebenslange Erfahrungen im sozialen Umgang ausgeformt.

Einsamkeit wird häufig von Kindern erlebt, deren Eltern sich ablehnend und „kalt" ihnen gegenüber verhalten oder aber sich scheiden ließen: Sie können solches Strafverhalten oder Trennung der Eltern kognitiv nicht verarbeiten und fühlen sich z. B. verantwortlich für die Wiederversöhnung ihrer Eltern. Gelingt die Partnerschaft, stellen sich nach dem Tod des Partners oder des Elternteils weniger Einsamkeitsgefühle bei Erwachsenen oder Kindern ein. Einsame Menschen haben nicht unbedingt weniger soziale Kontakte als andere, aber die Qualität ihrer

Einsamkeit und Selbstbild/ Fremdbild

Kontakte und Beziehungen ist anders: Sie nehmen Gelegenheiten, ihrer Einsamkeit zu entkommen, nicht wahr, weil sie sie wohl schon nicht mehr wahrnehmen können. „Ein Teil des Problems der einsamen Menschen ist, dass sie sich nicht vorstellen können, welchen Eindruck sie auf andere machen. Sie erzeugen durch ihr Vorurteil auch kritischere Urteile bei den anderen, wodurch sie sich wieder bestätigt darin sehen, daß die Begegnung negativ verläuft."[24]

Eine wachsende Zahl einsamer Männer und Frauen flüchtet in die Arbeit („workaholics", Arbeitssüchtige), ohne durch Arbeit und berufliche Sozialkontakte ihr tiefes Gefühl von Einsamkeit und davon, etwas Wesentliches im Leben versäumt zu haben, kompensieren zu können. Von sozialer Isolierung besonders betroffen sind auch Menschen in Hochhäusern, Arbeitslose, Ausländer, chronisch Kranke, Psychiatriepatienten. In Partnerschaften finden wir oft die „Einsamkeit zu zweit". Einsamkeit treffen wir bei älteren Menschen an, die in neue Umgebungen verpflanzt werden und dabei ihre Freunde und Bezugspersonen in der alten Umgebung verlieren.

Andererseits können ältere Menschen sich und ihre Kontaktmöglichkeiten durchaus auch realistischer einschätzen und so in höherem Maße sich selbst genügen. Einsamkeit kann eine ganz normale, vorübergehende Reaktion auf situative Veränderungen im persönlichen Bereich oder in der sozialen Mitwelt sein – Verlassen des Elternhauses, Ende der ersten Liebe, Scheidung – und zu einer wertvollen Erfahrung werden, zu einer Quelle kreativer Neubesinnung.

Die Verluste sind in der veränderten Lebenswelt im Alter nicht mehr zu kompensieren durch aktive Anpassung, jedoch können womöglich → Abwehrprozesse, psychische und → psychosomatische Krankheiten als „Selbstheilungsversuche" (PETZOLD, 1992) eine gewisse Neuanpassung ermöglichen.

4.5.3. Erleben der Hilfsbedürftigkeit im Alter

Krankheit und Behinderung im Alter sowie Frustrationen durch das tägliche Erfahren körperlicher Funktionseinbußen bedrohen das Selbstwertgefühl, die Fähigkeit und das Bestreben, unabhängig und selbständig zu handeln, erst recht bei Einweisung in ein Krankenhaus oder Pflegeheim. Ängstliche Befürchtungen wegen der Schwere und des Verlaufs von Erkrankungen und Ängste vor der nicht begreifbaren Krankheit entstehen. Die Erkenntnis der begrenzten Möglichkeiten zur positiven Beeinflussung von Schmerzzuständen können in Gefühlen der Hilflosigkeit und Resignation münden und so altersbedingte Einschränkungen der körperlichen und psychischen Leistungsfähigkeit, des Gebraucht-Werdens, der sozialen Kontakte und der Befriedigung von Bedürfnissen noch belastender wahrnehmen lassen: Diese wiederum aber engen den Blick ein und behindern eine verstandesgemäße Bewältigung der behinderungsbedingten Einschränkungen. Statt sich den besonderen Forderungen einer die Wirklichkeit akzeptierenden Auseinandersetzung mit Krankheit und Behinderung stellen zu können, produziert der alte Mensch in seinem Bedürfnis nach sozialer Zuwendung Schutz- bzw. → *Abwehrmechanismen* gegenüber unbewältigten Ängsten und Unsicherheiten, um diese zu reduzieren:

Hilfsbedürftigkeit und Abwehrmechanismen

- *Verdrängung* als Möglichkeit, sich nicht mit der Realität von Krankheit und Behinderung auseinandersetzen zu müssen, zeigt sich im Verharmlosen von Symptomen, Betonung eigener Unabhängigkeit und Sich-betont-anderem-Zuwenden.
- Im Sinne der *Regression* „lassen sich" alte Menschen hinsichtlich der Körperausscheidungen „gehen" und „überlassen" sich der Pflegerin, „benutzen" die krankheitsbedingte Hilflosigkeit, sich wieder wie ein Kind von seiner Mutter betreuen zu lassen (→ orale Phase) oder aber sich besonders intensiv mit Verdauungs- und Ausscheidungsvorgängen zu beschäftigen und sich nörglerisch-uneinsichtig wie ein „trotziges Kind" zu benehmen (→ anale Phase). Bisweilen sind jedoch „kindliche" Verhaltensweisen Reaktion darauf, dass ältere Menschen in die passive Patientenrolle gedrängt werden durch Struktur und Regelungen in Krankenhaus oder Heim.
- Starres *Festklammern* („Altersstarrsinn") an der vertrauten Umgebung und langjährigen Lebensgewohnheiten kann ein Schutzmechanismus gegen die Bedrohung der Unabhängigkeit und des Selbstwertgefühls sein.
- *Egozentrische* Patienten beanspruchen Pflegekräfte eifersüchtig für sich allein und fixieren ihre sozialen Interessen nur auf sie, lassen ihre Gedanken unaufhörlich um das Hier-und-Jetzt kreisen, nehmen keinen Anteil an ihrer Umwelt oder beschäftigen sich ängstlich mit ihren Körperfunktionen.
- *Aggression* als Folge von erlebter Hilflosigkeit, unbewältigten Angst- und Schmerzzuständen, durch körperliche Funktionseinbußen bedingte Frustration wird bei alten Menschen greifbar in Unzufriedenheit, Feindseligkeit, Misstrauen, „Besserwissen" oder darin, dass er die Pflegerin zu vereinnahmen sucht oder ihr Anerkennung verweigert. Auch werden gegenüber Familienangehörigen gezeigte Verhaltensweisen auf die Pflegekraft z. B. als „ungezogene Tochter" projiziert.

- Der Glaube an „Wundermittel“, „Beschwörungsversuche“ mit Hilfe von Ritualen und jedweder Aberglaube u. a. signalisieren Neigungen zu → *magischem Denken* und dem logischen Denken nicht zugänglichen Problemlösungsversuchen.
- Oder sie greifen auf nur in der Vorstellung vorhandene frühere Lebenszusammenhänge zurück: Menschen, Vorgänge und Objekte der räumlichen Umgebung werden umgedeutet, um sich so wieder in ihrer Umwelt zurechtzufinden („Unsicherheit des Sich-verirrt-und-verwirrt-Fühlens“, PETZOLD, 1992). Sich immer wieder zurückzuerinnern und mit der eigenen Kindheit und Jugend zu beschäftigen, kann bisweilen auch zur innerpsychischen Stabilisierung beitragen und so Lernprozesse aktivieren, Neuanpassungen an die Realität ermöglichen.

Ganzheitliche Pflege

Das *Verhalten von Pflegekräften* sollte über die medizinisch-pflegerische Betreuung organischer Leiden hinaus auch die seelischen Nöte angehen. Dazu gehört, dass die Betreuungspersonen die oft schwer zugänglichen psychischen Reaktionsmuster des Patienten akzeptieren und seine emotionalen Bedürfnisse annehmen, ohne einerseits dabei kindliche Verhaltensmuster zu bekräftigen und andererseits sich z. B. persönlich verletzt zu fühlen:

Selbstverständnis und Handlungskompetenz von Helfern

1. Pflegekräfte sollten der eigenen emotionalen Betroffenheit inne werden durch Verbesserung der sozialen Wahrnehmung und durch Selbsterfahrung (Rollenspiele, gruppendynamische Prozesse, Balint-Gruppen, praxisbegleitende Supervision), eigene Abwehrmechanismen (→ (Gegen-)Übertragung, → Helfersyndrom) identifizieren lernen und kommunikative Fähigkeiten (weiter-)entwickeln (→ Kommunikation).
2. Pflegekräfte sollten Ursachen des „negativen“ Patientenverhaltens hellhörig ausloten, ihn bei der Verarbeitung von Ängsten, Unsicherheits- und Ohnmachtsgefühlen unterstützen und eine realitätsangemessene, verstehende Beziehung zum Patienten aufbauen.
3. Pflegekräfte sollten Angehörige für die Bedürfnisse des Patienten sensibilisieren und ihnen helfen, angemessene Reaktionsweisen zu entwickeln, solange sie damit (oder mit der häuslichen Pflege) noch überfordert sind.

Bei *älteren Pflegekräften* können die Konfrontation mit den negativen Auswirkungen des Altwerdens und die unbewältigten Ängste davor dazu führen, dass sie u. a. Schwierigkeiten alter Patienten unterschätzen und ihnen zu wenig pflegerische Zuwendung zukommen lassen oder sie insgeheim für ihr Leiden verantwortlich machen. *Jüngere Pflegekräfte* müssen in besonderer Weise die „Macht des Helfers“ und die Abhängigkeit des Kranken harmonisieren. Bei ihnen werden häufiger eigene Eltern-Kind-Beziehungen angesprochen, die sie auf ihr Verhältnis zu den Patienten übertragen könnten.

- Feindselige Regungen aufgrund einer schwierigen Kindheit können die HelferInnen dazu veranlassen, eigenmächtig Bedürfnisse von Patienten zu „missachten“, sie mehr als notwendig zur „Mitarbeit“ aufzufordern, sie zu rügen wegen Langsamkeit in Reaktion und Verständnis, sie durch Duzen, „witziges“ Abwerten und Tadeln ihrer „Unarten“ verächtlich zu machen.

- Andererseits können Idealisierungen der Fähigkeiten und Eigenschaften älterer Patienten ebenso Ausdruck von negativen Gefühlen sein wie vom Fortleben des kindlichen Wunsches zeugen, an beschützende Elternfiguren Verantwortung abgeben zu wollen.

Haben HelferInnen ihre eigenen unbewältigten Konflikte und unbewussten Elternbilder erkannt und verarbeitet, sind sie in der Lage, sich möglichst vorurteilsfrei Patienten zu stellen, die ihre „heimlichen“ Eltern-Kind-Beziehungen (→ Rollenzuweisungen) auf sie übertragen wollen.

Zusammenfassung:

- Das 1. Lebensjahr („extrauterines Frühjahr") ist eine Zeit höchster Lernfähigkeit auf der Basis lebensnotwendiger Reflexe. Charakteristisch erscheint die emotionale Bindungsfähigkeit, die den Säugling schon den Kontakt zur sozialen Umwelt aufnehmen lässt. Die wechselseitige Regulation von Mutter und Kind beinhaltet einen doppelten Lernprozess, der eine optimale psychische und soziale Entwicklung gewährleistet oder – bei Störungen in der Art der (sensorischen und emotional-sozialen) Deprivation – zu Entwicklungshemmungen führt.
- Das Kleinkind gelangt in fortwährender Kommunikation und Interaktion zu sozialer Kompetenz, die in der Entwicklung des Spiel- und Sozialverhaltens während der folgenden Jahre ausgeformt wird und u. a. in der Übemahme der Geschlechtsrolle besteht.
- Durch zunehmendes Differenzieren zwischen Phantasie und Wirklichkeit gelangt das Kind zu einer realistischen Weltauffassung und zur Schulfähigkeit.
- Die Pubertät ist gekennzeichnet durch Identitätssuche, die zum Ausdruck kommt in Autoritäts-, Sexualitäts- und Identitätskonflikten. Deren Austragung gelingt oder misslingt in Abhängigkeit davon, inwieweit biologische und soziale Faktoren Selbstwahrnehmung, Selbsteinschätzung und Selbstbestimmung fördern oder hemmen.
- Das Erwachsenenalter ist eine Zeit der partnerschaftsbezogenen Selbstverwirklichung und des sozialen Gestaltens. Gestörte Partnerbeziehungen führen dazu, dass unverarbeitete Probleme den Kindern angelastet werden und diese in ihrer Selbstentfaltung hemmen.
- Im Alter ist der Mensch durchaus bereit und fähig, sich neue Ziele zu setzen und soziale Aufgaben zu übernehmen.
- Nicht nur alte Menschen leiden unter Einsamkeit, deren Entstehungsbedingungen in die frühe Kindheit zurückreichen können. Einsamkeit kann zunehmende Isolation bedeuten, aber auch Quelle für kreative Neuorientierung sein.
- Krankheit im Alter kann tiefe Gefühle von Hilflosigkeit und Resignation hervorrufen. Die Hilfsbedürftigkeit findet ihre Ausdrucksformen z. B. in zum Schutz der bedrohten Identität dienenden Abwehr- bzw. Anpassungsmechanismen. Empathisches Handeln von HelferInnen setzt voraus, dass sie diese psychischen Reaktionen bei Patienten akzeptieren und eigene unbewältigte Konflikte wahrnehmen und bewältigen lernen.

Fragen:

1. Tragen Sie Aspekte von Wechselwirkungen zwischen Mutter und Kind im 1. Lebensjahr zusammen.
2. Wie wirkt sich frühkindliche Deprivation auf die weitere Entwicklung aus?
3. Was meint „soziale Kompetenz“?
4. Veranschaulichen Sie die Entfaltung sozialen Verhaltens im Spiel.
5. Benennen Sie Prozesse, die zur Übernahme der Geschlechtsrolle führen.
6. Inwieweit entsprechen die Reaktionen von Jugendlichen den anzutreffenden Umweltbedingungen?
7. Was bedeutet es für Kinder, elterliche Konflikte und Entwicklungskrisen austragen zu sollen?
8. Interpretieren Sie Verhaltensweisen alter Menschen und ihrer Umgebung mit dem Modell der sich selbst erfüllenden Prophezeihung.
9. Erkunden Sie Ursachen und Auswirkungen von Einsamkeit bei Menschen Ihrer Umgebung.
10. Begründen Sie Ansprüche an Selbsterkenntnis und Selbstkontrolle in Hinblick auf Handlungskompetenz von Menschen in helfenden Berufen.

Weiterführende Literatur zum Thema:

Baacke, D.: Die 6–12jährigen, Weinheim 1993[5]
Battegay, R./Rauchfleisch, U. (Hrsg.): Das Kind in seiner Welt, Göttingen 1991
Freese, H.-L.: Kinder sind Philosophen, Weinheim 1994[5]
Hirsch, R. D. (Hrsg.): Psychotherapie im Alter, Bern 1990
Oswald, W. D./Lehr, U. (Hrsg.): Altern, Bern 1991
Petzold, Chr./Petzold, H. G.: Lebenswelten alter Menschen, Hannover 1992
Richter, H. E.: Eltern, Kind und Neurose, Reinbek b. Hamburg 1992[3]
Steinhausen, H.-Chr. (Hrsg.): Das Jugendalter, Bern 1990
Willi, J.: Was hält Paare zusammen?, Reinbek b. Hamburg 1991
Wirsing, K.: Psychologisches Grundwissen für Altenpflegeberufe, München 1990[4]

Anmerkungen:

1 Rauh, H., in: Oerter, R./Montada, L.: Entwicklungspsychologie, München 1982, S. 130
2 Schenk-Danzinger, L.: Entwicklungspsychologie, Wien 1971, S. 29
3 erweitert nach: Schraml, W. J.: Einführung in die moderne Entwicklungspsychologie, Frankfurt 1980, S. 355
4 Schmeer, G.: Das sinnliche Kind, Stuttgart 1975, S. 53
5 Oerter, R. in: Oerter/Montada, a.a.O., S. 237/238
6 Ebd., S. 213
7 Ebd., vgl. dazu: S. 199
8 Engelmayer, O.: Das Kindes- und Jugendalter, München 1966[2], S. 149 ff.
9 Kieffer, G./Kaiser, H. J./Hilke, A.: Einführung in die Psychologie, Bad Homburg 1980, S. 245
10 in: Puntsch, E.: Witze, Anekdoten, Fabeln – Handbuch, München 1969[2]
11 Erikson, E. H.: Identität und Lebenszyklus, Frankfurt 1983, S. 144
12 Lempp, R.: Eine Pathologie der psychischen Entwicklung, Berlin 1967, S. 252
13 ausführlicher in: Stierlin, H.: Eltern und Kinder, Frankfurt 1978
14 Ebd., S. 50
15 Ebd., S. 81
16 Richter, H. E.: Eltern, Kind und Neurose, Reinbek 1983: die Psychoanalyse der kindlichen Rolle erfolgt dort detailliert
17 Schenda, R.: Das Elend der alten Leute, Düsseldorf 1972, S.46
18 Ebd., S. 224
19 Ebd., S. 60
20 Ebd., S. 60
21 Petzoldt, Chr. + H.: Lebenswelten alter Menschen, Hannover 1992, S. 219
22 Ebd., S. 102
23 Ebd., S. 103
24 Meer, Jeff: Einsamkeit, in: „Psychologie heute“ 3/87, S. 24

KAPITEL 5

Ziel:

Die kognitiven Funktionen des Menschen sollen in ihrer Beziehung zueinander, in ihrer Tragweite für Personalisation und Sozialisation sowie in ihrer Interdependenz (wechselseitigen Abhängigkeit) mit der emotional-sozialen Entfaltung erläutert werden. Sensomotorik soll in Hinblick auf ihre Ausdrucksfunktionen sowie die Entfaltung von Intelligenz und sozialer Kreativität erkennbar, Wahrnehmungsverarbeitung im Sinne sensorischer Integration als Voraussetzung für differenzierte Anpassungshandlungen begreifbar werden. Sprache wird als Ergebnis des Dialogs zwischen Kind und Umwelt sowie als Zugang zu sich selbst und anderen sichtbar gemacht.

5. Entwicklung einzelner Funktionsbereiche

5.1. Wahrnehmung und Motorik

„Das kindliche Hirn wächst und entwickelt sich in den ersten Lebensjahren schneller als in den späteren. Man muss sich einmal vorstellen, wie viele Funktionen in verschiedenen, parallel laufenden Entwicklungsbereichen allein während des ersten Lebensjahres vom Säugling erlebt werden. Das Kind übt sich darin, seinen Tastsinn, seinen Blick und sein Gehör zu schärfen. Es lernt, die verschiedenen Sinneseindrücke mehr zu verstehen und sie in sein noch kleines Weltbild einzuordnen. Es bewegt seine Muskeln, um sie mehr und mehr der Sinneskontrolle zu unterwerfen. So lernt es zu greifen, sich fortzubewegen, um sich anschließend handelnd mit der Umwelt auseinanderzusetzen. Das im zweiten Lebensjahr hinzugelernte Sprechen hilft dem Kind, sich nun seinerseits seiner Umgebung verständlich zu machen.“[1]

Sinnes-tätigkeit		Verstandes-tätigkeit		Bewegungs-handlung
Sehen Tasten Hören	← →	Erkennen Begreifen Verstehen	← →	Hingehen Greifen Sprechen

5.1.1. Motorik und Persönlichkeitsentwicklung

Zusammenwirken von psychischen Prozessen

Die Persönlichkeit des Erwachsenen ist das Produkt des Zusammenwirkens unterschiedlicher → Entwicklungsfaktoren. In der Kommunikation des heranwachsenden Menschen mit seiner Umwelt werden Verhaltensweisen gelernt, die seine Individualität bestimmen sowie selbst wieder die Kommunikation auf ansteigendem Niveau beeinflussen.

Aufeinanderaufbauen von Neuro-, Senso-, Psycho- und Soziomotorik

Das Neugeborene kommuniziert schon durch seine Motorik. Auch die Reflexe, die am Beginn der *neuromotorischen* Entwicklung stehen, sind schon darauf ausgerichtet, Kontakt mit der Umwelt aufzunehmen. In der folgenden Zeit der → *sensomotorischen* Entwicklung gewinnt das Kind erste Eindrücke von den physikalischen Gegebenheiten. Beim → Funktionsspiel mit dem eigenen Körper lernt es, seine Sensomotorik zu gebrauchen und den Bewegungsraum auszudehnen, motorische Aktivitäten mit Erkenntnisfunktionen zu verknüpfen. Die Lernerfahrungen in dieser Entwicklungsphase schlagen sich immer sichtbarer in den Bewegungsabläufen nieder, so dass wir jetzt auch von *Psychomotorik* sprechen können. Der Säugling tut sein Erleben kund: Er lächelt, weil er sich wohlfühlt, strampelt, um sein Bewegungsbedürfnis auszudrücken, schreit, wenn er unzufrieden ist, lallt zufrieden vor sich hin und bildet eine immer differenziertere Mimik aus, um auf jede Weise seine Umwelt zu verstärkter Zuwendung zu veranlassen. Wesentliche Ziele der Entwicklung in dieser Zeit sind das Bewusstwerden des Körpers, die Wahrnehmung und Zuordnung von Zeit und Raum sowie die Selbstkontrolle. Die Verhaltensentwürfe und Verhaltensabläufe des älteren Kindes erfahren zu dieser Zeit entscheidende Formung, die Bewegungen werden zunehmend in der Kommunikation paraverbal eingesetzt.

Von da an spricht man auch von *soziomotorischem Verhalten* als Kennzeichen dafür, dass motorische Reaktionen zum Aufbau sozialen Verhaltens und sozialer Beziehungen in der Auseinandersetzung bei Körperbeherrschung z. B., als ein Ergebnis der Integration psychischer und motorischer Funktionen in den gesamten Funktionszusammenhang, erhält damit auch einen sozialen Aspekt. Je früher das Kind am Erforschen dieser Umwelt behindert wird (z. B. durch Körper oder Sinnesbehinderung, Hirnschädigung, autoritäre Erziehung), desto stärker kann sich die mangelnde psychomotorische Darstellung seiner Erlebnisse verzögernd oder störend auf seine Persönlichkeitsformung auswirken. Das zunehmende Bewusstwerden solcher Einschränkungen macht spätestens in der Vorschulzeit kompensierende

Förderung der zur Verfügung stehenden psychischen Funktionen unerläßlich. Die motorische Entwicklung dient der Ausformung und Feinabstimmung vorwiegend von Stabilität und Balance, Koordination zwischen Muskelfähigkeiten und Wahrnehmung sowie muskulöser Kraft.

Entwicklung der Motorik endogen bestimmt

Motorische Entwicklung vor allem im ersten Lebensjahr kann mit den *5 Prinzipien der endogenen körperlichen Entwicklung* nach A. GESELL[2] veranschaulicht werden:

1. Die Entwicklungsrichtung verläuft vom Kopf zum Fuß (bereits in der Embryonalentwicklung).
2. Entsprechend dem Prinzip der wechselseitigen Vorherrschaft der einzelnen Muskelpartien und Gliedmaßen werden vom Kleinstkind zuerst immer beide Arme und beide Beine bewegt und erst lange danach unabhängig jedes für sich.
3. Funktionelle Asymetrie meint das Vorherrschen bestimmter Muskelpartien (selbst in der Mimik) und Körperseiten.
4. Gemäß der *individuellen Reifung* entwickeln sich die Organe in Wechselbeziehung zueinander, reifen aber interindividuell unterschiedlich schnell und gelangen zu unterschiedlicher Stärke und Größe.
5. Schließlich erfolgt die Reifung der einzelnen Funktionen nicht ungeordnet oder nacheinander, sondern entsprechend einer gegenseitigen Rückmeldung über den jeweiligen Reifungsfortschritt, d. h. durch *selbstregulierende Fluktuation.*

Die endogen programmierte Reifung der motorischen Funktionen erfährt durch Lernen, z. B. Beobachtungslernen als Voraussetzung für den individuellen Gang, eine gewisse Ausformung.

Im Folgenden sei die *Entwicklung der Motorik* grob skizziert:

- Das *1. Lebensjahr* ist der Zeitraum der intensivsten Bewegungsreifung und eines erheblichen Körperwachstums, aber auch der Entwicklung der Sprechmotorik.
- Im *Kleinkindalter* kommt es vor allem zu einem stetigen Zuwachs an Körpermuskulatur, der ein Einüben des differenzierten Gebrauchs der Extremitäten sowie Ermutigung von seiten des Erziehers notwendig macht. Das Kind lernt, Gleichgewicht zu halten, seine Kraft zu dosieren, Bewegungsabläufe willkürlich zu verändern, d. h. auch, sich auf seine körperlichen Fähigkeiten zu verlassen, Selbst-Bewusstsein zu entwickeln.

Tab. 3: Körperwahrnehmung bei Kindern
(vom Autor übersetzt aus: B. J. CRATTY, „Perceptual and Motor Development in Infants and Children“, 1970)

Alter in Jahren	Wahrnehmungsgestalten
0–2	Am Ende dieser Periode kann das Kind zuweilen wichtige Körperteile verbal identifizieren und sie berühren (Bauch, Arm, Bein)
2–3	Wissen von Vorder- und Rückseite, Kopf, Füßen, Wissen von Details des Körpers (Daumen, Nase)
4	Wissen, dass der Körper zwei Seiten hat, Kennen ihrer Namen, aber nicht ihrer Lage zueinander, detailliertes Wissen von Körperteilen
5	Wissen, dass der Körper eine linke und eine rechte Seite hat, aber noch unsicher in der Unterscheidung; der Rumpf erscheint in der Zeichnung
6	Das Kind beginnt, zwischen links und rechts zu unterscheiden und den Körper relativ zu links bzw. rechts von den Dingen einzuordnen (und umgekehrt)
7–8	Lateralitätskonzept voll entwickelt; Kind beginnt korrekt zwischen links und rechts bei anderen zu unterscheiden und entsprechende Bewegungen zu benennen; in Zeichnungen erscheinen Gesichtsausdruck und Details wie z. B. die Lippen usw.
9–10	Kind übernimmt die Perspektive anderer und kann die Anordnung von Objekten zueinander auch aus der Sicht anderer beschreiben

- Das *Schulkindalter* bringt eine weitere Differenzierung feinmotorischer Leistung und Koordination von Motorik und Wahrnehmung, so dass das Kind schreiben lernt und sich zeichnerisch ausdrücken kann. Diese Fähigkeiten dienen dann im Sinne von körperlichem Ausdrucksverhalten in begrenztem Umfang der Kommunikation bzw. der „sozialen Wahrnehmung“.
- In der *Pubertät* kommt es zunächst zu einem vermehrten Wachstum der Gliedmaßen und zu einer Geschlechtsdifferenzierung der Bewegungen, allerdings nur z. T. aufgrund unterschiedlichen Körperbaus. Körperbewegung wird zunehmend mehr in das Gesamtverhalten integriert, dient z. B. der sexuellen Kommunikation oder dem symbolhaft-politischen Protest etwa des Rock'n'Roll-Tanzes der 50er Jahre.

- Im *Erwachsenenalter* wird die Motorik z. B. im Beruf gezielt eingesetzt oder aber infolge Bewegungsarmut als Ausdrucksmöglichkeit eingeschränkt. In jedem Falle ist sie zu primitiv und vieldeutig, um für sich allein zur Interpretation menschlicher Eigenarten herangezogen werden zu dürfen („Körpersprache").
- Im *Alter* ergibt sich schließlich eine Reihe von Veränderungen der (Psycho-) Motorik u. a.:[3]

    1. Verlust an Muskel- und Schnellkraft, vor allem bei Bewegungsbeginn ist ein hohes Maß an Willensmobilisierung notwendig.
    2. Alterstypischer Elastizitätsverlust (infolge Wasserverlustes des gesamten Gewebes).
    3. Allmähliche Verringerung spontaner Bewegungsproduktionen, Bewegungs- und Ausdrucksarmut (infolge von Abbauprozessen im Gehirn).
    4. Geringeres Reaktionsvermögen (infolge verminderter Nervenleitgeschwindigkeit).
    5. Unpräzise situative Anpassung infolge Nachlassens der Wahrnehmungsprozesse.
    6. Abbau von Koordinationsmustern infolge Nichtgebrauchs.
    7. Nachlassende neurologische Organisation und Integration; sinkende Fähigkeit, Einzelbewegungen miteinander zu verknüpfen, d. h. zwei Dinge gleichzeitig zu tun (wenn z. B. zwei alte Spaziergänger immer wieder stehen bleiben müssen, wenn sie ein Gespräch beginnen).

Interdependenz von Motorik und sozialer Entwicklung

Motorik ist mehr als Bewegung und wird begleitet von Empfindungen und Erfahrungen im Bereich des Wahrnehmens. Bewegung wird oft erst durch Wahrnehmung hervorgerufen. Immer aber wird erst durch sensorische Korrekturen der Bewegungsablauf ermöglicht. Motorische und soziale Entwicklung beeinflussen sich gegenseitig.

Motorische Abläufe können in der Pubertät wie im Erwachsenenalter und Alter Sicherheit oder Ängstlichkeit vermitteln, und sie können das Kind im Auf-die-Welt-Zugehen hemmen, wie umgekehrt psychomotorische Abläufe diagnostisch Aufschluss geben über Selbstbild des Betroffenen, sein Risikoverhalten, seine → Leistungsmotivation.

Körperbewusstsein und Selbstbewusstsein

„Das *Körperbewusstsein* ist wesentlich für eine normale seelische und körperliche Entwicklung. Ohne diese kann ein Kind nicht realisieren, dass es ein „Ich" oder, wie es sich in früher Kindheit ausdrückt, ein „Es", d. h. in der dritten Person darstellt."[4]

Nach M. FROSTIG (1973) setzt sich die angemessene Kenntnis des eigenen Körpers aus drei Elementen zusammen:

1. *Körperimago*
2. *Körperbegriff*
3. *Körperschema*

Körperimago als subjektive Vorstellung

zu 1.: Das *Körperimago* entsteht aufgrund aller subjektiven „Lebenserfahrungen und Denkprozesse, durch die die Welt erfaßt wird und durch die sich das Individuum selbst erkennt."[5] Es beinhaltet Gefühle aus dem Umgang mit Menschen, Vorstellungen von sich selbst und ebenso körpereigene Empfindungen (schön – häßlich, zu klein – zu groß → Pubertät) und drückt sich z. B. im psychotherapeutischen oder Beratungsgespräch und in Kinderzeichnungen aus.

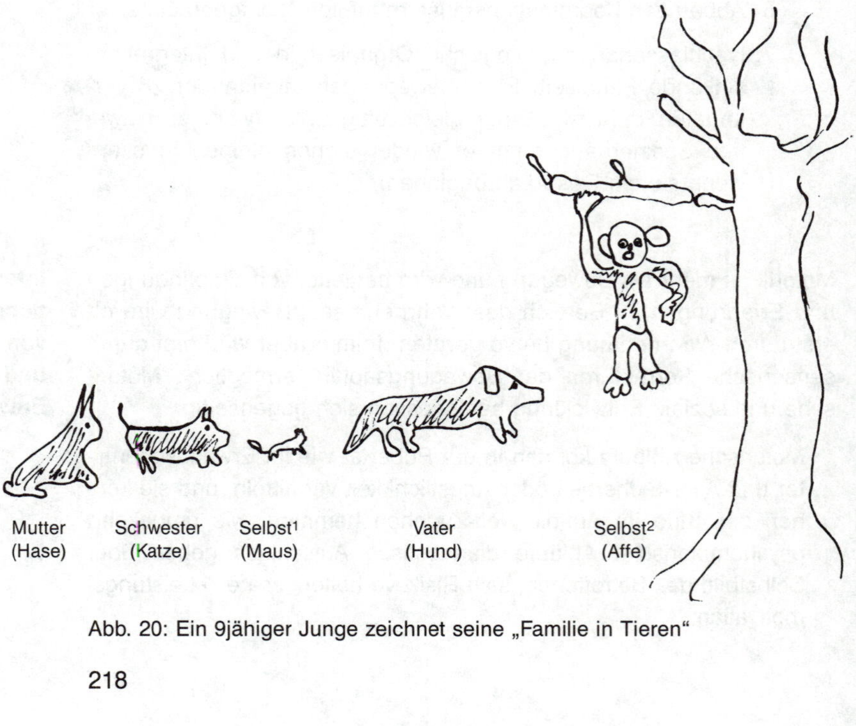

Abb. 20: Ein 9jähiger Junge zeichnet seine „Familie in Tieren"

zu 2.: Der *Körperbegriff* wird durch bewusstes Lernen erworben und verkörpert das Wissen um den eigenen Körper im Hinblick auf seine Funktionen und Teile und die Geschlechtsunterschiede, wie es sich in der frühen Entwicklung einstellt.

Körperbegriff als Ergebnis von Lern-prozessen

zu 3.: Das *Körperschema* entwickelt die Lernprozesse, die das Individuum befähigen, bewusst oder unbewusst Körperstellungen zu verändern, Gleichgewicht zu halten oder koordinierte Bewegungen auszuführen.

Körperschema kontrolliert Bewegungs-abläufe

Psychomotorische Übungsbehandlung orientiert sich am individuellen Erleben des eigenen Körpers, baut auf nicht (voll) entwickelten motorischen Funktionen auf und beeinflußt beim Kind (oder Erwachsenen) durch gezielte Sinnes- und Bewegungsschulung die Fähigkeit zur Selbststeuerung, die in der Gemeinschaft verstärkt wird (methodisch Lerntheorien, Gedächtnis).

5.1.2. Entwicklung der räumlichen und zeitlichen Wahrnehmung

Räumliche und zeitliche Wahrnehmung helfen, Lebensraum und Erleben zu strukturieren, wo anfangs nur der eigene Körper und Zeitlosigkeit herrschten. Sie entstehen unter Beteiligung von Vorstellung und Gedächtnis.

Psychische Strukturierung durch Wahr-nehmungs-differenzierung

> „Das (kleine) Kind lebt im Hier und Jetzt. Vergangenheit und Zukunft sind außerhalb seines Vorstellungsvermögens und werden nur gelegentlich erahnt. Der Raum ist durch das begrenzt, was innerhalb seiner unmittelbaren Reichweite liegt und wird nur durch die Beherrschung der Fortbewegung zu einem größeren Bereich gedehnt.“[6]

Die Ausbildung der Begriffe „Raum“, „Zeit“ (und dann „Kausalität“) beim Kind ist eine Voraussetzung dafür, dass jedermann sich als Subjekt in der Realität identisch wahrnehmen kann. Im Laufe seiner Erfahrungen mit Objekten erfährt das Kind Gewissheit, dass Objekte Dauer, Substanz und beständige Dimensionen haben. Das Kind wir fähig, ein verschwundenes Spielzeug zu suchen: Es erkennt, dass Objekte nicht aus dem Raum oder aus der Zeit verschwinden können und dass Ortswechsel von Objekten nicht zufällig geschehen, sondern auf Ursachen zurückzuführen sind, die man ausfindig machen kann. Indem es auf die Welt außerhalb von ihm einwirkt und Veränderungen bei sich und dem Objekt bewirkt, strukturiert es Raum und Zeit und gelangt zur Gewißheit seiner Identität trotz solcher Veränderungen.

Entwicklung der räumlichen Wahrnehmung

Allmählich dringt das Kind in den *Raum* vor. Nach dem Ende des 2. Lebensjahres hat es begriffen, dass die Gegenstände in der Ferne ihre Größe behalten. Es ist also nicht mehr der durch die Sehempfindung auf der Netzhaut verursachten Meinung, dass die nahen Dinge groß sind und mit zunehmender Entfernung kleiner werden und es dann mit ihnen spielen kann wie mit Puppen. Das Kind transformiert die empfundene Größe von Objekten auf die aus der Nähe wahrgenommene, tatsächliche Größe. Aber erst etwa vom 12. Lebensjahr an gelingt es dem Kind, perspektivisch zu zeichnen, statt alle Dinge gleich groß zu zeichnen, d. h. es nimmt nicht mehr nur die reale Größe wahr, sondern wechselt zwischen der durch das Sehorgan empfundenen Größe und der korrigierten Wahrnehmung. Jenseits des 7. Lebensjahres vermag es erst, sicher die Lage eines Gegenstandes im Raum, z. B. „links – rechts", zu unterscheiden (etwa bei den Buchstaben b, d, q).

Entfaltung der zeitlichen Wahrnehmung

Das *Schulkind* beginnt also, endgültig seine Körpergrenzen zu überwinden und auch zeitlich über sich hinauszudenken, um auf diese Weise Raum- und Zeitbewusstsein zu verbinden. Wegbereiter bei der *Entwicklung des Zeitbewusstseins* ist die Sozialisation, in deren Verlauf es lernt, auf sofortige Befriedigung zu verzichten, sein Vergnügen aufzuschieben und Erwartungen auszubilden. Dazu bedarf es des Gedächtnisses und des sprachlichen Ausdrucks. Durch Rhythmisierung seines Tages (Füttern, Schlafen, Spielen) entwickelt es eine Vorstellung von zeitlicher Ordnung, die sich an der Erfüllung seiner Bedürfnisse und Wünsche orientiert. Das Kind von 2 Jahren begreift „bald" und „warten" und weiß mit 3 Jahren, was es morgen tun wird. Am Widerstand der Umwelt gegenüber seinen Bedürfnissen erfährt es sich selbst, entwickelt ein *Selbst-Bewusstsein*. Es ist mit 4 Jahren in der Lage, zwischen Gegenwart und Zukunft zu unterscheiden, und dann erst Vergangenheit als Merkmal aufzunehmen: Was man erwarten darf, ist jedenfalls attraktiver als das Gewesene.

Das *Bewusstsein von Wirklichkeit* wird weiter geformt, vor allem durch konkrete, selbst erlebte Ereignisse wie Geburtstag, Ostern ... Das Kind begreift mit 7 Jahren die Uhrzeit und erfaßt ab dem 10./11. Lebensjahr auch geschichtliche Ereignisse und sich mitten darin, wird sich ferner Zukunft und historischer Vergangenheit bewusst und damit seiner Stellung in Bezug auf seine gesamtgesellschaftlichen Probleme. Die Altersbestimmung seitens des kleinen Kindes richtet sich nach körperlichen Merkmalen wie der Größe, dem Bart, der seinen Träger z. B. zum „Opa" werden läßt. Für Pubertierende scheinen Personen über 30 Jahren recht unterschiedslos alt zu sein.

Wahrnehmung von Tod und Sterben

Der *Tod* wird vor dem 4. Lebensjahr nicht wahrgenommen, ab dem 5. mit höherem Lebensalter und Verhaltensweisen, wie nicht mehr sprechen, verbunden. Wenn das Kind in der ödipalen Phase dem elterlichen Rivalen den Tod wünscht, so will es ihn bloß nicht mehr sehen. Erst im Schulalter entwickelt sich eine Vorstellung vom Tod, die zunächst Krankheit und Verlust eines Menschen voraussetzt, dann aber allmählich den eigenen Tod als Möglichkeit einbezieht.

5.1.3. Wahrnehmen als Prozess aktiver Anpassung

Tiefenwahrnehmung angeboren?

Die (Augen-)Bewegungen von Säuglingen sind noch fast unkontrolliert, aber einfache runde (eher als flache) Objekte mit gesichtsähnlicher Zeichnung lassen ihre Augen länger darauf ruhen. Dies könnte auf eine gewisse angeborene *Tiefenwahrnehmung* hinweisen. Es ist jedoch nicht auszuschließen, dass zum einen das Kind sehr schnell das Gesicht der Mutter als Vorbild für gesichtsähnliche Muster beim lustvollen Stillen lernt, und dass zum anderen die Reaktionsbereitschaft auf solche eher symmetrischen, geschlossenen Figuren biologisch vorgegeben ist.

Im sog. Steilwandversuch von E. GIBSON (1950) sollte ein Kleinstkind über einen mit einer Glasscheibe bedeckten „Abgrund" kriechen. Das Kind im Kriechalter verläßt aber den Teil mit dem soliden Boden nicht und kann auch nicht mit einer Rassel dorthin gelockt werden. Allerdings würde es manchmal herunterfallen, wenn es sich herumdreht.

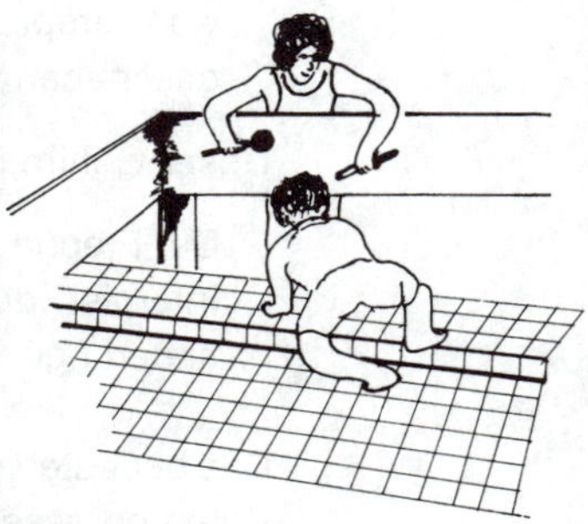

Abb. 21: Visuelle Klippe

Wahrnehmung ist mehrdimensional

Beobachtungen an als Kleinkind Erblindeten, die durch Operation ihre Sehkraft wiedergewannen, zeigen, dass unsere Vorstellungen von der Welt nicht nur durch das Sehen (und Hören) entstehen, sondern auch durch das Tasten, Schmecken und Riechen. Vor allem der Säugling erfaßt die Welt der Gegenstände auf diese Weise.

Für den plötzlich Sehenden ist der bisher erfühlte Gegenstand nicht sofort zweifelsfrei wahrnehmbar. Die Straße, die 10 m unterhalb des Fensters liegt, scheint nur armweit entfernt. Der früher durch Tasten (und stimmliche Nuancen) erfahrene Ausdruck eines Gesichts wird nur nach langer Zeit durch Sehen verstanden …

Sehen = gleichzeitig, Tasten = nacheinander

Sehen vermittelt einen anderen Bezug zu den Objekten als z. B. Tasten, das auf das Sehen großen Einfluß hat. Wir müssen demnach lernen, Berühren und Sehen miteinander zu verbinden. D. h. auch: Wir machen in der Kindheit Erfahrungen, die die Wahrnehmung als kognitive Leistung erst ermöglichen. Ein Kleinkind ist noch lange nicht im Besitz dieser Kenntnisse. Wahrnehmung wird aus Elementen aufgebaut, die die unterschiedlichen Sinneswahrnehmungen vermitteln, und was wir wissen ergänzt durch Erfahrungen. Entsprechend angeborenen Wahrnehmungsfunktionen werden eingehende Informationen → organisiert, → akzentuiert, → selegiert und → fixiert. *Wahrnehmen ist also nicht bloß ein Vorgang des Sammelns von Daten, sondern ein Ergebnis des Bewertens derselben.*

Wir nehmen wahr, was wir wissen

Wahrnehmen ist Kopfarbeit, *ein aktiver Prozess*, der Informationen verwendet, um Hypothesen zu bilden und zu prüfen.

D. h. „das visuelle System z. B. hat die Fähigkeit entwickelt, nichtvisuelle Informationen zu verwenden und über unmittelbar gegebene Sinneseindrücke hinauszugehen. Beim Bilden und Prüfen von Hypothesen wird die Gehirntätigkeit nicht nur darauf gerichtet, was empfunden, sondern auch darauf, was wahrscheinlich geschehen wird, und hierauf kommt es an.“[7]

Unser Gehirn ist fähig, Lücken zu füllen (→ Selektion, Organisation).

Der Freund wird anders wahrgenommen als fremde Menschen. Der Internist diagnostiziert auf Röntgenbildern pathologische Veränderungen, wo wir keine Unterschiede feststellen können.

Das Gehirn „erfindet“ Reize

Das bedeutet jedoch auch, dass wir bei unzureichenden Informationen Daten gewissermaßen ergänzen. In uns unbekannter Umgebung oder in der Dunkelheit bleiben wir aktiv, wenn auch vorsichtig. *Das Gehirn braucht Aktivität* und gewinnt diese z. T. aus sich selbst heraus. Diese Spontanaktivität zusammen mit dem Bemühen, die subjektiv „reizlose“ Umwelt umzugestalten, wird deutlich schon in der ganz normalen Phantasie, in Tagträumen und *Halluzinationen*, bei denen das Erleben keine Beziehung mehr zur Wirklichkeit zeigt (z. B. Wahnvorstellungen in paranoiden Zustandsformen oder auch – suggestiv bedingt – als Massenwahn etwa in der Zeit der Hexenverfolgungen, in der Nachfolge von Weltuntergangspropheten usw. oder hervorgerufen durch halluzinogene Drogen). Die Aktivierung des Gehirns geht in solchen Fällen also nicht primär von sensorischen Reizen aus, da diese zu dürftige Hinweise geben, sondern erfindet welche.

Im halbwachen Zustand oder etwa unter dem Eindruck des Todes eines geliebten Menschen können solche Wahrnehmungsveränderungen vor sich gehen. Sie können plötzlich Wahrnehmungen intensivieren und entwickeln, als hätte man ein Vergrößerungsglas über das gehalten, was im Dunkeln ruhte.

Die Auswirkungen sensorischer Deprivation (Reizentzug), u. a. Konzentrationsstörungen, akustische und visuelle Halluzinationen, Denkstörungen, zeigen ebenfalls, dass der Mensch Wahrnehmungsreize braucht, um situationsgerecht zu handeln. Erfährt das Kleinkind, das ein primäres Bedürfnis nach Aufsuchen und Untersuchen von Reizen hat, solche sensorischen (und sozialen) Reize nicht, entwickelt sich der *Hospitalismus*. Findet der Erwachsene nur ein unzureichendes Reizangebot vor, hungert er nach jeder Anregung.

Sensorische Deprivation beschränkt Kommunikation

In Krankenhäusern kann sich sensorische Deprivation belastend auswirken, je nachdem, wie sehr sie Patienten von der gewohnten Umgebung isoliert (auf der Isolierstation oder im Streckverband o. ä.), ohne gleichzeitig kompensierende Reizangebote zu machen. Das gilt insbesondere dann, wenn die Patienten lange Zeit bewegungslos liegen müssen.

Die zunehmende Zahl von Automaten bei der Kontrolle von Arbeitsprozessen und die automatisierte Fertigung in Industriebetrieben bewirken *Monotonie*, schränken die Kommunikation ein und bedingen so Fehlverhalten.

Auswirkungen sensorischer Deprivation finden wir wieder in Selbstgesprächen von alten Menschen oder in Ängsten (Depressionen) und Aggressionen als Folgen der Anonymität der Großstadt und der Isolation in Wolkenkratzern oder als Antwort auf Haftbedingungen.

Durch unsere Sinne erhalten wir also kein unmittelbares Bild, sondern eine bestimmte Anzahl von Daten, die wir entschlüsseln und

Wahrnehmen als Testen von Hypothesen

interpretieren müssen. Wir müssen immer wieder Hypothesen über mögliche Zusammenhänge erstellen, die wir zu überprüfen haben. Zu oft aber lassen wir uns von falschen Theorien, Vor-Urteilen verleiten, an ihnen ohne Nachprüfung festzuhalten (→ soziale Wahmehmung).

5.1.4. Sensorische Integration und Selbst-Bewusstsein

Sensorische Integration und Lernfähigkeit

Die *Integration der Sinne* ist das Ordnen, Zusammensetzen und Strukturieren der Empfindungen, sinnlichen Eindrücke, ihr Überführen in bedeutungsvolle Formen und Beziehungen, um unseren Körper wahrzunehmen und uns ein „Bild unseres Ich" zu machen, die Personen und Objekte unserer Umwelt zu erfassen und die notwendige Anpassung (Adaption) an die Erfordernisse der Umwelt zu erreichen. Eine Anpassungsreaktion ist eine sinnvolle, zielgerichtete Antwort auf eine sinnliche Erfahrung, z. B. das In-die-Hand-nehmen eines Stiftes. Das Zusammenspiel der Sinne beginnt bereits im Mutterleib: Die beim Fötus schon beobachtbare Bewegungsfähigkeit läßt ihn aktiv zur Sammlung von Informationen beitragen, statt Reize nur passiv über sich ergehen zu lassen.

Sensorische Integration ermöglicht das Stehen- und Gehen-lernen: Laufen-Lernen wird durch eine ständige Vervollkommnung des Rhythmus von Stabilität und Instabilität, d. h. des fortgesetzten Fallens, zum aufrechten Gang erreicht; es beinhaltet das Balancieren, Ausgleichen und Gleichgewicht-halten, das Aufrecht-gehen, Widerstand-leisten und das Rückwärts-gehen, die Fähigkeit, zu sich selbst auf Distanz zu gehen, sich zurückzuhalten und aus Sackgassen wieder herauszufinden. Die alten Spiele der Kindheit beinhalten zahlreiche Anpassungsreaktionen, bei denen das Kind Empfindungen seines Körpers und der Schwerkraft verknüpft mit Informationen für Augen und Ohren. Handwerkliche Tätigkeit oder Klavierspiel stützen sich auf die „passende" sinnliche Verarbeitung von Wahrnehmungen der Augen, Ohren und Hände.

Sensorische Integration – und somit die Anregung der Hirntätigkeit und die Entwicklung des Gehirns (Aufbau und Ausbau der „Verkabelung" der Hirnzellen) – wird gefördert durch fortwährende Auseinandersetzung mit den Gegebenheiten der Umwelt. Kognitive und soziale Funktionen bauen auf sensomotorische Aktivitäten auf. Zweckgerichtete Anpassungsreaktionen führen mit Hilfe möglichst präziser, über meh-

Sensorische Integration und kognitive Funktionen

rere Wahrnehmungskanäle einlaufender Rückmeldungen zu differenzierteren Anpassungshandlungen (→ Entwicklungsgesetze). Orientierung in Hinblick auf Raum (Länge, Breite, Höhe) und Zeit ist allein durch Bewegung(sspiele) in Innen- und Außenräumen zu erlernen: Unterricht im Rechnen braucht räumliche Vorstellungsfähigkeit, braucht „Himmelhüpfen“ und „Gummitwist“. „Ein Kind, welches lernt, sein Spiel zu organisieren, kann später seine Schularbeiten besser bewältigen und wird ein geordneter Erwachsener … Die sensorische Integration, die sich beim Bewegen, Reden und Spielen vollzieht, ist die Grundlage für die komplexe sensorische Integration, die nötig ist für Lesen, Schreiben und gutes Verhalten … Ein Kind, das Erfahrungen mit Anforderungen macht, auf die es sinnvoll reagieren kann, hat Spaß … Die Möglichkeit, Sinneserfahrungen sinnvoll ordnen zu können, vermittelt uns Befriedigung, und die Befriedigung wird noch größer, wenn Empfindungen auch mit angepassten Reaktionen beantwortet werden können, die reifer und komplexer sind als alles, was uns zuvor begegnet ist. Das ist das, was man unter „Wachsen mit der Aufgabe versteht“.[8]

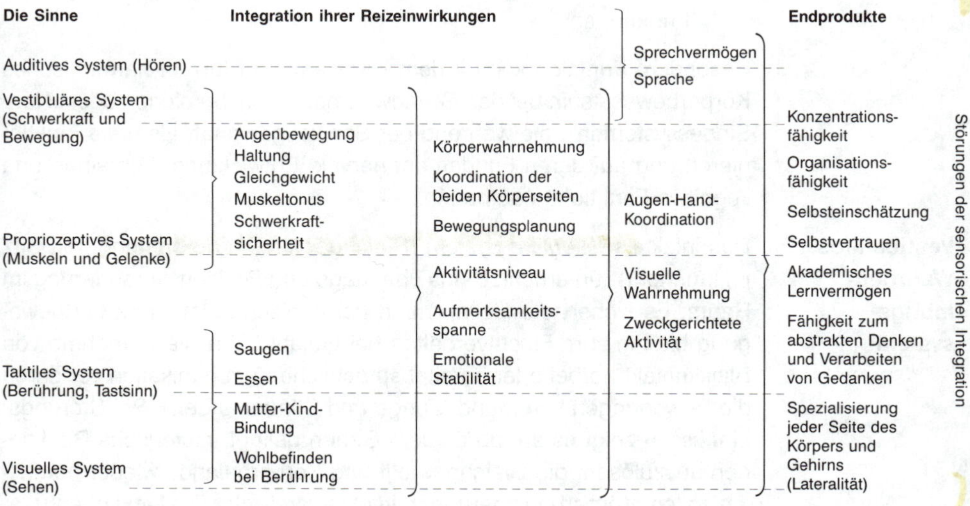

Abb. 22: Die Sinne, Integration ihrer Reizeinwirkungen und ihre Endprodukte.[9] In der Abbildung befinden sich links die wichtigsten Sinnesorgane. Die Klammern kennzeichnen die vier unterschiedlichen Niveaus der Reizverarbeitungsprozesse, die Fortschritte der sensorischen Integration, die im Verlaufe von Jahren zum Endergebnis, der gesunden Persönlichkeit, führen.

Wir können im späteren Leben bestimmter höherer Stufen der Integration wieder verlustig gehen, z. B. infolge langen Liegens auf dem Krankenlager, und kurzzeitig bis zur ersten Ebene des Zentralnervensystems zurückfallen. Dann müssen wir das Gehirn wieder durch Übungsbehandlung auf allen Ebenen füttern", um Kompetenzen zu erhalten oder neu zu erwerben.

Sensorische Integration läuft unaufhörlich in unserem Gehirn ab. Der Hirnstamm wird dabei zur wichtigsten Integrationsstelle. Die eingehenden Informationen erreichen stets zuerst dieses Hirnareal (Ausnahme: Reflexe):

1. Wesentliche Teile der eingehenden Reize werden hier vollständig verarbeitet und gelangen dann nicht mehr in „höher liegende" Gehirnregionen und die Großhirnrinde (– nämlich autonome Funktionen und nicht bewusst werdende Informationen –).

2. Störungen bei der Verarbeitung im Hirnstamm können zwar in gewissem Umfang in „höheren" Hirnbereichen kompensiert werden, führen aber im allgemeinen zu Fehlinterpretationen, Reizüberflutung u. a. und somit zu Beeinträchtigungen kognitiver Funktionen.

Besondere Funktion kommt dem Hirnstamm zu für ein harmonisches Körperbewusstsein bei den Grundwahrnehmungsbereichen oder „Nah-Sinnessystemen", die während der Schwangerschaft als erste funktionieren und auf deren Fundament nervale Entwicklung, Fernsinne und kognitive Funktionen aufbauen.

Vestibuläres Wahrnehmungssystem

Das intakte *vestibuläre System* (Gleichgewichtswahrnehmung, mit Sitz im Innenohr) „unterrichtet" uns über Lage und Positionsveränderung im Raum. Es sichert die fließend und harmonisch ablaufende Fortbewegung bis hin zum Fluchtverhalten bei Gefahr, führt die Aufnahme von Blickkontakt herbei oder bereitet sprachliche Kommunikation vor durch die Bewegungen von Mund, Zunge und Stimmbändern. Bei Störungseinflüssen zeigt es an, ob es dem Gehirn gelingt, motorische Reaktionen auszulösen, die Gleichgewicht und Körperbalance wieder herstellen sollen. Körperbehinderungen infolge zerebraler Dysfunktionen u. a. mit ihren in der Folge auftretenden Defiziten in der Eigenbewegung behindern die Entwicklung einer intakten vestibulären Wahrnehmung.

Störungen im vestibulären Bereich bewirken häufig Probleme bei der Unterscheidung ähnlich klingender Wörter, beim Behalten mehrerer Aufträge, beim Balancieren, beim Einhalten von Begrenzungslinien

beim Schreiben oder Malen, beim Lesen und Schreiben infolge gestörter auditiver Wahrnehmung und entsprechend eingeschränkter Buchstabe-Laut-Zuordnung.
Die Integration vestibulärer und kinästhetischer Reize stellt die lebensnotwendigen Fähigkeiten von Bewegung und Sich-Aufrichten sicher. Behinderungen in einem dieser Wahrnehmungssysteme machen eine vermehrte Kompensation durch optische Kontrolle unverzichtbar.

Propriozeptives Wahrnehmungssystem

Das *kinästhetische (oder propriozeptive) System* (Tiefensensibilität/Lage- und Bewegungsempfinden) vermittelt uns – meist nicht bewusste – Informationen hinsichtlich der Stellung des Körpers und einzelner Körperteile, des Spannungszustandes der Sehnen und Muskeln und der Gelenkstellung. Sie erst ermöglichen Bewegungsplanung und Bewegungsausführung bei automatisierten Bewegungsabläufen des Gehens, Essens, Waschens, Schaukelns und bei komplizierten Bewegungsmustern wie Radfahren und Schlittschuhlaufen.

Ohne diese Wahrnehmung entwickelt sich aus der reflexhaften, ungesteuerten Bewegung keine feingesteuerte Eigenbewegung. Jede Behinderung des Bewegungsdranges beim Kind kann seine Bewegungsfreude dämpfen, jede erstmals gegen Widerstand ausgeführte Bewegung und jede Bewegungswiederholung hilft dem Kind, sich selbst immer deutlicher zu spüren, Eigenbewegungen zu registrieren und die erforderliche Tiefensensibilität aufzubauen.

Störungen der kinästhetischen Wahrnehmung schränken die Verfeinerung der Körperwahrnehmung ein, beeinträchtigen die Speicherung von automatisierten Bewegungsabläufen und behindern die Aneignung von komplizierten Bewegungsmustern (wie Schlittschuhlaufen, Fahrradfahren); des weiteren können z. B. Buchstaben nur mit Mühe erlernt werden (unzureichende Formauffassung), und die Arbeitsabläufe sind verlangsamt (bei Diktaten, Arbeitsaufträgen usw.).

Taktiles Wahrnehmungssystem

Das *taktile System* (Tastsinn, Oberflächenwahrnehmung) als besonders großflächig ausgedehntes Wahrnehmungssystem orientiert uns über Ausdehnung und Grenzen unseres Körpers und die unserer näheren Umgebung: Berührungen der Haut rufen angenehme oder unangenehme Empfindungen hervor (kalt, warm, feucht, rauh, schmerzhaft, ...) und bestimmen wesentlich emotionale Entwicklung, soziale Entfaltung und kognitive Lernprozesse. Eine Mangelversorgung mit Berührungen stellt die schwerwiegendste Behinderung einer gesunden

Entwicklung dar (→ sensorische Deprivation). Im ungesteuerten, groben oder „aggressiven“ Verhalten von Schulkindern z. B. werden oft Defizite im taktilen und tiefensensiblen Bereich sichtbar. Schaukelbewegungen sind Signale für Suchverhalten in der vestibulären Wahrnehmung. Spielerisches Eingehen hierauf in Form von kontrolliertem Kampf mit Körperkontakt kann noch neurologische Nachreifung vorbereiten. Eine feste Berührung, ein Festhalten kann wirkungsvoller sein als eine Ermahnung, da sie schneller verarbeitet wird und unmittelbarer „ankommt“.

Störungen sensorischer Integration

Integrationsstörungen des taktilen, vestibulären und kinästhetischen Bereichs haben zur Folge:

a) *Körperorientierungsstörungen,* z. B. ungewohnte Körperstellungen einnehmen, Ereignisse in einem sinnvollen Zusammenhang erzählen, Umrisse von Gegenständen nachzeichnen, Werfen, Fangen und Zielen mit einem Ball, Öffnen und Schließen von Knöpfen, …

b) *Störungen in der Bewegungsplanung*, z. B. 2–3 Aufträge behalten, Basteln, Schneiden, Nachbauen nach einer Vorlage, Bilder in eine sinnvolle Reihenfolge bringen. Hör- und Sehleistungen müssen keine Einbußen erlitten haben, und dennoch können auditive und visuelle Wahrnehmungsstörungen vorliegen.

Auditive Wahrnehmungsstörungen: ähnlich klingende Wörter nicht unterscheiden können, verkürzte Hör- und Gedächtnisspanne (z. B. kurze Gedichte nicht merken, gehörte Sprache schlecht in Handlungen umsetzen können), Schwierigkeiten bei Lautanalyse und Lautsynthese, leichte Ablenkbarkeit durch Geräusche, Konzentrationsprobleme. …

Visuelle Wahrnehmungsstörungen: Buchstaben nicht angemessen auf die Zeile sezten oder in die Wörter einfügen, Schwierigkeiten im Umgang mit dem Zeichenstift, unsicheres Abschätzen von Treppenstufen, Meiden von (fremden) Orten (verirrt sich leicht), Probleme bei der Unterscheidung von Mustern, … Der Mensch muss im Umgang mit neuen Informationen, je nach Entwicklungsstand und Komplexität der Aufgabe, diese unterschiedlich oft wiederholen, um sie zu verarbeiten, zu speichern, so lange, bis durch Begreifen und Erfassen ein ganzheitliches Bild entsteht, ein Gesamtkonzept von einem Gebrauchsgegenstand, das über die bloße visuelle Vorstellung hinausreicht.

„Das Kleinkind benutzt in seinen einzelnen Entwicklungsstufen jede Aktivität, um „Bausteine“ zu entwickeln, die jeweils das Fundament für eine komplexere und reifere Entwicklung bilden. Es ist ständig damit beschäftigt, seine Tätigkeiten zu vervollkommnen, um damit höher geordnete Funktionen zu entwickeln. Es übt und übt eine Handlung immer wieder, um jedes sensorische und motorische Element, das darin enthalten ist, meistern zu lernen. Manchmal kehrt das Kind wieder um und übt auf einer früheren Entwicklungsstufe, ehe es zu etwas Neuem übergeht. ... Die optische Wahrnehmung, die man zum Lesen benötigt, ist das Endprodukt vieler solcher Bausteine, die sich während der sensomotorischen Aktivitäten in der Säuglingszeit und frühen Kindheit geformt haben. Dasselbe gilt für alle akademischen Fähigkeiten und auch für Verhalten und emotionales Wachsen. Alles beruht auf einer sensomotorischen Grundlage."[10]

Wir lernen durch Suche nach neuen und nach bekannten Reizen (→ Neugiermotivation). Ein Kind mit Problemen der Aufnahme oder Verarbeitung von Wahrnehmungsreizen wird nach Informationen suchen, wenn es keine ausreichende Stimulation seiner beeinträchtigten Sinnesfunktion erfährt. Allein wird es die Reizzufuhr nicht variieren können, sondern die gleiche Handlung umso intensiver wiederholen: Das hörbehinderte Kind z. B. wird immerfort und heftig auf metallene Gegenstände „hämmern". Eine vestibuläre Verarbeitungsstörung kann sich in scheinbar unerschöpflicher Freude an Schaukelbewegungen äußern, taktile Integrationsstörungen zeigen sich u. a. in Lecken an Gegenständen, Haare-Ausreißen, Kratzen bis zu selbstverletzendem Verhalten (→ sensorische Deprivation).

Im allgemeinen wird die Wahrnehmungsverarbeitung in mehr als einem Wahrnehmungsbereich beeinträchtigt sein. Während *sinnesgeschädigte Kinder* heute früh differenzierte Reizangebote erhalten, werden *wahrnehmungsgestörte Kinder* meist nicht als solche erkannt, werden „übersehen", und man erwartet „normale" Reaktionen von ihnen: Fortan verfestigt sich das Problem in einem „Teufelskreis" (→ Etikettierung).

Reizüberempfindlichkeit und Reizvermeidung

Schließlich können Reize aber auch zu stark werden (z. B. „Lärmglocke"), so dass der Mensch ihnen je nach augenblicklichem Bedürfnis zu entkommen sucht. Erst recht zeigen Kinder wie Erwachsene Ausweichverhalten in einem oder mehreren Wahrnehmungsbereichen, wenn sie Reize intensiver erleben oder durch mangelnde Hemmprozesse „überreizt" werden: Geringste Berührungen scheinen Kindern mit taktiler Abwehr weh zu tun, und sie weichen jedem entsprechenden Reiz aus, reagieren mit Ablehnung oder Aggressivität auf solche Anforderungen oder Annäherungen.

Kinder wollen aus allem ein Spiel machen. D. h. zum einen, dass sie ausprobieren müssen: Wo alles vorgefertigt und perfekt ist und sie keinen „Spielraum" haben, können sie nur noch zerstören; wo konsumorientierte, ängstliche Sicherheitserziehung die kleinen Unsicherheiten nicht zulässt, sind erhöhte Gefahren bei größeren Verunsicherungen vorprogrammiert. D. h. zum anderen, dass sensorische Integrationsbehandlung und andere Förderkonzepte oder Therapiemethoden dem Kind helfen müssen, bei Über- oder Unterempfindlichkeit wieder Bewegungsräume zu eröffnen.

5.2. Entwicklung von Denken, Intelligenz und Kreativität

Wechselwirkung kognitiver und sozialer Prozesse

Wahrnehmung, Denken und Intelligenz, Sprache, Kreativität und Lernen dienen dem *Erkennen* und Erfassen der Personen und Objekte der Umwelt und auch der eigenen Person. Der ausführlichen Darstellung von Lernen und Wahrnehmen soll nun die der übrigen *kognitiven* Prozesse folgen. Am Entwicklungsverlauf von Denken und Intelligenz wird deutlich, dass sie auch soziale Funktion haben und sich wie auch die Kreativität in Prozessen der sozialen Interaktion erst entfalten und umgekehrt diese beeinflussen. Sprache bildet eine Grundlage des Denkens und ermöglicht es zugleich erst dem heranwachsenden Menschen, durch Kommunikation in einen dauerhaften Kontakt mit Menschen zu treten.

5.2.1. Intelligenz und Denken

Intelligenz ist nicht beobachtbar

Da *Intelligenz nur aus Verhalten erschlossen* werden kann (wie z. B. auch Angst oder Motive als Wesensmerkmale des Menschen nicht direkt beobachtbar sind), finden wir unterschiedliche *Definitionen* für Intelligenz:

1. Intelligenz ist die personale Fähigkeit, sich unter zweckmäßiger Verfügung der Denkmittel auf neue Forderungen einzustellen. (W. STERN 1950)
2. Intelligenz ist die zusammengesetzte oder globale (allgemeine) Fähigkeit des Individuums, zweckvoll zu handeln, vernünftig zu denken und sich mit seiner Umwelt wirkungsvoll auseinanderzusetzen. (D. WECHSLER, 1956)
3. Intelligenz ist, was der Intelligenztest misst. (E.G. BORING, 1923)

Diese und andere Definitionen beziehen sich hauptsächlich auf folgende Aspekte:

Intelligenz ist anzusehen als eine mehr oder minder vorhandene individuelle Begabung oder Befähigung,

- neuartige (konkrete oder abstrakte) Probleme zu meistern,
- Sinnzusammenhänge zu erfassen, herzustellen oder in die Praxis umzusetzen und
- dabei auf Versuchs- und Irrtums-Verhalten weitgehend zu verzichten.

Intelligenz ist also eine Fähigkeit oder Möglichkeit, mit einem bestimmten, anlagebedingten Spielraum umzugehen.

„Die Aktion selbst nennen wir dann das intelligente Verhalten, das intelligente Tun, und das, was dem Tun psychisch vorausgeht, das Denken."[11]

Der IQ als Maß der Intelligenz

Intelligenztests erfassen nun dieses intelligente Verhalten, die Intelligenzleistungen, und fassen die Ergebnisse zu einem Intelligenzquotienten (IQ) zusammen.

Der Intelligenzquotient ist ein durchaus fragwürdiger Zahlenwert, der sich ergibt aus dem Verhältnis von „Intelligenzalter" und Lebensalter multipliziert mit 100. Jeder Intelligenztest (wie z. B. der HAWIE/HAWIK = Hamburg-Wechsler-Intelligenztest für Erwachsene oder Kinder von D. WECHSLER [1939/1956] und der IST = Intelligenz-Struktur-Test von R. AMTHAUER [1953]) stellt ein Gefüge unterschiedlicher, abgestufter Tesffragen dar.

Wenn nun ein 8jähriger z. B. die Aufgaben für ein 10jähriges Kind löst, hat er das „Intelligenzalter" = 10. Sein IQ = $\frac{10}{8}$ x 100 = 125.

Diese Zahl sagt aber nur etwas über eine gewisse Befähigung (Potenz) aus, wenig über deren Einsatzmöglichkeiten und nichts über bestimmte Fähigkeiten. Der Psychologe vermag aber die Testergebnisse entsprechend seiner theoretischen Grundlagen zu übersetzen und z. B. schulische Leistung und vor allem Zeugnisnoten zu hinterfragen, vor allem dort, wo intellektuelle Begabung infolge Lern- und → Verhaltensstörungen nicht zum Ausdruck kommt.

Normalverteilung der Intelligenz

Die Verteilung des Merkmals „Intelligenz" in der Bevölkerung entspricht annähernd der GAUSSschen Normalverteilungskurve.

Als durchschnittlich intelligent gelten Personen, die einen IQ zwischen 116 und 84 aufweisen. Unmittelbar darunter finden wir die Grenzfälle oder Schwachbegabten, die zum großen Teil Schulen für Lernbehinderte besuchen. Ab einem IQ unter 68 sprechen wir von geistig Behinderten. Wir müssen aber dazu feststellen, dass der IQ vor allem in den Grenzbereichen nur ein Merkmal zur Feststellung der Zuordnung sein kann. Menschen mit einem IQ zwischen 116 und 132 gelten als überdurchschnittlich begabt, darüber als hochbegabt. Sie erfahren in der Gesellschaft nur unzureichende Förderung (→ Kreativität).

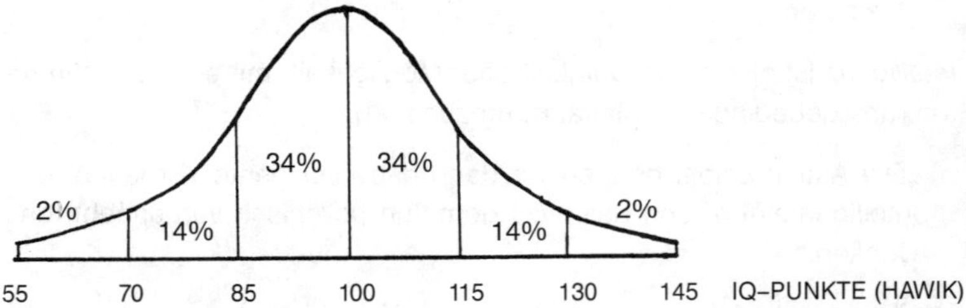

Intelligenz ist eine zusammengesetzte Fähigkeit

Die Intelligenztests stützen sich auf bestimmte theoretische Intelligenzbegriffe. Gemeinsam ist ihnen die Auffassung, dass sich *Intelligenz aus einer Reihe von Fähigkeiten (Faktoren) oder Teilbegabungen zusammensetzt* und sich mit dem Lebensalter verändert. Verschiedene Theorien versuchen, die Faktoren zu definieren. Diese werden indes als unterschiedlich voneinander unabhängig gesehen (– daher die ironische Definition von BORING –). Intelligenz wird folgendermaßen gedeutet:

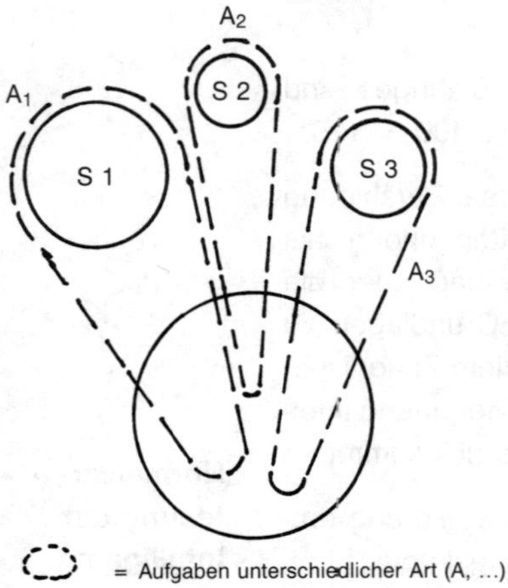

1. *Zwei-Faktoren-Theorie:* „Alle Leistungen gehen auf einen gemeinsamen (General-) Faktor (g) zurück und außerdem noch, jede für sich, auf einen spezifischen Begabungsfaktor (s).[12]

   D. h.: Intelligenzleistungen setzen sich aus einem allgemeinen Faktor und einer Vielzahl von spezifischen Faktoren zusammen. Jede Leistung in unterschiedlichen Aufgabenbereichen (Rechenaufgabe, Aufsatz, Übersetzung ...) beansprucht die interindividuell unterschiedlich ausgeprägten Einzelfähigkeiten (rechnerisches Denken, sprachliche Fähigkeit usw.).

2. *Multiple Faktoren-Theorie:* „Es gibt eine begrenzte Anzahl von Begabungsfaktoren, die in verschiedenem Ausmaß (Gewichtszahlen) für die einzelnen Leistungen bestimmend sind.“[13] THURSTONE isolierte 7 solche voneinander unabhängige Gruppen- oder Primärfaktoren (F1–F7): Sprachverständnis, Wortflüssigkeit, Rechengewandtheit, Raumvorstellung, Gedächtnis, Wahrnehmungsgeschwindigkeit, schlußfolgerndes Denken. Diese Spezial-Intelligenzen können z. B. in einzelnen Berufen unterschiedlich gefordert sein: beim Mathematiker in anderer Weise als beim Dolmetscher oder Schlosser.

Andere Autoren erarbeiten z. T. wesentlich mehr Faktoren. Alle Modelle vermitteln einen Eindruck davon, wie komplex der scheinbar so selbstverständliche Begriff „Intelligenz“ ist.

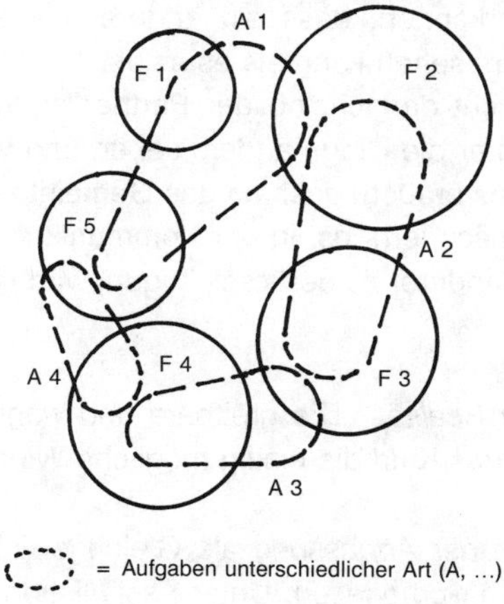

5.2.2. Die geistige Entwicklung des Kindes: PIAGETs Stufenmodell

J. PIAGET betrachtet Denken als

> „inneres Operieren (Umgehen) mit Vorstellungen, Symbolen oder sprachlichen Zeichen.“[14]

Geistige Entfaltung als Prozess fortwährender Anpassung

Er geht davon aus, dass es intelligente Auseinandersetzung mit der Umwelt gibt, bevor *Denken* möglich ist. Entsprechend seiner biologischen Orientierung sieht er die geistige Entwicklung *als dauernden Prozess der Anpassung des Organismus an die Umwelt.*

Kinder „streben fortlaufend Gleichgewicht an zwischen auf der einen Seite dem, was sie gegenwärtig wahrnehmen, wissen und verstehen, und auf der anderen Seite dem, was für sie aus irgendeinem neuen Phänomen, einer neuen Erfahrung oder einem neuen Problem sichtbar wird."[15]

Die sozialen Beziehungen und Interaktionen bleiben bei ihm fast unberücksichtigt.

Einer der Ausgangspunkte für PIAGETs Arbeiten waren seine Beobachtungen von Denkfehlern und anders geartetem Denken bei Kindern, das Erwachsene so schwer begreifen.

Folgende Prinzipien spielen demnach in der geistigen Entwicklung eine Rolle:

Das Selbst steht im Zentrum

1. *Prinzip des kindlichen Egozentrismus*: „Das Kind ist nicht in der Lage zu erkennen, dass ein anderer Mensch die Wirklichkeit ganz anders sehen kann als es selbst."[16]
   Es fragt nicht danach, ob der Partner es verstanden hat, weiß nicht, dass er die Dinge anders sehen und verstehen könnte als es selbst; es braucht deshalb das Gemeinte nicht zu begründen. Erst allmählich lernt es, in der Kommunikation unterschiedliches Verstehen anderer zu berücksichtigen, wird fähig, Rollen zu übernehmen.

2. *Prinzip der Realität:* „Die greifbare und wahrnehmbare Wirklichkeit ist für das Kind die einzig mögliche Wirklichkeit."[17]

Verarbeitung von Informationen mit Hilfe der Erfahrungen

3. *Prinzip von der Anpassung* als Gleichgewicht zwischen *Assimilation* und *Akkomodation*: Unter Assimilation versteht man dabei den prozess der Angleichung der Außenwelt an die jeweilige Form des Denkens. Was wahrgenommen wird, wird vom Kind gemäß einem vorhandenen „kognitiven Schema" verwertet, d. h. Umwelteindrücke werden entsprechend seinen augenblicklichen Verarbeitungsmöglichkeiten und Denkweisen „verdaut".

Ablegen ungeeigneter Verarbeitungsmittel

   Akkomodation meint die Anpassung der Denkfom, an die Forderungen der Umwelt. D. h.: Ungeeignete Verarbeitungsmethoden werden allmählich abgebaut, verändert, erweitert, verfeinert.

   Wenn wir als Erwachsene Vorgänge interpretieren, bestimmte Deutungsmöglichkeiten konstruieren, *assimilieren* wir. Wir *akkomodieren,* wenn wir unsere Vorstellungen verändern, Erfahrungen reaktivieren, Entsprechungen feststellen, um so z. B. einem Problem beizukommen.

4. *Prinzip vom Gegensatz zwischen irreversiblem und reversiblem Denken:*
   Um neue Lösungen zu finden und höhere Denkformen zu entwickeln, darf man nicht an den alten festhalten. Die Denkform muss also veränderlich, umkehrbar sein. Bis zum 6./7. Lebensjahr denkt ein Kind fast ausschließlich anschaulich, also irreversibel. „Das Kind kann sich nicht vorstellen, dass eine Handlung (z. B. das Versetzen einer Figur im ‚Mensch-ärgere-dich-nicht-Spiel'), die einmal passiert ist, auch nicht passiert"[18] bzw. anders passiert sein könnte.

Umkehrbarkeit des Denkens

Die *Entwicklung des Denkens* (nach PIAGET) durchläuft 4 Hauptstadien, deren zeitliche Begrenzungen jedoch nicht starr sind:
1. sensomotorische Intelligenz (0–2 Jahre);
2. voroperationales Denken (2–8 Jahre);
3. konkrete Denkoperationen (8–12 Jahre);
4. formale Denkoperationen (11–14 Jahre).

Wahrnehmung und Motorik stehen am Anfang der kognitiven Entwicklung. Wahrnehmung bezieht sich auf gegenwärtige Vorgänge, das Denken kann etwas meinen, das mit dem jetzt Wahrnehmbaren nichts gemeinsam hat. Wahrnehmung bildet aber die Grundlage für das Denken und erleichtert den Denkprozess. Die Verknüpfung sensorischer und motorischer Prozesse führt zum Tun und wird durch das Handeln gefestigt, bereitet aber auch das spätere gedankliche Probehandeln vor.

Wahrnehmen bereitet das Denken vor

1. *Sensomotorische Intelligenz:*
   In einer Abfolge von 6 Phasen kombiniert der Säugling sensorische Empfindungen und motorische Bewegungen. Durch gleichzeitigen Gebrauch von Sinnesorganen und Motorik entdeckt er die Umwelt und lernt, auf sie einzuwirken. Bei der Geburt ist eine Vielzahl funktionsbereiter *Reflexe* (Saug-, Greif-, Schluck-Reflex) vorhanden, die eingeübt werden. Wenn sie zu einem angenehmen Ergebnis geführt haben, werden sie wiederholt. Die *ersten Fähigkeiten und Gewohnheiten* werden ausgebildet, bestimmte Handlungsweisen (z. B. Saugen, Schlagen, Werfen, Greifen nach einer Rassel, Anstarren eines farbigen Reizmusters) werden auch bei anderen Objekten angewendet. Dabei entdeckt der Säugling dann (zwischen 3–8 Monaten), dass *Wiederholen einer bestimmten Handlung* immer wieder ein Ergebnis zeitigt. Wo vorher nur zufälliges, lustvolles Erleben war, gesellt sich jetzt die Absicht hinzu, einen Effekt zu wiederholen; er entdeckt die Handlung als Mittel zum Zweck,

Reflexe

Erste, einfache Gewohnheiten

Aktives Wiederholen

verbindet sensorische Empfindungen mit motorischen Bewegungen (Anstoßen der Rassel, um sie zu hören). Die *Handlungsweisen werden weiter differenziert und gezielt eingesetzt.* Der Gegenstand wird immer neuen Manipulationen unterworfen (Brot wird betrachtet, runtergeworfen, zerdrückt, in den Mund gesteckt ...), um seine Vielseitigkeit zu „testen". Zugleich werden *unterschiedliche Verhaltensweisen miteinander verknüpft:* Hinkriechen und Greifen, Greifen und Werfen ... Um den 6. Monat beginnen Kinder, nach einem versteckten Gegenstand zu suchen, weil er jetzt für sie auch nach dem Verstecken weiterexistiert; er muss als Ziel des Suchens jetzt also „innerlich repräsentiert" (PIAGET) sein. Daraus ergeben sich für das Kind neue Möglichkeiten, sich an Situationen anzupassen bzw. *neue Handlungsweisen durch Experimentieren zu entdecken*. Der Säugling probiert aktiv (nach dem 1. Lebensjahr) und systematisch neue Verhaltensweisen aus und beobachtet die Wirkung auf den Gegenstand: Er zieht an der Tischdecke, um an ein interessantes Spielzeug zu gelangen, oder hält eine Kette hoch, läßt sie fallen, zieht sie heran, mit der linken, dann mit der rechten Hand. Er entdeckt die Lust des Sprechens bzw. Plapperns.

Verknüpfung von Mittel und Zweck

Versuch- und Irrtum-Verhalten

Objektpermanenz

Aktives Experimentieren

Spätestens ab der Mitte des 2. Lebensjahres kann ein Kind offenbar in der Vorstellung die Ergebnisse seiner *Handlungen antizipieren*, was z. B. auch in seiner freudigen Mimik ob des plötzlichen Verstehens („Aha-Erlebnis" nach K. BÜHLER) zum beredten Ausdruck gelangt.

„Praktisches Probieren ist nicht mehr notwendig, Handlungen scheinen innerlich vollzogen zu sein. Diese *Verinnerlichung von Handlungen* charakterisiert den Übergang zum Denken."[19]

Verinnerlichung von Handlungen

Das Kleinkind gelangt vom Greifen zum Begreifen. Die sensomotorische Entwicklung ist Wegbereiter des Denkens. Sensomotorische Verknüpfungen und Koordinationsprozesse kommen auch während des weiteren Lebens zustande (Schreiben, Fahrradfahren, Schlittschuhlaufen, praktische Fertigkeiten, einfache Arbeitsverrichtungen am Fließband.)

2. *Voroperationales Denken:*

Das Wort tritt jetzt als Symbol an die Stelle von Gegenständen, Personen und Handlungen. Abbildungen und Begriffe werden wie Gegenstände behandelt.

> Das Kind nimmt den Vogel von der Tapete und läßt ihn fliegen, pflückt die Blumen aus dem Buch und schenkt sie dem Erwachsenen, isst aus Sand geformten Kuchen.

Die Dinge bekommen ein Gesicht, es redet mit ihnen (→ magisches Denken). Es verallgemeinert (voreilig) bestimmte Erfahrungen: Alle Männer mit Bart werden zum „Opa", weil der eigene Opa einen Bart trägt. Dem Kind scheint ein Konzept (gedanklicher Entwurf) von Wachstum oder Entwicklung vorzuliegen; diesem vorläufigen Begriff entsprechend, entstehen Felsen und Berge z. B. aus kleinen, größer werdenden Steinen.

Vorbegrifflich-symbolisch

> „Sie drücken *symbolisch* aus, was sie noch nicht in Sprache fassen können. Ein knapp 2jähriger Junge holte sich z. B. nach einem Spaziergang, bei dem er die Müllabfuhr gesehen hatte, zu Hause alle Papierkörbe und schüttete sie um, wobei er die Geräusche des Müllautos nachahmte. Ein anderes Kind lief auf allen Vieren herum und spielte ‚Hund'".[20]

Das Kind muss vielfältige (beeindruckende, schmerzhafte, überraschende, ...) Erfahrungen sammeln. Und es muss und will seine Sprache benützen. Nur so kann es die vielschichtigen Verhältnisbegriffe erfassen, Konzepte entwickeln und an der Wirklichkeit überprüfen, mangelhafte Assimilation berichtigen und zu einer Unterscheidung zwischen Lebendigem und Unbelebtem gelangen. Das *Beherrschen der Sprache* als Instrument *läßt das Kind* seine sprachlichen Möglichkeiten schnell erweitern und leichter zwischen Worten und Symbolen einerseits und realen Gegenständen und Ereignissen andererseits differenzieren sowie *seine Vorstellungen ausbauen.*

Sprache hilft Vorstellungen erweitern und konkretisieren

Zwischen dem 4. und 8. Lebensjahr kann es zunehmend das Wahrgenommene reproduzieren; es setzt nicht mehr die Abbildung dem Objekt gleich, aber sein anschauliches Denken bewegt sich in „Einbahnstraßen":

> Das Kind kann seine Aufmerksamkeit jeweils nur auf einen Handlungsaspekt richten. Schüttet man eine Flüssigkeit aus einem breiten Glas in ein schmales, höheres, wird es behaupten, dass sich die Menge verändert habe. Es kann Menge, Höhe und Umfang noch nicht einander zuordnen und nicht erfassen, dass sich die Menge der Flüssigkeit nicht verändert hat.
> Es kann nicht unterschiedliche Standpunkte einnehmen: Vorschulkinder bemerken zwischen Größer- und Älterwerden in Kindheit und Jugend eine Entsprechung und schließen daraus, dass sie z. B. den älteren Bruder auch im Alter überholen können.[21]
> Sie können noch nicht erfassen, dass die Mutter auch Tochter ist.

Invarianz der Menge noch nicht erfassend

Anschauliches Denken

3. *Konkrete Denkoperationen:*
Mit den in seiner Vorstellung abgebildeten Ergebnissen der Wahrnehmung kann das Kind jetzt beweglich hantieren, *sich aus einem egozentrischen Denken lösen*. Solange die Vorgänge anschaulich bleiben, kann es Mengen zusammenzählen und voneinander abziehen, Kissen, Oberbegriffe, Teilmengen nach einzelnen Kriterien bilden (z. B. Länge, Größe) und etwa die Aspekte Menge, Höhe und Umfang richtig zueinander in Beziehung setzen (→ Reversibilität).

Abstrakt-logisches Denken

4. *Formale Denkoperationen:*
Der Heranwachsende bedarf immer weniger der Anschaulichkeit und vermag auch, abstrakte Begriffe zu erfassen. Er wird fähig, sein Problem nach verschiedenen Seiten hin zu beleuchten, auf Umwegen zu denken, sich umzustellen, den Standpunkt zu verändern, alternative Lösungsmöglichkeiten zu finden, ohne sie in der Realität überprüfen zu müssen. Dabei geht er gedanklich über die zur Verfügung stehenden Informationen hinaus, wägt mögliche negative oder positive Einflüsse und Wirkungen ab. Zunehmend sucht er nach allgemein gültigen Regeln und nach Antworten auf eigene Lebensfragen, denkt in Raum und Zeit über sich hinaus.

Diese Stufe der geistigen Entwicklung erreichen nicht alle Menschen, aber bei allen Menschen finden wir Denkoperationen dieser beiden Stadien: Die konkrete und die formale Intelligenz werden – je nach beruflicher Tätigkeit (praktisch-theoretisch) und persönlichem Interesse – weiter ausdifferenziert.

5.2.3. Merkmale und Entfaltung der Kreativität

„Kreativität ist Logik, die Mut hat." (G. LAUB)

„Jede Erfahrung, sie mag sonst sein, was sie will, ist auch ein schöpferischer Akt." (O. SPENGLER)

„Der Zufall hilft nur dem, der darauf vorbereitet ist." (L. PASTEUR)

„Die Entdeckungen von gestern sind die Gemeinplätze von heute, und wir staunen über die einstige Blindheit des Menschen"[22], ohne unserer eigenen Blindheit gewahr zu werden.

Wir besitzen Intelligenz und erkennen Zusammenhänge, wir denken im allgemeinen *konvergent* (reproduktiv, in gewohnten Bahnen). Wären wir *kreativ*, würden wir *neue* Zusammenhänge entdecken und sie weiter entwickeln. Dazu müssen wir aber Grenzen überschreiten, wie es die Kinder in der → Autonomiephase (→ anale Phase, „Trotzalter") und auch sonst „spielend" leisten. (Ähnliches gelingt uns Erwachsenen oft nur noch in unseren Phantasien.) Dazu braucht es die Loslösung von starrem Ordnungs- und Regeldenken, *vom disziplinierten Denken, das jedoch immer Basis bleibt* und sich im Wesentlichen in unserem intelligenten Handeln spiegelt. An seine Stelle tritt in der kreativen Situation – kein Mensch besitzt nur die Eigenschaft Kreativität – das *divergente* (produktive) Denken.

Konvergentes und divergentes Denken

„Divergente Denkabläufe vollziehen sich nicht in eingefahrenen Bahnen, sondern stützen sich nur auf ein Minimum an übernommenen Informationen – sind somit schöpferisch."[23]

Bei unzureichenden Informationen zeigen die Kinder sehr originelle und überraschende Lösungsmöglichkeiten. Entdeckungen und Erfindungen indes, die die kulturelle Evolution des Menschen vorantreiben sollen, bedürfen möglichst vollständiger Information. Denn eine solche kreative Verarbeitung ist nur möglich, wenn das Individuum die realen Gegebenheiten beherrscht. Kreativität enthält auch immer einen *Rückschritt* (→ Regression) vom hochspezialisierten Denken zur früheren, weniger disziplinierten Ideenbildung (→ voroperationales Denken, → Kanalisation). Der Spielraum des Kindes ist größer, sein Verhalten weniger stereotyp und zugleich offener als das des im Allgemeinen wenig kreativen Erwachsenen. Kreativität ist auch die subjektive Fähigkeit einer Person, etwas für sie selbst Neues auszudenken, hervorzubringen, zu erfinden.

Kreativität beinhaltet Regression

Das Kleinkind, das die Schwerkraft für sich entdeckt, ist kreativ. Das 3jährige Kind, das neue Wörter erfindet, zeigt kreatives Verhalten.

Also: Kreativität (lateinisch: „creare", (er-) schaffen, erzeugen, verursachen) ist auf allen Entwicklungsniveaus zu finden. Sie befähigt zu schöpferischem Denken und Handeln. Diagnostisch könnte man als Merkmale der *kreativen Persönlichkeit* u. a. Sensitivität für Probleme, Ideenflüssigkeit, Flexibilität, Kombinationsfähigkeit, Fähigkeit zur Analyse und Synthese in interindividuell unterschiedlicher Ausprägung feststellen. Je mehr der Erwachsene eingeengt ist durch

Kreative Persönlichkeit und Überich

Erziehungserfahrungen (→ Überich), desto weniger deutlich werden diese Eigenschaften hervortreten. Als *Kriterien der Kreativität* könnten folgende gelten:[24]

1. Originalität, ohne objektiv Neues zu schaffen.
2. Bisherige Beziehungslosigkeit zwischen den Sachverhalten aufdecken und demzufolge Entdecken unerwarteter Zusammenhänge.
3. Das Eingreifen von außerbewussten Prozessen (unbewussten Vorgängen wie Träumen, Verdrängungen, Erinnerungen).
4. Eine destruktiv-konstruktive Geisteshaltung, die Abenteuerlust mit Pedanterie verbindet und vorgefundene Zusammenhänge aufgibt, um aus den Teilen etwas Neues zusammenzusetzen (→ Gestalttheorie).

Der *kreative Prozess* wird oft in *4 Phasen* unterteilt:

1. Phase:
Bewusste Vorbereitung, d. h. Sammeln und Strukturieren der Fragen und Anhaltspunkte.

2. Phase:
Inkubation, d. h. einerseits fieberhafte kombinatorische Gedankenspiele und andererseits „schöpferische Pause" während Schlaf oder Spaziergang.

3. Phase:
Erleuchtung (Inspiration) mit „Aha-Erlebnis", Auftauchen der neuen Synthese.

4. Phase:
Ausarbeitung und Sicherung der Lösung.

Kreativität ist im sozialen Kontext zu sehen

Kreative Prozesse und kreative Persönlichkeit sind zu sehen in Abhängigkeit von der individuellen Lebensgeschichte des Menschen und seiner Einbettung in gesellschaftliche Interaktionen. Kreativität soll nicht nur subjektiv bedeutsam sein, sondern eine Fähigkeit sein,

> „neue Zusammenhänge aufzuzeigen, bestehende Normen sinnvoll zu verändern und damit zur allgemeinen Problemlösung in der gesellschaftlichen Realität beizutragen."[25]

Solche *soziale Kreativität* setzt soziales Lernen voraus, das zu aktiver, auf Veränderung und Übernahme von Verantwortung ausgerichteter

Anpassung befähigt. Sie schließt Konfliktfähigkeit, Konzentration auf das Wesentliche, → Kommunikation und Kooperation in Gruppen ein und zeigt sich nicht nur im schöpferischen Handeln, sondern auch in kritischer Haltung.

Soziales Lernen fördert Kreativität

Wir können schon in der Entwicklung des Kindes „zwischen *kreativen Einstellungen* einerseits und *kreativen Vollzügen* andererseits unterscheiden.“[26]

Kreative Einstellung

Die *kreativen Einstellungen:* Staunen
Fragen
In-Frage-Stellen

können im Denken ebenso wie in Vorstellungen und in vielerlei kreativen Tätigkeiten – Sozialverhalten, Spielverhalten, Sprachverhalten, künstlerischem Gestalten – ihren Ausdruck finden. Sie sind in allen Lebensbereichen, insbesondere auch denen der Ausbildung und des sozialen Austausches in der Schule gefordert und nicht nur in den seit jeher in der Schule für schöpferisches Arbeiten reservierten Fächern (Werken, Musik, Sport).

Kreative Vollzüge

Im Staunen eröffnet sich dem Säugling die Welt, die er sich mit Hilfe der sich entwickelnden Neugier fragend erobert und mit dem Eintritt in den kritischen Realismus durch konstruktive Kritik erschließt. In der Art des Aufbaus des Sozialverhaltens (→ Urvertrauen), an der Fähigkeit, schöpferische Kräfte im → *Spiel* zu mobilisieren, in der Weise, wie das Kind Wortneubildungen erfindet, oder in der Lernbereitschaft, im formenden Gestalten usw. zeigt sich, inwieweit die kreativen Vollzüge beim Kind sich entfalten konnten. Das Finden der → *Identität* ist Ergebnis und zugleich Voraussetzung der Kreativität. Indem der Jugendliche lernt, seine *Konflikte* zu bewältigen, wird er unabhängig von Fremdbestimmung und gelangt zur „sozialen Kreativität“

> „Ohne die Erkenntnis eigener Wesensart ist ein Verstehen des anderen Menschen nicht möglich. Die Auseinandersetzung mit sich selbst, dem eigenen Ich, bahnt den Weg zum Du, zum Partner und macht damit Gruppen-Kreativität möglich.“[27]

Intelligenz ist nicht Voraussetzung von Kreativität

Kreativität kann man nicht trainieren wie Intelligenz. Sie ist ebenso wenig objektiv messbar, wie sie sich durch eine konkrete Definition eingrenzen läßt. Der *intelligente Mensch muss nicht sonderlich kreativ sein, umgekehrt bedeuten Intelligenz-Defizite nicht schon ein Fehlen von kreativen Fähigkeiten.* Immer ist die *Entfaltung von Kreativität an soziale Interaktionen gebunden,* die positiven Charakter tragen müssen. Eltern,

Erzieher und vor allem Lehrer können durch ermunterndes Verhalten gegenüber Kindern und Jugendlichen soziale Kreativität aufbauen helfen, wo andernfalls →Aggressivität entsteht (die psychotherapeutisch dann wieder durch Entdeckung der konstruktiven Kräfte abgebaut werden muss).

Ein Kind wird in der Ausbildung seiner Kreativität gefördert, wenn es

1. auf immer neuen Entwicklungsebenen seine eigenen Fähigkeiten ausprobieren kann,
2. sich der neu entdeckten Möglichkeiten bewusst werden darf und
3. in der Auseinandersetzung mit sachlichen und sozialen Problemen sich behaupten lernt.

Dazu bedarf es auf Seiten des Partners des Vorhandenseins eigener Kreativität und pädagogischen Einfühlungsvermögens, um kreative Eigenschaften überhaupt zu erkennen.

5.3. Aufbau und Entwicklung der Sprache

5.3.1. Sprache, Denken und soziales Lernen

Bedeutung der Sprache für den Menschen

Die Begriffssprache stellt einen Aspekt menschlicher Eigenart dar. Sie ist Voraussetzung für jede Kultur, und wahrscheinlich gab es in vorgeschichtlicher Zeit eine allen Menschen gemeinsame Ursprache. Sprache verbindet Menschen, schreibt ihnen Werte und Normen vor, sichert durch deren Überlieferung das Funktionieren der Gesellschaft. Sprache dient dem Ausdruck von Gedanken, Gefühlen, Vorstellungen durch symbolische Zeichen in Form von *Mitteilung, Aufforderung, Frage* und *Stellungnahme.*

„Da die Sprachsymbole (Schrift ist nur eine andere Form der Sprache) unendlich kombinierbar sind, kann durch die Begriffssprache *alles* mitteilbar gemacht werden.“[28]

Denken ist an das „Werkzeug“ *Sprache* geknüpft. Denken wirkt auf Sprache ein. Die Sprache einer Gemeinschaft spiegelt ihr Denken (Nationalsprachen, Dialekte, Altersmundarten).

Die Art des Zusammenhangs von Denken und Sprechen wird unterschiedlich gedeutet. PIAGET geht von einer getrennt verlaufenden

Entwicklung von Denken und Sprache in den ersten beiden Lebensjahren aus.

Die ersten Denkvorgänge (→ sensomotorische Intelligenz) entstehen danach aus einem Zusammenwirken von Wahmehmungsprozessen und Bewegungsabläufen ohne Mitwirkung der Sprache (→ Egozentrismus). Erst mit dem Beherrschen der Sprache wird diese für das Denken maßgeblich insofern, als die egozentrische durch die realistische Haltung überwunden wird, also etwa im 5. Lebensjahr.

Wechselwirkung von Sprache und Denken

Eine andere Position nimmt der russische Psychologe L. S. WYGOTSKI (1934–1974) in seinem Buch „Denken und Sprechen" ein. Er legt eine primäre *Wechselseitigkeit von Sprechen und Denken* zugrunde. „Ohne Sprache also kein Denken, ohne Denken keine Sprache."[29]

Denken entsteht für ihn aus der sprachlichen Verständigung, deren der werdende Mensch von Geburt an als Glied der Gesellschaft bedarf. Die Entwicklungsprozesse von Sprechen und Denken haben eine eigene Quelle und verlaufen zunächst getrennt, ehe sie sich im 2. Lebensjahr miteinander verbinden und zu einem „Sprach-Denken" werden.

„Von diesem Zeitpunkt an wird die Sprache stark durch das Denken geprägt und das Denken durch den aktiven Gebrauch der Sprache."[30]

Denken als inneres Sprechen

Störungen in der Sprachentwicklung bzw. sprachlichen Symbolisierung durch organisch bedingte Mängel führen dann zu Verzögerungen in der Entfaltung der übrigen kognitiven Prozesse (z. B. bei sinnesbehinderten Kindern). Durch die Sprache als Mittel der Verständigung wird es dem Individuum erst möglich, höhere psychische Funktionen – Konzentration, Gedächtnis, Vorstellung bewussten Handelns – aufzubauen. Wo Sprache nur rudimentär vorhanden ist, bleibt ein wesentliches Werkzeug der Intelligenz unvollständig. Insbesondere der Umgang mit unanschaulichen, abstrakten Inhalten macht deren Darstellung durch „inneres Sprechen" notwendig.

Sprachbarriere

Restringierter Code

Mängel in den sprachlichen Fähigkeiten betreffen immer auch die Lernfähigkeit. Milieubedingtes unterschiedliches Sprachniveau kann Lernerfolge in der Schule fördern oder hemmen. In diesem Zusammenhang spricht man von einer *„Sprachbarriere"*, die Kindern aus sozial benachteiligten Familien sprachliche Verständigung und Darstellung erschwert. Sie sprechen häufiger den sogenannten *restringierten Code*, eine „eingeschränkte" öffentliche Sprache:

Elaborierter Code

Die Möglichkeiten der Verbalisierung (Codierung) von Inhalten werden hier unzureichend genutzt. Im Unterschied dazu zeichnet sich die *elaborierte Sprechweise* durch z. B. folgende Merkmale aus: Größerer Wortschatz, weniger unvollständige Sätze, komplexere Satzkonstruktionen, mehr „ich" und weniger „wir", mehr Adverbien. Der Sprecher vermag Beobachtungen und Erlebnisse differenzierter darzustellen. Der elaborierte Sprachgebrauch verweist darüber hinaus auf höhere kognitive Fähigkeiten und höheren sozialen Status des Sprechers sowie auf eine größere Zahl von Rollen, die er in der Gesellschaft – sprachlich – ausfüllen muss.[31] Sie befähigen ihn, den restringierten Sprachgebrauch zu verstehen, während dem Benutzer der „öffentlichen" Sprache der andere Code eher fremd und unverständlich ist.

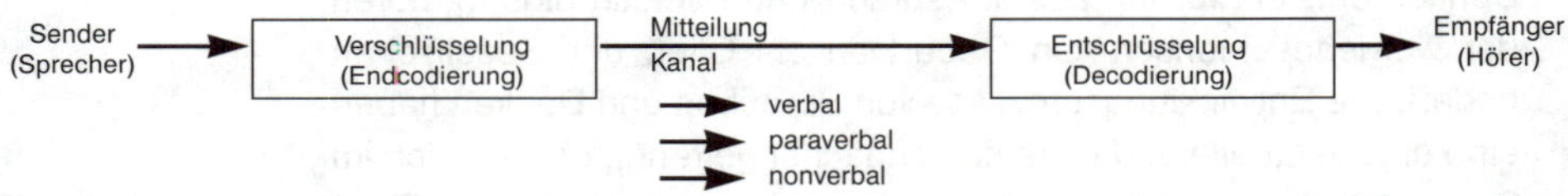

Abb. 23: Kommunikationsablauf (nach W. J. SCHRAML, „Einführung in die moderne Entwicklungspsychologie'., Frankfurt 1982, S. 245, erweitert)

Bildungsinstitutionen mittelschichtorientiert

Schulen und Lehrbücher bauen auf Wortschatz, Erfahrungen, Sprachgebrauch und (Arbeits-) Umwelt der Mittelschichteltern auf. Die Lehrer entstammen ihr meist selbst oder aber haben im Rahmen ihrer Ausbildung den elaborierten Code übernommen. Die Kinder werden in der Schule in der Hauptsache über die (Schrift-) Sprache gefördert, die das Kind aus der sozialen Unterschicht nicht beherrscht. Es kann weder seine Sprache einsetzen noch seine Erlebnisse darstellen und wird dadurch in seiner Lernleistung behindert. Darüber hinaus ist es gewissermaßen doppelt gefordert, weil es „zweisprachig" leben muss: Mit dem elaborierten Code in der Schule, mit dem restringierten in der familiären Umwelt. Zu den schulischen Mißerfolgs- und Versagenserlebnissen gesellen sich dann die häuslichen Verständigungs- bzw. Entfremdungsprobleme, die die Lernbereitschaft mindern und Lern- und Verhaltensstörungen provozieren und die *Intelligenzleistungsbarriere* erhöhen können.

Sprachbarriere als Leistungsbarriere

Zur Behebung der Hemmnisse reicht *kompensatorische Erziehung* nicht aus, da sie 1. schon in der Zeit vor dem Kindergarten (bei den

Eltern) beginnen müsste und 2. nicht auf eine einseitige Annäherung an mittelschichtsspezifische Sprache und Probleme zielen darf. Darum ist den durch Sprachgebrauch programmierten sozialen Lernprozessen weniger mit *Chancengleichheit* als mit der den individuellen Bedürfnissen angemessenen *Chancengerechtigkeit* beizukommen, die durch eine beide Seiten einander annähernde und wechselseitig Informationen vermittelnde, *komplementäre* Erziehung erreicht werden kann.

satorische contra komplementäre Erziehung

Auch z. B. das *Stottern* als Sprachstörung (infolge von Aggressionshemmung o. ä.) hemmt das Kind zunächst in seiner Kommunikation, dann aber in seiner Selbstdarstellung, ruft Erwartungsangst (in der Gruppe) hervor, die wiederum die Sprachschwierigkeiten erhöht und zu weiteren sekundären Symptomen führt.

Stottern als Lernhemmung

Als ausgeprägte Störung der sprachlichen Verständigung sei schließlich der *Mutismus* genannt. Der Kontakt zwischen Kind und bestimmten Personen ist unterbrochen, weil das Kind nicht sprechen, nicht mit ihnen sprechen will.

Mutismus: Störung der sozialen Interaktion

Sprache lebt von dem Erfahrungs- und Erlebnisaustausch in der Kommunikation, und Kommunikation ermöglicht es, mit anderen in Beziehung zu treten und so soziales Verhalten zu entwickeln, insbesondere Konflikfähigkeit in Krisenzeiten (→ Pubertät). *Sensorische und emotionale Deprivation führt zu Sprach(entwicklungs)störungen* (→ Hospitalismus). Ein sicheres Gefühl des Verwurzeltseins in einer emotionalen Bindung (→ Urvertrauen) aber schafft die Basis für vertrauensvolles Auf-die-Welt-Zugehen.

Emotionale Bindung bestimmt Kommunikationsfähigkeit

„In der Mittelschicht ist die Beziehung zwischen Mutter und Kind schon sehr früh nicht nur durch gefühlhafte Äußerungen wie Zärtlichkeiten und Liebkosungen, sondern auch durch Sprachäußerungen bestimmt. So lernt das Kind ... auch auf sprachliche Signale zu reagieren. Die Beziehung zwischen Mutter und Kind der Unterschicht ist unmittelbar und wird nur selten über das Medium sprachlicher Äußerungen bestimmt.“[32]

Ansprechen des Kindes erweitert früh seine Reaktionsmöglichkeiten und erleichtert das Reden, Fragen und In-Frage-Stellen. Damit das Kind die Mutter als erstes Modell einer menschlichen Interaktion annimmt, muss diese zuerst einmal auf die Stufe des Kindes → regredieren, um es zu verstehen und mit ihm kommunizieren zu können.

5.3.2. Entwicklung und Funktionen der Sprache

Tab. 4: Formale Sprachentwicklung und Wortschatz (aus: SCHRAML, W.J.: „Einführung in die moderne Entwicklungspsychologie", Frankfurt 1980, S. 250)

Alter in Jahren	Spachverhalten	Funktion	durchschnittliche Anzahl der Wörter
0–0; 6	Vorstadium; Geburtsschrei, Unlust-Schreien	Spannungsabfuhr Signal	0
0; 6–1	Lallmonologe, Echolalie	Übung Ausdruck	0
1–1; 6	Einwortsätze	Mitteilung Benennung Ausdruck Bemächtigung	3–22
1; 6–2	Mehrwortsätze	Mitteilung Darstellung Ausdruck Bemächtigung	22–272
2–2; 6	Flexionen	Mitteilung Darstellung Ausdruck Bemächtigung	272–446
2; 6–3; 6	richtiges Sprechen	Mitteilung Darstellung Ausdruck Bemächtigung	446–1222

Die → kritische Periode des Spracherwerbs liegt zwischen dem 1. Lebensjahr (Nachreifung des Gehirns) und dem Beginn der Pubertät, in der sich die Fähigkeit zum Erlernen der Sprache zurückbildet.

Spannungsabfuhr

Signal

Übung

Die Anfänge der Sprachentwicklung liegen im *Schreien* aufgrund von (physiologischem) Unlusterleben. Es besteht aus den Vokalen und einem H-Laut, und dient der Entspannung. Ihm folgen Funktionsübungen der stimmbildenden Organe, aus denen ab dem 4. Lebensmonat einzelne Silben deutlicher werden. Diese Lallsprache ist eine Art Funktionsspiel, bei dem das Kind seine eigenen Lautäußerungen nachahmt und neue formt *(Echolalie)*. Da ein taubes Kind seine eigenen Laute nicht hören kann, erfährt es keine Verstärkung seiner Lallmonologe über das Gehör und verstummt gegen Ende des 1. Lebensjahres. Kinder in aller Welt produzieren dieselben Silbenketten wie z. B. „mamama" oder „ba-ba-ba-," aus denen dann entsprechend der Muttersprache bestimmte Silben und Laute „herausgefiltert" werden. Zeitlich parallel zur Selbstverstärkung beobachten wir die *Fremdnachahmung*. Die Erwachsenen „beantworten" das kindliche Lallen mit ähnlichen Lautbildungen, die das Kind wiederum nachahmt. Hier entstehen schon sozioökonomisch bedingte Unterschiede im Lautinventar von Kindern: Kinder aus Mittelschichtfamilien gelangen jetzt zu differenzierten Sprachäußerungen. Zum Ende des 1. Lebensjahres bilden sich die ersten Wörter aus 1 oder 2 Silben („ma-ma"), denen die Umgebung einen bestimmten Sinn unterlegt (Mama), dem sich das Kind gewissermaßen anschließt.

Schichtspezifische Differenzierung

Oder aber Erwachsene bieten von sich aus solche Silbenkombinationen an. Schließlich gelangt das Kind auch über *Lautnachahmung* zu Wörtern („wau-wau") sowie über „Aufschnappen" von Wortfetzen aus der Unterhaltung Erwachsener. Da der Erwerb des Sprachverständnisses (sensorisch) ca. $^1/_4$ Jahr vor der Sprachfähigkeit (motorisch) liegt, benutzt das Kind nun diese Wörter als *„Ein-Wort-Sätze"*, die vorwiegend der Mitteilung von Bedürfnissen oder Wünschen dienen: „Mama" = 1. Mama, ich habe Hunger, 2. Mama, komm her, oder 3. Mama, wo bist Du? … mit unterschiedlichem Unterton.

Ausdruck Mitteilung

Das Kind entdeckt im Alter von 1 $^1/_2$ Jahren, dass die Gegenstände *Namen* haben: Es deutet fragend auf den Stuhl – „tul"? – und freut sich, dass es ihn richtig benannt hat. Das vermittelt ihm ein *Gefühl von Macht* (→ magisches Denken); denn es erfährt ja, dass seine Wünsche schneller zufriedengestellt werden, sobald es nur das Wort benutzt. Dies hat zugleich einen positiven Effekt für das Behalten des Wortes.

Benennung

Bemächtigung

Vom Sprechen zum Fragen

Das Kind tritt mittels der *„Was-Fragen"* mit der Umwelt in Kontakt (1. Fragealter), um diese durch Benennung zu manipulieren. Sein Sprachschatz vermehrt sich rasch auf das Zehnfache, und es dringt immer tiefer in die Sprache ein: Es entstehen nun *Zwei-Wort- und Mehr-Wort-Sätze*, in denen das Kind die einzelnen Wörter und wortähnliche Gebilde aneinanderreiht und sinngemäß das wichtigste Wort in die Mitte nimmt.

Erst im 3. Jahr beginnt das Kind, Wörter zu beugen („gut" – „guter") und Sätze zu konstruieren. Eng mit differenzierter Grammatik und

Vom

Fragen zum Hinterfragen

Satzbau sowie mit zunehmendem, aktiv benutztem Wortschatz verbunden, entstehen nun im 2. Fragealter die *„Wo-"* und dann die *„Warum-Fragen"* (3–5 Jahre). Das Fragen nach Zusammenhängen, Bedeutungen, Absichten des anderen kann ebenso hartnäckig wie hintergründig sein. Es zeigt an, dass das Kind sich aus seiner egozentrischen Haltung zu lösen beginnt.

> „Das Fragen fördert die Sensibilität für Probleme (→ Kreativität), es fördert die Fragetechniken und die Fähigkeiten der Kommunikation."[33]

Sprache erschließt die Welt

> Es hilft, Wirklichkeit aus immer neuen Blickwinkeln zu erleben und Einstellungen zu überprüfen. Wie schon beim 2-jährigen die sog. „Babysprache" der Erwachsenen eine Differenzierung der Sprache behindert, so auch Antworten, die über das kindliche Wissenwollen weit hinausgehen. Das Kind eignet sich Sprache als Instrument an. Ob der spätere Erwachsene dieses zum sozialen Dialog benutzt oder zum anhaltenden Monolog der Selbstdarstellung, entscheidet seine Lebensgeschichte.

„Durch die Verarmung unseres Wortschatzes wird ja auch die Isolierung der Menschen größer. Wenn ich nicht mehr differenziert ausdrücken kann, was mich bewegt, dann werde ich doch einsamer in meinen Gedanken, in meinen Nöten und Freuden. Eine ungeheure Verarmung der Seele ...". (Will Quadflieg)

5.3.3. Entwicklung kommunikativer Kompetenz

> *Alles wirkliche Leben ist Begegnung. Der Mensch wird am Du zum Ich. (M. Buber)*

Die Kommunikation eines Kindes beginnt im Mutterleib mit intrauterinen Wahrnehmungen. Und nach der Geburt entwickeln sich Kommunikationsstrukturen auf der Grundlage sinnlicher Wahrnehmungen, vorwiegend über frühe taktile Wahrnehmung, die Haut, denn liebevolle Berührung versichert es des *Angenommen-Werdens*. Ohne Kontakt, d. h. ohne Kommunikation (→ Deprivation), stirbt ein Kind.

Frühgeburt und Kommunikationsfähigkeit

Wenn Kinder geboren werden, zerbricht die Symbiose mit der Mutter. Aber erst dem *Frühgeborenen* fehlen im Inkubator Wärme, Herzschlag, Stimme und Geruch der Mutter, er ist fremden Stimmen und Geräuschen ausgeliefert, erfährt hilflos und unerwartet Stechen mit Nadeln und Hantieren an seinem Körper und kann durch eigenes Tun keine erwünschten Wirkungen erzielen. Krankengymnastische Aktivitäten können seine Kommunikationsbereitschaft wiederherstellen, indem sie Bewegungen des Kindes im Mutterleib nachahmen, durch die er sich selber spüren und seine Umgebung fühlen würde: Durch Streicheln und Berühren muss ihm Abgrenzung vermittelt werden, wie er sie im Mutterleib wahrnehmen könnte.

Vorsprachliche Kommunikation

Jede der zunächst undifferenzierten emotionalen und kommunikativen Äußerungen des Babies fordert die Eltern heraus zu entdecken, was das Kind benötigt, erwartet, ablehnt, genießt oder nicht mehr ertragen kann. Diese Lernbereitschaft der Eltern fördert die Entfaltung kommunikativer Fähigkeiten bei beiden. Jede neue Körpererfahrung des *Säuglings* eröffnet ihm den Raum für neue Reaktions- und Bewegungsmöglichkeiten und differenziertere Wahrnehmung sowie für die Stimulation der darauf aufbauenden kognitiven und sozialen Entwicklungsprozesse.

Dass seine demzufolge vielfältigen Kommunikationssignale die Nähe der Erwachsenen herbeiführen, versichert das Kind mit seinen Bedürfnissen der Zuverlässigkeit und Kontinuität elterlicher Reaktionen und des *Ernstgenommen-Werdens* als Basis für das → Urvertrauen. Das Kind lernt zu kommunizieren, und die Bezugspersonen lernen aus seinen Reaktionen, seine Botschaften richtig zu interpretieren und mit eigenen Reizangeboten zu verstärken. Solche → wechselseitige Regulation (Orientierung) erleichtert den Eltern einfühlsame Reaktionen und allsinnige, ganzheitliche Förderung im allgemeinen, und sie fördert die Entwicklung seiner kommunikativen Kompetenz im Besonderen und wirkt positiv zurück auf die kognitive und soziale Entwicklung.

Störungen in der Entwicklung der Dialogfähigkeit

Inwieweit Eltern die Aufmerksamkeit eines Kindes in einer Interaktion (sprachlich oder nicht-sprachlich) erreichen und aufrechterhalten und ob die kommunikativen Absichten eines Kindes von ihm in absichtliche, eindeutige Signale umgesetzt werden können, wird wesentlich bestimmt von den Möglichkeiten zur Bewegungs- und Körperkontrolle. Sensibilität und innere Bereitschaft, kontinuierlich auf die ungewohnte Initiative des Kindes zu antworten, werden außerdem erst recht bei Kindern mit (schweren) *Körper- und Sinnesbehinderungen* über den Gesamtverlauf der kommunikativen Entwicklung entscheiden. „Nur etwas, das ‚wahrgenommen' wird, kann zum Gegenstand einer Kommunikation führen. Eine eingeschränkte Bewegung bedeutet auch eingeschränkte Wahrnehmung."[34]

Störungen der sensomotorischen Integrationsverläufe behindern ein Kind einerseits darin, seine kommunikativen Absichten entwicklungsgemäß zu artikulieren, und andererseits, seine Rückmeldungen auf Dialogangebote von außen eindeutig zu „formulieren". Die Gesamtentwicklung wird mehr als bei gesunden Kindern von der gelingenden Kommunikation mit Bezugspersonen bestimmt, der Umfang aber der kommunikativen Interaktion wird niedrig sein.
Der *Umfang der kommunikativen Interaktion* wird niedrig sein. Körperbehinderung reduziert die Ausdrucksvielfalt von Mimik, Gestik usw. infolge unkoordinierter Bewegungen und vermindert damit die Widerspiegelung der eigenen Ausdrucksveränderungen im Gesicht der Bezugspersonen. Weil es Gefühle nicht eindeutig auszudrücken vermag, wird die Umgebung sie kaum wahrnehmen und bestärken. Das Kind wird sie in der Folge wenig ausdifferenzieren und bei Mitmenschen darum nur unzureichend erkennen können. Mangelnde Verständnismöglichkeiten bei behinderten Kindern verringern die Gelegenheiten zur → Metakommunikation und halten damit die Erfahrungen des Kindes gering, die Umwelt mit seinen Kommunikationsangeboten beeinflussen zu können. Da die Bezugspersonen im allgemeinen nicht auf seine „andersartigen" Kommunikation „eingestellt" sind, wird ihre Irritation vom Kind als Ablehnung verstanden und der Aufbau eines → Urvertrauens deutlich erschwert.

Zusammenfassung:

- Die Entwicklung der Motorik ist im Wesentlichen endogen bestimmt. Motorische Abläufe machen ein Zugehen auf die soziale Welt möglich und gewinnen soziale Ausdrucksfunktion. Das Körperbewusstsein bestimmt zugleich das Selbstbewusstsein mit.
- Differenzierung der zeitlichen und räumlichen Wahrnehmung strukturiert das Erleben und wird zur Voraussetzung kognitiver Verarbeitung. Wahrnehmung stellt zugleich eine kognitive Leistung dar.
- „Unter sensorischer Integration versteht man das Zusammenführen, Ordnen und Strukturieren der Informationen, die uns über unsere Wahrnehmungsorgane erreichen. Es handelt sich hierbei um Empfindungen, die sich innerhalb unseres Organismus abspielen, ebenso wie um Empfindungen, die durch unsere Umwelt hervorgerufen werden."[35] Gelingende sensorische Integration (als

Geschehen in unserem Gehirn) verknüpft über mehrere Sinneskanäle aufgenommene Reize miteinander und ermöglicht es dem Kind, Anpassungsreaktionen auszuprobieren und sich aktiv mit seiner Umwelt auseinanderzusetzen. Die sensorischen Systeme entwickeln sich in Abhängigkeit voneinander.

- Intelligenz kann innerhalb eines anlagenbedingten Spielraums entwickelt werden. Geistige Entwicklung stellt nach PIAGET einen kontinuierlichen Prozess dar, um durch Assimilation oder Akkomodation ein Gleichgewicht zwischen Individuum und Umwelt herzustellen.
- Soziales Lernen fördert Kreativität. Kreative Einstellungen und kreative Vollzüge entstehen in der Auseinandersetzung mit sich selbst und mit der sozialen Umwelt und ermöglichen zugleich Identitätsfindung.
- Sprache und Denken entfalten sich in Wechselwirkung zueinander. Sprache erschließt die Welt. Sprache wird zum Ausdruck sozialer Benachteiligung ("Sprachbarriere") wie auch von Gefühlen sozialer (Un-)Sicherheit.

Fragen:

1. Inwiefern führt sensorische Deprivation zu einer Störung des Körperimagos?
2. Zeigen Sie, wie die Entwicklung des räumlichen und zeitlichen Wahrnehmens die Entwicklung des Denkens bestimmt.
3. Welche Bedeutung kommt der psychomotorischen Übungsbehandlung a) bei motorisch und b) bei geistig behinderten Kindern zu?
4. Versuchen Sie, den Begriff der „Wahrnehmungsbarriere“ zu erklären in Analogie zum Begriff „Sprachbarriere“ und unter dem Aspekt des Erlernens der Wahrnehmung.
5. Begründen Sie Auswirkungen sensorischer Deprivation u. a. mit der Feststellung, Wahrnehmung sei Kopfarbeit.
6. Welches Verhalten zeigen wohl Schüler und Erwachsene mit hoher/niedriger Intelligenz bei gleichzeitig hoher/niedriger Kreativität?
7. Stellen Sie dar, inwieweit Erwachsene in Problemsituationen assimillieren bzw. regredieren.

8. Veranschaulichen Sie die Stadien der Intelligenzentwicklung durch eigene Beobachtungen.

9. Welche Bedeutung hat das Sprechen-Lernen für die soziale Entwicklung und umgekehrt?

10. Warum kommt der Kindergarten in Hinblick auf die Entwicklung kognitiver Leistungen schon fast zu spät?

11. Veranschaulichen Sie, wie die Grundwahrnehmungssysteme ein Fundament für sensorische Integration und menschliche Entwicklung insgesamt bilden.

12. Tragen Sie konkrete Verhaltensweisen der Suche bzw. der Vermeidung von Reizen bei Unter- bzw. Überempfindlichkeit zusammen.

13. Analysieren Sie die Entwicklungsvoraussetzungen für den Erwerb kommunikativer Kompetenz.

Weiterführende Literatur zum Thema:

Ayres, J.: Bausteine der kindlichen Entwicklung, Berlin 1992[2]
Frostig, M.: Bewegungserziehung, München 1992[5]
Holle, B.: Die motorische und perzeptuelle Entwicklung des Kindes, München 1992[2]
Kiphard, E.J.: Wie weit ist ein Kind entwickelt?, Dortmund 1991[7]
Piaget, J./Inhelder, B.: Die Psychologie des Kindes, München 1993
Preiser, S.: Kreativitätsforschung, Darmstadt 1986[2]
Schraml, W. J.: Einführung in die Entwicklungspsychologie, Frankfurt 1992[8]

Anmerkungen:

1 Kiphard, E. J.: Sensomotorische Frühdiagnostik und Frühförderung, in: Früheste Hilfen – wirksame Hilfen, Bericht der 8. Studientagung der Bundesvereinigung Lebenshilfe für geistig Behinderte e. V., Marburg 1975, S. 111

2 Schraml, W. J.: Einführung in die moderne Entwicklungspsychologie, Frankfurt 1980, S. 141/142

3 Auszug aus: Kiphard, E. J.: Veränderungen der Psychomotorik im Alter, in: Zeitschrift f. Motopädagogik und Mototherapie 9/83, S. 97 ff.

4 Frostig, M.: Bewegungserziehung, München 1973, S. 44
5 Ebd., S. 45
6 Ebd., S. 20
7 Gregory, R. L.: Auge und Gehirn, München 1966, S. 188
8 Ayres, J.: Bausteine der kindlichen Entwicklung, Berlin 1984, S. 8/9
9 Ebd., S. 84
10 Ebd., S. 19/20
11 Schraml, W. J.: a.a.O., S. 251
12 Hofstätter, P. R.: Fischer – Lexikon Psychologie, Frankfurt 1965, S. 175
13 Ebd., S. 175
14 Montada, L.: in: Entwicklungspsychologie, München 1982, S. 376
15 Gage, N. L./Berliner, D. C.: Pädagogische Psychologie, Bd. 1, München 1979², S. 358
16 Condrau, G.: Einführung in die Psychotherapie, München 1974, S. 355
17 Ebd., S. 355
18 Ebd., S. 356
19 Montada, L., a.a.O., S. 378
20 Rauh, H., in: Weinert, F. E./Graumann, C. F. u. a.: Funkkolleg Pädagogische Psychologie, Frankfurt 1974, Bd. 1, S. 241
21 Montada, L., stellt in: Oerter/Montada, a.a.O., anschauliche Beispiele nach PIAGET vor: S. 385 ff.
22 Koestler, A.: Die Armut der Psychologie, Bern 1980, S. 195
23 Schenk-Danzinger, L.: Pädagogische Psychologie, Wien 1972, S. 122
24 Koestler, A., a.a.O., S. 194 ff.
25 Wollschläger, G.: Kreativität und Gesellschaft, Frankfurt 1972, S. 11
26 Heinelt, G.: Kreative Lehrer – kreative Schüler, Freiburg 1974, S. 37 ff.
27 Ebd., S. 51
28 Danzer, A.: Verhalten, Stuttgart 1977, S. 98
29 Kühne, N./Gewicke, M. u. a.: Psychologie für Fachschulen und Fachoberschulen, Köln-Porz 1978, S. 131
30 Ebd., S. 131
31 weitere Ausführungen in: Niepold, W.: Sprache und soziale Schicht, Berlin 1971³, S. 12 ff.
32 Rückriem, G. M., in: Klafki, W. u. a.: Funkkolleg Erziehungswissenschaft, Bd. 1, Frankfurt 1971, S. 292
33 Heinelt, G., a.a.O., S. 39
34 Kristen, U.: Die Kommunikation fördern, „Ergotherapie-Rehabilitation" 5/93, S. 3
35 Doering, W. + W. (Hrsg.): Sensorische Integration, Dortmund 1990, S. 11

KAPITEL 6

Ziele:

Im Mittelpunkt der folgenden Überlegungen steht der Mensch als soziales Wesen. Er wird als Teil sozialer Gruppen und als Rollenträger gesehen. Seine Bereitschaft und Fähigkeit zu kooperativem und Entscheidungsverhalten soll hinterfragt werden. Zwischenmenschliche Kommunikation soll als Form und Voraussetzung sozialer Interaktion verstanden werden können, differenzierte Darstellung insbesondere von Inhalts- und Beziehungsaspekten soll Kommunikationsprobleme aufschlüsseln und Wege zur Verbesserung der Kommunikationsfähigkeit eröffnen helfen.
Die Analyse von sozialer Wahrnehmung und von Einstellungen als Ergebnissen von Lernprozessen kann dazu beitragen, das Streben des Individuums nach Orientierung besser zu verstehen. Konkrete Ausführungen gelten darum der reflektierten Beobachtung, da sie es erst ermöglicht, die subjektiven Anteile des Wahrnehmens herauszufiltern, Motive anderer zu erkennen, Ziele zu formulieren und entsprechende Handlungspläne zu entwerfen.
Die Darstellung therapeutischer Arbeit in Gruppen soll mit besonderen gruppendynamischen Vorgängen vertraut machen.

6. Sozialpsychologie

6.1. Grundfragen sozialen Verhaltens

Aufgaben der Sozialpsychologie

Das Individuum als soziales Wesen steht im Mittelpunkt der Sozialpsychologie. Sie beschäftigt sich mit dem Einfluß der sozialen Situation auf den einzelnen wie auf Gruppen und versucht, Bedingungen und Abläufe zwischenmenschlicher Beziehungen aufzudecken.

Der *psychologische* Aspekt der Sozialpsychologie befaßt sich mit der Person in der sozialen Umwelt. Das Interesse gilt also dem „Versuch, Denken, Fühlen und Verhalten von Individuen zu verstehen und zu erklären, so wie diese durch tatsächliche, vorgestellte oder implizierte (mitgemeinte) Anwesenheit anderer menschlicher Wesen beeinflusst werden." (G. W. ALLPORT)[1]

Der *„soziologische“* Aspekt der Sozialpsychologie gilt der Person *und* dem sozialen Kontext, d. h. vorzugsweise der Gruppe (Individual- und Gruppenverhalten, Gruppenstruktur, Führungsstil, Konformität ...).

Auf die soziale Umwelt reagiert der einzelne von dem Augenblick an, in dem er in die bestehende Gesellschaftsordnung hineingeboren wird. Er lernt *soziales Verhalten,* d. h. er erwirbt Fähigkeiten, die es ihm ermöglichen, sich den sozialen Erwartungen konform zu verhalten. Aus der Vielfalt von Verhaltensmöglichkeiten, mit der er geboren wurde, werden im Rahmen der Sozialisation diejenigen gefordert, die von der Gemeinschaft akzeptiert werden (→ Sublimation, → Identifizierung, → Lernen durch Nachahmung oder → Konditionierung).

„Die *soziale Entwicklung* umfaßt drei Prozesse, die ... in einer so engen Beziehung zueinander stehen, daß Versagen in der Entwicklung des einen zu einem niedrigeren Niveau der Sozialisation führt...:

1. das Lernen angemessener Verhaltensweisen,
2. das Übernehmen anerkannter sozialer Rollen und
3. die Entwicklung sozialer Einstellungen.“[2]

Sozialisation als Einfügen in Gruppen

Durch den *Prozeß der Sozialisation* wird das Individuum zum Mitglied der Gesellschaft, in der es einen bestimmten Platz einnimmt. Er beginnt im Elternhaus und verlagert sich auf den Spielplatz, in den Kindergarten, die Schule und an den Arbeitsplatz. Das Individuum passt sich dabei an die Gruppe an, indem es Verhaltensweisen lernt, die von ihr akzeptiert werden. Die Mitglieder der sozialen Gruppen legen jeweils ein *Gefüge von Verhaltensweisen* fest, die sie als *Rollenerwartungen* dem Träger einer sozialen Rolle auferlegen, z.B. für Eltern und Kind, Jungen und Mädchen, für Lehrer und Schüler, Arbeitnehmer und Vorgesetzten, für Patient und Krankenschwester. Nicht nur hat jede Gruppe ihre eigenen sozialen Rollen, sondern der Mensch ist in jedem Lebensalter – in unterschiedlichem Ausmaß – dem Einfluß bestimmter sozialer Gruppen ausgesetzt, deren Mitglied er ist. Diese Abhängigkeit ist im frühen Kindesalter am größten.

Insbesondere die ersten Lebensjahre formen die Einstellungen, die das Kind gegenüber anderen zeigt. Mit jedem Jahr mehr sollten dem Kind Gelegenheiten und Anregungen zum sozialen Kontakt mit Menschen unterschiedlichen Alters, Geschlechts, Herkunft angeboten werden, damit es zunehmend teilhaben kann an sozialen Prozessen und in Interaktion mit anderen gestaltend mitzuwirken lernt.

Die Intensität der sozialen Kontakte ist wichtiger als ihre Anzahl, d.h.: soziale Kontakte, in denen das Kind Befriedigung findet, erhöhen seine Motivation, sich in die Gesellschaft einzupassen. Soziale Deprivation (→ Hospitalismus) dagegen führt zu Angst vor anderen und vermindert so die Lernmöglichkeiten. Wenngleich die soziale Entwicklung im Kindesalter normalerweise rasch voranschreitet, so ist sie doch nicht darauf beschränkt.

Intensität der frühen Kontakte ist entscheidend

Sozialisierung findet das ganze Leben hindurch statt, insbesondere in Krisenzeiten wie Einschulung, Heirat und Elternschaft, Aufnahme der ersten Berufstätigkeit, Krankenhausaufenthalt, Arbeitslosigkeit, Pensionierung.

Sozialisierung und soziale Anpassung meinen die Fähigkeit, sich erfolgreich an andere Menschen und die eigene Gruppe anzupassen. Das eigene Verhalten muß ständig in Übereinstimmung gebracht werden mit den Erwartungen der verschiedenen Bezugspersonen, denen man sich zugehörig fühlt oder deren Anerkennung man wünscht. Ihm liegt eine allgemein positive Einstellung gegenüber sozialen Aktivitäten zugrunde (statt z.B. Vorurteilen), ebenso aber auch persönliche Zufriedenheit mit den übernommenen oder zugewiesenen Rollen.

Bereitstellen eines ausreichenden Rollenrepertoires

Ziel der Sozialisierung ist die Bereitstellung eines Verhaltensrepertoires, das es gestattet, sich auf sich verändernde Umweltbedingungen aktiv einzustellen. Es zeigt sich, daß 1. ein im Dialog mit der Umwelt geformtes, ausgeprägtes Wertesystem eine Persönlichkeit (→ Identität) vor Manipulation schützt und 2. der Gruppenzusammenhalt (→ Kohäsion) dem einzelnen Rückhalt gibt gegenüber Beeinflussung von außen. Um so sicherer vermag das Individuum, seine Umwelt zu interpretieren und angemessenes soziales Verhalten zu zeigen (→ Interrollenkonflikt).

Individuelle Gewichtung von Einstellungen

Das Verhalten von Menschen, Individuen und Gruppen orientiert sich an sozialen Bewertungen, die in Form von → *Einstellungen* unterschiedliches Gewicht haben. Versucht man, eine von ihnen zu verändern, verschieben sich zugleich auch andere, je nachdem, ob sie mehr am Rande oder stärker im Zentrum des Wertesystems steht. Die individuelle Werteskala hat ihre Basis in dem, was an gesellschaftlichen Übereinkünften (Konventionen) darüber existiert, wie „man" sich verhalten solle. Der Mensch ist also in seinem Verhalten in unterschiedlicherweise den Erwartungen der Gesellschaft verpflichtet.

Deliquenz → antisoziales Verhalten

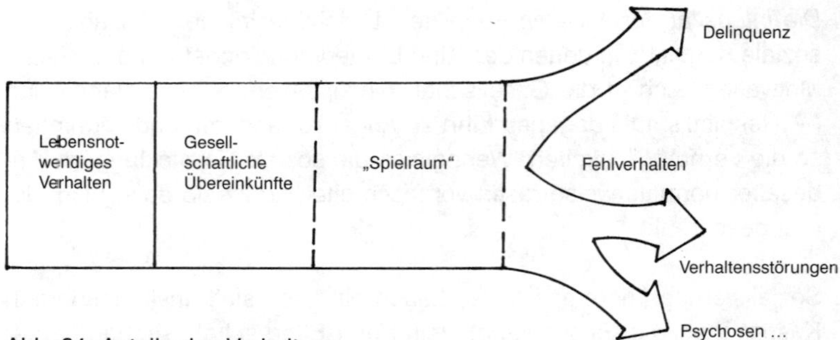

Abb. 24: Anteile des Verhaltens

Gesellschaftliche Konventionen und individueller Spielraum

Neben dem Verhalten, das der Erhaltung der individuellen Existenz gilt, finden wir einen Bereich, der zum einen mehr oder weniger allgemein verbindliche Sitten und Gebräuche enthält und zum anderen mehr zeitgebundene, „moderne“ Regeln aufweist. D. h. die Einstellungen u. a. zur Kleidung, zur Homosexualität oder zur Familie wandeln sich. Darüber hinaus finden wir einen Spielraum, der so ziemlich uneingeschränkt zur freien Verfügung steht, je nach Fähigkeiten, Stimmungen, Gegebenheiten. Im Wunschdenken des Individuums ist dieser Bereich oft wesentlich größer als der in Wirklichkeit erlebte: Unzufriedenheit in der Partnerschaft, im Beruf usw. dehnt ihn in der Phantasie aus. Die Werbung und „Unterhaltungsindustrie“ haben sich z.B. darauf eingestellt und ermöglichen ersatzweise Wunscherfüllung. Auch verspüren wir kurzfristig bzw. anhaltend den Wunsch, „mal was ganz anderes zu tun oder zu sein, ganz von vorne anzufangen“, oder wir bauen Luftschlösser. Dieses Verhalten geht fließend über in gegen Normen verstoßendes, kriminelles oder gestörtes Verhalten. Dies ist umso mehr der Fall, als im Bereich der Delinquenz zunehmend der Gedanke der → Resozialisierung und in der Psychiatrie soziale Kategorien Fuß fassen, die die Verantwortlichkeit des einzelnen relativieren. Menschen zeigen sehr unterschiedliches soziales Verhalten.

„Die Grundlagen des menschlichen Sozialverhaltens sind kulturelle Einflüsse, die von der Existenz organisierter Gesellschaften herrühren, soziale Einflüsse, die auf Primärgruppen in der Gesellschaft zurückzuführen sind, sowie auf Umwelteinflüsse, die durch die physikalischen Gegebenheiten der sozialen Umwelt vermittelt werden.“[3]

Wir unterliegen aber nicht alle in gleicher Weise diesen Vorgängen, nachdem wir mit Unterschieden in der Erbausstattung auf die Welt gekommen sind. Und schließlich repräsentieren und interpretieren Eltern, Lehrer usw. die kulturell-gesellschaftlichen Werte uneinheitlich.

Unsere Vorstellungen von unseren Mitmenschen orientieren sich vorwiegend an deren Berufsrollen, hinter denen wir dann den eigentlichen, wirklichen Menschen vermuten.

Selbstverwirklichung in vielen Rollen

Der Lehrer z.B. spaltet sich nicht in zwei Rollen, sondern er spielt viele unterschiedliche Rollen: Er „verwirklicht" sich in einer großen Anzahl verschiedener Rollen, mit Hilfe derer er sich – auf andere Weise als durch seine Eigenschaften und Verhaltensmerkmale – charakterisieren ließe. Dies erscheint dann um so mehr möglich, wenn er die mit ihnen verbundenen, unvermeidlichen *Interrollenkonflikte* – z.B. die zwischen seinen Rollen als Vater und Ehemann – sowie *Intrarollenkonflikte* – zwischen eigenen und Gruppenerwartungen hinsichtlich einer Rolle – zu bewältigen versteht.

Rollenkonflikte

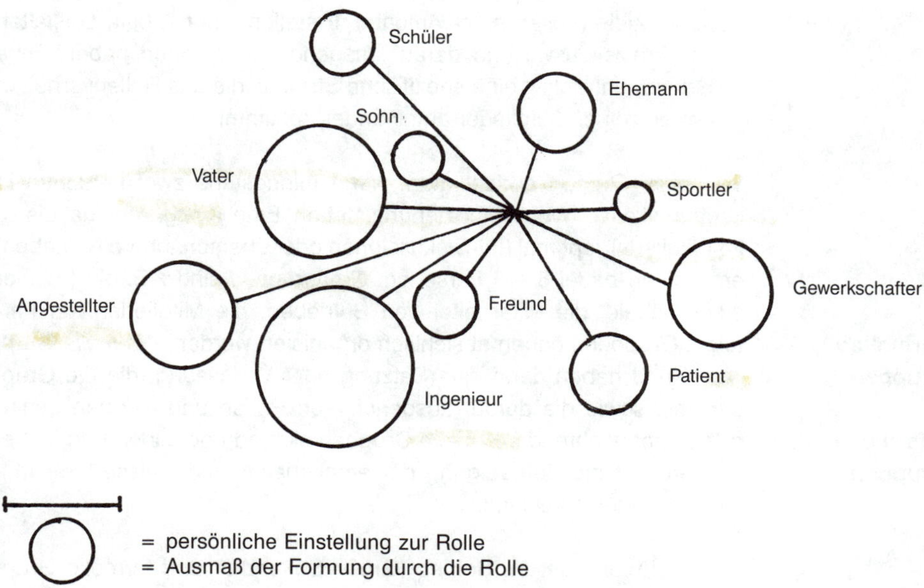

Abb. 25: Individuelles Rollenrepertoire

6.2. Themen der Sozialpsychologie

6.2.1. Die soziale Gruppe

Primär-, Sekundär-, Tertiärgruppe

Während des ganzen Lebens handelt der Mensch in Gruppen. Diese werden in Abhängigkeit vom Zeitpunkt ihrer Entstehung sowie der Intensität und Dauer der Beziehungen ihrer Mitglieder als Primär-, *Sekundär- und Tertiärgruppen* bezeichnet.

Während flüchtiges Zusammensein von Menschen die Tertiärgruppe ausmacht, bestimmen Sekundärgruppen (Schule, Kollegen im Beruf, Verein, Partei, Altenheim), zu denen man während bestimmter Lebensabschnitte gehört, in hohem Maße unser Verhalten.

Primärgruppen (Familie, Gleichaltrige) beeinflussen entscheidend schon die Entwicklung der Persönlichkeit des Menschen, seine ersten Kontakte zu anderen (→ Urvertrauen) und seine Einstellungen zur sozialen Umwelt.

„*Gruppe* bezeichnet eine Gesamtheit von Personen, die durch aufeinander bezogene → Interaktionen verbunden sind, sowie gemeinsame Ziele (Lösen einer Aufgabe, Erstellen einer Arbeit, Gestalten der Freizeit usw.) und darauf ausgerichtete Normen haben. Eine Gruppe entwickelt eine spezifische Struktur, die das Rollenverhalten der einzelnen Mitglieder aufeinander abstimmt."[4]

Formelle Gruppen

Informelle Gruppen

Von einer Gruppe spricht man, wenn mindestens zwei Personen in kommunikativer Wechselbeziehung stehen. Eine *Kleingruppe* hat bis zu 24 Mitglieder; optimal (für Diskussionen oder überschaubare Aufgaben) erscheinen dabei 5 – 8 Personen. *Großgruppen* sind z.B. die Schüler einer Schule, die Mitarbeiter von Betrieben, die Mitglieder von Parteien. Gruppen können absichtlich organisiert werden – *formelle* Gruppen – und haben dann eine Satzung oder Verfassung, die die Gruppenziele sowie die darauf ausgerichteten Rollen und Normen genau beschreibt, während *informelle* Gruppen sich ad hoc bilden und insbesondere auf die Befriedigung der emotionalen Bedürfnisse ihrer Mitglieder ausgerichtet sind.

In Schulen oder im Betrieb (Groß-, Sekundär- und formelle Gruppen) beobachten wir z.B. die Bildung zusätzlicher informeller Gruppen, da die sozialen Bedürfnisse des einzelnen sonst nicht abgedeckt werden können. Die Untersuchungen von E. MAYO in den

ad hoc → „für diesen Augenblick gemacht" „zur Sache passend"

Hawthorne-Werken (1927–1932) zeigten, dass der Mensch der Isolation am Arbeitsplatz zu entgehen versucht, indem er dort soziale Kontakte knüpft und Gruppenbeziehungen ermöglicht. D. h. Arbeitszeit, Entlohnung oder Beleuchtung werden zu Faktoren, die zusammen mit dem „Betriebsklima" wirken.

Gruppendynamik zeigt sich nun darin, wieweit eine Gruppe

Dynamische Wechselwirkung von Individuum und Gruppe

1. auf die Leistungen, die Einstellungen oder das Verhalten ihrer Mitglieder einwirkt durch ihr Vorhandensein (und schon dadurch unbewusst Konformitätsdruck ausübt),
2. Kommunikation und Interaktion mit dem Ziel der Teilhabe an einem bestimmten Wissen ermöglicht,
3. infolge von Anziehungskräften zur → Kohäsion gelangt und einheitlich reagiert,
4. von Reaktionen der sozialen Umwelt beeinflußt wird,
5. durch bestimmte Methoden Persönlichkeitsstörungen, soziale und psychische Fehlanpassungen erkennen und behandeln kann,
6. dazu eingesetzt werden kann, soziale Veränderungen in der umgebenden, größeren sozialen Gemeinschaft zu erreichen.

Beispiel:

Der Konflikt zwischen der Verkaufs- und Produktionsabteilung eines Industrieunternehmens oder zwischen Verwaltung und pädagogischem Personal eines Heimes wirkt zurück auf die beteiligten Gruppen wie auch auf das Unternehmen bzw. das Heim insgesamt.

6.2.1.1. Die Gruppen- und Rollenstruktur

Die Organisation in informellen Gruppen kommt zustande durch Beziehungen zwischen den Gruppenmitgliedern als Träger emotional-sozialer Rollen (Beliebtheit, Hilfsbereitschaft). Für informelle Gruppen steht die Notwendigkeit im Vordergrund, sachlich und zeitlich angemessene Entscheidungen zu treffen, die vom Betrieb insgesamt gefordert werden. Daraus ergibt sich der Zugang durch Nachweis von Qualifikationen (Zeugnissen) und die Machtverteilung über eine hierarchische Organisation der (Groß-)Gruppe.

Verhältnis von informellen zu formellen Gruppen

Informelle und formelle Gruppenbildung können einander sinnvoll ergänzen. Die sachkompetenten Rollenträger liefern Ideen und organisieren Interaktionen zum Zwecke der Problemlösung, während die emotional-sozialen „Spezialisten" vermittelnd und beratend auftreten, wenn sich Reibungen und Spannungen zwischen den Gruppenmitgliedern einstellen.
Informelle und formelle Organisationsformen einer Gruppe können jedoch auch in Konflikt geraten. Dann muß sich zeigen, wer in der Gruppe das Sagen hat, welche Normen dominieren und inwieweit die Fähigkeiten und Fertigkeiten des einzelnen Mitglieds sich den Erwartungen und Beschränkungen durch die ihn umgebende soziale Gruppe anpassen müssen oder aber zur Entfaltung gelangen.

„Sowohl die *Rolle* des Gruppenführers als auch die des einzelnen Mitglieds steht im Zusammenhang mit einem unbewussten Wunsch nach Wiederbelebung früherer Erfahrungen in anderen Gruppen (Familie, Schule, u. a.)."[5]

Emotionale Geborgenheit in Gruppen

Die Befriedigung von Wünschen des einzelnen ist zwar von der Gruppe abhängig, andererseits ermöglicht aber nur sie das Erreichen vieler Ziele. In der Gruppe erfährt der einzelne seinen eigenen Wert, erhält Rückmeldung darüber, was er (nicht) kann. Die Gruppe gewährt Schutz, insbesondere in Zeiten innerer und äußerer Krisen, sexuelle Befriedigung oder Befriedigung anderer sozialer Bedürfnisse. Sie gibt Sicherheit durch Übereinstimmung mit eigenen (Vor-)Urteilen und der daraus abgeleiteten Erwartung gegenseitiger Unterstützung.

Gerade in Krisenzeiten erleichtert sie so die Identifikation mit ihr bzw. der Mitglieder untereinander oder mit dem Gruppenleiter.

Minderheiten und Außenseiter als Projektionsflächen

Mitglieder von *Minderheiten*, die wenig Achtung genießen, entwickeln leicht ein Gefühl von Eigenhass und geringerem Wert. Sie akzeptieren das Bild der sozialen Umwelt und definieren sich so, wie diese sie definiert (→ self fulfilling prophecy).

Die *Außenseiterrolle* („Sündenbock") vereint auf sich Schwächen, Fehler und Merkmale, die andere in der Gruppe nicht bei sich bemerken wollen, oder die sie brauchen, um ihr Selbstgefühl zu heben.

Der Außenseiter ist entweder noch nicht eingegliedert in die Gruppe oder aber er lehnt eine weitere Mitarbeit in der Gruppe ab. Der Außenseiter in einer Gruppe kann durchaus an eine andere Gruppe gebunden sein. Im Einzelfall ist abzuwägen, inwieweit der Kriminelle, der Landstreicher oder der psychisch Kranke zu keiner anderen Person und zu keiner Gruppe Beziehungen unterhält.

Der Neue im Betrieb oder der Neuzugang auf der Krankenstation wird in unterschiedlicher Weise, je nach Bezugsgruppen, Persönlichkeit, Krankheit, in die neue Gruppe aufgenommen bzw. hineinfinden.

In der Gruppe entsteht ein „Wir"-Gefühl, das das Zusammengehörigkeitsgefühl (Kohäsion) verstärkt.

Auf den Führer einer Gruppe werden die Idealvorstellungen projiziert. Die *Führungsrolle* in einer Gruppe, die Autorität der Vorgesetzten, wird u. a. bedingt durch

1. das Ausmaß der formellen Strukturierung der Gruppe,
2. die Weise, in der der Vorgesetzte – objektiv – seine Funktion erfüllt,
3. die aktuell erlebte Situation der Gruppe und deren gegenwärtige Erwartungen,
4. das Ausmaß des Bewusstseins der Gruppenmitglieder über ihre Ziele …

Abhängigkeit des Führers von der Gruppe

Der Führer steht im Zentrum der jeweiligen → Kommunikationsstruktur und ist so in besonderer Weise in der Lage, Gruppenprozesse zu steuern, Gruppentätigkeiten durchzuführen und schließlich seine Führerrolle zu festigen. Die Befähigung zur Übernahme dieser Rolle ergibt sich wohl aus dem von ihm bewiesenen Vermögen, mit der Gruppe angestrebte Ziele zu erreichen und sich auf die sich verändern den Gruppenbedürfnisse einzustellen. Entspricht er den Gruppenerwartungen, wird er mit einem Vertrauensvorschuss bedacht. Dieser gestattet es ihm, im Unterschied zu anderen Gruppenmitgliedern, Neuerungen in der Gruppe einzuführen und sich vom Konformitätsdruck zu lösen.

Die Führung geht in *informellen* Gruppen eher unauffällig auf geeignete Personen über, während in *formellen*, sachorientierten Gruppen die Kompetenz zur Führung aus der zugeordneten Position (Chefarzt, Oberschwester, Abteilungsleiter, Vorarbeiter) abgeleitet wird.

Führungsstil, Kommunikation und Erfolg

Der *Führungsstil* in einer Gruppe entscheidet mit über den Erfolg der Gruppe.

1. Beim *autoritären Führungsstil* übernimmt der Gruppenleiter Verantwortung und Entscheidungsbefugnis, trifft Anordnungen, setzt Ziele und überwacht die Abläufe, lobt und tadelt. Die Mitglieder erreichen kaum Einsicht in den gesamten Arbeitsvorgang und können fast nur über den Leiter kommunizieren.
   Mit diesem Führungsstil werden bei überschaubaren Aufgabenstellungen *quantitativ* die höchsten Leistungen erzielt.

2. Auch in der *demokratisch* (kollegial, kooperativ, partnerschaftlich) geführten Gruppe obliegt dem Gruppenleiter die Führung, aber er beteiligt die Mitglieder soweit als möglich an allen Entscheidungen, koordiniert ihre Bemühungen, verfolgt die gruppendynamischen Prozesse und ist bemüht, bestmögliche Mitarbeit zu erreichen. Zwischen den Mitgliedern ist ein allseitiger Informationsaustausch möglich, die Verantwortung wird von allen getragen.
   Eine demokratisch geführte Gruppe erreicht qualitativ höchste Leistungen.

3. Der *Laisser-faire-Führer* steht lediglich für Informationen zur Verfügung, nimmt aber nicht am Gruppen- und Lernprozess teil und überlässt der Gruppe das Finden des richtigen Weges. Diese „Freizügigkeit" entpuppt sich schnell als Gleichgültigkeit, Resignation oder als Versuch, die Gruppe an einer echten (Weiter-)Entwicklung zu hindern.
   Die Ergebnisse sind wenig *produktiv*, Kontaktbedürfnisse verwandeln sich in Aggressionen. Die Gruppenmitglieder ziehen sich zurück, die Gruppe zerfällt.

Je nach Persönlichkeit des Führenden kann man Abstufungen dieser Führungsstile beobachten.

6.2.1.2. Kommunikationsstruktur und Gruppenerfolg

Die Kanäle des Informationsflusses stehen in Zusammenhang mit der (informellen) Struktur der Gruppen, ihrer Leistung und der Zufriedenheit der einzelnen Mitglieder.

Die *Kommunikationsnetze* erweisen sich als unterschiedlich effektiv innerhalb der Gruppe (nach H.-J. LEAVITT, 1951).

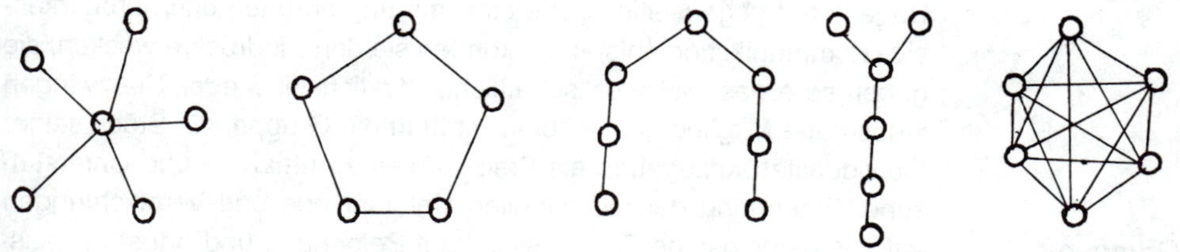

Abb. 26: Kommunikationsnetze

Kommunikationsnetze und Gruppeneffektivität

In der zentralisierten Struktur von „Rad" und „Y" erhalten die Untergebenen, die die Handlungen ausführen, weder Informationen über die Tätigkeit der anderen noch über den Ablauf im Ganzen. Sofern die Rollenverteilung gut organisiert und die Aufgabe einfach ist, sind diese Kommunikationsnetze durchaus erfolgreich. Der Führende als der Bestinformierte erlebt dabei größere Befriedigung, Unabhängigkeit und Verantwortungsbewusstsein und wird in der Folge weniger Fehler machen, mehr Initiative zeigen. Demgegenüber werden die Personen an der Basis sich eher unterdrückt fühlen, wenig Bereitschaft zur Übernahme von Verantwortung zeigen und eher resignative oder aggressive Haltungen entwickeln. Am Arbeitsplatz indes können Lohn und Prämie u. U. mehr über die Leistungsbereitschaft entscheiden als die gegebenen Kommunikationsmöglichkeiten. Mit zunehmender Komplexität des Problems zeigen sich eher dezentralistische Kommunikationsnetze als überlegen.

„Daher lautet das *LEAVITTsche Gesetz*: Die Art des Netzes beeinflußt das Verhalten der Teilnehmer schlechthin, was Präzision, Gesamtaktivität und Zufriedenheit betrifft, innerhalb der ganzen Gruppe bestimmt es das Auftreten eines Führers und ihre Organisation."[6]

6.2.1.3. Gruppennormen und Konformität

> „Gruppen pflegen ihren Mitgliedern Kontrollen aufzuerlegen, um die erlaubte Reichweite ihres Verhaltens, ihrer Einstellungen und Beziehungen regulieren zu können und um die Kontinuität der Gruppe zu gewährleisten."[7]

Gruppen binden

Die *Gruppennormen* setzen also Grenzen, deren Beachtung durch die Mitglieder unerläßlich ist, wenn sie ihre Gruppenziele erreichen wollen.

Da jene auf gegenseitiger Übereinstimmung beruhen und durch intensive Kommunikation entstehen, können sie den Eindruck erwecken, sie gäben so etwas wie gesellschaftliche Wirklichkeit wieder. Sie zwingen jedes neue Mitglied bei seinem Eintritt in die Gruppe, ein Stück seiner Individualität aufzugeben als Preis für seine Aufnahme und Unterstützung. Einebnung der individuellen Unterschiede und Verpflichtungen auf das gemeinsame Ziel, Aussicht auf Belohnung und Angst vor Ausstoßung bilden einen Gruppendruck in Richtung *Konformität.* Diese ist Ziel der Sozialisierungsprozesse, weil erst sie zu kooperationsbereitem und sozial verantwortungsbewusstem Verhalten führt.

Gruppendruck und Individualität

Opposition als Form von Konformität

Diese Form der Konformität unterscheidet sich von der häufig zu beobachtenden, bei der Menschen anderen zum Munde reden, um ihnen zu gefallen (→ positive Bezugsgruppe) oder um soziale Aufwertung zu erreichen (z.B. Karriere in Politik, Verwaltung, gute Zensuren in der Schule). Oft auch wird Opposition an sich schon als Gegenteil von Konformität um der Anpassung willen missverstanden.

Aber „Gerade das Gegenteil tun, heißt auch nachahmen. Es heißt nämlich, das Gegenteil nachahmen“ (G. CHR. LICHTENBERG).

Oder aber Meinungsänderungen gelten als bloßes Sich-Anpassen, während sie gerade von Unabhängigkeit, intellektueller Einsicht, Flexibilität, demokratischer Einstellung zeugen können.

Konformität ist für die Persönlichkeitsentfaltung unerläßlich.

Sicherheitsbedürfnis

„Zwei Faktoren bestimmen den Konformitätsdruck, das Bedürfnis nach Bestätigung und jenes nach Gewißheit, die beide mit der *Suche nach Sicherheit,* einem menschlichen Grundbedürfnis zusammenhängen.“[8]

Bestätigung als Sozialisationsaspekt

1. *Das Bedürfnis nach Bestätigung* durch andere stellt eine Voraussetzung zur Beurteilung des eigenen Wertes dar. Wenn das Kind in den ersten Lebensjahren zwischen „gut“ und „böse“ unterscheiden lernt, so geschieht dies in Verbindung mit seiner Person. Es lernt, dass gut ist, was seine Umgebung billigt (→ Konditionierung). Je nach Persönlichkeit. (→ Identität) wird der Erwachsene dann Zustimmung bei vielen oder wenigen anderen suchen und Ablehnung anderer ertragen können. Immer braucht es wenigstens einen Menschen, der uns unseren Wert bestätigt.

Streben nach Eindeutigkeit

2. *Das Bedürfnis nach Gewissheit* ist umso größer, je weniger sicher unsere Informationen sind. Meistens sind diese lückenhaft und nicht genügend objektiv. Den eigenen Zweifel gering zu halten

und (Selbst-)Sicherheit zu erringen, gelingt uns durch den Nachweis, dass andere mit uns übereinstimmen in der Einschätzung eines Sachverhaltes. Mit unserer Abhängigkeit von anderen steigt auch unsere Überzeugung, dass die Gruppe einen objektiven Maßstab hat.

Identität und Wir-Gefühl

Kinder benötigen zuerst Anpassung an die ersten Primärgruppen, um sich orientieren zu können. Für die Jugendlichen, die ihre → Identität suchen, ist die → positive Bezugsgruppe der Gleichaltrigen vorübergehend Identifikationsersatz. Selbst kindliche Diebesbanden sind zunächst einmal Experimentierfelder für das Erreichen an Normen orientierten Verhaltens. Ebenso können Menschen im → Alter, Behinderte usw. ein „Wir-Gefühl" gegenüber der sie hinaus-(ver-)drängenden sozialen Umwelt entwickeln, sich enger zusammenschließen und engagiert Stellung und neue Positionen beziehen.

Je homogener eine Gruppe ist und je mehr die Mitglieder zusammenstehen, desto weniger kann sie abweichendes Verhalten dulden bzw. integrieren.

Konformität abhängig von Aufnahmebedingungen

Es ist übrigens bekannt, dass die Kohäsion und die Identifikation der in eine bestimmte Gruppe aufgenommenen Mitglieder umso stärker ist, je schwieriger und beschwerlicher die Aufnahmebedingungen sind. Darum ist es verständlich, dass Angehörige aus helfenden Berufen – nach langjähriger Ausbildung – nicht bereit sind, zuzugestehen, dass sie nach all den Anstrengungen kaum besser befähigt sind (als Laien), ihr Ziel zu erreichen.

Der Zusammenhalt in der (Eigen-) Gruppe in Krisenzeiten und bei Bedrohung von außen (Fremdgruppen) bedarf geringeren Konformitätsdruckes.

Ein uns allen bekanntes Beispiel für Konformität aufgrund von Suggestibilität (Beeinflussbarkeit) zeigt H. CHR. ANDERSENs Märchen „Des Kaisers neue Kleider":

> Zwei Spitzbuben behaupten, dass sie einen Stoff nähen können, den nur kluge Leute sehen können. Als der Kaiser Kleider aus nicht vorhandenem Stoff anprobiert, versichern ihm die Höflinge: „Der schönste Stoff auf Erden!" Auch alle seine Untertanen tun so, als ob sie des Kaisers neue Kleider sehen könnten, bis ein Kind ruft: „Der Kaiser hat ja gar keine Kleider an!"

Wirkungen des Gruppendrucks

Für *Konformität und Suggestibilität* als Ergebnis sozialer Interaktionen stehen auch die beiden folgenden Experimente:

H. CLARK (1916) forderte Hörer einer Vorlesung auf, sich zu melden, sobald sie den von einem eben geöffneten Fläschchen ausströmenden (tatsächlich nicht vorhandenen) Geruch wahrnehmen.[9]

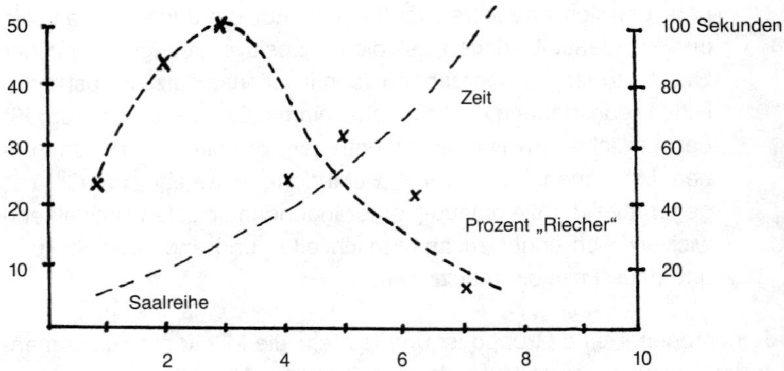

Abb. 27: Die Ausbreitung eines „eingebildeten Geruchs" in einem Hörsaal (nach CLARK; nach P. R. HOFSTÄTTER: Gruppendynamik, Hamburg 1971, S. 55 verändert).

In einem Experiment von S. E. ASCH (1952) zum Gruppendruck wurden Gruppen von 7–9 Personen gebeten, anzugeben, welche der Vergleichslinien auf der rechten Karte die gleiche Länge hat wie die Linie auf der linken Karte.[10]

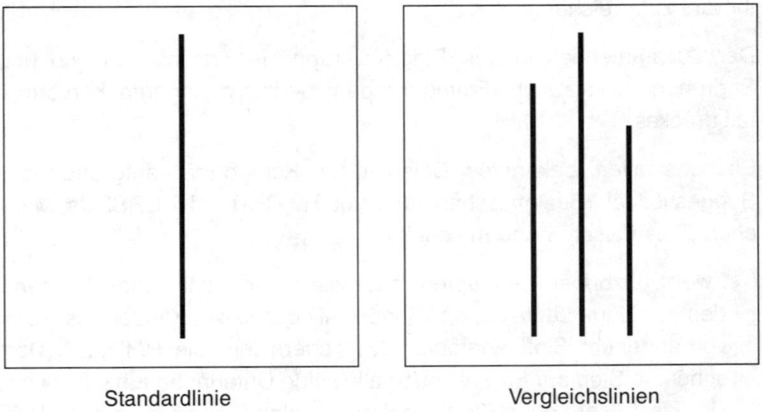

Abb. 28: Experiment von S. E. ASCH (1952)

Eine Person in der Gruppe war jeweils nicht informiert über die tatsächliche Untersuchungsabsicht. Das Verhalten dieser naiven Versuchsperson festzuhalten unter Einfluß der Gruppenmehrheit, war Ziel der Untersuchung. Diese Person fand sich nun mehrfach in dem Konflikt, als einzige in der Gruppe die richtige Vergleichslinie gefunden zu haben, dennoch aber von den übrigen Gruppenmitgliedern (Mehrheit) überstimmt zu werden und sich in die Rolle der Minderheit gedrängt zu sehen. Etwa ein Drittel der Versuchspersonen gaben der Mehrheit in mehr als der Hälfte der Fälle nach: Entweder, indem diese ihr eigenes Urteil für falsch hielten, oder, indem sie nur nach außen hin nachgaben, um nicht in der Gruppe durch abweichendes Verhalten aufzufallen.

Anmerkung:
Natürlich handelt es sich um eine künstliche Situation; die wirklichen Gegenstände, zu denen unser Urteil gewünscht wird, erweisen sich als sinnvoller, informativer und mehrdeutig. Aber gerade darum bestand im Experiment kein Anlaß, wider besseres Wissen die eigene Wahrnehmung anzuzweifeln (→ soziale Wahrnehmung).

Manipulierbarkeit durch Bezugsgruppen

Individuen sind nun nicht nur im allgemeinen in Gruppen manipulierbar, je nach dem Grad der von ihnen erreichten Unabhängigkeit (→ Identität, → Stabilität). Jeder einzelne wird in seinem Verhalten dazu noch beeinflußt von den Normen mehrerer unterschiedlicher Bezugsgruppen (Familie, Schule, Betrieb), denen er nicht in jedem Fall angehören muß, die ihn aber zum Vergleich herausfordern.

Mütter aus sozial benachteiligten Familien (soziale Unterschicht) orientieren sich in Erziehungsfragen eher an ihren Müttern, solche aus der Mittelschicht eher an Fachleuten. (Ein Professor der Pädagogik wird dabei eher mit seinem Vortrag die Zuhörerinnen anziehen als die Gruppenleiterin des Kindergartens.)
Die Klassensprecherin, der Vorarbeiter, das Personalratsmitglied, die Oberschwester aber z.B. geraten „zwischen die Stühle" bzw. die in Frage kommenden Bezugsgruppen.

6.2.1.4. Entwicklungsstadien von Gruppen und Entstehung von Gruppennormen

Die Entwicklung einer Gruppe beschreiben, heißt bis zu einem bestimmten Grad, eine Gruppe wie eine Person zu betrachten, die ihre

(Gruppen-)Identität findet. Versuche, diesen Prozess zu erfassen, geben im Allgemeinen 4–5 Phasen vor, die je nach Aufgabenstellung und Zielsetzung der Gruppen einen unterschiedlichen „Charakter“ entstehen lassen. Wir wollen uns dem von B. BERNSTEIN / L. LOWY (1969) vorgestellten Modell nähern, indem wir 4 Stadien der Entwicklung von Gruppen beschreiben:[11]

Orientierung

1. Phase: Erste Fühlungnahme bestimmt die Annäherung der Mitglieder der zukünftigen Gruppe. Jeder bringt Erfahrungen mit unterschiedlichen Bezugsgruppen ein, jeder ist sich zunächst selbst der Nächste. Jeder einzelne will seine egoistischen Bedürfnisse befriedigen und hofft, dies in der Gruppe am besten erreichen zu können. Die Beteiligten *orientieren* sich an Anhaltspunkten für den richtigen Weg zu notwendigen Informationen über die jeweiligen anderen bzw. über die Problemstellung. Man tastet sich ab: Was erwartet der andere (von mir) und was kann ich ihm zumuten? Vorstellungen werden entworfen und verworfen. Die Situation verlangt Strukturierung und Aufheben der Anonymität.

Strukturierung

2. Phase: Das Ich-Denken steht noch im Vordergrund, aber soziale Motivation führt zur ersten Stabilisierung. Es entsteht eine Konkurrenz um Positionen, von denen *Macht und Kontrolle* ausgeübt werden können, aus der Angst heraus, andernfalls in der Gruppe unterzugehen. Die *Auseinandersetzung* bewegt sich zwischen offener Zuneigung und gereizter Abwehrhaltung. Jeder versucht, seine Rolle zu finden, die ihm noch genügend Selbstbestimmung und Innenlenkung belässt. Spielregeln werden erarbeitet, Grenzen für den einzelnen abgesteckt. Zu frühe Rollenfixierung (z.B. „Sündenbock“, Führer) wirkt hemmend auf den kreativen Gruppenprozess, da sie diese wichtigen Intragruppenkonflikte im Keim erstickt. Ein bereits vorhandener Gruppenleiter muß hier harmonisierend einwirken (→ emotional-sozialer Leiter).

Harmonisierung

3. Phase: Durch fortgesetzte Kommunikation und Interaktion kommt es zum Kennenlernen und Akzeptieren des anderen: Vertrautheit entsteht, ein Gruppengefühl („Wir-Gefühl“) bildet sich allmählich. Die Spannungen werden abgebaut, die Beziehungen harmonisieren sich, indem jedes Mitglied seine Rolle geklärt hat. Jeder kann sich darin entfalten, vermag seine Funktionen zum Wohle der Gruppe zu erkennen. Gruppenziele werden über egoistische Einzel-Interessen gestellt, Gruppennormen entwickelt, die seinen Ermessens- und Handlungsspielraum im Dienste der Gruppe festlegen. Die Gruppe ist jetzt zukunftsorientiert, plant Lösungswege. Die Mitglieder tragen Rivalitäten aus, festigen Beziehungen zueinander und formen so die Gruppenstruktur.

4. Phase: Die Gruppe als „Person“ ist leistungsfähig und aktiv und wird zum Abbild unserer arbeitsteiligen Gesellschaft. Die Rollen sind verteilt, aber in einer kreativen Gruppe auch in gewissem Umfang austauschbar. Die Gruppe setzt ihre Fähigkeiten und Energien zur Erreichung angestrebter Ziele differenziert ein, leistet ihre Arbeit, erreicht eine Abgrenzung zu anderen Gruppen und ist zugleich auch in der Lage, mit anderen Gruppen zu kommunizieren und zusammenzuarbeiten. Der Gruppenleiter hat nur mehr beratende Aufgabe. Die Beziehungen zwischen den Mitgliedern können indes solche Stärke gewinnen, dass der resultierende → Konformitätsdruck Abweichungen im Verhalten einzelner nicht mehr toleriert. Die Gruppe kapselt sich dann gegenüber anderen ab. Durch ihr Einigsein „gegen“, das sie wie eine Übereinstimmung „für“ wertet, verhindert sie eine Zeitlang aggressives Verhalten gegeneinander. Cliquenbildung zeigt dann aber die sinkende Fähigkeit der Gruppe zu Motivation und Unterstützung ihrer Mitglieder, sie löst sich auf. **Stabilisierung**

Insbesondere in therapeutischen Gruppen wird solches Auseinanderdriften immer wieder Anlaß sein, den Gruppenprozess zu beobachten, zu analysieren und durch → Regression auf ein früheres Gruppenstadium die Kooperation der Mitglieder neu zu beleben.

6.2.2. Formen und Ergebnisse sozialer Interaktionen

6.2.2.1. Zuneigung und Abneigung in Gruppen

Gleich und Gleich gesellt sich gern?
Gegensätze ziehen sich an?

Wovon hängen Sympathie und Antipathie gegenüber Mitmenschen ab?

Gegensätze wie auch *Ähnlichkeiten* von Individuen können sie zueinander führen und für Stabilität ihrer Beziehungen und Kohäsion in der Gruppe sorgen. Welcher von beiden Aspekten überwiegt, wird durch Ausprägung und Bedeutung der Merkmale füreinander, durch die Komplexität der Problemstellung, die Situation und den Zustand der Beziehungen von Menschen zueinander bestimmt.

Partnerschaft als Ergänzung oder Entsprechung

Zwei Partner können beieinander das suchen, was sie bei sich selbst vermissen, in einem anderen Bereich jedoch Ähnlichkeiten bevorzugen. Auch haben wir es gern, trotz gegensätzlicher Einstellungen bevorzugt zu werden, weil das doch für unsere Qualitäten zeugt.

Entsprechungen scheinen eher den Ausgangspunkt für Beziehungen zu bilden, einander ergänzende Merkmale stärker ihre Dynamik zu bestimmen. In der gleichen Ausprägung komplementärer Bedürfnisse entdecken wir schon wieder Ähnlichkeit der → Einstellungen von Partnern.

Rollentheorie

Die → *Rollentheorie* von H. E. RICHTER vermittelt Bilder davon, wie nicht nur Kindern bestimmte Erwartungen auferlegt werden, sondern wie der erwachsene Rollenpartner dazu verpflichtet wird, sich kompensatorisch (ausgleichend) eigener, persönlicher Probleme anzunehmen (→ Projektion) und auf diese Weise die eigene Unvollkommenheit zu ergänzen.

Der Ehemann wird für seine Frau zum Ersatzpartner für den eigenen Vater, zu dem sie in einem konflikthaften Verhältnis steht, oder sie versucht, ihre unerfüllte Vorstellung von Karriere im Beruf durch „Antreiben" ihres sich fügenden Partners zu verwirklichen. Oder der junge Mann sucht in seiner (älteren) Ehefrau seine Mutter wiederzufinden, von der er sich nicht gelöst hat.

Bedeutung von Bezugsgruppen

Erfahrungen mit unterschiedlichen *Bezugsgruppen* können Kontakte untereinander und Kohäsion regulieren.

Der Partner in der ersten Ehe, die früher besuchte Schule, der vorherige Arbeitgeber können augenblickliche Bedürfnisse nach Ähnlichkeit oder Ergänzung bewirken.
Jede Partnerschaft zwischen Mann und Frau, Mutter und Kind, Patient und Arzt beruht in gewissem Maß auf Unähnlichkeit.

Kosten-Nutzen-Abwägung

Des öfteren findet – bewusst oder unbewusst – ein Abwägen von *Aufwand und Nutzen,* Kosten und Ertrag statt, das die Entscheidung zugunsten einer der alternativen Gruppen fördert.

Der Intelligente wird unter weniger Intelligenten hervorstechen, aber wird zum Erreichen konkreter Ziele die Kooperation ebenso Intelligenter benötigen oder schließlich versuchen, von der größeren Kompetenz anderer Leute in seiner Umgebung zu profitieren.

Im Alltag erfahren wir an uns selbst, dass wir Personen einen Vertrauensvorschuss gewähren, die wir attraktiv (schön, intelligent, beliebt) finden bzw. die uns Sympathie entgegenbringen. Sie besitzen gewissermaßen Belohnungswert für uns.

Aussehen und Einschätzung

Äußere Merkmale wie gutes Aussehen verlieren an Bedeutung gegenüber entdeckten Gemeinsamkeiten, je weniger es sich um einen bloßen Flirt oder ein anderes kurzfristiges Engagement handelt.

Weniger hübsche Kinder werden negativer beurteilt und für „schwieriger" gehalten, störendes Verhalten bei „liebenswerten" Kindern heruntergespielt.

Wie eine Studie von M. G. EFRAN (1974)[12] zeigt, werden körperlich attraktive Frauen bei geringeren Vergehen nicht so hart beurteilt und bestraft wie weniger attraktive: Letzteren wird eher unterstellt, es handle sich etwa bei ihrem Diebstahl um eine stabile Disposition, während bei ersteren die Schuld auf momentan ungünstige Bedingungen geschoben wird.

Umgang mit anderen lässt diese attraktiven Personen allmählich in unseren Augen an Wert gewinnen. Würden wir sonst ihre Nähe immer wieder suchen? In sozialer Wechselwirkung können z.B. → Vorurteile abgebaut werden.

Bekanntheit, Distanz und soziale Wahrnehmung

Gegenseitiges Kennenlernen vermindert *soziale Distanz* und Anonymität, verstärkt aber auch Vertrauensbildung und → soziales Wahrnehmen von Ähnlichkeiten. Wenn wir uns Merkmale von Menschen zwischen den Polen „gegensätzlich" und „gleich" bzw. „ähnlich" angeordnet vorstellen, bemerken wir, dass

1. die Zahl der echten Gegensätze zwischen Individuen eher klein ist,
2. das Ausmaß der Unterschiede abhängig von der subjektiven sozialen Wahrnehmung (→ Projektion) ist,
3. die Persönlichkeitsunterschiede zwischen Mitgliedern verschiedener Gruppen (z.B. Männer und Frauen, Gesunde und Behinderte, Kriminelle und Bewacher, Suchtkranke und Therapeuten, Türken und Deutsche (→ Stereotyp) geringer sein können als die der Mitglieder einer bestimmten Gruppe.

Das persönliche Revier

Zusätzlich ist zu bedenken, dass zwischen Individuen im allgemeinen eine unausgesprochene Abmachung über die *soziale Distanz* zwischen ihnen besteht. Jeder trägt seinen „persönlichen Raum" mit sich herum.

Verliebte oder Freunde wünschen körperliche Nähe. Treten uns aber Personen als Fremde bzw. zu ungebetener Zeit zu nahe, entsteht eine Spannung und wir weichen unwillkürlich zurück oder wir verkriechen uns in uns selbst, verstummen oder reagieren gereizt.

Mogelnde Schüler weichen dem Blickkontakt aus oder verschanzen sich hinter Büchern oder Taschen. Vorgesetzte signalisieren durch die Größe ihres Tisches u. a. ihre Position und den Abstand zu den Untergebenen. Der → Sprachcode schafft ebenfalls Distanz zwischen Menschen.

6.2.2.2. Kooperation in Gruppen

Interaktion in Gruppen erfordert stets Zusammenarbeit der Mitglieder, wie wir sie in der Kooperation und dem *Teamwork* als geplante Formen wiederfinden. Auf ihr beruht das „Funktionieren“ menschlicher Gemeinschaft.

Kooperation contra Sicherheitsbedürfnis

Wenn kooperatives Verhalten zusammenbricht, entsteht die Gefahr der *Panik:* Der einzelne sieht sein persönliches Bedürfnis nach Sicherheit beeinträchtigt (z.B. bei einem Kaufhausbrand) und seine Interessen nicht mehr in Übereinstimmung mit denen der Allgemeinheit. Aufbrechende Angstgefühle unterhöhlen sowohl rationale Überlegungen als auch die gemeinsame Einstellung, dass Koordination der Bemühungen größtmöglichen Nutzen für alle bringt. Es zeigt sich, dass Panikreaktionen umso intensiver zutagetreten, 1. je weniger Individuen vorher gelernt haben, durch Kommunikation die Fähigkeit zur Zusammenarbeit zu festigen, und 2. je stärker Individuen bis dahin für (aggressives) Wettbewerbsverhalten belohnt wurden.

Gruppenerfolg durch Interaktion

Der *Erfolg* einer Gruppe ist abhängig von ihrer Fähigkeit zu Kommunikation und Kooperation, vom gegenseitigen Sich-Akzeptieren und von der Unabhängigkeit der einzelnen Mitglieder.

> Darum ist er z.B. besonders mühsam zu erreichen in Sucht-Selbsthilfegruppen, da das Einhalten der Gruppennormen schwierig ist und eine sehr enge Bindung an die Gruppe fordert.

Die *Gegenwart anderer Menschen* (als aktiv Mitmachende oder passiv Beteiligte) scheint Individuen zu höheren Leistungen zu aktivieren,

u. a. um im Wetteifer mit anderen eigene Fähigkeiten zu beweisen oder wenigstens einen guten Eindruck zu machen.

Leistungssteigerung in Gegenwart anderer

„Es ist aber ... eines der Grundprinzipien der allgemeinen Psychologie, dass erhöhter Antrieb die Vorkommenswahrscheinlichkeit von dominanten Reaktionen im Verhaltensrepertoire des Individuums erhöht."[13]

Dieser Rückgriff auf die in der Situation am ehesten passende „Antwort" wird im allgemeinen zwar bei der Reproduktion von Lösungen (schulische Aufgabenstellung, alltägliche Arbeitsabläufe) angemessen sein, allerdings das Erlernen neuer Reaktionen erschweren.

Das motivierende Feed-back (Rückmeldung der Anwesenden hinsichtlich ihrer Erwartungen) wird indes z.B. davon abhängig sein, inwieweit der Handelnde die Rückmeldenden für befähigt hält, seine Leistung zu bewerten.

Entlastung durch die anderen

Für das Aushalten von Belastungen scheint zu gelten, dass die Gegenwart anderer das Ertragen von Stress-Situationen erleichtert.

Krankheit und Schmerzen werden dann eher toleriert, hohe Arbeitsanforderungen gemeinsam getragen. Die anderen helfen, Ängste zu reduzieren und Unsicherheiten über eigenes Reagieren zu verringern.

G. WALLRAFF („Der Aufmacher") stellt im Gegensatz hierzu dar, wie das Arbeitsklima in einem Großraumbüro und das Gefühl des ständigen Beobachtetwerdens gleichgültig machen und abstumpfen lassen.

Die Anwesenheit der anderen in der Gruppe kann also alle Mitglieder zu besseren Leistungen antreiben. Dennoch muss das Gesamtergebnis der Gruppe nicht die Summe der Einzelleistungen von Personen, die alleine arbeiten, übertreffen.

Gruppenversuch Einzelleistung

Die *Gruppenleistung* wird überragen, wenn es um das Finden *einer* richtigen Lösung geht, die Mitglieder sozial motiviert sind, sich kennen und aus möglichst unterschiedlichen Perspektiven an die Problemstellung herangehen. Falsche Lösungen werden in der Gruppe rascher entdeckt, und der einzelne läuft infolge der kritischen Rückmeldung der anderen weniger Gefahr, sich in Sackgassen zu verrennen.

Das individuelle Auffinden von ungewohnten, originellen Ideen und zahlreichen Lösungsaspekten sowie die Weiterentwicklung von Anregungen anderer („brain-storming“) kann in der Gruppe aber auch behindert werden.

> „Sie begegnen dem Konformitätsdruck in der Gruppe, der den Neuerer entmutigt oder ihn aus Angst davor, verspottet oder abgelehnt zu werden, davon abhält, seine Vorschläge vorzubringen.“[14]

Der Wert der Gruppenarbeit sinkt also im Vergleich zur individuellen Arbeit.

6.2.2.3. Konflikt- und Entscheidungsverhalten

Von Geburt an werden wir *Konflikten* als

> „gegensätzlichen Verhaltenstendenzen von gleicher oder unterschiedlicher individueller Bedeutsamkeit“[15]

Konfliktlösung als Entscheidungsverhalten

ausgesetzt, die uns Entscheidungen abverlangen. Dazu bedarf es des Abwägens denkbarer oder tatsächlicher Handlungsalternativen und des Hinzufügens weiterer Informationen. Im Wesentlichen lassen sich Konflikte lösen mit den beiden *Zielrichtungen, Erfolg zu suchen* oder *Misserfolg zu vermeiden*. Der gewählte Weg ist in Verbindung mit der Konflikttoleranz sowie der Selbst- und Fremdeinschätzung des Individuums zu sehen (→ Einstellung), das stets bestrebt sein wird, in Übereinstimmung mit anderen zu handeln und doch gleichzeitig eigene Bedürfnisse zu befriedigen. Der Mensch kann risikobereit sein und das Neue wagen, er kann sein Horoskop heranziehen und vor jeder Entscheidung ausweichen wollen oder sogar unfähig sein, eine Wahl zu treffen (→ Neurose) und in ein Wunschdenken zu verfallen u.v.m.

Jede *Entscheidung* (→ Überich) verpflichtet das Individuum gegenüber der Gemeinschaft, eine bestimmte Aufgabe zu erfüllen und ein konkretes Verhalten in Zukunft zu zeigen. Das Individuum ist niemals frei in seinen Entscheidungen, sondern immer sozial gebunden an früher gewählte, vielfältige, unterschiedlich bedeutende Alternativen, die seine Wahlmöglichkeiten im Augenblick begrenzen (Identität).

Die zu beobachtenden Tendenzen des Ausweichens (Vermeidung von Misserfolg) und der Annäherung ergeben sich bei folgenden *Konfliktkategorien:*

1. *Vermeidung – Vermeidung:* Das Individuum hat lediglich zwischen zwei ähnlich unangenehmen Alternativen zu wählen, denen es sich aber nicht entziehen kann.

   Der ältere Mensch vermeidet dann den Arztbesuch bei auftretenden Beschwerden, um nicht ein Attest über Krankheit und Beeinträchtigung seiner Arbeitskraft zu erhalten (→ Abwehrmechanismus).

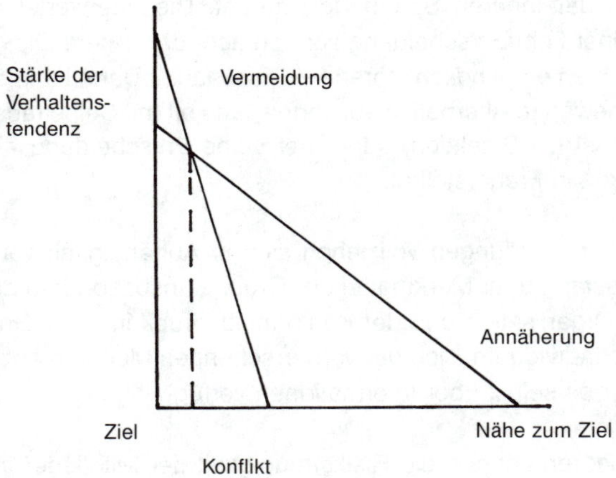

Abb. 29: Annäherungs- und Vermeidungstendenzen in Abhängigkeit von der Nähe zu einem Ziel und der Stärke der Verhaltenstendenzen

2. *Annäherung – Annäherung:* Welche Entscheidung auch getroffen wird, es muss (zunächst) auf eine angenehme Alternative verzichtet werden.

   Der junge Mensch gönnt sich die Befriedigung vieler momentaner Bedürfnisse, oder aber er arbeitet auf weiter vor ihm liegende Ziele hin (Berufswahl).

3. *Annäherung – Vermeidung:* Der Einzelne hat zu entscheiden zwischen einer begehrenswerten und einer unangenehmen Alternative, wobei das negative Ziel aber nicht umgangen werden kann.

   Der Student kann den Prüfungstermin verschieben und weiterhin anderen persönlichen Interessen nachgehen, ohne dabei aber auf Dauer sich der Prüfung entziehen zu können.

4. *Ambivalenz (doppelte Annäherung – Vermeidung):* Jeder Konflikt fordert eine endgültige, abschließende Entscheidung, bei der die Gewichtung von vielen Einzelaspekten vorausgeht.

Berufswahl, Entscheidung für ein Stellenangebot, Heirat, Wahl einer Partei, stellen das Individuum vor Alternativen, die nur mehr oder minder eindeutig sind.

Konsequenzen vor Entscheidungen

Jeder Entscheidung folgt zuerst ein „gutes Gefühl", das sich auf das Aufheben der inneren Spannung gründet. Die unerwartet negativen Folgen einer Fehl-Entscheidung können aber das innere Gleichgewicht des einzelnen empfindlich stören (→ Dissonanz). Dann kann er z.B. die von ihm gewählte Alternative aufwerten, was oft mit Selbsttäuschungen verknüpft ist (→ Selektion) oder aber seine Entscheidungs- und Konfliktfähigkeit in Frage stellen.

Gruppenentscheidungen vollziehen sich in Abhängigkeit vom → Entwicklungsstand u. a. Merkmalen der Gruppe. Insbesondere die (hierarchische) Organisation und der Konformitätsdruck in einer Gruppe verleiten das Individuum, sich der vorherrschenden Meinung anzupassen, je weniger es selbst über Informationen verfügt.

Risikobereitschaft in Gruppen

Beide Faktoren können die Risikofreudigkeit der Mitglieder insgesamt gegenüber der des einzelnen verringern (die Entscheidungen werden auf Arbeitsgemeinschaften oder Ausschüsse verlagert) oder aber erhöhen (siehe 6.2.2.2.). Erhöhte Risikobereitschaft finden wir z.B. in bestimmten Berufsgruppen (Sozialarbeiter, Selbständige) oder als Folge von → Verantwortungsdiffusion. In größeren Menschenmengen begegnen wir u. a. einem Mechanismus der „sozialen Infektion", bei der emotionale Erregung von vielen Teilnehmern Besitz ergreift und ihre Beeinflussbarkeit erhöht, um so mehr, je mehr sie sich in Übereinstimmung mit der Mehrheit fühlen können und in der Anonymität der Masse nicht mehr persönlich zur Verantwortung gezogen werden können. Jede auch nur vorübergehend sich bildende Gruppe zeigt zugleich auch die Tendenz, die Ansprüche des einzelnen zu berücksichtigen und das Gruppengeschehen regelnde Normen zu entwickeln, um interindividuelle Konflikte zu verringern und um Gruppenharmonie zu verstärken.

Gruppen geben dem auf Selbständigkeit pochenden Individuum in unserer Gesellschaft (→ Konformität) oft erst den notwendigen Halt, je mehr es sich selbst als außengelenkt und fremdbestimmt erlebt.

6.2.3. Aspekte zwischenmenschlicher Kommunikation

Sage nicht alles, was Du weißt, aber wisse alles, was Du sagst. (M. Claudius)

Jeder Versuch, sich mitzuteilen, kann nur mit dem Wohlwollen des anderen gelingen. (Max Frisch)

Ein junger Rabbi fragt einen älteren: „Wie kommt es, dass wir zwei Ohren und zwei Augen haben und nur einen Mund?" – Anwortet der Rabbi: „Weil es vorgesehen war, dass wir zweimal so viel hören wie sehen sollen, als wir sprechen." (Talmud)

Offenheit zwischen Menschen muß erst vorsichtig erworben werden. In keiner Beziehung ist totale Offenheit zu jeder Zeit möglich und zu ertragen. (R. Cohn)

Willst Du andere ändern, ändere Dich selbst. (K. Dörner)

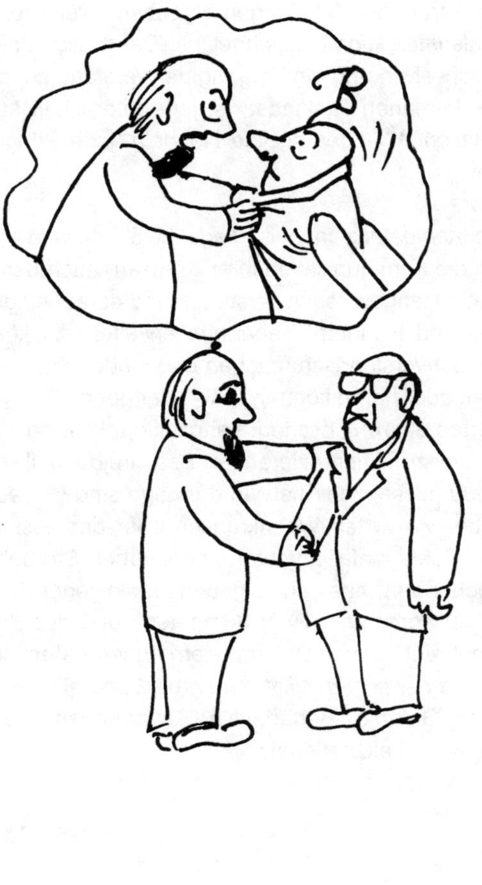

Abb. 30

6.2.3.1. Bedingungen und Störungen der Kommunikation

Kommunikation ist eine wesentliche Voraussetzung zur Herstellung und Aufrechterhaltung von Interaktionen und macht den Menschen zum sozialen Wesen. Zum Zustandekommen von wirksamer Kommunikation sind mindestens zwei Partner nötig. Wie sie miteinander kommunizieren (= „für einander etwas allgemein machen"), z.B. offen oder verdeckt, entscheidet darüber, ob sie ihre Erwartungen und Bedürfnisse einbringen können. Das bedingt auf beiden Seiten Lernprozesse zur Veränderung von Einstellungsmustern und Überzeugungssystemen, damit übereinstimmende Wahrnehmungsleistungen möglich werden, die zur Konfliktlösung befähigen. (Das Kommunikationsverhalten wird auch durch die → Kommunikationsstruktur der Gruppe bestimmt.)

Eine einzelne Kommunikation heißt *Mitteilung*. Alles Verhalten in einer zwischenmenschlichen Situation beeinflusst andere und hat darum Mitteilungscharakter, d. h. *man kann sich nicht nicht-verhalten.* „Ein wechselseitiger Abruf von Mitteilungen zwischen zwei oder mehreren Personen wird als *Interaktion* bezeichnet."[16] „Da letztlich in jeder Form der sozialen Wechselwirkung ein Vorgang der Verständigung zwischen zwei oder mehr Personen stattfindet, ist jede Interaktion auch immer eine Kommunikation."[17] Jedes soziale Handeln, jede Pflegehandlung ist kommunikativ.

Kommunikation als Hilfe zur Selbsthilfe

„*Kommunikative Kompetenz* in der Pflege heißt, dass die jeweiligen Pflegepersonen die Kommunikation ihrer Kranken, auch der psychisch Gestörten, situationsangemessen verstehen und darauf eingehen, sein Wahrnehmungs- und Handlungsrepertoire erweitern zu können, und dass sie sich selbst verständlich machen gegenüber Kranken, die z.B. nicht mehr sehen oder hören können ..."[18] oder gegenüber von Außenkontakten isolierten alten Menschen, Langzeitkranken, hospitalisierten Heiminsassen, die zu differenzierender Beschreibung ihrer Empfindungen und Bedürfnisse nicht mehr in der Lage sind (→ restringierter Code), gegenüber verwirrten Wahnkranken oder depressiven Patienten, gegenüber Schlaganfallpatienten, gegenüber Sterbenden usw. und deren Angehörigen, aber auch gegenüber eigenen Kolleginnen. Voraussetzung der kommunikativen Kompetenz und des Zugangs zu Gefühls-, Wahrnehmungs- und Denkmustern anderer Menschen ist ein tieferes *Verständnis der kommunikativen Entwicklung* einerseits und die Fähigkeit, eigene Gefühle, Bedürfnisse, Erwartungen u. a. bewusst wahrzunehmen und zu akzeptieren.

Theoretisches Wissen über Bedingungen und Wege angemessener Kommunikation verbessert die Prozesse der Verhaltensbeobachtung und der Beurteilung. Das Bewusst-werden der Gleichwertigkeit aller Menschen aber ermöglicht erst, partnerschaftliche Beziehungen zu Menschen zu entwickeln und das vorhandene Ausdruckspotential zu fördern.

Für die alltägliche Handlungsorientierung und für zwischenmenschliche Interaktionen benötigen wir ein Bild vom anderen. Wir müssen wissen, welche Motive sein Verhalten begründen und mit dem „inneren Auge" die von ihm beabsichtigten Schritte voraussehen, um unser Verhalten „richtig einstellen" und uns „richtig verhalten" zu können. Jedes Verhalten einem anderen gegenüber strebt zugleich danach, aus eigener Sicht die Beziehung zwischen beiden zu definieren. Der Empfänger kann darauf mit Zustimmung oder Ablehnung antworten. Sender und Empfänger müssen immer wieder von neuem ihre Beziehung zueinander definieren. Die Vielfalt möglicher Beziehungen zwischen zwei Menschen lässt sich unterteilen in wenigsten drei Grundmuster:[19]

Grundmuster kommunikativer Beziehungen

- *symmetrische (zweiseitige) Beziehungen:* Im partnerschaftlichen Gegenüber haben beide das gleiche „Recht", Vorschläge zu machen, Ratschläge zu geben, Kritik zu üben. Jedes Gespräch stellt eine Form zweiseitiger Kommunikation dar, bei der die Interaktionspartner mehr oder weniger gleichberechtigt (symmetrisch) sind. Da Rückkoppelung (→ Feedback) stattfindet, können wir auch von einem *kreisförmigen Kommunikationsablauf* sprechen. Jeder der beiden Beteiligten orientiert sein Verhalten sowohl an eigenen Vorstellungen und Absichten als auch an dem beobachteten oder erwarteten Verhalten des Partners. Ihr Verhalten ist spiegelgleich, weil sie in der Lage sind, Konflikte auszutragen.
- *komplementäre Beziehungen:* In einer Art Oben-Unten-Beziehung (unterschiedlicher Dauer) ergänzen die Partner einander: Einer lehrt, der andere lernt; einer weist an, der andere ist bemüht zu folgen. Die Beziehung zwischen den Personen beruht auf Unterschiedlichkeit, und das Verhalten des einen ergänzt das des anderen (z.B. Mutter – Kind, Lehrer – Schüler). Wir finden sie in hierarchisch gegliederten Institutionen und Abhängigkeitsverhältnissen in Wirtschaft, Verwaltung, Erziehung, Bildung, Pflege. Solche *einseitige (asymmetrische) Beziehung* wird anfangs z.B. in der Pflege eher nützlich sein, auf Dauer aber Selbstkonzept und Eigenmotivation des Patienten untergraben, vor allem, wenn sie einmündet in: Duzen des Kranken, Beruhigen mit „Ist ja gut!" oder auch „witzigem" Abwerten u.ä.

– *metakomplementäre Beziehungen* werden solche genannt, „in denen A seinen Partner B dazu bringt, über ihn zu verfügen oder ihn zu lenken oder ihm zu helfen. B hat damit die Oberhand; auf einer höheren Ebene hat jedoch A die Oberhand, indem er diese Art von komplementärer Beziehung herbeigeführt hat ... Auch ist es denkbar (...), dass A seinen Partner B veranlaßt, ihm gegenüber als gleichwertig, gleichrangig aufzutreten, sich ihm gegenüber symmetrisch zu verhalten ...“[20] (→ Doppelbindung).

Insbesondere in neuen und schwierigen Beziehungen können – unter der offen wahrnehmbaren Oberfläche des Gesprächs – diese drei Beziehungsmuster auch in wechselseitiger Abfolge auftreten.
Nicht nur der Gesprächsverlauf wird dadurch beeinflusst, sondern auch das → *Selbstkonzept*. Unzählige Beziehungsbotschaften („Du-Botschaften“) der Menschen seiner Umwelt weisen dem Kind den Weg zur Identität, zu einem Bild von sich selbst. Das verfestigte Selbstbild aber sorgt dafür, dass das Individuum nach Erfahrungen *sucht,* die es bestätigen, aber solche Erfahrungen nicht „für wahr“ nimmt, die sein Selbstkonzept korrigieren könnten (→ Vorurteil, → Etikettierung, → Johari-Fenster).

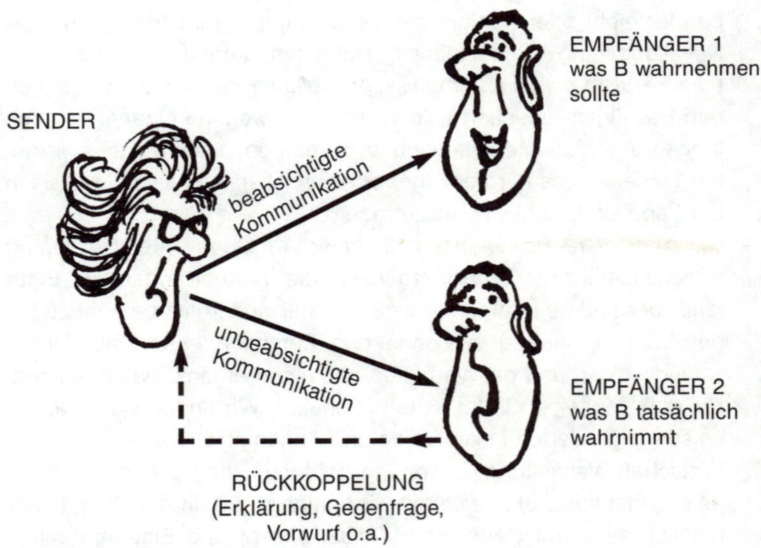

Abb. 31: Verzerrungswinkel zwischen der Vorstellung des Senders, wie der Empfänger die Mitteilung aufnehmen und verstehen wird, und dessen tatsächliche Wahrnehmung.

Jeder Verständigungsprozess verfolgt das Ziel, Mehrdeutigkeiten von Informationen und Situationen zu reduzieren, den *Verzerrungswinkel zwischen gesendeter und empfangener Nachricht* zu verkleinern.

Der Informationsaustausch zwischen Sender und Empfänger stellt im Allgemeinen keinen eindeutigen Vorgang dar, sondern enthält eine Reihe von Störmomenten. Der *Verzerrungswinkel* bei der Kommunikation basiert auf unterschiedlichen Wahrnehmungscodes (– was für den einen „aggressiv", ist dem anderen „kreativ" –), auf Wörtern mit mehreren Bedeutungen („Aufgabe", „Ton", „übersehen" ...), auf mangelnder Übereinstimmung zwischen verbalen (sprachlichen) und nonverbalen (nicht-sprachlichen) Botschaften (– Tonfall, Mimik, Gestik können zu den sprachlichen Signalen im Widerspruch stehen –), auf Mehrdeutigkeit nichtsprachlicher Signale (– „Augen-schließen" kann Ausdruck von Müdigkeit, aber auch von Enttäuschung, konzentriertem Nachdenken oder Sterben sein –) oder darauf, dass jede sprachliche Mitteilung nur einen Ausschnitt aus unterschiedlichen Gefühlen, Meinungen, Motiven, Erfahrungen und Interessen darstellt. Er wird ferner bestimmt durch *Fehler auf Seiten des Sprechers* (der seine Gedanken nicht organisiert, die Auffassungskapazität des Partners überschätzt usw.) und durch *Störmomente beim Zuhörer* (der Details überbewertet, unaufmerksam ist, den Gedanken des Sprechers „weiterspinnt" u.v.m.). Und schließlich kann der *Übermittlungskanal beeinträchtigt* sein (durch Fremdwörter, Sprechweisen, Zeitdruck, Lärm, Unterbrechungen, Rangordnung, Alter, Geschlecht etc.).

Verzerrungswinkel als Folge von Störmomenten

Auf dem Wege der *Metakommunikation* – Kommunikation über die Kommunikation bzw. über die Beziehung zwischen den Partnern – müssen Sender und Empfänger die Art, wie sie miteinander umgehen, zum Gegenstand des Gesprächs machen und klären, was sich in ihnen und zwischen ihnen abspielt. Sie verlangt einen vertieften Einblick in die eigene Innenwelt, die Bereitschaft zur Selbstoffenbarung und die Hereinnahme persönlicher Gefühle in die Sozialkontakte. Denn: *„Wahr ist nicht, was man sagt, sondern wahr ist, was der andere hört."* (F. Schulz v. Thun)

Metakommunikation

Aktives Zuhören setzt Zeit, Geduld und Hinwendung zum Partner voraus und sützt sich auf Mitfühlen (→ Empathie) und Vertrauen in die Fähigkeit des anderen, eigene Lösungen zu entwickeln (→ Feedback, → Beratungsgespräch). Aktives Zuhören eröffnet den Zugang zum inneren Erleben des anderen, weil es ihm motiviert, auf das eigentliche Problem zuzugehen und auch negative Empfindungen auszusprechen.

Aktives Zuhören: Bedingungen und Auswirkungen

Es lässt Mitteilungen besser entschlüsseln, weil das uneingeschränkte Akzeptieren des Gegenüber dazu führt, dass er sich in seinen Gefühlen eher zurechtfindet, offen über sie reden lernt (→ Ich-Botschaften) und eine Gewissheit entwickelt, verstanden zu werden. Auf diese Weise fördert es eine vertrauensvolle Beziehung und unterstützt kreative Lösungen.

Fünf Kernsätze der Kommunikation (nach P. WATZLAWICK, 1969):

Inhalts- und Beziehungsaspekt

1. Die Kommunikation kann *symmetrisch* oder *asymmetrisch* verlaufen (s.o.)

2. „Jede Kommunikation hat einen *Inhalts-* und einen *Beziehungsaspekt,* derart, dass letzerer den ersten bestimmt und daher eine Metakommunikation (…) ist."[21] In ihr werden Inhalte vermittelt und Beziehungen gestiftet.

   - Auf die Aufforderung seiner Frau: „Bring ‚doch' mal den Mülleimer ‚runter', er ist voll", antwortet der Mann: „Da passt doch noch ‚was' rein." Sachlich sieht er den Appell zwar ein, aber er passt ihm nicht. Die Gefahr besteht dabei darin, dass Sach- und Beziehungsebene miteinander verflochten sind, aber auf der Sachebene argumentiert wird. Alltag und Beruf bieten immerfort solche „Nebenkriegsschauplätze" (z.B. Rechthaberei), wenn die Beziehung zwischen den Partnern gestört ist.
   - Die Krankenschwester gibt dem Patienten eine inhaltliche Information und drückt zugleich in der Art und Weise ihres Verhaltens aus, wie das Gesagte gemeint ist, indem sie sich ihm gegenüber akzeptierend, ablehnend oder gleichgültig verhält.
   - Eine Klientin berichtet von ihrer harmonischen Ehe und den erfolgreichen Kindern, gibt nicht-sprachlich aber zu verstehen, dass sie sich minderwertig, hilflos fühlt.

   Beziehungen verbinden uns eher unbewusst. Sind sie harmonisch, bedarf es auch nicht ihrer Definition. Kranke aber befinden sich im Konflikt mit sich und anderen und brauchen ihre Kräfte, um die gestörten Beziehungen neu zu formulieren; der Inhaltsaspekt tritt dabei fast vollständig zurück.

   Die Beziehungsebene ist mitunter sehr kompliziert und vielschichtig: Die Widerstände gegen ein Ansprechen auf der Beziehungsebene (in der Therapie z.B.) weisen auf, dass unbewältigte, tiefere Probleme angerührt worden sind (→ Abwehrmechanismen, → Neurosen).

Verbale und nonverbale Kommunikation

3. Der *Inhalt einer Kommunikation* wird im allgemeinen *verbal,* die *Beziehung non-verbal* ausgedrückt (durch Sprechweise, Mimik, Gestik, Körperhaltung, körperliche Distanz, Blickkontakt, physiologische Merkmale, künstlerische Produkte).

- Mit der Mimik lässt sich am besten lügen: Das Gesicht hat die größte „Sendekapazität", im Gegensatz zu Körperhaltungen, die weniger gut zu beherrschen und weniger auffällig einsetzbar sind. Frauen können besser als Männer „in Gesichtern lesen" (und zugleich auch wieder kleine Lügen „übersehen"), um so ein reibungsloseres soziales Miteinander zu sichern. Mit der eigenen Stimme können wir andere nur selten täuschen: Wir können sie zu wenig kontrollieren, als dass wir die Schwankungen und unterschiedlichen Klangfarben in ihr selbst bemerken oder kontrollieren könnten.

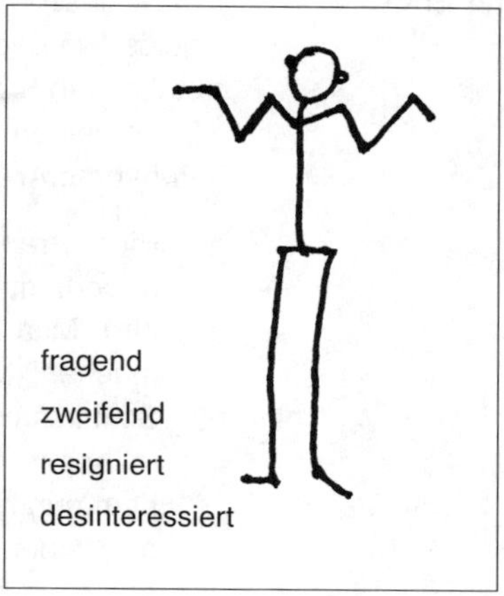

Da non-verbale Äußerungen eher vieldeutig sind, bedarf es zur Klärung der *Metakommunikation.* Zwischen dem verbalen Ausdrucksverhalten und dem, was gewissermaßen „zwischen den Zeilen steht", können Unterschiede oder sogar Widersprüche bestehen.

- Wer z.B. in einer Gesprächsrunde bestimmte politische Ansichten vertritt, die er durch Ironie verfremdet, wird von einigen missverstanden werden. Zustimmendes Kopfnicken der Zuhörer kann andererseits den Sprecher verwirren, wenn jene in Wirklichkeit seine Äußerungen ablehnen.
- Kranke, die nicht sprechen können, oder Sterbende teilen Inhalte auch nichtsprachlich mit. Langzeitkranke, deren Gefühlsäußerungen bei Mitmenschen wenig kommunikative Resonanz erfahren, wird versuchen, über psychosomatische Symptome (→ Regression) die Kommunikation aufrechtzuerhalten.

Nicht-sprachliche Ausdrucksformen vermitteln oft erste Anhaltspunkte für den Partner, wie die sprachliche Mitteilung zu verstehen ist, vor allem, welche Einstellungen man zu anderen Personen oder Sachverhalten hat.

Kommunikation als Kette ohne Anfang und Ende

4. Jeder der Kommunikationspartner neigt dazu, sein *eigenes Verhalten als Reaktion auf das Verhalten des anderen* zu *interpretieren*, die vorausgegangene Äußerung des Partners als Anlass eigener Reaktion auszulegen. Diese Sichtweise übergeht die Tatsache, dass dessen Mitteilung schon durch frühere Kommunikation ausgelöst worden ist. Interaktionen als Austausch von Kommunikation stellen ein *Rückkoppelungssystem* dar, eine Kette ohne Anfang und Ende, einen Kreis, innerhalb dessen man nicht einfach einen Punkt als Anfang oder Ursache bezeichnen kann.

   - Eine Krankenschwester beklagt, dass die anderen nur das unbedingt Notwendige machen und alles an ihr „hängen bleibt"; ihre Mitarbeiterinnen kontern, „weil sie immer alles selbst machen" wolle, „überließen" sie es ihr. Ein Kreisprozess von Schuldzuweisungen verdeckt, dass der Ursprung für das gezeigte Kommunikationsverhalten bei den Partnern außerhalb ihrer Kommunikationssituation liegt. Sie müssen *metakommunizieren* bzw. einer von ihnen muß versuchen, von der eigenen Wahrnehmung und Interpretation der Situation abzusehen und auf den anderen ein(zu)gehen.

   - In Familien- und Partnertherapien werden solche langjährig sich aufschaukelnden Beziehungskonflikte deutlich, die sich zeigen in weitgehend fehlender Übereinstimmung über Einzelheiten gemeinsamer Erlebnisse oder im Streit über Nebensächliches. D. h.: Die Partner sind nicht in der Lage zu metakommunizieren.

Man kann nicht nicht-kommunizieren

5. Wir befinden uns in einem Netz kommunikativer Beziehungen und können darum *nicht nicht-kommunizieren.*

   - Wenn sich in einer Diskussion einer abseits hält, stumm bleibt, kann er damit durchaus etwas ausdrücken wollen. Je nachdem, wie die übrige Gruppe die Situation wahrnimmt, kann sie dieses Verhalten als ablehnende Haltung oder als Zeichen von Unsicherheit auslegen.

   - Auch Gehörlose „sprechen" mit Helfern, das Schweigen depressiver Patienten ist kommunikativer Ausdruck; die Kommunikationsfähigkeit des sprachgestörten oder schwerstbehinderten Patienten wird erkennbar bei entsprechender kommunikativer Kompetenz der Betreuerin.

Störungen der Kommunikation treten umso sicherer auf, je weniger → Selbst- und Fremdeinschätzung übereinstimmen (→ Projektion).

Wachsende Entfremdung zwischen beiden Sichtweisen infolge Ängsten, Unsicherheit u. a. kann *Beziehungsblindheit* entstehen lassen, dem einzelnen Partner kaum bewusst, für deren Folge er andere verantwortlich macht:

Störungen der Kommunikation

- Eltern können sich selbst als ermutigend und ihr Kind als lebhaft einschätzen, während das Kind sich ängstlich und in seinem Wollen unterdrückt erlebt.
- „Eine Mutter kann den besten Vorsatz haben, ihr Kind zu respektieren, wird es aber nicht können, solange sie nicht spürt, wie sie etwa mit einer ironischen Bemerkung, die nur ihre eigene Unsicherheit zudecken sollte, ihr Kind beschämt. Sie *kann* aber *nicht spüren,* wie sehr sich ihr Kind gedemütigt, verachtet und entwertet neben ihr fühlt, wenn sie selber diese Gefühle nie bewusst erlebte, sondern sie mit Ironie abzuwehren suchte.“[22]

Störungen des Informationsaustausches finden wir als wesentlichen Faktor bei *psychosomatischen und neurotischen Erkrankungen, Sinnesbehinderungen u. a.*:

Störungen der Reizaufnahme

- Der ängstliche Kranke ist in seiner Wahrnehmung oft eingeengt und deutet die Verhaltensweisen seiner Umwelt falsch, verarbeitet die von dort bei ihm ankommenden Mitteilungen unangemessen und reagiert ungewöhnlich. Schließlich vermag er, sein Fühlen und Denken weniger verbal als non-verbal zu übermitteln. Da dies von seiner Umgebung oft nicht seinen Erwartungen entsprechend wahrgenommen wird, werden deren unerwartete Reaktionen von dem Kranken wiederum als fehlendes Verständnis für ihn registriert – ein Teufelskreis sich gegenseitig verstärkender Mißverständnisse (→ sich selbst erfüllende Prophezeiung).
- Sinnesbehinderung bei kranken Seniorinnen führen infolge Einschränkung der Informationsaufnahme leicht zu Verwirrung.

Störung der Reizverarbeitung

- Das Entschlüsseln von Botschaften ist oft gestört bei Patienten mit Arteriosklerose, Demenz oder Wahnkrankheit, so dass Fehldeutungen im Sinne ihrer Wahnideen ihre Ängste nähren, verfolgt, vergiftet oder bestohlen zu werden.

Störungen der Rückmeldung

- Sprach- und Wortfindungsstörungen bei Hirnarteriosklerose oder Schlaganfall können den Kranken die Rückmeldung erschweren und sie sich anders ausdrücken lassen, als sie eigentlich meinen.

In Familien oder Partnerschaften mit einem neurotischen oder abhängigen Symptomträger werden durch → Rollenzuweisungen kommunikative Beziehungen so manipuliert, dass auf anderer Ebene ein Gleichgewicht hergestellt und aufrecht erhalten werden kann, das die Neurose oder das Abhängigkeitsverhältnis festschreibt.

Doppelbindung oder: Beziehungsfalle

Eine besondere Form von Kommunikationsstörungen stellt die *Doppelbindung („double bind“* oder *praradoxe Kommunikation*)[23] dar.

- Die Mutter kommt müde von der Arbeit nach Hause. Weil sie weiß, dass ihr Kind auf sie gewartet hat, sagt sie: „Komm zu mir, setz' dich auf meinen Schoß!“ Durch ihre ablehnende Körperhaltung gibt sie gleichzeitig zu verstehen, dass sie erst einmal allein sein möchte. Das Kind ist hin- und hergerissen, befindet sich in einer *Beziehungsfalle:* Gleichgültig, welche Entscheidung es trifft, sie ist in jedem Fall falsch.
- Der Pfleger versichert dem Kranken, er werde „sich um alles kümmern“, lässt aber in Pflegehandlungen, Mimik und Gestik Ablehnung offenbar werden. Oder: Die Betreuerin regt die Patientin zur aktiven Mitarbeit an, nimmt ihr aber jede Verrichtung ab.

Von zwei Personen, die in enger Beziehung zueinander stehen, erfährt die eine von seiten der anderen zwei miteinander in Widerspruch stehende, unvereinbare Kommunikationen. Sie ist zugleich weder in der Lage, sich mit dem Sender der Mitteilung über den Kommunikationsprozess und die zugrunde liegende Beziehungsstruktur zu verständigen, noch sich aus der Beziehung zurückzuziehen und dem Partner zu entkommen.

Solche doppelbödigen Kommunikationen bzw. *Doppelbindungen* von längerer Dauer werden als Grundlage vieler zwischenmenschlicher Kommunikationsstörungen bis hin zum schizophrenen Formenkreis gedeutet, da sie schwer beeinflussbare Erwartungen bezüglich menschlicher Beziehungen und der Reaktionen der Umwelt ausformen (→ Konditionierung).

6.2.3.2. Inhaltsseite und Beziehungsseite einer Nachricht

F. SCHULZ v. THUN (1983) gliedert den Vorgang der Kommunikation weiter auf: Sein *Nachrichtenquadrat* gestattet es, Kommunikationsabläufe differenzierter zu erfassen, die Vielfalt möglicher Kommunikationsstörungen und -probleme leichter aufzuschlüsseln sowie Wege zur Verbesserung der Kommunikationsfähigkeit zu eröffnen.

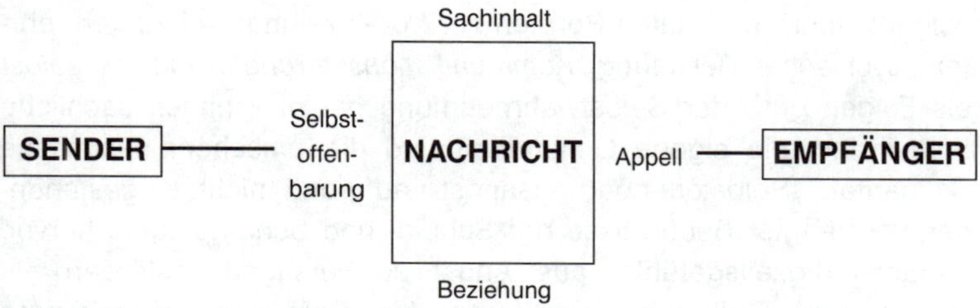

Abb. 32: Die vier Seiten einer Nachricht

Inhalts-seite

Der *Inhaltsaspekt* oder die *Sachseite* einer Nachricht verkörpert die sachlichen Anteile einer Kommunikation.

Der *Beziehungsaspekt* umfasst die Kommunikationsfunktionen *Selbstoffenbarung, Beziehung* und *Appell.*

Alle vier Aspekte formen die Nachricht. Schein-sachliches Argumentieren ebenso wie überflüssige „sachliche" Informationen verwischen die Grenzen zum *Beziehungsaspekt* und provozieren eher emotionale Reaktionen als kognitive Einsichten. Appelle, „zur Sache zu kommen", behindern andererseits leicht die Offenlegung und Lösung zwischenmenschlicher Konflikte – etwa in Teambesprechungen –, das Ausklammern der *Beziehungsseite* aber betont sie womöglich übermäßig.

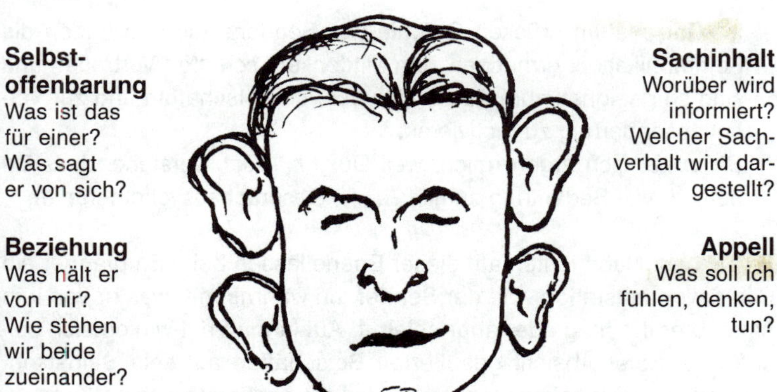
Selbst-
offenbarung
Was ist das
für einer?
Was sagt
er von sich?
Beziehung
Was hält er
von mir?
Wie stehen
wir beide
zueinander?
Sachinhalt
Worüber wird
informiert?
Welcher Sach-
verhalt wird dar-
gestellt?
Appell
Was soll ich
fühlen, denken,
tun?

Abb. 33: Der vierohrige Empfänger

Selbst-offenbarungs-Seite

Selbstoffenbarung: Ob gewollte Selbstdarstellung oder unfreiwillige Enthüllung, der Sender gibt etwas von sich kund, vermittelt ein Bild von sich. Die Angst, „durchschaut" zu werden und „Schwächen zu zeigen", führt in sozialen Berufen zur Vereinzelung und zu vermehrter psychischer Belastung. *Kommunikationsstörungen mit mir selbst* als Folgen gestörter Selbstwahrnehmung beeinträchtigen sachliche Fortschritte, die eigene Gesundheit und die zwischenmenschliche Solidarität. „Selbstoffenbarungsangst" aufgrund nicht eingestandener, verdrängter Bedürfnisse ruft Schuld- und Schamgefühle hervor. Minderwertigkeitsgefühle, aus Angst zu versagen, befördern → Macht- und Geltungsstreben und das Bemühen, eingebildete Schwächen zu kompensieren und mit Mitarbeiterinnen für die Beziehungen gefährliche Konkurrenz zu treten. Sog. Imponier- und Fassadentechniken (: sich bei Unwesentlichem hervortun oder hinter der Helfer-Rolle bei sich selbst nicht akzeptierte Merkmale verstecken in Form von „Man-müßte"- und „Wir-sollten-(nicht)"-Sätzen, anmaßende Selbstbescheidung) ebenso wie „Du-Botschaften" verstellen den Zugang zu sich und anderen.

- Du-Botschaften haben nicht-annehmenden Charakter, zielen auf den Empfänger und versuchen, ihn in seinem Verhalten zu bestimmen. Sie verdeutlichen eine (tatsächliche oder vorgebliche) Machtposition, haben abwertenden Charakter, enthalten moralische Wertungen und Vorurteile. Und sie scheinen Lösungen vorzugeben und provozieren so primär Widerstand und Rechtfertigung.
  Beispiele: „Du hast mich verletzt." – „Du sollst das nicht ernst nehmen."

- Ich-Botschaften drücken Gefühle des Senders aus und öffnen die Kommunikation, ermutigen zum Mitdenken, schaffen Vertrauen und sind so geeignet, zum Aussenden von Ich-Botschaften und zur Verhaltensänderung zu motivieren.
  Beispiele: „Ich ärgere mich, weil Du ..." – „Ich verstehe, dass Du dem so viel Bedeutung zumißt ..." (→ Gesprächspsychotherapie).

Beziehungs-Seite

Beziehung: Nachrichten auf dieser Ebene lassen beim Empfänger ein Bild davon entstehen, wie der Sender ihn wahrnimmt, was er von ihm hält, ob er ihn mag oder aber ablehnt. Auf lange Frist wirken sich solche in sozialer Absicht geäußerten Botschaften auf sein Selbstkonzept aus (→ Transaktionsanalyse), und sie bestimmen seine Kommunikationsfähigkeit, mit – in Therapie, Beratung, Pflege, Erziehung: Auch Erziehung kann verstanden werden als besondere Form mitmenschlicher Kommunikation: Erziehen ist primär das Bemühen um besseres Verstehen.

Harmoniebedürfnis akzentuiert sich auf der Beziehungsseite. Wie sich Helfer und Patient/Klient auch immer begegnen – sie müssen ihre Beziehung aushandeln.

Appell-Seite

Appell: Kommunikation soll etwas zum Ausdruck bringen, einen IST-Zustand beschreiben; aber sie soll doch auch Wirkungen erzielen, nämlich auf den Empfänger einwirken, etwas zu tun oder zu unterlassen. *„Wenn ich mich ausdrücke, ohne bewirken zu wollen, bewirke ich schon."* (RUTH COHN) → Gesprächspsychotherapie verhält sich (möglichst) appellfrei.

Wer sich vor klaren Anweisungen scheut, bewirkt leicht Verwirrung. Wer „richtiges" Verhalten vorschreibt, wird → Regression bewirken. Wer bloß appelliert, („Sei mutig!" – „Sei spontan!"), wird die Entfaltung von Spontaneität und Selbstbewusstsein verhindern (→ paradoxe Kommunikation).

- Wenn Angehörige oder andere Helferinnen z.B. meinen, dem suchterkrankten, abhängigen Menschen, alle Probleme abnehmen zu müssen, hindern sie ihn an Selbstwahrnehmung, Bewusstwerdung und Entwicklung von Konfliktbereitschaft.

Dem Empfänger bleibt es überlassen, auf welcher Seite er die Nachricht empfängt, ob seine „Empfangsbestätigung" den Erwartungen des Senders entspricht und z.B. zur Arbeitszufriedenheit im Team oder aber zu Konflikten führt.

Kommunikation wird verbessert, je mehr einseitige Kommunikation vermieden wird und → Feedback auf der Selbstoffenbarungs-, Beziehungs- und Appell-Seite erfolgt, d. h. auch: über Kommunikation (meta-) kommuniziert wid.

Einige notwendige Folgerungen:

- Ein Konflikt im zwischenmenschlichen Bereich ist nicht zu lösen durch bloße *Sachauseinandersetzung*.
- Wer vornehmlich die *Beziehungsseite* wahrnimmt, wird hinter jeder Äußerung seines Gegenüber Schuldzuweisungen, Angriffe, Beleidigungen, Herabsetzung, Ablehnung und dgl. „entdecken" (→ Abwehrmechanismen). Und er macht sich so abhängig von den Urteilen seiner Mitmenschen.

- Auf der *Selbstoffenbarungsseite,* erfahren wir durch *aktives Zuhören* viel über die Beweggründe für Freude, Trauer, Vorwürfe, Enttäuschung ... und lernen, die Gefühle des Senders zu respektieren, sie für ihn durch Rückmeldung begreifbar zu machen und ihm so eine vertiefende Auseinandersetzung zu ermöglichen (statt uns selbst nur rechtfertigen zu wollen: Beziehungsebene): Der Sender fühlt sich verstanden, sein Vertrauen zu sich selbst und uns kann wachsen. Interpretieren wir die Botschaft des anderen nur als Selbstoffenbarung, wird seine Meinung, seine Kritik an uns allein zum Ausdruck seiner eigenen Probleme (→ Projektion), und wir müssen nicht über unsere Beziehung nachdenken.
- Auf der *Appellseite* zu hören, hilft, hinter „Auffälligkeit" oder → Verhaltensstörung eine auf den ersten Blick nicht offensichtliche Appellseite, z.B. einen „Hilferuf", aufzudecken. Es befähigt aber auch, sich vor Manipulationen durch unselbständige Partner zu schützen. Zugleich birgt es Gefahren:

  z.B. jeder Verhaltensäußerung des anderen berechnende Absicht zu unterstellen, nicht ausreichend auf eigene Gefühle und Bedürfnisse zu achten, nicht „nein" sagen zu können, immer wieder Verständnis für den anderen aufzubringen.

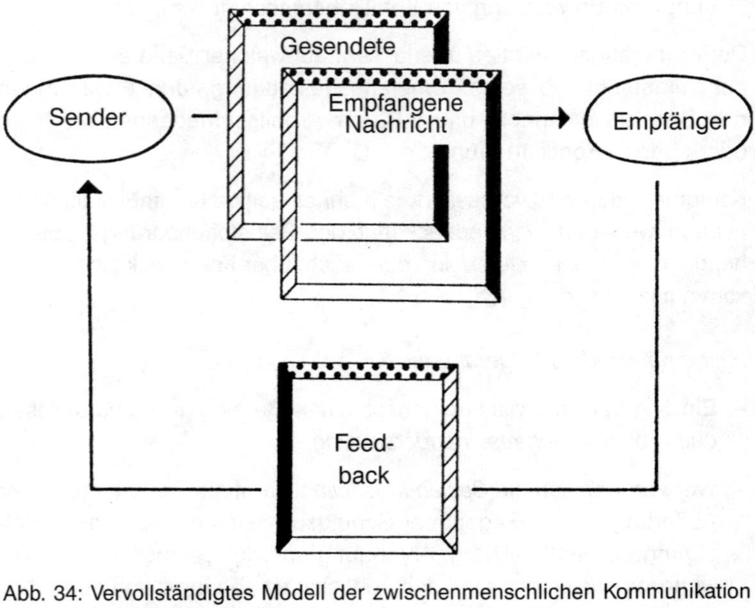

Abb. 34: Vervollständigtes Modell der zwischenmenschlichen Kommunikation (n. F. Schulz von Thun)

6.2.3.3. Wege zur besseren Verständigung

Anforderungen an wirksame Rückmeldung

Teilnehmer an Lern-, Arbeits- und Selbsterfahrungsgruppen können auf vielfältigen Wegen lernen, die Auswirkungen von Verhaltensweisen auf andere Teilnehmer zu spiegeln, d. h. *Feedback* zu geben. Selektiv seien einige Spielregeln für wirksame Rückkoppelung genannt:

1. Feedback sollte *beschreiben*, was jetzt und hier geschieht, und nicht moralisch bewerten und interpretieren.
   Der andere soll eine *„Ich-Botschaft"* erhalten. „Es stört mich, dass du lachst ... !" und nicht eine „Du-Botschaft" der Art: „Du verspottest immer alles."
2. Feedback sollte möglichst sofort erfolgen und konkret, d. h. der Situation und der Auffassungsgabe des Gegenüber angemessen sein.
3. Dem Feedback sollte echtes Zuhören vorausgehen. Andernfalls sollte das Gespräch vorübergehend unterbrochen werden, damit der Anschluss wieder hergestellt werden kann.
4. Feedback sollte sich nicht hinter dem „man" oder „wir" verstecken, sondern in Form des „ich" erfolgen.
5. Feedback sollte nur eine bewusste Auswahl dessen enthalten, was der Einzelne fühlt oder denkt.
6. Feedback sollte sich einstellen auf Signale des eigenen Körpers und ähnliche bei den anderen Teilnehmern.

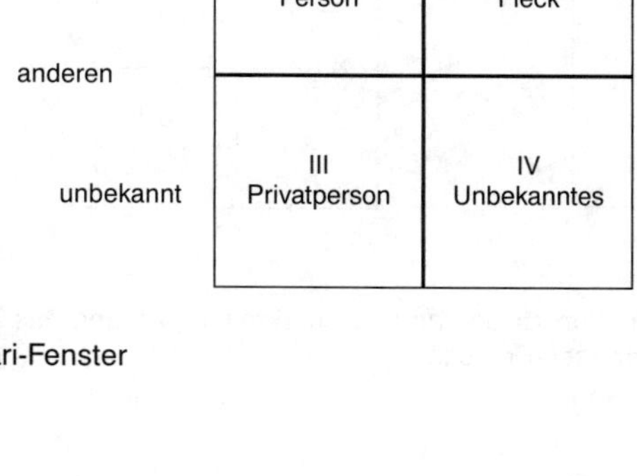

Abb. 35: Johari-Fenster

Solche Leitlinien werden dazu beitragen, das Aufkommen von Aggressionen zu begrenzen, das Aus-dem-Felde-Gehen einzuschränken, die Selbstkontrolle und Lernbereitschaft in der Gruppe zu verbessern.

Verbesserung der Selbst- und Fremdwahrnehmung

Das sog. JOHARI-Fenster (von JOE LUFT/H. INGHAM, 1955)[23] wurde als Schema entwickelt, das die Veränderungen von Selbst und Fremdwahrnehmung im Verlaufe von Gruppenprozessen veranschaulicht.

Bereich I Verhaltensweisen und Einstellungen, die der Teilnehmer selbst wahrnimmt und freimütig äußert.

Bereich II Verhaltensweisen, die andere an einem wahrnehmen, dem Betroffenen aber nicht bewusst sind.

Bereich III Gedanken, Gefühle, „geheime" Wünsche, Erlebnisse, die ich anderen nicht mitgeteilt habe oder mitteilen will.

Bereich IV Einstellungen und Motive, die weitgehend unbewusst, also weder einem selbst noch den anderen bekannt sind.

Ziel der Gruppenprozesse wird es sein, die Grenzen der einzelnen Bereiche gegeneinander zu verschieben und vor allem den der freien Aktivität zu vergrößern.

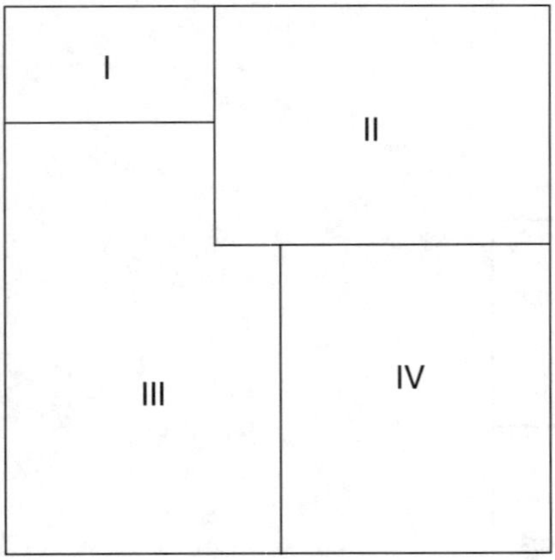

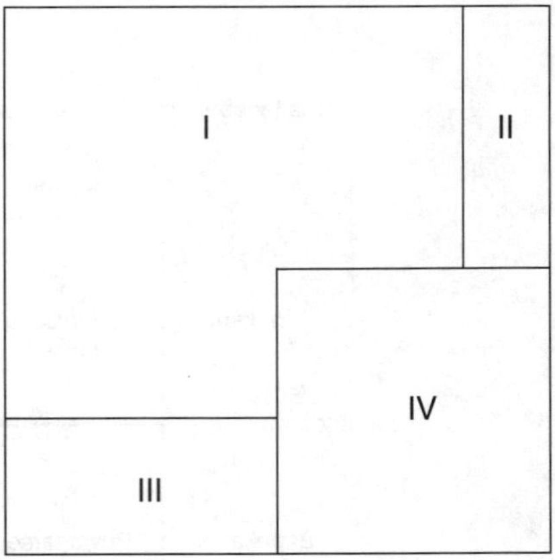

Abb. 36: Die Situation zu Beginn einer neuen Gruppe und das Ziel fortlaufender Feedback-Prozesse.

6.2.4. Soziale Wahrnehmung und soziale Interaktlon

„Soziale Beziehungen beginnen mit der Wahrnehmung einer anderen Person, mit dem Bewusstwerden und der Beurteilung ihrer Eigenarten, Absichten und wahrscheinlichen Reaktionen auf unsere Aktionen. Erwartungen über die Verhaltensweisen des anderen werden entweder bestätigt und glätten dann die Wege der sozialen Interaktion, oder sie werden nicht bestätigt, dann führen sie zu Unsicherheit und Spannung.“[24]

Wahrnehmung wird in Interaktionen geformt

„Was“ und „wie“ einer wahrnimmt, spiegelt seine Einstellung zur Person und somit die gerade vorherrschenden Motive, Werthaltungen, seine gesamte Persönlichkeitsstruktur. Wahrnehmung entsteht in der Wechselwirkung zwischen dem Individuum und seiner Umwelt und wird somit zur *„sozialen Wahrnehmung“*, die sich

1. auf soziale Objekte richtet und
2. durch soziale Erfahrungen geformt wird.

Unsere Wahrnehmung anderer (Personwahrnehmung) stellt nie ein beziehungsloses Nebeneinander von Beobachtungen dar, sondern wir bemühen uns, diese zu einem „vollständigen“ Persönlichkeitsbild (Zuneigung in Gruppen) zusammenzufassen und sogar zu ergänzen (Vor-Urteil).

Wahrnehmung als subjektiver Vorgang

Die *soziale Wahrnehmung* ist ein Ergebnis der persönlichen Lerngeschichte (→ psychosoziale Entwicklung) und lässt uns mit bestimmten (alternativen) Erwartungen (Hypothesen) an unsere Umwelt herantreten. Bestehen zwischen Beobachtungsgegenstand und Erwartungshaltung Diskrepanzen, versuchen wir, gemäß motivationaler, sozialer und kognitiver Fähigkeiten zu einem Beobachtungsergebnis zu gelangen, wo beide zur Deckung kommen. Jeder Wahrnehmungs- und Beobachtungsvorgang verfälscht und verzerrt die objektive Wirklichkeit, wird so zum Selektionsprozess und bleibt nicht bloß ein Vorgang und Ergebnis objektiver Informationsgewinnung über die Außenwelt oder über innere Abläufe. Soziale Wahrnehmung bestimmt das *Selbst-* und das *Fremdbild:* Was wir sehen und wie wir unsere Umwelt wahrnehmen, hängt eng damit zusammen, welche Selbsteinschätzung wir haben (→ Körperimago, → Einstellungen, → Neurosen, → Etikettierung, → Konformität).

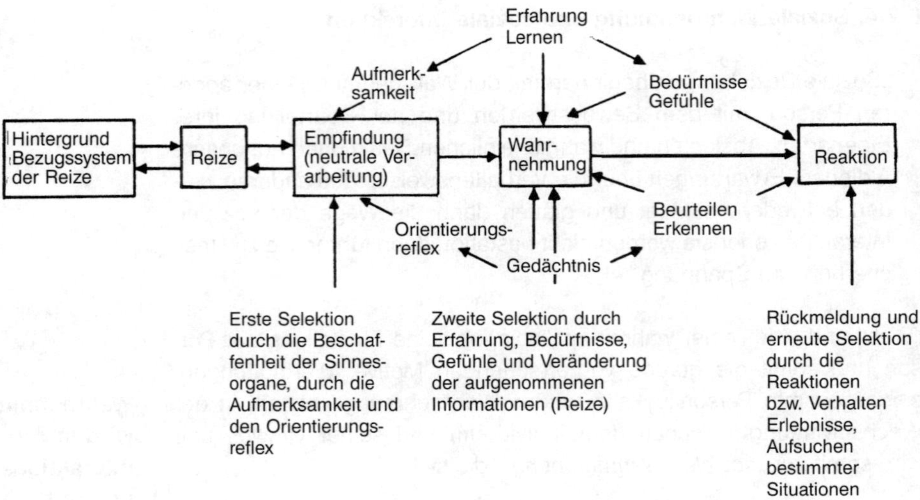

Abb. 37: Schematische Darstellung der Wahrnehmungsvorgänge (in: Michel/Novak: Kleines psychologisches Wörterbuch, Freiburg 1982)

Sozial mitbedingte Wahrnehmung ist zu verstehen als die Art und Weise, in der das Individuum in jedem Augenblick eine soziale Situation interpretiert oder für sich Eindrücke, Vorstellungen und Gefühle über andere Personen bildet.

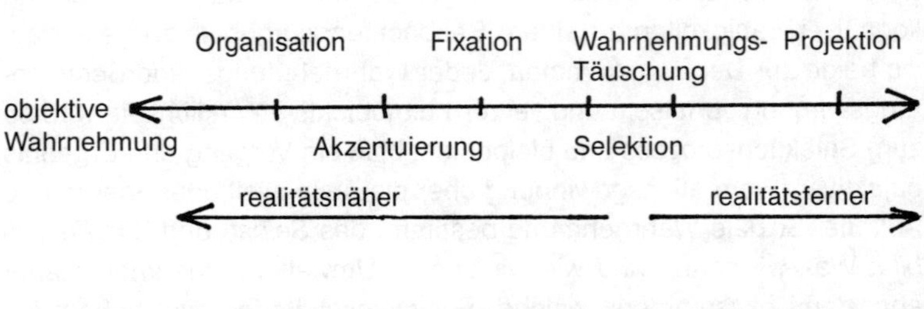

Abb. 38: Wahrnehmungsarten nach der Theorie der „sozialen Wahrnehmung". (Entnommen: W. J. Schraml: Einführung in die moderne Entwicklungspsychologie, Frankfurt 1980, Seite 199, verändert).

Die *vier* angeborenen, lebensnotwendigen und das Verhalten erleichternden *Funktionen der Wahrnehmung* (→ Gestalttheorie) werden von situativen sozialen Einflüssen und sozialer Vorgeschichte überlagert, die in unterschiedlicher Weise mit Fehlern behaftet sind.

Organisation

1. *Organisation:* Der Mensch nimmt stets eher eine sinnvolle Gestalt vor bloßen Einzelaspekten wahr (→ Tendenz zur guten Gestalt) und erfährt soziale Objekte vor dem Hintergrund (→ Gesetz von Figur und Grund) ihrer Bezugsgruppen, der jeweiligen Situation sowie seiner eigenen Einstellungen, Bedürfnisse u. a.

   Eigene Furcht oder Angst lässt uns in andere Menschen mehr Bösartigkeiten projizieren. Angehörigen bestimmter Berufsgruppen werden gleiche Eigenschaften zugeschrieben (→ Stereotype). Weniger ansehnliche Männer steigen im Ansehen, wenn sie mit einer attraktiven Frau verheiratet sind.

   Kinder zeichnen den Weihnachtsmann kurz vor Weihnachten größer als hinterher.

   Der Fabrikarbeiter erlebt Arbeit bedrückender als der Arzt.

   Die magersüchtige Pubertierende gibt ihren Körperumfang wesentlich größer an.

Selektion

2. *Selektion:* Aus der Vielfalt der Reize unserer Umwelt nehmen wir stets nur einen Ausschnitt wahr, da wir andernfalls hilflos einer Reizüberflutung ausgesetzt wären. Zusätzlich selegieren wir dann noch aus diesem bereitgestellten Reizmaterial.

   Die schlafende Mutter hört ihren wimmernden Säugling, wird aber bei Gewitter nicht wach. Der Hungrige hält nur nach Essbarem Ausschau. Fünf verschiedene Zeugen liefern unterschiedliche Aussagen nach einer Beobachtung.

   In seinem Vortrag (Unterricht) muß der Redner (Lehrer) einen gewissen Überfluss an Informationen (Redundanz) anbieten (Erläuterungen, Wiederholungen), wenn sein Publikum seine Grundaussagen verstehen soll.

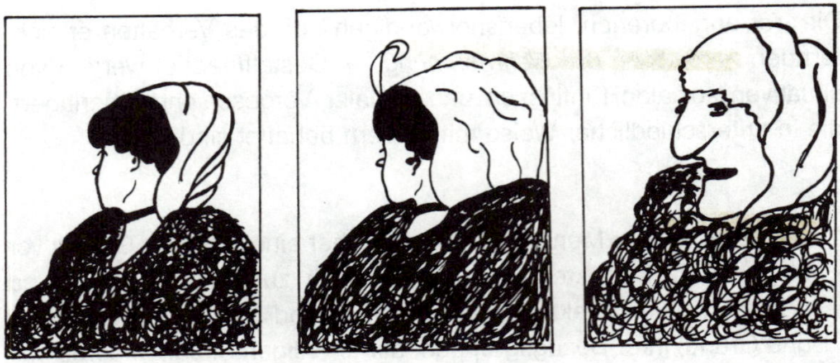

Abb. 39: Selektion bei Mehrdeutigkeit

Die Wahrnehmungsschwelle gegenüber interessierenden Objekten (→ Einstellung) ist niedriger als gegenüber anderen, die z.B. Angst auslösen (→ Abwehrmechanismen).

Akzentuierung

3. *Akzentuierung:* Aufgrund von Erwartungshaltungen neigt der einzelne dazu, bestimmte Aspekte auf Kosten anderer überzubetonen.

Kinder von wirtschaftlich schlechter gestellten Eltern schätzen Geldmünzen aus der Erinnerung größer ein als „reiche" Kinder.

In Diskussionen ist oft kein Kompromiss möglich, da die Sichtweise der Beteiligten einseitig bleibt.

Fixierung

4. *Fixierung:* Menschliches Wahrnehmen strebt danach, dass Erwartungen stets bestätigt werden.

Die Wahrnehmungswelt tendiert dazu, von Tag zu Tag die gleiche zu bleiben. Gewohnheitsbildung im Wahrnehmen, Denken und Verhalten ist die Folge. Dies kann zu vorübergehenden Wahrnehmungs- und Lernhemmungen führen, die dem Neuen Hindernisse entgegensetzen.

In bestimmten sozioökonomischen Schichten ist eine Wahrnehmungs*barriere* gegenüber z.B. der visuellen Wahrnehmungswelt der weiterführenden Schule zu beobachten.

Der gereizte Erzieher nimmt beim Kind eher vermeintlich aggressives Verhalten wahr.

Der autoritär Erzogene tendiert zu Schwarz-Weiß-Denken.

Soziale Faktoren beeinflussen die Wahrnehmung

Die natürlichen Organisationsprozesse der Wahrnehmung, aber auch – oft davon nicht zu trennen – anderer kognitiver Funktionen und des Handelns werden stets mitbestimmt durch weitere soziale Faktoren wie

→ Abwehrmechanismen, → soziale Deprivation, → Konformitätswirkung der Gruppe, Konsequenzen aus dem Erleben einer → Dissonanz, → Stereotype (→ Vorurteil), → naive Persönlichkeitstheorie.

Verallgemeinerung von Einzelaspekten

Nicht beschrieben wurde bis hierher der *HALO-EFFEKT:* Der Beobachter oder Beurteiler schließt von einigen wenigen augenfälligen Eigenschaften auf die Gesamtpersönlichkeit (z.B. gegenseitiges Fremdbild von jungen und alten Menschen), verallgemeinert also unzulässig. Wenn einer z.B. angenehme Eigenschaften beim anderen beobachtet, spricht er ihm weitere zu, die er gerne bei ihm wiederfinden möchte (→ Sympathie). Teile werden auch hier für das Ganze genommen, um von einem vermuteten Gesamtbild Teilurteile ableiten zu können.

> Der Körperbehinderte wird als „nicht leistungsfähig“, der in einem Moment Ungeschickte als „unpraktisch“ erlebt. Spastikern wird fast immer fälschlicherweise „Schwachsinn“ unterstellt. „Wer einmal lügt ...“

Sprechen unstrittige Beobachtungen dann gegen diesen Gesamteindruck, kann es zu → Rationalisierungen kommen.

Wahrnehmung wird zum Vor-Urteil

> Der guten Tat des Mitmenschen werden negative Motive untergeschoben.

Das Phänomen des *„Ersten Eindrucks“* macht deutlich, wie wichtig in der Kontaktaufnahme von Personen die ersten Informationen sind. Er legt gewissermaßen die Richtung der weiteren Beobachtungen und Interaktionen zweier Personen (A + B) fest (Reihenfolgeeffekt).

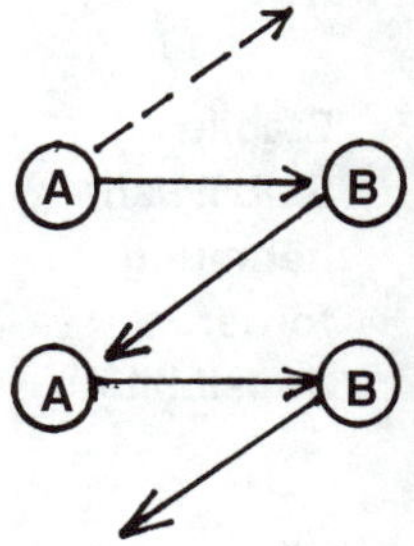

> „Der vollständige Eindruck wartet nicht, bis ‚sämtliche‘ Ergebnisse eingegangen sind. Sobald wir an einem (uns bis dahin unbekannten) Menschen irgendetwas beobachten, beginnen wir, einen integrierten Eindruck zu formen.“[25]

Dieses zunächst nützliche, voreilige Gesamturteil orientiert sich entsprechend den für die eigene Person bedeutenden und auffälligen Merkmalen – ungewöhnliches, unerwartetes Verhalten bietet besonders viel Information – und ist später nur schwer korrigierbar.

Als besonders bedeutungsvoll für pädagogische und therapeutische Beziehungen haben sich positive oder negative Erwartungshaltungen im Sinne der *„sich selbst erfüllenden Prophezeiung“* erwiesen:

Subjektive Erwartungen bestimmen die Fremdwahrnehmung

Was wir von einem Menschen, der sich in abhängiger Beziehung zu uns befindet, erwarten, und wie wir uns ihm gegenüber verhalten, beeinflusst vor allem dessen unbewusste Reaktionen.

> Dem als intelligent eingestuften Schüler wenden sich die Lehrer häufiger zu und helfen ihm so, seine Leistung zu verbessern und dadurch die Prophezeiung wahr werden zu lassen.
>
> Der vom Therapeuten mit einer ungünstigen Prognose versehene Patient beginnt, sich diesem Bild zu fügen, je mehr der negativ eingestellte Therapeut ihn jetzt entmutigt und unpersönlicher mit ihm umgeht.

Die „sich selbst erfüllende Prophezeiung" soll ihres Stellenwerts wegen im Zusammenhang mit dem Phänomen der → Etikettierung im Kapitel 7 erweiternd behandelt werden.

Wie zwei Personen eine wahrgenommene Situation interpretieren, wird ihre zukünftigen Interaktionen steuern. Das Verhalten der einen kann dabei Wahrnehmen und/oder Verhalten der anderen (beobachteten) Person verändern.

Misstrauen infolge Wahrnehmungsverzerrung

Vertrauensbildung zwischen Menschen, von denen einer sich in abhängiger Position befindet, gestaltet sich schwierig, da das Handeln des anderen als Kontrolle erlebt wird (z.B. in der Betriebs-Hierarchie). Egozentrismus und neurotische Entwicklungen können zu Kommunikationsverzerrungen führen: Der Eifersüchtige und der Depressive suchen nach Bestätigung für ihr *Fremdbild,* weil ihr *Selbstbild* gestört ist.

Stabile Selbstwahrnehmung fördert Sensibilität

Abschließend können wir feststellen, dass soziale Wahrnehmung und Interaktion um so erfolgreicher sind, je stabiler und zutreffender die Selbstwahrnehmung ist. Die Fähigkeit, andere zu beurteilen, steigt mit der von ihr Ausgang nehmenden Einfühlungsfähigkeit in den einzelnen und zwar auf der Basis eines Wissens, wie sich Menschen im Allgemeinen verhalten.

6.2.5. Personwahrnehmung und Personbeurteilung

Beobachtung und Beurteilung in der Praxis helfender Berufe zielen vor allem auf das Erfassen von Interaktionsprozessen, also Verhaltensmustern, Störungen und Lösungen sowie Beziehungen zwischen Beobachteten, auf die Analyse von deren Kommunikationsverhalten und auf das Verstehen der Persönlichkeit eines einzelnen Menschen und seiner Motive, Einstellungen usw. vor dem Hintergrund einer Gruppe und seiner Interaktionen in ihr.

Damit Beziehungen zwischen Mann und Frau, zwischen alten und jungen Menschen, zwischen Kranken und ihren Betreuerinnen entstehen können, bedarf es der Interaktionen in konkreten Alltagssituationen. Jede Interaktion ist auch eine Kommunikation, da in ihr Vorgänge der Verständigung zwischen zwei oder mehr Personen stattfinden. Sie sind der eigentliche Gegenstand der stets selektiven Beobachtung. „*Wahrnehmen* ist wesentliche Voraussetzung und zugleich Oberbegriff des *Beobachtens:* Beobachten unterliegt den gleichen Einschränkungen, Verzerrungen, Täuschungen, Fehlern wie Wahrnehmen. Auf zufälligen Beobachtungen gründen unsere Vorstellungen und Vor-Urteile hinsichtlich eines gezeigten Verhaltens; sie bilden die Bezugspunkte, die unserem Handeln und Planen in der sozialen Wirklichkeit Halt und Orientierung bieten."[26]

Wahrnehmen und Beobachten

Erst zielgerichtetes, theoriegeleitetes, untersuchendes, aufgliederndes und wieder zusammensetzendes gedankliches Handeln macht aus dem Wahrnehmen ein Beobachten.

Für helfende Berufe ist es eine wesentliche Fähigkeit, möglichst wertfrei Geschehnisse, Reaktionen, Bewegungsabläufe, Arbeitssituationen u.v.m. wahrzunehmen, zu beobachten und angemessen zu beschreiben. Das hohe Maß an Subjektivität von freier (unsystematischer) *Gelegenheitsbeobachtung* muß dabei durch Einfügen *systematischer Beobachtungsformen* wenigstens verringert werden. Die Zufallsbeobachtung kann indes schon durchaus bedeutende Fragen aufwerfen.

Systematische Verhaltensbeobachtung

Die wissenschaftliche, systematische Beobachtung aber muss

1. einen theoretischen Bezugsrahmen abstecken,
2. Beobachtungsprozesse systematisch planen zum Zweck der Kontrollierbarkeit, Überprüfbarkeit und Wiederholbarkeit (→ Gütekriterien) und
3. Beobachtungen durch systematische Aufzeichnung mittelbar machen.

Das am anderen Menschen Beobachtete ist zu unterscheiden von dem, was wir selbst – eher unbewusst – hinzufügen: Vermutungen, eigene gefühlsmäßige Reaktionen, Interpretationen, psychologisierende Wertungen → Projektionen.

Dieses bewusst zu machen, wird erleichtert durch differenzierte *Beobachtungs- und Verlaufsberichte* über z.B. Tätigkeiten eines Patienten, die dem Beobachter selbst wie auch anderen an der Zukunft des Betroffenen beteiligten Mitarbeitern konkrete Bilder von seinem Zustand und seiner Entwicklung vermitteln. Das fortlaufende Notieren von Beobachtungen präzisiert nicht nur Handlungen und Erfahrungen des Patienten, sondern auch die Vorgehensweisen der Helferinnen, Therapiepläne, Hilfsmittelgebrauch, angewandte handwerkliche Techniken. Es gliedert auf, ordnet, strukturiert, was das Gedächtnis nicht fassen kann.

Beobachtungsbericht

Beobachtungsprotokolle vergegenwärtigen zu einem beliebigen späteren Zeitpunkt die Situation des Patienten, helfen, eigenes Tun zu überprüfen und zu korrigieren und erhöhen so die Handlungskompetenz. Und schließlich befähigen sie bei genügendem Training, auf solche Art gezielter, genauer wahrzunehmen und zu beobachten. So kann es vielleicht auch gelingen, den Patienten ganzheitlich zu erfassen, das komplexe Krankheitsgeschehen systemisch zu deuten und auch die eigene Einschätzung und Haltung dem Patienten gegenüber zu verändern (→ Etikettierung).

Beobachter als Fehlerquelle

Während der Beobachtung von Verhalten wird der Mensch als Beobachter selbst zum Teil dieser psychologischen Forschungsmethode und seine Persönlichkeit zu einer möglichen Fehlerquelle in der beobachteten Situation. Beobachtungsfähigkeit muß darum auch stets die Bereitschaft und *Fähigkeit zur Selbstbeobachtung* einschließen, um womöglich durch die eigene Lebensgeschichte verzerrte Wahrnehmungs-, Erlebens-, Sicht- und Denkweisen zu kontrollieren. Der Beobachter soll ein gültiges Bild von sich selbst bekommen und Prozesse der Selbstreflexion (Selbstanalyse) und Selbstveränderung einleiten können, um so gleichermaßen ein einfühlendes Nachvollziehen der innerpsychischen Prozesse beim Patienten zu erleichtern (→ Empathie).

Beobachtung hat im doppelten Sinne *Figur-Grund-Charakter:*

1. Der Beobachter nimmt eher Zufälliges, d. h. vom „normalen" Handeln abweichendes Verhalten wahr und zeichnet es auf.
2. Dem Beobachter sind (und bleiben weitgehend) die entwicklungsgeschichtlichen Erfahrungen des Beobachteten fremd: Aus der Perspektive (durch die „Brille") des beobachteten Patienten oder Schülers z.B. steht die jeweils neue Sachlage mit ihren Besonderheiten und den darin wirkenden Einflüssen im *Vorder-*

grund, und er zieht frühere Reaktionen in möglichst vergleichbaren Situationen zum Vergleich und zur Lösung heran. Diese werden aus der Perspektive des Helfers oder Lehrers als Beobachter *Hintergrund*, und der richtet seine Aufmerksamkeit eher auf die Aktivitäten des Betroffenen, benutzt eher allgemein gültige Bewertungskriterien für Verhalten (– wie „man" sich verhält –) und führt in seinen Handlungsweisen ermittelte Abweichungen auf bestimmte Persönlichkeitseigenschaften zurück.

Beobachter-schulung

Die soziale Verantwortung des Helfers verlangt *Schulung für die Beobachtungsaufgaben,* um so die selbstkritische Stellungnahme zur eigenen Beobachtungs- und Protokollleistung zu verbessern und sich selbst weiterzuentwickeln. Je mehr der Beobachter als zugleich Handelnder Teil der Beobachtungssituation wird, desto vielfältiger können einerseits die gewonnenen Informationen und desto einseitiger andererseits die Perspektive sein. In jeden Beobachtungsbericht bzw. Verlaufsprotokoll fließen unvermeidlich eine Reihe von Interpretationen und Erklärungen ein, die als Tatsachen vorstellen, was durch Beobachten erst überprüft und bestätigt bzw. widerlegt werden soll.

Mit bestimmten Ausdrücken in ihrer mehr oder minder verallgemeinernden Bedeutung können konkrete einmalige Wahrnehmungen nicht wiedergegeben werden; stattdessen bestärken sie womöglich im Sinne von → Etikettierung z.B. soziales Fehlverhalten.

Beispiele:

Der Patient *hat* keine „Arbeitsstörung", sondern der Helfer erklärt seine Wahrnehmung bestimmter Verhaltensweisen *zur* „Arbeitsstörung".

Das Kind *ist* nicht „aggressiv" im Sinne einer Eigenschaft, sondern die Erzieherin *deutet* ihre Wahrnehmungsdaten als Hinweis auf „Aggressivität".

Eine „ängstliche" Verhaltensäußerung kann leicht als Ausdruck von tief sitzender „Angst" interpretiert und der Beobachtete unberechtigt einer Psychotherapie zugeführt werden.

Ein großer Vorrat an Begriffen und wissenschaftlichen Deutungsansätzen wird nicht nur eindeutige sprachliche Formulierungen, sondern auch differenzierende Wahrnehmungsleistungen erleichtern. Die die Wahrnehmungs- und Beobachtungsprozesse begleitende Benennung ist wesentliche Voraussetzung für die nachfolgende Deutung und Beurteilung. Vorgegebene Wörtersammlungen (nach dem „multiple choice"-Prinzip) oder Kategorien, die das Wahrnehmungsfeld vorstrukturieren und in Klassen einteilen, lassen schnell eine geeignete Benennung finden und können anfänglich eine „Sehhilfe“ darstellen. Sie werden aber den Prozess des beobachtenden Erforschens eher frühzeitig abbrechen und im Verhaltensstrom anhalten lassen: Denn der auf Seiten des Beobachters entstehende Eindruck, bereits Bekanntes zu erleben, kann dazu führen, dass weiteres detailliertes Wahrnehmen, Hinterfragen und Untersuchen des Gegenstandes oder Ablaufes unterbleibt.

Beobachtung als Beurteilung

Beobachtungsfehler gründen oft bereits darin, dass der Beobachter zu viele Informationen gleichzeitig aufnehmen und verarbeiten – d. h. auch deuten – will. „Beobachtung und Interpretation sollten möglichst deutlich getrennt sein. Das kann vor allem dadurch erreicht werden, dass das zu beobachtende Geschehen möglichst konkret bestimmt wird. *Je konkreter die Beobachtungskategorien und die Beobachtungseinheiten (Situation, Abläufe) definiert sind,* desto weniger Spielraum bleibt für subjektive Interpretationen offen und desto weniger Zeit und Aufmerksamkeit wird durch mühsame Entscheidungsprozesse beansprucht.“[27]

Beobachtungen bilden die Grundlage für den *Prozess des Beurteilens* bzw. Interpretierens, der zwei Schritte beinhaltet: das *Deuten* und das *Erklären.* Der beruflich Beobachtende und Beurteilende muß zunächst mehrere Deutungsmöglichkeiten und Vermutungen zusammentragen. Er darf einem Einzelsymptom nicht zu viel Bedeutung beimessen, sondern er muß durch Einbeziehen weiterer, früherer oder nachfolgender Verhaltensbeobachtungen klären, ob weitere Verhaltensweisen eine Einzelbeobachtung bestätigen, stützen, relativieren oder widerlegen, Deutungen eröffnen oder ausschließen: Handelt es sich um eine „zufällige“, einmalige oder „typische“ Verhaltensweise?

Erklärungen stellen nur Hypothesen dar bezüglich der möglichen, vielfältigen kausalen Zusammenhänge, die der Beobachter aus den erklärenden (Beobachtungs-)Daten oder (beobachteten) Ereignissen als Erklärungsgrundlagen ableitet. Erklärungen sind gewissermaßen *Wahrscheinlichkeitsaussagen:* Es ist – nicht nur in Gruppenprozessen – schwierig zu klären, was denn Ursache (Bedingendes) und was Folge (Bedingtes) ist oder welcher Faktor innerhalb eines Netzes von Bedingungen welche Folgen begünstigt. „Eine bestimmte Erscheinung ist nicht auf eine einzige Bedingung zurückzuführen; eine Bedingung verursacht nicht, sondern begünstigt nur bestimmte Folgen.“[28]

Beurteilungen dienen beinahe immer praktischen Entscheidungen und damit der Steuerung unseres Handelns im Zusammenhang beruflicher und außerberuflicher Anforderungen; sie sind mehr als die Summe mehrerer Informationen oder Einzelurteile in Form von Verhaltensbeobachtungen, Testergebnissen, anamnestischen Daten usw. Sie stellen einen IST-Zustand fest und leiten hieraus eine mehr oder minder begründete Aussage über zukünftiges Verhalten, eine *Prognose*, ab.

Beurteilen als Lernprozess

Der BeurteilungsProzess vollzieht sich in mehreren Phasen der Verarbeitung unterschiedlicher Informationen, denen eigene Erfahrungswerte, Konzepte anderer Personen und psychologische Theorien zugrunde liegen. Er fordert *Lernbereitschaft* und Lernprozesse heraus, bei denen Wahrnehmungsdaten gesammelt, klassifiziert, organisiert, strukturiert werden. In seinem Verlauf muß der Beurteiler zu einem geeigneten Beurteilungsmaßstab finden. Und: „Der Burteilte soll wissen, wozu er beurteilt wird, welche möglichen Konsequenzen sich ergeben könnten, wem die Beurteilung mitgeteilt wird und was der Inhalt ist.“[29]

Der Beurteilende muß sich im Beurteilungsprozess einbringen und zu ihm Stellung nehmen können (→ Gesprächspsychotherapie).

Beobachtungssituationen und Beschreibungskategorien sowie Beurteilungsmaßstäbe sollten so gewählt werden, dass sie zur Beantwortung jeweiliger Fragestellungen beitragen. Absicht und Ziel der Beurteilung beeinflussen darüber hinaus die Interpretation von Beobachtungsdaten. Informationen über das (beobachtete) Verhalten oder das (subjektiv wiedergegebene) Erleben sind nur zu erklären, wenn gleichzeitig angegeben wird, aufgrund welcher Beobachtungssituation, welcher Aufgabenstellung, mit welchen Hilfsmitteln und Medien und dank welcher Hilfestellungen sie entstanden und beobachtet worden sind.

Bei *Persönlichkeitsbeurteilungen* im Rahmen helfender Berufe sind psychische Auffälligkeiten, Verhaltens- und Erlebnisstörungen in besonderer Weise Anlaß für Beurteilungen. Einzelne Auffälligkeiten oder abweichenden Aspekte dürfen aber nicht als individuelles Symptom überbewertet, sondern müssen in einer umfassenden Beurteilung der Persönlichkeit integriert werden. Erst *systemische Sichtweise* befähigt, Zugang zu sozialen Bezügen eines Patienten zu finden und seine *gestörten Reaktionsweisen nicht nur als individuelle Abweichungen, sondern im Gesamtzusammenhang seines Sozialsystems zu verstehen.*

Das Bild einer Persönlichkeit wird erst vollständig und erkennbar durch Zuordnung von Schwächen *und* Stärken. Der Beurteiler darf auch nicht dem Bedürfnis unterliegen, in jedem Augenblick das „normale“ vom „abweichenden“ Verhalten abgrenzen zu wollen, und so zu pädagogischen oder therapeutischen Interventionen zu gelangen, die zwar sein Handlungsbedürfnis befriedigen, aber zufolge ihrer Unangemessenheit die Problematik - z.B. Ängste - womöglich noch verschlimmern und den Patienten erst in ein Verhalten hineindrängen, das ihm fremd ist (→ Etikettierung).

Selbstkontrolle des Helfers und Urteilsfähigkeit

Dazu muß er durch systematische *Selbstbeobachtung,* in Teamgesprächen oder in Supervision Zugang zu seiner eigenen Lebensgeschichte, seinen Einstellungen, Wertmaßstäben, affektiven Reaktionen, subjektiven Wahrnehmungen und → Abwehrmechanismen finden, damit ihm z.B. die Ängste des Klienten nicht selbst Angst machen. Wenn er *eigene Ängste begreift, sie akzeptiert und mit ihnen umgehen kann*, kann er die Angst des anderen besser verstehen; er kann ihn stützen, statt sich ihnen durch Abwehrverhalten zu entziehen. Da jeder Mensch unterschiedlich belastbar ist, ein ganz persönliches Maß für das Noch-Erträgliche besitzt, muß der Helfer seine Grenzen für Mit-Leiden und → Empathie erforschen, um z.B. bei Leidensdruck eigene Bedürfnisse nach Therapie wahrnehmen oder um Sterbenden ein verläßlicher Begleiter sein zu können.

Für diagnostische und therapeutische Prozesse muß er andere Fachleute hinzuziehen, um das Ausmaß einer Störung z.B. richtig einzuschätzen und den angemessenen therapeutischen, sozial- oder sonderpädagogischen Weg einzuschlagen.

6.2.6. Funktionen von Einstellungen und Vorurteilen

> *„Für viele Menschen bedeutet Nachdenken nur ein Ummöblieren ihrer Vorurteile.“* (W. SAROYAN)

Aus dem Bericht einer Tageszeitung über Ladendiebstahl: „Eines setzt den Laien in Erstaunen: Unter den Dieben war nicht ein einziger Ausländer zu finden. Warum? Vielleicht aus Angst um den Arbeitsplatz? Vielleicht Angst vor einer Ausweisung aus Deutschland?“

6.2.6.1. Struktur und Funktionen von Einstellungen und Vorurteilen

Täglich wird jeder einzelne veranlaßt, Stellung zu beziehen gegenüber Menschen, sozialen Institutionen, Ideen und Situationen. Dazu muss er die wiederholt auftretenden Überlegungen, Gefühle und Reaktionsbereitschaften in einem einheitlichen und überdauernden System von (sozialen) Einstellungen organisieren. Das Vertreten einer bestimmten *Einstellung* ermöglicht es, den *eigenen Erfahrungen in der sozialen Umwelt Bedeutung zu verleihen*, Aspekte seiner Lebensumwelt zu ordnen und miteinander in Beziehung zu setzen und sich ihr anzupassen.

Einstellungen als Standpunkte

„Einstellungen stellen eine Hauptorientierungsgröße des Individuums seiner sozialen und physikalischen Umwelt einschließlich sich selbst gegenüber dar ... Einstellungen umschließen die Erregung von Motiven sowie die Mobilisierung von Handlungsweisen, um sich dem sozialen Objekt zu nähern oder es zu meiden."[30]

Einstellungen sind das Ergebnis von → *Lernprozessen.* Sie werden ausgebildet auf der Basis der Befriedigung von Bedürfnissen. Ihre Inhalte und Stärke werden im Wesentlichen durch die Informationen gestaltet, die das Individuum in den Gruppen (→ Identifikation) erhält, denen es sich zugehörig fühlt. Die Entwicklung von Einstellungen ist somit abhängig von dem jeweiligen sozialen Milieu, das auch ihr zeitliches Auftreten beim Kind bestimmt. Eine Entwicklungsreihenfolge lässt sich kaum herstellen, lediglich die Feststellung treffen, dass wir den Aufbau von Einstellungen und Werthaltungen im Zusammenhang mit der Entfaltung des → moralischen Urteils und des sozialen Verhaltens zu sehen haben. Nach Auffassung von KRECH, CRUTCHFIELD und BALLACHEY (1962), OERTER (1969) u.a. sind Einstellungen *zusammengesetzt aus einer kognitiven* (verstandesmäßigen), einer *affektiven* (gefühlsmäßigen) *und* einer *Handlungs-Komponente.*

Entstehung im sozialen Kontext

„Beim Kind sind zuerst das Verhalten oder der Handlungsteil, dann die affektive und endlich erst später die kognitive Komponente zu beobachten."[31]

Alle 3 sind beim Erwachsenen eng miteinander verwoben, jedoch unterschiedlich gewichtig. Überwiegt die kognitive Komponente gegenüber dem Objekt, bestimmen Wissen, Kenntnisse und Vorstellungen die positiven oder negativen Haltungen ihm gegenüber. Der Verstand wird nicht zuletzt dazu benutzt, freundliche oder feindliche Gefühle z.B. einem Menschen oder einer politischen Idee gegenüber zu rechtfertigen (rationalisieren). Jede Einstellung wird schließlich das Individuum dazu veranlassen, ein konkretes Verhalten zu zeigen: Also z.B. mit einer Gruppe Kontakt aufnehmen, für einen Freund einstehen oder aber die Mitglieder der Gruppe ablehnen, sie vielleicht verfolgen, eine Ideologie bekämpfen usw.

Drei Anteile von Einstellungen

Stabilität und Intensität von Einstellungen

Einstellungen können *relativ kurzzeitige* (senso-motorische) *Handlungstendenzen oder überdauernde emotional-kognitive Bereitschaften* sein. Die *Veränderbarkeit* einer Einstellung ist abhängig von ihrem Stellenwert im Gefüge sämtlicher Einstellungen eines Individuums – ist sie also zentral oder (peripher) randständig? –, vom Grad ihrer → Verfestigung (→ Differenzierung), von der Wirksamkeit der auf Veränderung derselben gerichteten Einflüsse und von der situativen emotionalen Befindlichkeit.

Einstellungen sind umso intensiver, je klarer sie kognitiv strukturiert und inhaltlich ausdifferenziert, je mehr sie mit anderen Einstellungen integriert und je ausgeprägter die Gefühle des Betreffenden sind.

Einstellungen sind so etwas wie vorweggenommenes Verhalten. Zwischen Einstellung und nachfolgendem Tun kann eine große Kluft bestehen.

> „Da Einstellungen eher privater und Verhaltensweisen eher öffentlicher Natur sind, unterliegt vorwiegend das Verhalten sozialem Druck.“[32]
>
> Der Gegner von Atom-Kraftwerken wird trotz Einsicht bei fehlender Unterstützung aus der Umgebung nicht aktiv werden.

Differenz zwischen Einstellung und Handeln

Das Fehlen der wichtigen → Bezugsgruppen kann umgekehrt aber einen Einstellungswandel begünstigen (z.B. politische Umerziehung). Die *Diskrepanz zwischen Einstellung und Verhalten* lässt sich auch begründen mit der situativen Dominanz einer Einstellung über andere, gleichzeitig wirksame.

> Die Abneigung gegenüber dem anderen kann z.B. überlagert werden durch meine Hilfsbereitschaft.

Mit Einstellung *sinnverwandte* Begriffe sind: *Meinung* und *(Wert-)Haltung,* deren einer mehr emotionale oder kognitive Elemente enthält, deren anderer stärker die Handlungskomponente ausdrückt. Eng *verwandt* mit Einstellung sind *„Stereotyp“* und *„Vorurteil“*.

Stereotypen als „Schubladen“

> „Bei *Stereotypen* handelt es sich um besonders starre, festgelegte Sichtweisen oder Einstellungen, die sich vor allem auf Gruppen und Klassen von Menschen beziehen“[33] und dem raschen Zurechtfinden in der Umwelt förderlich sind.
>
> Man „weiß im Voraus, wen man vor sich hat“.

„Das Vorurteil kann als eine psychische Externalisierung (Veräußerung) von Wünschen auf Minderheiten (Minoritäten) angesehen werden, deren Verwirklichung die eigene Gruppe nicht erlaubt."[34]

Es gilt im allgemeinen als stark gefühlsmäßige, meist negative, abwertende Einstellung, die nur schwer zu verändern ist.

Vorurteil als Entlastung und Abwehr

Das *Vorurteil* ist bisweilen schwer abzugrenzen gegenüber Hypothesen, Fehlurteilen oder Bewertungen. Zunächst einmal ist ein Vor-Urteil stets ein Voraus-Urteil, das uns den Beurteilungsprozess erleichtern soll; es erfolgt also voreilig, aufgrund ungenügenden Nachdenkens und unzureichender Information, ist aber oft unumgänglich. Seine negative Bedeutung erhält es, je mehr sich mit ihm emotionale Aspekte zum Zwecke der Entlastung von Schuldgefühlen verbinden, die auf einen „Sündenbock" (→ Rollen) projiziert werden.

Vom *Vorurteil* sprechen wir erst dann, wenn „ein falsches, generalisierendes, bewertendes und behauptendes Urteil als falsch bestimmt und sein Anspruch wahr zu sein als hinreichend widerlegt gelten kann, trotzdem aber an ihm (als wahr) festgehalten wird".[35]

Vorurteile werden auch dadurch bedingt, dass der Mensch in einigen → *Gruppen* „zu Hause" ist (→ Konformität), während ihm andere fremd sind und er die wenigsten seiner Mitmenschen kennenlernen und individuell beurteilen kann. Mitgliedern solcher Fremdgruppen werden eher negative Merkmale zugeschrieben, nicht zuletzt, um durch diese Abwertung der anderen Selbstwert zu erlangen.

Vorurteilsbereitschaft gründet ferner auf → Abwehrmechanismen (→ Verdrängung, → Projektion, → Rationalisierung). Darum ist nicht zuletzt die *„autoritäre Persönlichkeit"* als Produkt der autoritären Erziehung in besonderem Maße vorurteilsanfällig. Hier tritt → Selektion im Wahrnehmen und Denken („Schwarz-Weiß-Malerei") verstärkt auf und bewirkt (unzulässige) Vereinfachung, Schematisierung und Stereotypisierung („Schwarz-Weiß-Denken") (→ sich selbst erfüllende Prophezeiung).

Von der beobachteten Eigenschaft (z.B. Alter, Behinderung) wird auf die Gesamtpersönlichkeit (→ soziale Wahrnehmung) geschlossen, das Individuum wird zur Verkörperung der Gruppe und wird umgekehrt entsprechend dem bestehenden Stereotyp der Gruppe bewertet (z.B. nationale Vorurteile: Italiener: künstlerisch, impulsiv, leidenschaftlich. Deutsche: wissenschaftlich, arbeitsam, stur).

Die unfreundliche Verkäuferin ist im mir vertrauten Geschäft die Augenblicksausnahme, wird in der fremden Stadt zum Abbild unfreundlicher Bedienung und im fremden Land zum Inbegriff für unfreundliche Behandlung und Fremdenhaß.

Funktionen von Einstellungen

Einstellungen wie Vorurteile helfen dem Individuum, Stellung zu beziehen und wichtige soziale Bedürfnisse zu befriedigen. Seit D. KATZ (1960) u. a. finden wir in Lehrbüchern der Sozialpsychologie 4 Kategorien von sozialen Einstellungen und Vorurteilen, durch deren Aufrechterhaltung oder Veränderung den Motiven der Persönlichkeit des Einzelnen entsprochen wird. Jede Form der *Einstellung kann* dabei *sowohl einer als auch mehreren Funktionen dienen.*

Orientierung

1. *Orientierungsfunktion:* In der komplexen (z.B. technischen) Realität mangelt es oft an eindeutigen Informationen. Vereinfachte Sichtweisen helfen nun, dieser Ungewissheit zu begegnen und „Wissen“ zu erlangen.

   Auf den Wunsch nach Vereinfachung des Schwierigen baut wohl die Autorität öffentlicher (Bildungs-) Institutionen (öffentliche Ämter, psychologische Beratungsstellen, Volkshochschulen) und der Massenmedien auf, weil sie die Umwelt wieder „begreifbar“ machen (dabei aber entscheidende Informationen „unter den Tisch“ fallen lassen).

Anpassung

2. *Anpassungsfunktion:* Entsprechend den vorausgegangenen Lernprozessen ist der einzelne motiviert, diejenigen Einstellungen anzunehmen und beizubehalten, die in seiner Gruppe und der sozialen Umwelt vorherrschen. Dadurch kann er zufriedenstellende emotionale und soziale Beziehungen zu den anderen Gruppenmitgliedern herstellen. Auf diese Weise werden zugleich gruppeninterne Konflikte auf ein Mindestmaß reduziert. Das Mitglied erreicht so nicht nur, sozial akzeptiert zu werden, sondern darüber hinaus Aufwertung der eigenen Person, wenn die eigene Gruppe eine Fremdgruppe (Minderheit) oder einen einzelnen (Sündenbock) abwertet.

Bewertung

3. *Bewertungsfunktion:* Die funktionelle Bedeutung für das Individuum besteht hier darin, durch Identifizierung vor allem mit den Eltern, erlernte Vorurteile abzuändern und sie als eigene Einstellungen auszugeben, zu nuancieren gemäß persönlichen Wertvorstellungen und Vorstellungen von sich selbst und im Bestreben, eigene Ich-Identität darzustellen und sich als Indivi-

dualist auszugeben. In der Hauptsache handelt es sich hierbei um religiöse und politische Anschauungen als Grundlage für Einstellungen gegenüber konkreten Problemen (wie Arbeitslosigkeit, Krankenfürsorge etc.).

4. *(Ich-Verteidigungs- oder) Selbstbehauptungsfunktion:* Soziale Einstellungen und Vorurteile dienen dazu, aus der Kindheit stammende und im Erwachsenenalter noch unbewältigte, unbewusst wirkende Konflikte und Ängste abzubauen. In dieser Position der Ich-Verteidigung *projiziert* der Mensch gerne tief verankerte Minderwertigkeitsgefühle, aggressive Neigungen, sexuelle Bedürfnisse auf andere (Gruppen).

Selbstbehauptung

Politische Verdächtigung oder andere Formen der Zensur von einzelnen oder Gruppen von Mitmenschen z.B. nehmen das Gefühl der Bedrohung, lassen die eigene tatsächliche oder vorgestellte Unterlegenheit nicht mehr wahrnehmen und sie stattdessen am anderen bekämpfen, der die Unterstellung ja nicht akzeptiert. Vor allem wenn die Eigengruppe geschwächt erscheint, tragen solche sozialen Vorurteile dazu bei, wieder ein Gefühl von „Überlegenheit" zu schaffen.

Aufwertung durch Abwertung

Der moralische und soziale „Verfall" der heutigen Jugend wird von Erwachsenen an Kriminalstatistiken und Randerscheinungen aufgezeigt, um das Gefühl der Überlegenheit aufrechtzuerhalten.

Das weitverbreitete *männliche Vorurteil* gegenüber Frauen wird begründet mit dem seltenen Auftreten der Frauen in „typisch männlichen" Berufen und in gesellschaftlichen Entscheidungspositionen und mit ihrer größeren Gefühlsbetontheit, intellektuellen Unterlegenheit usw. Dabei wird geflissentlich übersehen, dass der Frau bisher stets der Zugang zu Ausbildung, „Männerberufen" usw. weitgehend verwehrt wurde (und wird). Viele geschlechtsspezifische Verhaltensweisen kommen zudem dadurch zustande, dass Menschen versuchen, sich stereotypen Erwartungen (Vorurteilen) entsprechend zu verhalten und Klischeevorstellungen zu verinnerlichen (→ sich selbst erfüllende Prophezeiung).

Männliche Vorurteile

Unerfreuliche Geschehnisse im menschlichen Leben (Krankheit, Tod, Arbeitslosigkeit, Schwäche, Verbrechen) werden eher verleugnet oder → rationalisiert. Wir finden nebeneinander hohe Einstellungsintensität, starke Ich-Beteiligung und ein Überwiegen der affektiven und Handlungskomponente.

Fanatismus

Solche Kriterien finden wir extrem u. a. bei *Fanatikern* und *Sektierern*:

1. Die Einstellungen sind starr, werden nicht in Frage gestellt.
2. Das Denken erfolgt ohne Abstufungen in Schwarz-Weiß-Kategorien.
3. Die Richtigkeit eigenen Handelns steht außer Zweifel.
4. Die persönliche Meinung wird ganz und gar der Gruppe untergeordnet. Der Zusammenhalt der Gruppe ist sehr groß.

   Das Akzeptieren anderer Argumente und Differenzieren der Einstellungen würde dem einzelnen Mitglied die eigenen „Krücken" entreißen.

6.2.6.2. Konsistenz (Festigkeit, Beständigkeit) von Einstellungen und Einstellungsänderung

In dem *Netz von Einstellungen* hat jede ihre Bedeutung für sich allein wie auch im Verhältnis zu den anderen und verhilft zu Selbstbestätigung und sozialer Geborgenheit. Je nach ihrem *Stellenwert* lassen sie sich beeinflussen und verändern.

Sind sie von zentraler Bedeutung (bestimmte politische oder religiöse Ansichten) für das Individuum und/oder die Gruppe, ist ein Einstellungswandel schwer zu erreichen, denn er verändert das gesamte System der Einstellungen und hebt das erreichte Gleichgewicht innerhalb der Person oder in ihrer Beziehung zur Gruppe auf. Widerstände gegen Neuerungen entspringen z.B. Vorurteilen oder der Schwierigkeit, Fehler einzugestehen, der Macht der Gewohnheit (→ Verfestigung, → Fixierung), der Angst vor Veränderungen.

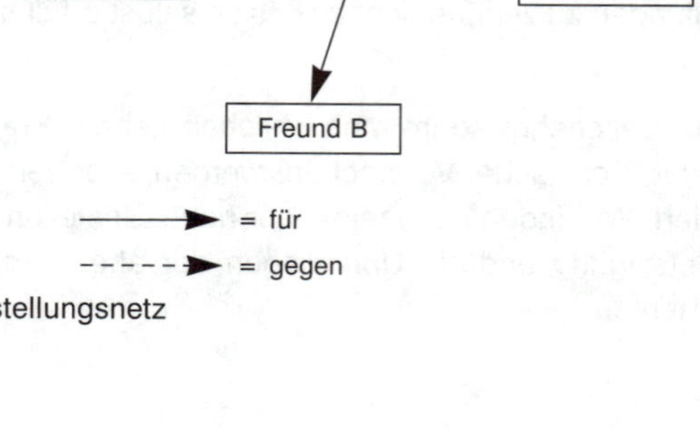

Abb. 40: Einstellungsnetz

Jede Änderung bringt ein *Infragestellen des Bezugssystems* und der persönlichen Identität mit sich. Im Alltag aber sind Störungen des Gleichgewichts dieses Gefüges im Kontakt zwischen Individuum und Bezugsgruppen kaum zu vermeiden (s. Abb. 40).

Stellenwert und Veränderbarkeit

Ein ambivalenter Zustand resultiert nach F. HEIDER (1958) in einem Druck in Richtung Änderung, der sich im Verhalten oder in der kognitiven Neubewertung zeigt oder aber einen Spannungszustand hinterlässt.

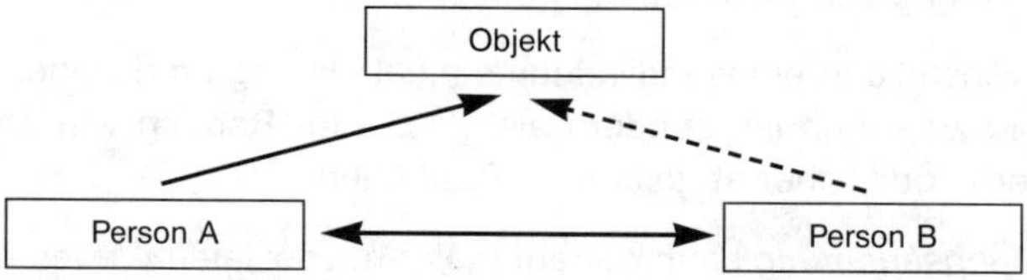

Zu differenzierteren Aussagen gelangt die *Theorie der kognitiven Dissonanz von* L. FESTINGER (1957).

> „Wenn eine Person über sich oder ihre Umgebung (Gegenstände, Tatsachen, Verhaltensweisen usw.) Kognitionen (Kenntnisse) hat, die miteinander inkonsistent sind, d. h. wenn eine Kognition das Gegenteil der anderen beinhaltet, entsteht ein Zustand der kognitiven Dissonanz (Zwiespalt, Mißklang)."[36]

> Der Raucher weiß, dass Rauchen seiner Gesundheit schadet, raucht aber weiter.

> Der Erwachsene, der als Jugendlicher „flegelhaft" war, akzeptiert dies nicht bei der heutigen Jugend.

Das Individuum ist nun bestrebt, den unangenehmen Zustand der Dissonanz in seinem System von Meinungen, Einstellungen, Überzeugungen zu überwinden und ihn keinesfalls zu vergrößern. Die Änderung beginnt an der schwächsten Stelle.

Dissonanz strebt nach Harmonie (Konsonanz)

> „Die Intensität dieser kognitiven Dissonanz ist abhängig von der Wichtigkeit und der relevanten Anzahl der beteiligten Elemente ... Kognitive Dissonanz kann nur reduziert oder eliminiert (beseitigt) werden durch a) Hinzufügen neuer kognitiver Elemente oder b) Änderung der vorhandenen ..."[37]

Wenn dies nicht ausreicht, sucht das Individuum nach weiteren Informationen (→ Konfliktverhalten).

Es wurde inzwischen jedoch aufgezeigt, dass das Bedürfnis nach Erreichen von Konsonanz (Gleichklang) nicht unbedingt auftritt, wenn z.B. große Toleranz gegenüber ungeklärten Sachverhalten oder zumindest gegenüber psychologischem Druck besteht.

Untersuchungen des Einstellungswechsels aus der Sicht der → Lerntheorien haben gezeigt, dass

- die Art und Eigenheiten der → Kommunikation die Annahme und Ablehnung von Informationen bestimmen,
- die Einstellung eines Individuums nicht als eng umrissener Standpunkt zu sehen ist, sondern als ein breiter Bereich von annehmbaren – oder aber abgelehnten Positionen.

Einstellungsänderung kann nur auf mehreren sozialen Wegen erreicht werden:

1. Insbesondere in Primärgruppen übernimmt das Individuum Einstellungen im Verlauf der Identifikationsprozesse.

Veränderung von Einstellung durch Interaktion

2. Informationen, die auf Einstellungsänderung zielen, werden in Kommunikationen übernommen, wenn sie von vertrauenswürdigen Personen stammen, in das eigene Wertsystem passen, Für und Wider abwägen, Schlussfolgerungen aufzeigen. Bloße Überredung führt leicht zum „Bumerang-Effekt“, zu einer Verstärkung der früheren Einstellungen.
3. Konformitätsdruck in einer neuen Gruppe kann zeitbegrenzt wirksam werden.
   Wo Deutsche und Türken zusammenleben, ergeben sich mehr Stimmen für eine Integration der Türken.
4. Verbesserungen der wirtschaftlichen Situation oder Abbau politischer Beschränkungen führen zur Abnahme von Frustrationen und zum Abbau feindseliger Einstellungen.

6.2.7. Psychosoziales Lernen in therapeutischen Gruppen

Psychosoziales Lernen beginnt in der Familie und setzt sich in verschiedenen Gruppen (Kindergarten, Schule, Spielplatz usw.) fort. Die Lernprozesse vollziehen sich dabei meist unbewusst. In interaktionellen, speziell therapeutischen Gruppen sollen indes Verhaltensweisen, Einstellungen, Haltungen bewusst gemacht werden, soziale Sensibilität erhöht und angemessenes Verhalten geschult werden. Dies geschieht hauptsächlich durch *Kommunikation* der Mitglieder, in deren Mittelpunkt das Beziehungsgeflecht einzelner Aspekte einer Person und die soziale Interaktion zwischen den Mitgliedern sowie zwischen diesen und der Außenwelt stehen.

Kommunikation im Zentrum therapeutischer Gruppen

In Beratungsgruppen können z.B. Eltern ihre Kommunikationsprobleme analysieren und Rollenkonflikte aufarbeiten.

In (T-)Trainingsgruppen können die Teilnehmer aus Institutionen, Betrieben usw. ihre Teamfähigkeit erweitern.

In der *Gruppeninteraktion* macht der einzelne soziale *Beobachtungen,* wenn er das *Feedback* der übrigen Teilnehmer erhält und sich in der Folge stärker auf die Wirkungen seines Verhaltens bei anderen konzentriert, sowie deren Verhalten spiegelt. Er kann lernen, Rollenstereotypien abzubauen, sich in der Gruppe zu emanzipieren und zu mehr Selbstbestimmung zu gelangen. Der einzelne erhält die Möglichkeit, in Situationen ohne Angst vor Sanktionen *soziale Erfahrungen zu sammeln,* die ihm im wirklichen Leben oft verborgen bleiben. Insbesondere J. L. MORENOs *„Psychodrama"* (1946 [als Ansatz zur psychotherapeutischen Auswertung des kindlichen Rollenspiels]) erlaubt es, Lebenssituationen mit verteilten Rollen nachzuspielen und die Realität zwischenmenschlicher Beziehungen in einer Situation sensibler wahrzunehmen, die ihm mehr Spielraum lässt und in der er sich mit seiner Spontaneität und Kreativität besser entfalten kann.

Rollenspiel und Rollentausch

In fortwährender Wechselwirkung zur Gruppendynamik haben sich unterschiedliche gruppen-(psycho-)therapeutische Verfahren entwickelt (der Begriff *„Gruppenpsychotherapie"* wurde von MORENO geprägt), die im Normalfall ca. 7–9 Personen zu einer Gruppe wachsen lassen.

Sie versuchen, Verhaltensweisen nicht in der Zweierbeziehung Therapeut – Klient, sondern mit Hilfe der kontrollierten Interaktion in einer Gruppe zu verändern.

Der einzelne kann seine Sprachlosigkeit überwinden, indem er erfährt, dass andere seine psychogenen Störungen als „Zeichensprache seines Körpers" erkennen und verstehen (weil sie Ähnliches erleben).

Gruppe als soziales Experimentierfeld

Nicht erst Neurosen sind notwendige Voraussetzung für solche Gruppenbildung, sondern alltägliche Entscheidungskonflikte: Das Gruppenmitglied lernt, sich seinen Ängsten zu stellen, Folgen seines Tuns vorauszusehen und sich darauf einzustellen, statt den Problemen auszuweichen.
Gruppentherapeutische Verfahren befassen sich intensiv mit den Tiefenaspekten des Gruppengeschehens, mit den Verhaltensmotiven, wollen Einsicht fördern und verborgene Kräfte entfalten helfen.

Das Gruppenmitglied lernt *emotional* insofern, als es zunehmend widersprüchliche Gefühle erkennt und über sie verfügt, statt sie zu verdrängen. Es wird sich seiner Ziele und Werte bewusst.

Es lernt *sozial,* indem es andere besser versteht und erfährt, wie es seine Aktivitäten und Ideen sinnvoll einbringen und zugleich fremde Individualität akzeptieren kann.

Schließlich lernt es *psychosozial,* weil es zu einer selbstbewussten Persönlichkeit findet, die flexibler und effektiver auf solche soziale Konflikte zu reagieren vermag und Selbstverantwortung übernimmt.

Gegenseitige Öffnung korrigiert Selbst- und Fremdwahrnehmung

Die Gruppe wächst aus anfänglicher Anonymität heraus und auf das Erkennen des Gemeinsamen hin. Die Mitglieder bauen nach und nach durch Kommunikation Isolation untereinander sowie Fremdheit sich selbst gegenüber ab, entdecken ihre Abwehrmechanismen und nähern sich der angestrebten Innenlenkung. Sie erleben, dass sie ihre eigene Weiterentwicklung nur in kommunikativem Kontakt und Kooperation mit anderen Menschen realisieren können. Dabei trägt der Gruppenleiter (Therapeut) eine ihm oft selbst nur z. T. bewusste Verantwortung, da ihm in seiner Vorbildfunktion oft überhöhte Ansprüche entgegengebracht werden (im Hinblick auf Lenkung der Gruppenprozesse und Sicherung des Zusammenhalts). Dies auszuhalten, bedarf er einer Persönlichkeit, die möglichst frei von psychogenen Störungen ist und vorwiegend als Katalysator fungiert.

Die *dynamischen Lernprozesse* in der Gruppe sollten aber erst unter dem Aspekt in Gang gesetzt werden, dass ihre Zusammenkünfte über größere Zeiträume hin kontinuierlich stattfinden können.
Die Gefahr für solche therapeutischen Gruppen liegt u. a. darin, dass sie zu einer „Ersatzwelt“ für die Mitglieder werden und den Kontakt zum sozialen Alltag verlieren bzw. aufgeben (Sekten).

Zusammenfassung:

- Sozialisierung meint das Zur-Verfügung-Stellen eines ausreichenden Rollenrepertoires, das dem Individuum Selbstverwirklichung und aktive soziale Anpassung ermöglicht.
- Gruppen sind charakterisierbar durch Kommunikations- und Interaktionsprozesse, die (Kontrolle über) Gruppennormen und Konformitätsdruck entstehen lassen. Konformitätsdruck spiegelt die Bedürfnisse nach Bestätigung und Gewissheit, insbesondere in Gruppenbildungen von Kindern und Jugendlichen.
- Der Gruppenerfolg ist abhängig von der Fähigkeit ihrer Mitglieder zu Kommunikation und Kooperation, er übertrifft individuelle Leistung, wenn es um das Auffinden einer richtigen Alternative geht.
- Entscheidungsfähigkeit von Gruppen wird bestimmt durch die Konfliktfähigkeit der Mitglieder sowie durch den bestehenden Konformitätsdruck. Soziale Verantwortung wird in Gruppen eher auf andere abgeschoben.
- Alles Verhalten zwischen Menschen hat Mitteilungscharakter: Man kann sich nicht nichtverhalten! Jede Kommunikation hat einen Inhalts- und einen Beziehungsaspekt. Bei psychisch Kranken z.B. besteht eine deutliche Kluft zwischen beiden.
- Wahrnehmung wird in sozialen Interaktionen geformt entsprechend den Funktionen Organisation, Selektion, Akzentuierung und Fixierung.
- Soziale Wahrnehmung wird sichtbar im Halo-Effekt, im ersten Eindruck und der sich-selbst-erfüllenden Prophezeiung.
- Einstellungen und Vorurteile entstehen im sozialen Kontext und erfüllen mehrere Funktionen. Ihre Veränderbarkeit wird u. a. beeinflusst von ihrem Stellenwert innerhalb der Persönlichkeitsstruktur. Einstellungswandel bedarf der intensiven Interaktion.
- Therapeutische Gruppen bieten ihren Mitgliedern in vielfältiger Weise Experimentierfelder zum Einüben von Entscheidungen an.

Fragen:

1. Inwieweit fließen in eine Rolle Züge anderer Rollen ein?
2. Definieren Sie Verhaltensweisen Ihrer eigenen Rollen.
3. Beschreiben Sie Ihr Selbstbild und entwerfen Sie ein Bild Ihres Partners.

4. Interpretieren Sie das Milgram-Experiment aus dem Blickwinkel des Konformitätsdrucks.
5. Benennen Sie Möglichkeiten der Interaktion neuer Gruppenmitglieder (Kollegen-Team, Krankenstation, Schulklasse usw.).
6. Tragen Sie rationalisierende Begründungen für unterlassene Hilfeleistung zusammen.
7. Warum ist auch ein positives Vorurteil negativ?
8. Deuten Sie mit Hilfe der Abwehrmechanismen das Entstehen und die Stabilität von Vorurteilen.
9. Stellen Sie Kriterien für die „autoritäre Persönlichkeit" zusammen.
10. Wodurch wird die Theorie der kognitiven Dissonanz in Frage gestellt?
11. Diskutieren Sie folgende Konfliktlösungsansätze: Kompromiß, Verdrängung, Flucht in Krankheit, Drogen, Erinnerung.
12. Welche Bedeutung hat die Metakommunikation für die Aufdeckung von neurotischen Störungen?
13. Charakterisieren Sie Beobachtung als grundlegend für Helferverhalten.
14. Wodurch zeichnet sich kommunikative Kompetenz von Helferinnen aus?
15. Diskutieren Sie die vier Seiten einer Nachricht an Beispielen aus Praxis und Alltag.

Weiterführende Literatur zum Thema:

Antons, K.: Praxis der Gruppendynamik, Göttingen 1992[5]

Baumann, U./Perrez, M.: Lehrbuch Klinische Psychologie, Bern 1991

Cohn, R.: Von der Psychoanalyse zur themenzentrierten Interaktion, Stuttgart 1991[10]

Egan, G.: Helfen durch Gespräch, Weinheim 1992[9]

Forgas, J. P.: Soziale Interaktion und Kommunikation, München 1992

Mann, L.: Sozialpsychologie, Weinheim 1991

Martin, E./Wawrinowski, U.: Beobachtungslehre, Weinheim 1993[2]

Pallasch, W./Mutzeck, W./Reimers, H. (Hrsg.): Beratung, Training, Supervision, Weinheim 1992

Schulz v. Thun. F.: Miteinander reden (2 Bde.), Reinbek b. Hamburg 1993

Watzlawick, P./Beavin, J. H./Jackson, D. D.: Menschliche Kommunikation, Bern 1990[8]

Anmerkungen:

1 Mann, L.: Sozialpsychologie, Weinheim 1982^{6}, S. 13
2 Hurlock, E. B.: Die Entwicklung des Kindes, Weinheim 1971, S. 259
3 Mann, L., a.a.O., S. 15
4 Michel, Ch./Nowak, F.: Kleines Psychologisches Wörterbuch, Freiburg 1975, S. 136
5 Belardi, N./Hamm, A. M.: Psychologische Grundlagen, Frankfurt 1980, S. 121
6 Mucchielli, R.: Gruppendynamik, Salzburg o. J., S. 52
7 Mann, L., a.a.O., S. 57
8 Mucchielli, R., a.a.O., S. 25
9 Hofstätter, P. R.: Gruppendynamik, Reinbek b. Hamburg 1971, S. 55
10 Antons, K.: Praxis der Gruppendynamik, Göttingen 1976, S. 191/2
11 Bernstein, S./Lowy, L. (1969), zit. in: Niggemann, W.: Praxis der Erwachsenenbildung, Freiburg 1975, S. 98/99
12 Worchel, St./Cooper, J.: Understanding social psychology, Illinois 1979, S. 265 ff.
13 Mann, L., a.a.O., S. 112
14 Mucchielli, R., a.a.O., S. 26
15 Dietrich, G./Walter, H.: Grundbegriffe der psychologischen Fachsprache, München 1970
16 Watzlawick, P./Beavin, J. H./Jackson, D. D.: Menschliche Kommunikation, Bern 1972, S. 50/51
17 Mertens, W.: Erziehung zur Konfliktfähigkeit, München 1974, S. 58
18 Grond, E.: Kommunikation in der Altenpflege, „Deutsche Krankenpflege“ 11/82, S. 646
19 Schulz v. Thun, Fr.: Miteinander reden, Bd. 1, Reinbek b. Hamburg 1983, S. 181 ff.
20 Ebd., S. 182
21 Watzlawick, a.a.O., S. 56
22 Miller, A.: Das Drama des begabten Kindes, Frankfurt a. M. 1979, S. 146/147
23 dargestellt u. a. in: Antons, K., a.a.O., S. 111
24 Mann, L., a.a.O., S. 138
25 Krech, D./Crutchfield, R. S.: Grundlagen der Psychologie, Bd. 1, Weinheim 1971, S. 482
26 Martin, E./Wawrinowski, U.: Beobachtungslehre, Weinheim 1993^{2}, S. 29
27 Ebd., S. 52
28 Ebd., S. 71
29 Ebd., S. 75
30 Mann, L., a.a.O., S. 165
31 Schraml, W. J.: Moderne Entwicklungspsychologie, Stuttgart 1974, S. 312
32 Mann, L., a.a.O., S. 171
33 Mucchielli, R./Ardelt, E.: Einstellungen und Manipulation, Salzburg 1975, S. 19
34 Schraml, W. J., a.a.O., S. 324
35 Barres, E.: Das Vorurteil in Theorie und Wirklichkeit, Opladen 1974, S. 19
36 Mann, L., a.a.O., S. 184, sowie: Mucchielli/Ardelt, a.a.O., S. 52 ff.
37 Mucchielli/Ardelt, a.a.O., S. 53

KAPITEL 7

Ziele:

Im folgenden Kapitel sollen die Aufgaben und Ziele der Klinischen Psychologie beschrieben werden. Im Rahmen der Probleme der Psychodiagnostik wird das besondere Augenmerk auf den Vorgang der Etikettierung gerichtet. Ursachen und Erscheinungsformen von Verhaltensstörungen, Neurosen und psychosomatischen Störungen sollen verständlich werden. Daran schließt sich die Darstellung unterschiedlicher psychischer Behandlungstechniken an.
Das Erleben von Patienten im Krankenhaus soll nachvollzogen werden. An Schmerzerleben wird herangeführt, und Prozesse der Schmerzverarbeitung sowie Wege zur Therapie von (chronischen) Schmerzen werden aufgezeigt. Bedingungen für eine schrittweise durchzuführende Rehabilitation werden analysiert. Mit der Hilfe von E. KÜBLER-ROSS wird der Versuch unternommen, den Vorgang des Sterbens – und damit auch uns selbst – besser zu verstehen.
Zum Abschluß werden die vielschichtige Problematik des Helfens in seiner professionalisierten Form und das „Ausbrennen" nach einigen Seiten hin aufgeschlüsselt und Auswege angedeutet.

7. Klinische Psychologie

Die Klinische Psychologie findet als eine Teildisziplin der Psychologie vorwiegend im Bereich des Gesundheitswesens (nicht nur in Kliniken, sondern auch in Beratungsstellen, z.B. in der Ehe-, Familien- und Drogenberatung) ihre Aufgaben.

> „Auf der Basis von Grundkenntnissen der Allgemeinen, Entwicklungs-, Persönlichkeits- und Sozialpsychologie erarbeitet sie pathopsychologische Spezialkenntnisse und wendet die psychologischen Methoden zur Vorbeugung, Erkennung und Behandlung psychischer Störungen an, d.h. im weitesten Sinne abnormer Verhaltens- und Erlebnisweisen von Menschen."[1]

Sie befasst sich mit psychogenen Störungen, also Fehlentwicklungen, deren Ursachen in den Person-Umwelt-Beziehungen zu finden und als Folgen falschen Verarbeitens von Erlebnissen, ungelösten Konflikten, aber auch organischen Erkrankungen und Behinderungen anzusehen sind. Diese erschweren die psychische und soziale Entfaltung des Individuums und beeinträchtigen sein physisches Wohlbefinden wie seine Gesundheit, so dass es sie aus eigener Kraft weder ausgleichen (→ Kompensation) und bewältigen noch seine psychische Integration erreichen oder zurückgewinnen kann. Das Bemühen der Klinischen Psychologie geht insbesondere dahin, mit wissenschaftlichen Methoden psychologische Gesetzmäßigkeiten der Entstehung und Veränderung gestörten Erlebens und unangepassten Verhaltens zu entdecken, Behandlungstechniken zu deren Korrektur und Vermeidung (Vorbeugung) zu entwickeln sowie Wege aufzuzeigen zur Verbesserung der sozialen Anpassungsfähigkeit, psychischen Leistungsfähigkeit (Einheit von Bewusstsein und Handeln) und seelischen wie körperlichen Gesundheit.

Ziele der Klinischen Psychologie

Die Klinische Psychologie hat ihre historische Wurzel in der Tiefenpsychologie, die heute jedoch nur noch einen Ansatzpunkt bietet, Störungen im lebenslangen Lernprozess des Menschen zu betrachten.

7.1. Klinische Psychodiagnostik

„Nie zeichnet der Mensch den eigenen Charakter schärfer als in seiner Manier, einen fremden zu zeichnen." (Jena Paul)

7.1.1. Das Kontinuum Gesundheit – Krankheit

Die Psychologie kann kaum feste Kategorien für Diagnosen anbieten, es sei denn für einfach zu *beschreibende* Verhaltensweisen. Die bestehenden Kategorien sind vorläufiger Art, gewissermaßen hypothetisch. Eine Diagnose kann leicht zur → Etikettierung werden, die im Nachhinein dann zur Bestätigung der Hypothese führen kann.

Vor allem im psychischen Bereich finden wir *fließende Übergänge* vom Stadium der Gesundheit über leichte Störungen bis zur erheblichen psychischen Erkrankung (Kap. 3).

Der Platz, den ein Mensch auf dem Kontinuum zwischen beiden Polen einnimmt, kann sich intraindividuell während seines Lebensweges verändern.

Die *Sichtweise* des Beurteilers wird über das Bild des Menschen entscheiden. (Kap. 1. 2. 2., 1.3.)

(Die Häufigkeit von → Neurosen wird zwischen 1% und 90% angegeben.)[2]

Was heißt hier normal?

Bestehende *Normen* sind Ausdruck des Verhaltensspielraumes eines einzelnen wie auch der Gemeinschaft insgesamt; sie wandeln sich mit den gesellschaftlichen Wertvorstellungen (Demokratie – Diktatur, Wohlstand – Armut, Krieg – Frieden) und machen u. U. zu *normabweichendem Verhalten*, was vorher als *„normal"* galt (und umgekehrt). Psychische Fehlhaltungen insbesondere sind Symptome behinderter Sozialisation und stellen somit weniger eine Beschädigung des Betroffenen oder eine Bedrohung der anderen dar, als vielmehr misslungene Versuche, Konflikt- und Krisensituationen zu bewältigen.

→ Verhalten kann von Normen *nach unten* und nach oben abweichen (z. B. überragende Intelligenz, besondere künstlerische oder naturwissenschaftliche Fähigkeiten).

> *Normabweichendes Verhalten* kann eine Verbindung eingehen mit ungewöhnlichen Leistungen (z. B. bei van Gogh, Toulouse-Lautrec, Hölderlin, Strindberg …) und als Ausdruck auch des Leidens an der Gesellschaft gewertet werden.
> Neurotisches Verhalten kann in bestimmten gesellschaftlichen Gruppen normenkonform sein.

Soziale Bestimmung abweichenden Verhaltens

Verhalten kann – in Entsprechung zur medizinischen Sichtweise – als *unerwünschte soziale Abweichung* dargestellt werden, um so Menschen aus der Gesellschaft auszuschließen, die sie ängstigen (geistig Behinderte, Geisteskranke), ihr ästhetisches Empfinden stören (Körperbehinderte), sie belasten (alte Menschen, Stadtstreicher), bedrohen (Kriminelle). In solcher *sozialen Definition* wird die Behinderung der Nicht-Behinderten sichtbar. Zur Bestimmung des von der Norm Abweichenden kann man den *subjektiven Leidensdruck* (z. B. bei Neurosen) heranziehen, ohne zu einer eindeutigen Definition seines Wesens zu gelangen. Viele pathopsychologische Reaktionen werden – mindestens nach Aussagen der Betroffenen – von keinem subjektiven Leiden begleitet.

Abnormes Verhalten

> „In einem weitgefaßten Sinn läßt sich abnormes Verhalten wohl am besten als eine Behinderung im psychischen Funktionsbereich begreifen, die in bestimmten Aspekten des emotionalen und interpersonalen Verhaltens zum Ausdruck kommt."[3]

Subjektiver Stellenwert der Behinderung

Die Symptome werden dann zum Ausdruck einer Unfähigkeit, auf konflikthafte Situationen, wie sie jedem Menschen lebensnotwendig widerfahren, angemessen zu reagieren. Es kommt darauf an, die augenblickliche oder anhaltende Bedeutung dieser Behinderung zu erfassen, ihre Rolle innerhalb der Gesamtpersönlichkeit bzw. ihr Verhältnis zu anderen Persönlichkeitsbereichen, die vielfältig wirksamen, unterschiedlich gewichtigen Ursachen herauszuarbeiten und die Toleranz des sozialen Umfeldes zu bestimmen.

Die besondere Fähigkeit eines Menschen kann nur eingesetzt werden, wenn sie erkannt wird. Der – letztlich prognostische – „Wert" einer Krankheit bemißt sich auch nach der Reaktion der sozialen Umgebung.

7.1.2. Probleme der Psychodiagnostik

> „Das Kind trat gegen die Beine der Erzieherin, weil es zornig war." – „Der Schüler fälschte die Unterschrift des Vaters unter der Klassenarbeit, weil er Angst vor Bestrafung wegen der schlechten Note hatte." – „Der alte Mann beging Selbstmord, offensichtlich, weil er die Einsamkeit nicht länger ertragen konnte."

Pseudo-Diagnosen

Solche *Scheindiagnosen* erinnern an die bekannten „weißen Schimmel": Das Hinzufügen des Adjektivs „weiß" stellt nämlich keine neue Information zur Verfügung. In unseren Beispielen soll nun eine Aussage die andere erklären. Das ist aber nicht möglich, da 1. beide Angaben äußere Vorgänge beschreiben, nicht aber innere psychische Abläufe darstellen und 2. ein Verhalten für ein dahinter liegendes psychisches Geschehen gesetzt wird. Derjenige unterliegt einem Irrtum, der meint, dass eine Zahl neben einem Schulfach im Zeugnis oder der IQ im → Intelligenztest schon einer objektiven Beurteilung gleichkomme, daß Verhalten schon Erklärung (→ Assimilation) ist oder dass eine *Etikettierung* schon gleichzusetzen sei mit der Krankheit.

Theoretischer Bezugsrahmen

Probleme ergeben sich für die Psychodiagnostik aus immer neuen Richtungen, auf die hier nur zum Teil verwiesen werden kann. Unterschiedliche wissenschaftstheoretische Ausgangspositionen lassen diagnostische Aussagen unterschiedlich einordnen (Kap. 1.2.2.).

Wahrnehmungsverzerrung

Die Theorie der → *sozialen Wahrnehmung* macht deutlich, daß *Beurteilungen oft mehr über Denkweisen und → Einstellungen des Beurteilers aussagen als über das augenblickliche Verhalten oder die Persönlichkeitsmerkmale des eingeschätzten Individuums.*

Psychodiagnose wird also nicht nur dadurch bedeutungsvoll, dass an einer bestimmten Person Daten gewonnen werden, sondern auch dadurch, daß sie Aussagen enthält über die beurteilende Person selbst (→ soziale Wahrnehmung).

und Psychodiagnose

Die psychodiagnostische Feststellung interindividueller Besonderheiten und die ergänzende Bestimmung intraindividueller Zusammenhänge der unterschiedlich stabilen, gewichtigen oder generalisierten Eigenschaften (Kap. 1.3.) stützen sich – neben anderen Mitteln – auf → *Befragung,* die die soziale Umgebung des Menschen einbezieht, und → *Tests* (Kap. 1.1.2.), die eine allgemeine Orientierung vermitteln und im Wesentlichen die durchschnittlichen Ausprägungsgrade psychischer Merkmale verlässlich erfassen.

> „Äußerungsweisen des Psychischen begegnen einem auf Schritt und Tritt; es gibt nichts, was vom Menschen ausgeht, das nicht als Material für die Diagnostik dienen könnte, darum ist es ja so leicht, einen Test zu erfinden."[4]

Jede *psychologische Diagnose* wird auch dadurch *begrenzt,* dass

Diagnose als Momentaufnahme

- *Beurteiler und Zubeurteilender nur kurze Zeit zusammen sind:* Inwieweit kann nun der Diagnostiker vom gezeigten Verhalten auf überdauernde Persönlichkeitsmerkmale schließen?

  Einerseits ist die Persönlichkeit nichts Starres, andererseits können auffällige Persönlichkeitsänderungen gerade für die Konstanz der Persönlichkeit sprechen, Zeugnis ablegen dafür, dass die Bewertungsmaßstäbe die gleichen geblieben sind.

  > Ein 60-jähriger gibt seinen Besitz auf, um zusammen mit anderen alternativ zu leben, oder er „bricht" mit seiner Partei und schließt sich einer scheinbar gegensätzlichen politischen Richtung an. In solchem Verhalten können Motive ihren Ausdruck finden, die bisher eher peripher, unbewusst, verdrängt waren, und dieser Mensch kann durch Lernprozesse zu mehr Selbstbestimmung gelangt sein.

Diagnose als Form sozialer Beziehung

- *Äußerungs- und Erlebnisweisen des Zubeurteilenden auch situationsabhängig sind:* Wie stark wirken sich Misstrauen, Neugierde, Äußerungsbereitschaft und Verständnis von Fragen aus? Inwieweit lenkt der Untersucher den Diagnoseprozess durch Zu- oder Abneigung (Kap. 6.2.2.1.)?

Diagnose und Bedeutung von Merkmalen

– *die Untersuchungssituation nur einen Ausschnitt aller möglichen Situationen und Verhaltensweisen repräsentiert:* Wie aggressiv ist das Individuum außerhalb der Untersuchungssituation? Inwieweit unterliegt der Beurteiler der Gefahr, den positiven → ersten Eindruck von z. B. „Hilfsbereitschaft“ zu fixieren, ohne die verschiedenen denkbaren Ursachen (Egoismus, Geltungsstreben, Berechnung, Nächstenliebe) einzubeziehen?

Diagnose als subjektive Übersetzung

Die *Subjektivität des Untersuchers* kann ihn daran hindern, Aussagen der Psychologie dem Individuum und der Situation angemessen zu übersetzen.

Erstens wird er, je weniger er das beobachtete Verhalten entschlüsseln kann, stärker dazu neigen, es seinen Deutungsschablonen entsprechend einzuordnen.

Zweitens wird er in Abhängigkeit von seinem Persönlichkeitsmodell, seiner eigenen Lebensgeschichte und persönlichen Erfahrungen Verhaltensweisen beim anderen beachten und bewerten.

Drittens wird er situativ und intraindividuell unterschiedlich in der Lage sein, sich in den Untersuchten hineinzuversetzen und dessen inneres Erleben nachzuvollziehen.

Kontrollmaßnahmen

Um dennoch einen hohen Grad an Objektivität der psychodiagnostischen Aussage zu erreichen, bedarf es keineswegs nur der Formulierung der erzielten Ergebnisse, sondern auch der ständigen *Selbstkontrolle* des Beurteilers sowie der Beschreibung des Weges und der Bewertungskriterien, die zu dieser Diagnose geführt haben.

7.1.3. Ziele der Psychodiagnostik

Gegenwartsorientierung, nicht nur Anamnese

Zukunftsorientierung statt lediglich einer Prognose

Psychodiagnostische Aussagen (u. a. in der klinischen, pädagogischen und Arbeitspsychologie) sollen ausgehen von der Situation und den sozialen Bedingungen, die zum *Anlass* der Untersuchung geworden sind, und sich orientieren an zukünftigen *Veränderungsmöglichkeiten,* also daran, unter welchen Umständen es gerade dieser Person ermöglicht werden kann, den Umweltanforderungen besser zu entsprechen und sie für sich erfolgreicher zu bewältigen. Es genügt also nicht, lediglich Angaben zu machen über den Stellenwert und die Beziehungen von Merkmalen einer Persönlichkeit untereinander und zu beschreiben, was bei dieser Person anders ist als bei anderen.

Zwei Menschen können durchaus vergleichbare Eigenschaften aufweisen, diese aber in verschiedenartigen Situationen unterschiedlich einsetzen.

Dies gilt um so mehr, als nachfolgende Begutachter und Institutionen oft unbesehen einmal vorgenommene → *Etikettierungen* übernehmen und das Individuum mit dem Etikett fesseln.

Ein Kind, das aufgrund eines Schulreifetests zunächst zurückgestellt, dann aber doch eingeschult wurde, kann u. U. in der Schule erfolgreich sein und aufholen, wenn es individuell gefördert wird.

Ein depressiver Jugendlicher kann durchaus zu einer „normalen" Konfliktbewältigung gelangen, wenn die sozialen Defizite ausgeglichen werden können.

Die Aussage über ein Verhalten fordert stets eine *konkrete Benennung der auslösenden Faktoren,*

1. um herauszufinden, wo und wie sich bestimmte Merkmale auswirken, und
2. um im Individuum vorhandene Entwicklungs- und Veränderungsmöglichkeiten aufzudecken mit dem Ziel, konkrete pädagogische Förderungs- oder therapeutische Maßnahmen einzuleiten.

Im Falle des nicht schulfähigen Kindes heißt das auch, dass nicht nur das (derzeitige) Versagen zu beschreiben oder vorherzusagen ist, sondern die *individuellen Lernvoraussetzungen* anzugeben sind. Gleiche Anforderungen sind an Gutachten über leistungsgestörte Jugendliche oder neurotische Erwachsene zu stellen. Der einzelne ist nicht vorrangig nach seiner Verhaltensstörung oder nach seiner Behinderung einzuordnen, sondern danach, inwieweit sie jeweils sein Verhalten bedingt (→ Stereotyp).

Erfassen der gesellschaftlichen Toleranz

Die *psychischen Voraussetzungen und Anpassungsmöglichkeiten* sind zugleich *im Verhältnis zum Spielraum zu definieren, den gesellschaftliche Normen, Grenzen und Erfordernisse gewähren.*

Ergonomische Arbeitsgestaltung macht die gegenseitige Anpassung von Mensch und Maschine notwendig. Dazu bedarf es der Kenntnis der besonderen Anforderungen (Anforderungsprofil), der notwendigen Anlernprozesse auf der einen, und der individuellen Voraussetzungen und Entfaltungsmöglichkeiten auf der anderen Seite, die erforderlich sind, eine Beziehung zu diesem Arbeitsplatz herzustellen.

Das bedeutet auch, dass der Mensch nicht nur mit seinen individuellen psychischen Fähigkeiten und Funktionen zu begreifen ist, sondern ebenso als soziales Wesen. Die psychodiagnostische Aussage sollte, so weit als möglich, auch sein soziales (Verantwortungs-)Bewusstsein und seine Fähigkeit zu einem auf die Ziele der Gemeinschaft gerichteten Handeln erfassen.

Erfassen der sozialen Bezüge

Diagnosestellung als Interaktionsprozess

Der *Vorgang des Diagnostizierens beruht auf* den *Wechselwirkungen* zwischen Untersucher und Zubeurteilendem, die sich ergeben aus Prozessen sozialer Interaktion und → Kommunikation und die sich abspielen vor dem Hintergrund beider individueller Lebensgeschichten und der gesellschaftlichen Verhältnisse.

> Patienten aus der sozialen Unterschicht haben es z. B. schwerer, Kontakt zum Arzt oder Psychologen (als Angehörigen der Mittelschicht) zu finden.

Diagnose als doppelter Erkenntnisprozess

Die jeweilige vorläufige *Diagnose soll* zum Handeln in Form der Anwendung therapeutischer Techniken *zur Verhaltensänderung führen:* Psychische Behandlungsmethoden wie auch psychodiagnostische Aussagen können auf beiden Seiten dazu beitragen, sich der eigenen Person und ihrer Beziehung zur sozialen Umwelt bewusst zu werden und diese immer wieder zu überprüfen. Der Vorgang der Diagnose stellt somit selbst schon Therapie dar, und seine Wiederholung hilft, den eingeschlagenen therapeutischen Weg zu korrigieren.

7.1.4. „Etikettierung" und „sich selbst erfüllende Prophezeiung"

> „Wer einmal lügt, dem glaubt man nicht …"

Etikettierung und *sich selbst erfüllende Prophezeiung* spielen in helfenden Beziehungen eine wesentliche Rolle, und sie ermöglichen, sowohl die Entstehung abweichenden Verhaltens als auch Erfolg oder Misserfolg bei pädagogischen und bei therapeutischen Maßnahmen zu erklären.

Etikettierung als Auslöser von Verhaltensstörungen

Die Theorie von der *Etikettierung* legt zugrunde, dass auch abweichendes Verhalten nicht einfach da ist, sondern sich erst entwickelt:

> „Es wird angenommen, dass eine Normverletzung oder geringgradige Abweichung durch ständige sich gegenseitig verstärkende Wechselwirkung von Reaktionen und abweichendem Verhalten zu immer höheren Graden ausgeformt wird."[5]

Es bestehen also soziale Definitionen dafür, was „abweichend" ist, und zugleich erfährt dieses Merkmal eine negative Bewertung. Das heißt, normverletzendes Verhalten wird unterschiedlich toleriert. (Normen können von der Gesellschaft als *formelle* Rechtsnormen oder Krankheitskategorien bzw. von Gruppen in ihr als *informelle Verhaltensvorschriften* fixiert werden).

„Teufels-Kreis" gegenseitiger Verstärkung

Den *gegenseitigen Verstärkungsprozess* im Sinne der Etikettierung können wir uns folgendermaßen vorstellen: Das einzelne Individuum versucht, den sozialen Normen zu entsprechen und bestimmte Ziele zu erreichen, aber es mangelt ihm an der Möglichkeit dazu. Demzufolge verstößt es gegen Normen und wird dafür bestraft oder erfährt andere Formen der sozialen Kontrolle und Deprivation. Das Fehlverhalten ist nun offensichtlich, es wird stärker beachtet, „etikettiert".

Der Betroffene zeigt weitere Abweichungen und erfährt härtere Strafen und Zurückweisungen. Außenstehende Personen erfahren davon und verändern Wahrnehmung, Einstellungen sowie Verhalten ihm gegenüber oder bilden sogar die Erwartung aus, dass er in Zukunft erst recht und häufiger abweichende Handlungen begehen wird. Weil er seinen „normalen" Rollenverpflichtungen nicht nachkommt, entwickeln die anderen ein *„abweichendes Fremdbild"*: Das abweichende Verhalten und das Etikett dafür werden als Wesensmerkmale der Person interpretiert. Das Etikett wird zum Makel, das weiteres abweichendes Verhalten auslösen wird.

> Man distanziert sich von der Person, wird den „Dieb" nicht als Kassierer einstellen, nicht zum Freund haben wollen, oder hält Abstand vom Arbeitskollegen, der in psychiatrischer Behandlung war.

Das so behandelte Individuum verändert sein *Selbstkonzept*, je mehr es in die abweichende Rolle gedrängt wird und soziale Benachteiligung erfährt und deshalb zunehmend weniger den Normen entsprechen kann.

> Insbesondere die Zugehörigkeit zur sozialen Unterschicht bringt solche Benachteiligungen mit sich (ökonomische Situation, Belastungen am Arbeitsplatz, Ausbildungsdefizit ...) und in der Nachfolge häufigere Verletzung gesellschaftlicher (oft mittelschichtsorientierter) Normen.

Mit der Veränderung des Selbstbildes einher geht das Akzeptieren der zugeschriebenen abweichenden Rolle und die Ausbildung einer abweichenden Identität bei gleichzeitig zunehmender sozialer Isolation.

> Der Körperbehinderte, der „normale Arbeiten doch nicht verrichten kann", fügt sich in das abweichende Fremdbild und wird passiv.

Ein ausführliches *Beispiel für eine abweichende Karriere:* Ein Schüler zeigt ein *abweichendes Verhalten*, um ein Problem zu lösen, z. B.: Er will einen mathematischen Lösungsweg beim Nachbarn abschreiben. Schafft er dies und erhält er auch keine Hilfe von Eltern, Lehrer oder Freunden, wird er dies wiederholen und damit auffallen. Erkennt der Lehrer seine *Verhaltensauffälligkeit* nicht als Versuch der *Problemlösung,* wird er sie meistens negativ etikettieren. Damit wird aber das Problem des Schülers noch größer.

> „Die erfolgte *Etikettierung* bestimmt nun wesentlich das Denken und Handeln des Lehrers gegenüber dem Schüler."[6]

Im Sinne des *Halo-Effektes* wird nun mehr und mehr sein Gesamtverhalten negativ beurteilt.

Nicht nur der Lehrer, sondern auch die Mitschüler und Eltern werden die eigentliche Problemsituation nicht mehr wahrnehmen, sie stattdessen mit ihrer verzerrten Wahrnehmung noch mehr zudecken. Die Ursache wird dann in der Person des Schülers gesucht (medizinisches Krankheitsmodell) und er womöglich deswegen bestraft. Die sozialen Bedingungsfaktoren werden übersehen. Wenn der Schüler nun sein Verhalten den negativen Voraussetzungen und Erwartungen anpasst, kommt es zur Verinnerlichung eines negativen Selbstbildes – im Sinne der Etikettierung – und Fixierung des abweichenden Verhaltens. Diese Entwicklung kann dann in eine Überweisung in ein Heim oder eine Schule für Lernbehinderte oder Verhaltensgestörte münden.

Abweichende Karriere durch Stigmatisierung

Die abweichende Karriere wird – so betrachtet – nicht in Gang gebracht durch soziale Situationen oder bestimmte soziale Funktionen bzw. Faktoren, sondern dadurch, dass die Gesellschaft einen Menschen zum Außenseiter stempelt, weil er ihre Regeln übertritt.

> „Wenn man einen Menschen so behandelt, als würde er generell und nicht nur in einem speziellen Fall von der Norm abweichen, erzeugt man damit eine sich selbst erfüllende Prophezeiung. Sie setzt verschiedene Mechanismen in Gang, um den Betreffenden in das Bild einzupassen, das die Leute sich von ihm machen."[7]

Die sich *selbst erfüllende Prophezeiung* setzt in unseren Beispielen in dem Augenblick ein, in dem die soziale Umgebung negativ auf das abweichende Verhalten reagiert und daraus Vorhersagen auf das künftige Verhalten des Betroffenen ableitet, statt es differenziert im Rahmen der sozialen und situativen Einflüsse zu beschreiben und zu erfassen als gescheiterten Versuch einer Konfliktlösung. Die sich selbst erfüllende Prophezeiung ist insoweit ein Teilaspekt der Kette von Ereignissen, die wir *Etikettierung* genannt haben, und meint nicht nur die Entstehung von abweichendem oder kriminellem Verhalten.

Sich selbst erfüllende Prophezeiung als Teilaspekt der Etikettierung

Ihr Einfluß findet sich vorwiegend in Abhängigkeitsverhältnissen, in denen ein Mensch auf den anderen angewiesen ist (z. B. in Erziehung und Ausbildung), insbesondere also auch *in helfenden Beziehungen.*

> Bekannt war ihre Wirkung schon (vor ihrer Benennung) durch den *Placebo-Effekt*. Placebos können bei organischen Erkrankungen wirksamer sein als echte Medikamente. Der Placebo-Effekt geht aber auch von der Zuversicht des Arztes aus, der den *Glauben* an den Heilungserfolg in der Art der sich selbst erfüllenden Prophezeiung auslösen kann.

Immer wieder wurde festgestellt, dass persönliche Merkmale und Erfahrungen in der therapeutischen Beziehung des Therapeuten zum Klienten stärker für einen Erfolg den Ausschlag geben als der theoretische Ansatz (wie wir Vergleichbares ja von großen Erzieherpersönlichkeiten wissen). Bei näherem Hinsehen wurde sogar ersichtlich, dass die Vertreter unterschiedlicher Theorien und damit Behandlungstechniken in ihrem praktischen Handeln oft einander ähnlicher waren als solche der gleichen theoretischen Position.

Sich selbst erfüllende Prophezeiung als Teil therapeutischer Maßnahmen

Des Weiteren stieß man zu der Erkenntnis vor, dass „professionelle" Helfer (Arzt, Seelsorger, Erzieher, Psychologe, Psychotherapeut, Sozialarbeiter, Krankenschwester) im allgemeinen nicht effektiver handelten als *Laien-Helfer.* Schließlich entdeckte man, dass *ausgebildete Helfer* sogar ihren Klienten schaden können.[8]

Wirkung negativer Prognosen

> Der Arzt oder Therapeut kann durch *negative Erwartungshaltungen* und ungünstige Prognosen beim Patienten einen Verlust an Hoffnung bewirken und so den *Krankheitsprozess beschleunigen*. Untersuchungen weisen aus, dass sich Helfer, die ein negatives prognostisches Urteil abgeben und sich unpersönlich verhalten, dem Patienten weniger Zeit und positive Zuwendung widmen, ihn weniger ermutigen und ihm auch weniger Persönlichkeitskräfte zuschreiben.

Die im positiven wie im negativen Sinne nachhaltigere Wirkung des professionellen Helfers gegenüber der eines Laienhelfers wird dabei bestimmt durch das Ausmaß seiner Erwartungen wie auch durch das im Vorhinein vorhandene Vertrauen bzw. Misstrauen seines Klienten, der an ihn als „Fachmann“ überwiesen und auf ihn angewiesen ist.

Für die *helfende Beziehung* können wir schlussfolgern, dass *in ihrem Zentrum der Glaube an die Kräfte der Veränderung im Klienten* (und seiner Umwelt) stehen muss, also der Entwurf eines angemessenen Zukunftsbildes, das sich auf die vorhandenen Stärken des Menschen stützt und von ihnen ausgeht, statt bei der rückwärtsgewandten Problemanalyse zu verharren. Das fordert vom Helfer, dass er seinem Klienten wirklichkeitsnahe alternative Verhaltens- und Erlebnismöglichkeiten aufzeigt, die ihm hilfreich sind, seine Konfliktsituationen zu begreifen, zu bewältigen und seine Eigenkräfte zu mobilisieren (→ nicht-direktive Gesprächstherapie). Der Helfer, der Einfühlungsfähigkeit, Echtheit, Wärme äußern will, muß von seinen Fähigkeiten und den Selbstbestimmungkräften seines Patienten überzeugt sein. D. h. aber auch: Eigentlich stellt jedes Helfen in der helfenden Beziehung eine Beeinflussung dar.

Angebot an Alternativen

Hilfe zur Selbsthilfe

7.2. Abweichendes Verhalten und Verhaltensstörungen

7.2.1. Verhaltensstörungen

Der Begriff *„Verhaltensstörung“* erfaßt einen weiten Bereich von psychischen Fehlentwicklungen oder nicht normgerechten individuellen Entwicklungsverläufen Einzelner oder Gruppen von Funktionen. Diese können sich in körperlichen Beschwerden (→ psychosomatischen Symptomen und Erkrankungen, → Organneurosen) und/oder psychischen Symptomen bzw. neurotischen Entwicklungen (→ Neurosen) manifestieren.

Abweichendes Verhalten erschwert soziale Anpassung

Ihr Auftreten wird durch physische Beeinträchtigungen (z. B. Körperbehinderung und Sinnesbehinderung) begünstigt, und umgekehrt können verfestigte psychische Fehlentwicklungen (z. B. Neurosen) somatischen Störungen den Boden bereiten. Dieses primär oder sekundär verursachte abnorme Verhalten bewirkt wiederum Behinderungen und Beeinträchtigungen im sozialen und im Leistungsverhalten.

Nach Auffassung der *Psychoanalyse* (→ Kap. 3.2.) gehen Verhaltensstörungen (→ Neurosen) zurück auf unbewusste Konflikte zwischen dem nach sofortiger Befriedigung strebenden Sexualtrieb und dem Ich, das unter dem Druck von Überich und Realität zu → Abwehrmechanismen, insbesondere der → Verdrängung greift. Diese Konflikte spielen sich insbesondere in der frühen Kindheit ab – im Mittelpunkt steht hier der Ödipuskonflikt –, behalten aber ihre psychodynamische Wirkung auch im Erwachsenenleben. Sie können dann nur durch Psychotherapie aufgearbeitet werden.

Soziale Lerndefizite

Unzureichende Konfliktlösungsstrategien

Aus der Sicht der *Lerntheorien* und der *Kommunikationstheorie* sind gestörte Erlebnis- und Konfliktverarbeitung als ursächlich anzusehen für das Entstehen von Verhaltensstörungen, die auch als (Folge von) Interaktionsstörungen zu bezeichnen sind. Sie entstehen lebenslang auf der Basis der Wechselwirkung zwischen Anlage und Umwelt (→ Selbstregulierung) im sozialen und situativen Kontext und führen zu Fehlhaltungen, Fehleinstellungen, die die Konflikte mit der Umwelt wiederum verstärken (→ Etikettierung). Da Verhalten wie auch Verhaltensstörungen z. T. gelernt werden, können sie ebenso verlernt werden. Dazu ist es notwendig, die Einflüsse ausfindig zu machen, die die Lern- und Verhaltensstörungen in Gang setzten und aufrechterhalten. Insbesondere das → Lernen am Modell scheint eine bedeutende Rolle beim Erwerb angemessener Verhaltensweisen zu spielen.

Kommunikationsstörungen verursachen Verhaltensstörungen

Da sich das Verhalten des Individuums durch Wechselwirkung mit dem Verhalten anderer Personen (und nicht isoliert) entfaltet, gelten Störungen der → *Kommunikation* als Quellen für Verhaltensstörungen. Konflikte entstehen danach durch eine Kluft zwischen Inhalts- und Beziehungsaspekt (bis hin zur → Doppelbindung), die eine Verständigung auf der Beziehungsebene verhindert und den inhaltlichen Informationsaustausch erschwert.

An dieser Stelle soll durch ausführliche Definitionen zwei möglichen Missverständnissen vorgebeugt werden:

1. *Verhaltensstörungen* sind nicht Störungen der anderen: Erwachsene benutzen den Begriff gern gegenüber Kindern und Jugendlichen, um von ihrem eigenen Anteil abzulenken.

2. *Verhaltensauffälligkeiten* sind lediglich einmalige, zufällige Verhaltensweisen, die einem Beobachter „auffallen" (→ soziale Wahrnehmung) und von ihm als Fehlverhalten missdeutet oder in ihrer situativen oder entwicklungsbedingten Bedeutung überschätzt werden (→ Etikettierung).

Kindliches Erleben ist anders

Eine wesentliche Quelle für das Entstehen von Verhaltensstörungen ist schließlich wohl darin zu sehen, dass die Entwicklung zu einem sozialen Wesen schwierig ist und Erwachsene so wenig Notiz davon nehmen, dass dem Kind die Normen der Erwachsenen fremd sind. Es kann z. B. noch nicht „lügen", so lange es zwischen Phantasie und Wirklichkeit nicht unterscheiden kann, und nicht „stehlen", so lange ihm der Begriff „Eigentum" noch nicht vertraut ist. Die Sozialwerdung eines Menschen, sein Hineinwachsen in die soziale Organisation hängt wesentlich vom sozialen Umfeld ab.

Symptome sind Signale

Jedes Symptom einer Störung hat einen Mitteilungswert, der oft nicht erkannt wird. Jedes psychische Symptom sagt etwas aus über Probleme, mit denen sich ein Mensch auseinandersetzt.

7.2.2. Neurotische Entwicklungsstörungen und Neurosen

Unbewältigte Triebkonflikte

Die Entwicklung *neurotischer Persönlichkeitsstrukturen* beginnt in den einzelnen Entwicklungsphasen der frühen Kindheit. In späteren Lebensabschnitten wie dem Jugend- und dem Erwachsenenalter erfahren sie weitere Ausformung. *Neurosen* bilden sich im Widerstreit triebhafter Wünsche und den Einschränkungen aus der Umwelt, die sich verbinden mit den notwendigen Versagungserlebnissen, wenn das → Realitätsprinzip über das → Lustprinzip die Oberhand gewinnt. Je mehr indes die → wechselseitige Regulation insbesondere zwischen Kind und Mutter beeinträchtigt wird (z. B. durch Erwartungshaltungen der Eltern im Sinne der → Rollentheorie), desto eher wird gerade diese Störung zur wesentlichen Ursache der Entstehung von Neurosen.

Fixierung von Abwehrmechanismen

Ein Kennzeichen des Neurotikers ist es, dass er die ihn umgebende Welt als Bedrohung erlebt, umso mehr, je stärker er sich selbst minderwertig und unfähig fühlt. Er verlässt sich dann nicht mehr auf die → Abwehrmechanismen, wie wir alle sie einsetzen, sondern greift immer wieder nach ihnen, um sich von seinen Ängsten zu entlasten. Wenngleich sie seine tiefer liegenden Probleme nicht lösen, sondern ihn stattdessen in seiner freien Entscheidung zunehmend einengen, seine Lebensfreude, seine soziale Anpassung und seine Arbeitsleistungen in krankhafter Form herabsetzen, gewähren sie ihm doch kurzzeitig Befreiung und Entspannung.

Als einigermaßen gegeneinander abgrenzbare *Formen der Neurose* werden unterschieden:

1. Depressive Neurose
2. Zwangsneurose
3. Hysterie
4. Angstneurose

Depressive Neurose

1. Die *depressive Neurose* geht zurück auf den ersten Entwicklungsabschnitt des Kindes, in dem das Kind seine Umwelt als freundlich oder feindlich erlebt und entweder eine optimistische Zukunftshaltung oder eine depressive Grundstimmung erwirbt.

Frühe *orale* Mangelerlebnisse führen zu Verdrängungen der oralen Bedürfnisse und Wünsche nach zwischenmenschlichem Kontakt und Zuwendung, die in eine Hemmung, soziale und Besitzansprüche anzumelden, und schließlich in depressive Resignation münden können. Neben der scheinbaren Anspruchslosigkeit finden wir oft unvermutet nach vorn drängende Ungeduld und überschießende Ansprüche. Als Erwachsene reagieren sie auf einen (drohenden) Verlust (Verlust eines Partners, Versagen am Arbeitsplatz) mit stärkerer und anhaltenderer Trauer als andere Menschen, verbunden mit bisweilen unerträglichen Schuldgefühlen und Neigung zur Selbstverachtung.

Fehlende soziale Verstärkung

Aus lerntheoretischer Sicht wird auf *Verstärkungsdefizite* hingewiesen, die ein neurotisch Depressiver in einer Familie erfuhr und erfährt, deren Mitglieder zu wechselseitiger Kommunikation, gefühlsmäßiger Bindung und sozialer Bekräftigung nicht in der Lage sind.

Unterdrückung analer Bedürfnisse

2. Die *Zwangsneurose* nimmt ihren Ursprung in der → analen Phase, in der das Kind lernen soll, die Steuerung der einzuübenden Bewegungsabläufe und der die Umwelt erobernden Handlungen in die Hand zu nehmen.

> „Haben frühe Verbote es verhindert, dass ein kleines Kind zu den eigenen Impulsen positiv steht und vernünftig abschätzen lernt, warum der eigene Impuls im Interesse übergeordneter Bedürfnisse aufgegeben werden muss, dann fehlen für später wichtige Voraussetzungen zur Weltbewältigung."[9]

Verdrängte Wünsche und Schuldgefühle können dann zu aufdringlichen Zwangsgedanken und -vorstellungen (z. B. schwer krank zu sein, andere zu töten oder von anderen bedroht zu werden, sexuelle Phantasien), die die Konzentration auf alltägliche Aufgaben beeinträchtigen, oder zu Zwangshandlungen in Form ritualisierten Verhaltens (Pedanterie, Waschzwang, Perfektionsstreben, Suchtverhalten, sexuelle Abweichungen) führen.

Mißlungene Rollen-identifizierung

3. Die *Hysterie* hat ihre Anfänge in der → *infantil-genitalen* Phase, wenn das Kind sich selbst entdeckt, nach seiner Rolle sucht und keine als tragfähig erlebt. Vertrauenslosigkeit wird zum Hintergrund des hysterisch auffälligen oder sogar aufdringlichen Verhaltens. Planlosigkeit und Widersprüche im Handeln werden zu seinen Charakteristika. Flucht in einen Gedächtnisverlust oder ein körperliches Handicap (z. B. Lähmung *ohne* Vorliegen einer *organischen* Schädigung) helfen dem Hysteriker, Situationen zu vermeiden, die Stress und Angst mit sich bringen könnten (z. B. die Prüfungen). Der Ausfall sensorischer und motorischer Funktionen und Simulierung von Krankheitssymptomen (z. B. Blinddarmentzündung) bei Konversionshysterie zeigt Entsprechungen zu → psychosomatischen Störungen, bei denen das vegetative Nervensystem eine Rolle spielt. Die beobachteten Symptome können ebenso als Folgen sozialen Lernens gedeutet werden.

Angstneurose

4. Spezifisch belastende (traumatische) Erlebnisse innerhalb des familiären Kontexts, die zu starken Schreck- bzw. Angstreaktionen führten, lassen *Angstneurosen* und *phobische Reaktionen* entstehen, gewissermaßen ängstliche Erwartungshaltungen. Obgleich weder echte Gefahren vorliegen noch verstandesmäßige Begründungen möglich sind, wird der Mensch von einer unfassbaren Beunruhigung, einer unerklärlichen und darum erst recht unerträglichen Angst überwältigt, die die Selbstkontrolle verunsichert, bedroht, neue Angst erzeugt und ihn lähmt. Elterliche Überbehütung z. B. gilt als wesentlicher Faktor für Schulangst (→ sich selbst erfüllende Prophezeiung), weil dem Kind nicht die Trennung von der Mutter gelingt und es bei Schulantritt den fremden Anforderungen allein ausgesetzt ist.

Bei *phobischen Reaktionen* finden wir die Angst an Objekte der Umwelt gebunden, die aber dem Menschen keineswegs gefährlich sind (Höhen-, Brücken-, Spinnenphobie usw. oder das Vermeiden bestimmter Tätigkeiten, etwa das Essen bestimmter Speisen). Sie kanalisieren die Angst.

> „Solange er dann dieses Objekt vermeiden kann, ist es ihm möglich, dem ungelösten Konflikt in sich selbst auszuweichen."[10]

7.2.3. Psychosomatische Störungen und Erkrankungen

Jeder Mensch macht die Erfahrung, dass sich seelische Konflikte in körperliche Krankheit verwandeln können (jemandem geht etwas an die Nieren, es schlägt einem auf den Magen ...). Vor allem Kinder bringen ihre Gefühlslage in der Körpersprache zum Ausdruck (die morgendliche Übelkeit steht für die Angst vor der Klassenarbeit). Psychosomatische Erkrankungen (auch: Organneurosen) übersetzen verborgene psychische Konflikte: Bei ihnen kommt es aber – im Unterschied zur Konversionshysterie – auch zu organischen Schädigungen.

Das *Magengeschwür* z. B. ist dann Produkt psychischer Einflüsse, die den Magen nicht richtig arbeiten lassen, zu einer Überproduktion von Magensäure führen und in der Folge die Funktion des Magens beeinträchtigen. Da die Erkrankung bei Männern dreimal häufiger auftritt als bei Frauen, macht man heute Unterdrückung von Gefühlen, sich „selbst verzehrenden“ Ehrgeiz dafür verantwortlich. Daneben können Leistungs- und Rivalitätsdruck vor dem Hintergrund der Arbeitslosigkeit als psychosozialer Mitverursacher wirksam werden. Dahinter steht ein uneingestandenes, übersteigertes Verlangen nach Geborgenheit und Fürsorge. Solche Magenerkrankungen brechen oft erst dann aus, wenn erhoffte soziale Anerkennung im Beruf ausbleibt oder Besitzwünsche nicht erfüllt werden. Organische Behandlung wäre erfolglos.

Psychosomatische Symptome als Körpersprache

Psychosomatische Erkrankungen zeigen nicht zuletzt *die enge Verbindung zwischen körperlichen und seelischen Funktionen*. Die zugrunde liegenden psychischen Konflikte entstehen schon in der Auseinandersetzung Heranwachsender mit den Moralbegriffen und Wertvorstellungen der Gesellschaft.

In den psychosomatischen Symptomen verschlüsselt der Körper psychische Konflikte. Bestimmte emotionale Zustände (Angst, Wut, Trauer ...) können konkreten Körperfunktionsstörungen zugeordnet werden, andere maskieren sich in verschiedenartiger Weise.

Trauer bewirkt Weinen, Scham Erröten. *Asthma bronchiale* verweist oft auf frühe Ängste, die Mutter zu verlieren oder aber von ihr erdrückt zu werden.

Allergische Hautreaktionen des Kindes können sich gegen die hinter ängstlicher Besorgtheit verborgene Feindseligkeit der Mutter richten.

Erbrechen steht häufig für Widerwillen, Protest.

Fettsucht kann Ausdruck von → Regression oder Depression sein.

Zu hoher Blutdruck kann verweisen auf unterdrückte aggressive Empfindungen („Wut im Bauch").

Aufdecken der psycho- und soziogenen Faktoren

Psychische Konflikte können *von sämtlichen Körperfunktionen „abgebildet"* werden. Findet der Symptomträger Beachtung, gar Sympathie, also soziale Bestätigung, und umgeht er die unangenehme Situation, wird die Wahrscheinlichkeit des Auftretens der psychosomatischen Störungen vergrößert. Der Betroffene selbst ist sich der psychischen Ursachen seiner Krankheit meist nicht bewusst. Eine psychotherapeutische Behandlung wird oft durch Symptomverschiebungen erschwert. Um so notwendiger ist die sorgfältige differentialdiagnostische Untersuchung und das Herausarbeiten lebensgeschichtlicher Krisen und situativer sozialer Faktoren.

7.3. Psychische Behandlungsmethoden und Verhaltensänderung

Krankheit als „Hilfsmittel"

Sozial unangepaßte Menschen beweisen immer wieder, dass sie auf nützliche Art Umwelt bewältigen, und wehren sich gegen Veränderungen.

Der depressive Mensch z. B. kontrolliert nicht nur mit seiner Depression das Handeln der übrigen Familienmitglieder in einem bestimmten Ausmaß, sondern er erfährt ja auch Verstärkungen, Belohnungen, Beachtung, die er für etwas Ungewisses aufgeben soll.

Aus diesen Gründen wird er sich auch nicht von sich aus zu einer Therapie entschließen, es sei denn, er verspürt selbst einen starken Leidensdruck.

Wenn der Klient den Zustand der Entmutigung überwinden soll, in den er durch sein bisheriges Scheitern in mehr oder minder umfänglichen Bereichen des täglichen Lebens geraten ist, bedarf es zunächst vor allem der *Wiederherstellung seiner Kommunikationsfähigkeit.* Darauf gründet sich u. a. die von mehreren Autoren bestätigte Erkenntnis, dass weniger der jeweilige therapeutische Ansatz über den Erfolg entscheidet oder ihn bewirkt als die Befähigung des Therapeuten (Helfers), eine vertrauensvolle Beziehung zum Klienten herzustellen und aufrechtzuerhalten.

Jede Therapie ist z. T. → Regression und Neu-Anfang. Sie greift in ein Verhalten ein, das eine (lange) Lerngeschichte hat und auch wärend des therapeutischen Prozesses mindestens → gelegentliche Verstärkung aus seiner gewohnten Umgebung erhält. Um eigene Einstellungen, Erlebnis-, Denk- und Verhaltensweisen aufgeben zu können, bedarf es darum einer systematischen Verstärkung.

Kombination therapeutischer Methoden

Die zahlreichen Therapieformen unterscheiden sich darin, inwieweit sie stärker die emotionale und/oder Verhaltensseite der Persönlichkeit ansprechen. Für den Therapeuten ist es darum *sinnvoll, gemischte psychotherapeutische Ansätze* – sowohl der Individual- als auch der Gruppentherapie – zu kennen und *einzusetzen:*

Störungen des Verhaltens werden stets durch viele Bedingungen verursacht, und ihr Zustandsbild verändert sich während der therapeutischen Sitzungen. Der Therapeut kann nun beweglicher reagieren, je nachdem wie sehr er jeweils andere Behandlungsformen beherrscht und die gewandelte Situation erkennt (→ soziale Wahrnehmung).

Erkenntniswert therapeutischer Techniken

Die Kenntnis unterschiedlicher therapeutischer Techniken versetzt aber jeden Helfer in die Lage,

1. sich der vielseitigen psychosozialen Bedingtheit von Störungen bewusst zu werden,
2. Wege der Hilfe zu erfahren,
3. Grenzen des eigenen therapeutischen Umgangs anzuerkennen und
4. Teamarbeit als unabdingbar anzusehen.

Jede *Psychotherapie* beginnt mit der *Aufdeckung der die Störung bedingenden Faktoren* und einer Zustandsbeschreibung, ohne jedoch voreilig Prognosen hinsichtlich zukünftiger Entwicklung aufzustellen.

In ihrem Zentrum steht von Anfang an das wiederholte *Erfassen des* Stellenwertes und des *Umfangs einer Störung innerhalb der Persönlichkeit.* Der Therapeut hat dabei in besonderer Weise *die positiven Kräfte des Klienten einzuplanen, statt Fehlentwicklungen isoliert zu sehen* und überzubewerten. So kann er dessen soziale Umwelt (Eltern als Co-Therapeuten, Kollegen usw.) besser einbeziehen, Raum für Veränderungen des Verhaltens schaffen – und sich selbst verändern.

7.3.1. Das Beratungsgespräch

Das persönliche Gespräch spielt in sozialen Interaktionen eine bedeutende Rolle. Es ist ein Teil unseres sozialen Zusammenlebens in Ehe, Familie, Beruf, Freizeit. Das um Verständnis des anderen bemühte Gespräch finden wir vor allem in konkreten Beratungssituationen: Im *Einstellungsinterview* (mit Bewerbern für eine Arbeitsstelle, eine höhere Position), im klinischen oder *diagnostischen Gespräch* (mit z. B. entwicklungsgeschichtlicher, speziell neurosenpsychologischer Anamnese in der Erziehungsberatung und Psychiatrie), im *psychotherapeutischen Gespräch,* da verbale Mittel wesentliche Bestandteile psychologischer Heilmethoden sind.

Anamnese

Aufbauen einer kommunikativen Beziehung

Das Beratungsgespräch bedient sich unterschiedlicher Techniken, die direkt an Psychoanalyse, Verhaltenstherapie oder Gesprächstherapie orientiert sind oder aber in der Sozialarbeit auf dieser Grundlage entstanden. In ihm wird aber weniger als in der Therapie die Persönlichkeitsstruktur des Klienten berührt. Wichtige Vorbedingungen für eine Beratung sind offene → *symmetrische Kommunikation* und ein Spielraum im Hinblick auf zu treffende Entscheidungen.

Klientenzentrierter Ansatz

Ein Gespräch meint Gemeinschaft, gemeinsames Anliegen und vertrauensvolle Beziehung. Die → *Gesprächstherapie* definiert Prinzipien des verstehenden oder *klientenzentrierten* (nicht-direktiven) *Gesprächs,* die Eingang gefunden haben in die Beratungspraxis. Der Gesprächsführer (Therapeut) in der auf Verständnis und Anerkennung ausgerichteten Partnersituation hat vor allem die Aufgabe, die gefühlsmäßigen Erlebnisinhalte, den Gefühlsanteil der Aussage des Klienten zu *verbalisieren,* seine Beziehung zu seinem Problem und zu den darin enthaltenen Bedeutungen für ihn in eigenen Worten darzustellen.

> *Klientin:*
> „Ich bin aus der Kur kränker zurückgekommen, als ich hingefahren bin. Und mein Mann sagt: ‚Das bildest Du Dir nur ein.' Ich bin doch nicht eingebildet krank!"
>
> *Therapeut:*
> „Sie fühlen sich krank, und Sie finden es nicht recht, dass man Ihnen das nicht glaubt."

Einfühlen

Es wird keine eigene Deutung des Gesagten geben, sondern die Erlebnisweise des anderen in der Vorstellung nachvollzogen und so das Verstandende verständlich dargestellt. Auf diese Weise wird ein gegenseitiges Verständnis und Verstehenwollen in Gang gebracht. Der Gesprächsführer in der Beratungssituation erhellt auf diesem Wege also die Aussage des Klienten umso mehr, je ungeordneter, unklarer die Gefühle für diesen sind, und vermittelt (spiegelt) ihm dieses wieder. Die Gefahr besteht natürlich, in der Antwort zu interpretieren, Ansichten hineinzutragen, gleich nach einer Erklärung zu suchen. Weitere das Gespräch belastende Verhaltensweisen sind:

Spiegeln der Erlebnisinhalte

- sofortige Lösungen des Problems anbieten
- umgehend eine Diagnose aussprechen
- moralisch werten und ablehnend/zustimmend urteilen
- projizieren, d. h. von sich auf den anderen schließen
- sich mit dem Partner identifizieren, ihm Recht geben
- trösten, beruhigen, die Vorgänge herunterspielen
- in einer bestimmten Richtung ausfragen
- verallgemeinern („man“, „nie“, „immer“)
- langatmig reden und abschweifen, abschalten ...
- (absichtlich) einen betont → elaborierten Wortschatz mit vielen Fachausdrücken benutzen.

Fehler auf Seiten des Beraters

Um solchen Gefahren zu begegnen, muß der Gesprächsführer bzw. Berater *verständnisvoll zuhören*, d. h. die vom Klienten erlebte Bedeutung wahrnehmen und durch wiederholende Zusammenfassungen der Vorstellungen und Gefühle des Klienten herausfinden, ob er dessen innere Vorgänge richtig getroffen hat. Weitere Grundhaltungen, die ein klienten- (und damit auch partner-) zentriertes Gespräch fördern, äußern sich im Akzeptieren der Empfindungen des anderen (nicht unbedingt seines Verhaltens!) und im *geduldigen* Warten und *Eingehen* auf den anderen.

Einfühlendes Zuhören

7.3.2. Die klientenzentrierte Gesprächspsychotherapie

Die *klientenzentrierte Therapie* verkörpert einen Behandlungsansatz im Sinne der Humanistischen Psychologie und wurde (in den 40er Jahren) von CARL R. ROGERS entwickelt. Sie unterstellt, dass jeder Mensch sein Verhalten selbst zu steuern und seine Probleme zu lösen vermag, sogar zur Selbstheilung fähig ist.
Dazu muß er aber frei sein von neurotischen Blockierungen und Ängsten.

„Beim ‚neurotischen' Individuum werden Teile des Selbst, die man als unbewusst oder verdrängt … bezeichnet hat, blockiert, so dass sie sich dem bewussten oder handelnden Selbst nicht länger mitteilen können. Solange dieser Zustand anhält, gibt es Störungen in der Kommunikation mit anderen.

… Die Psychotherapie hat die Aufgabe, dem Menschen zu helfen, durch eine besondere Beziehung zu einem Therapeuten eine gute Kommunikation in sich selber herzustellen. Sobald dies geleistet ist, kann der Betreffende freier und wirksamer mit anderen kommunizieren."[11]

Verbalisierung

Voraussetzung dafür ist die *Verbalisierung emotionaler Erlebnisinhalte* (→ Beratung) des Klienten, der selbst bestimmt, worüber er sprechen will, und immer wieder dazu ermutigt wird, alles, was ihm Konflikte verursacht, anzugehen und sogar Entscheidungen zu fällen. Der Therapeut soll dabei dem Klienten echtes Interesse entgegenbringen, Einfühlungsvermögen beweisen und angesprochene Emotionen ohne Wertung verdeutlichen, damit der Klient sich seiner eigenen Reaktionen klar werden kann. In dieser Atmosphäre der gefühlsmäßigen *Echtheit* und nicht besitzergreifenden *Wärme* kann der Klient als Subjekt – nicht wie der „Patient" Objekt der Behandlung – die Furcht vor dem Erkennen seiner Probleme abbauen und Bereitschaft zu einer positiven Veränderung seines Selbstkonzepts erfahren.

Emotionale Echtheit und Wärme

Der *Therapeut* akzeptiert den Klienten, wie er ist, und zeigt darum eine positive Einstellung und Einschätzung seiner Gefühle und Fähigkeiten. Er beweist in einfühlsamer Weise Verständnis für dessen persönliche Erfahrungen und Erlebnisweisen, sieht seine Welt mit dessen Augen.

Indem er auch das Selbstwertgefühl des Klienten stützt, z. B. gegen seine Schuldgefühle, verändert er dessen Selbstbild und → *verstärkt* positive Seiten dieses Selbstbildes (→ Ich-Stärkung). Die offene und ehrliche Haltung des Therapeuten ermöglicht es dem Klienten, bislang unterdrückte Wesensmerkmale zu entdecken und zu verstehen, d. h. zu akzeptieren, statt sich Selbsttäuschungen hinzugeben. Dadurch wird er „ungeahnte" Kräfte in sich entdecken und sich dem Bild nähern können, dem er entsprechen möchte. Und er wird auf der Grundlage der positiven Beziehungen zum Therapeuten befähigt, mit anderen angstfrei zu interagieren.

Obwohl die nicht-direktive Gesprächstherapie auf psychoanalytischen Erklärungsansätzen menschlichen Verhaltens basiert, erachtet sie eine Aufdeckung weit zurückliegender Ereignisse, z. B. in früher Kindheit liegende Ursprünge von Neurosen, nicht als notwendig. Sie ist ausgerichtet an den den Klienten innewohnenden positiven Kräften und seinen *Selbstgestaltungstendenzen* und *zukunftsgewandt.* Die Gesprächspsychotherapie ist stärker persönlichkeits- als symptomorientiert, aber wir entdecken auch lerntheoretische Ansätze in ihr: Die ruhige Haltung des Therapeuten wird zum Modell für den Klienten – bestimmte Erlebnisinhalte werden verstärkt, wenn er sie öfter bei sich erlebt –, der Klient erfährt eine → *Desensibilisierung* gegenüber angsterregenden Vorstellungsinhalten. Die Grundsätze der Gesprächstherapie finden wir wieder in der *nicht-direktiven Spieltherapie* (s. V. AXLINE: „Dibs"), bei der die Gesprächssituation durch die Spielsituation ersetzt wird, aber nur ausgesprochene emotionale Erlebnisweisen beschrieben und nicht hinterfragt werden.

Vertrauen in die Selbstgestaltungskräfte des Klienten

Spieltherapie bei Kindern

7.3.3. Die psychoanalytische Therapie

Die psychoanalytische Therapie wurde von S. FREUD entwickelt (und seither weiter ausgeformt).

> Sie „ist eine intensive und ausführliche Technik zur Exploration (Aufdeckung) der unbewußten Motivation des Patienten mit besonderer Betonung der Konflikte und Verdrängungen, die aus Problematiken während der frühen psychosexuellen Entwicklung stammen. Ihr Ziel ist es, solche verdrängten Erinnerungen bewußt zu machen"[12] und das Individuum auf diese Weise zu befähigen, sich den Konflikten in der therapeutischen Situation zu stellen und sie jetzt realitätsangemessen mit Unterstützung des Psychoanalytikers zu lösen.

Aus psychoanalytischer Sicht geht die Persönlichkeit – die gesunde wie die neurotische – aus den Konflikten zwischen triebhaften Wünschen und Ansprüchen einerseits und gesellschaftlichen Forderungen andererseits hervor, und sie bedient sich zu deren Bewältigung der Abwehrmechanismen. Auch die neurotischen Reaktionen haben sich nun über Jahre hinaus verfestigt. Die Bedingungen für ihr Auftreten ausfindig zu machen, bedarf es der Offenlegung der sozialen Interaktionen und Beziehungen des Individuums vor allem in Kindheit und Jugend. Unbewußt wehrt sich der Patient in der Psychoanalyse, bisher scheinbar erfolgreiche Wege zur Lebensgestaltung zu verlassen und seine neu-

Bewusstmachen frühkindlicher unbewältigter Konflikte

rotischen Abwehr- bzw. Anpassungsmechanismen aufzugeben und seine *zugrunde liegende Persönlichkeit* entscheidend zu *ändern.* Dieser *Widerstand* wird deutlich als

Widerstand gegen Entdeckung

> „Widerstreben jener seelischen Inhalte, welche für das Zustandekommen des Konflikts einen Stellenwert haben, in der Behandlung bewusst und damit verbalisiert zu werden."[13]

Methode der freien Assoziation

Der Patient äußert sich während der *freien Assoziation*, der wichtigsten Verfahrensweise der Psychoanalyse. Er soll dabei seinen Gedanken freien Lauf lassen und alles ausdrücken, was ihm an Vorstellungen, Wünschen, Empfindungen, Bildern und Träumen in den Sinn kommt.

Regression

Interpretation

Der Patient muß *erlebnismäßig → regredieren*, um seine emotional belasteten Erinnerungen offenzulegen; der Therapeut muß die Assoziationen an der „richtigen" Stelle deuten und ihre „Verkleidungen" entdecken, um so zu den verdrängten Konflikten vorstoßen zu können und beim Patienten den Weg für weiteren, möglichst ungehemmten „Gedankenfluß" frei zu machen.

> Schon S. FREUD warnte vor zu stark vereinfachenden, einseitigen Auslegungen der Bilder und Symbole aus dem Unbewussten, die dem Patienten eher schaden als nützen.

Übertragung: Projektion

Gegenübertragung

Die Deutungen sollen dem Patienten auch Widerstände bewusst machen, die er mit Hilfe des Analytikers überwinden kann. Im Behandlungsverlauf kommt es immer wieder zu *Übertragungsreaktionen:* Der Patient überträgt bzw. → projiziert seine emotionalen Einstellungen und unrealistischen Erwartungen zu früheren Beziehungspersonen auf den Analytiker (z. B. Enttäuschung über den Vater, Zurücksetzung gegenüber Geschwistern). Der Patient kann so weit gehen, die Sympathie des Therapeuten zu gewinnen, ihn zum Bundesgenossen machen, ihn beherrschen oder verführen zu wollen. Auf Seiten des Analytikers, der sich bewusst neutral gegenüber dem Patienten zu verhalten hat, kann es zu *Gegenübertragungen* kommen, wenn er seine Einstellung zum Patienten nicht ständig überprüft und feindliche, freundliche usw. Gefühle nicht aufgrund der eigenen Lebensgeschichte hinterfragt und kontrolliert. Fortwährendes Durcharbeiten unliebsamer Kindheitserinnerungen und Analyse der Übertragungen sollen den Patienten in den Stand setzen, mit seinen Mitmenschen unbelastet zu kommunizieren und zu interagieren. Als Voraussetzung für die Einleitung einer psychoanalytischen Behandlung gelten – wie in der Gesprächspsychotherapie – „Leidensdruck" und ein „Mindestmaß an Realitätsbewältigung".

Die *psychoanalytische Behandlung bei Kindern* verläuft – grob gesagt – in *zwei Phasen:* In der Vorbereitungsphase begegnet der Therapeut negativen, aktuellen Übertragungen durch aktives „Provozieren" entsprechender Spielsituationen. In der zweiten Phase teilt er dem Kind – vor allem im Mitspielen, dem Reagieren – seine Deutungen mit. Der Analytiker erfüllt hier die doppelte Funktion von Therapeut und Erzieher.

Kindertherapie

7.3.4. Verhaltenstherapien

Für den Verhaltenstherapeuten entsteht von der Norm abweichendes (– wie normales –) Verhalten durch Lernprozesse und kann darum auch durch Lernprozesse verändert, d. h. verlernt werden. Die Verhaltenstherapie versucht, unerwünschtes, durch unangemessene Verstärkungsbedingungen hervorgerufenes Verhalten zu beseitigen und durch angepasstes Verhalten zu ersetzen. Während nach psychoanalytischer Auffassung eine Behandlung von Symptomen nur zur Symptomverschiebung und zum Auftreten neuer Symptome führt, bewirkt die Behandlung fest umrissener Symptome nach dieser Auffassung Heilung. Denn das *Symptom ist die Krankheit* und nicht ein Hinweis auf sie bzw. auf tieferliegende Konflikte. Symptome gelten als Verhaltensweisen, die *infolge fehlerhaften* Lernens von Reiz-Reaktions-Verknüpfungen *oder unzureichenden Lernens ausgebildet* worden sind. Die Verhaltenstherapie ist *gegenwarts- und zukunftsorientiert.* Das Verhalten des Klienten wird weniger durch seine Lerngeschichte als durch die augenblickliche Umgebung bestimmt. Im Allgemeinen interessieren den Therapeuten nur die zu verändernden, beobachtbaren Verhaltensmerkmale und die erfassbaren, lenkenden Einflüsse der äußeren Umgebung, die das unerwünschte Verhalten aufrechterhalten und die es herauszufinden und zu kontrollieren gilt. Über die Theorien des sozialen und kognitiven Lernens haben jedoch auch individuelle Wahrnehmung, Erwartungen, Ziele in verhaltenstherapeutische Modelle Eingang gefunden.

Verlernen von Verhalten

Gleichsetzung von Symptom und Krankheit

Veränderung der beobachtbaren Verhaltensweisen

Verhaltenstherapeutische Techniken beruhen auf den Lernprinzipien, d. h. im Wesentlichen auf zwei Ansätzen: Zum einen → *Löschung* der unangepaßten konditionierten Reaktionen, und zum anderen *Aufbau* (→ *Verstärkung*) erwünschter konditionierter Reaktionen. Das macht die Einstellung systematisch aufbauender, klar formulierter *Verstärkungspläne* und das konsequente Befolgen der in ihnen programmierten Handlungsanweisungen notwendig. Unter diesen Voraus-

Löschung und Verstärkung

setzungen spielen persönliche Beziehungen zwischen Therapeut und Klient keine zentrale Rolle, werden aber bisweilen als nützlich erachtet.

Es ist möglich, Verhalten zu *löschen*, indem man jede Art von – ungewollter – Verstärkung unterläßt, also z. B. in der Erziehung auch die unbewußten Anteile (→ Lernen am Modell) überprüft und sich konsequent verhält.

Das erscheint aber im Wesentlichen nur in der kontrollierten Therapiesituation möglich, wo zusätzlich wirkende Fremdverstärkungen ausgeblendet werden können – so lange die Sitzung andauert. Weiterhin: Stottern z. B. wird nicht nur unangenehm erlebt, sondern es bewirkt auch Aufmerksamkeit, Verständnis (= positive Verstärkung).

Operante Verstärkung, die Beseitigung von Quellen der Verstärkung für abweichendes Verhalten, verbunden mit dem Einsatz von Bestrafung und – hauptsächlich – positiver Verstärkung eines neuen, erwünschten Verhaltens, findet breite Anwendung in Schulen, Heimen, in der Kinder- und Jugendpsychiatrie, in Jugendvollzugsanstalten usw.

Aversionstherapie

Kerngedanke der – ungeliebten – *Aversionstherapie* ist die Gegenkonditionierung – bei Verhaltensweisen, die für das Individuum zwar unmittelbar mit angenehmen Empfindungen gekoppelt sind, sich in der Konseqenz aber für es negativ auswirken: Rauchen, Alkoholismus, Glücksspiel, sexuelle Abweichungen usw.

Mit Reizen, die ein erwünschtes Verhalten hervorrufen, oder mit den stimulierenden Eigenschaften selbst (z. B. Erregung auslösende Kleidungsstücke beim Transvestiten, Alkoholika) werden unangenehme (aversive) Reize (wie schmerzhafte elektrische Schläge, Erbrechen verursachende Medikamente) verknüpft. Der Klient muß nun lernen, z. B. Alkohol zu meiden, um auch das Erbrechen zu umgehen.
(Der Erfolg solcher Technik bleibt oft auf die Therapiesituation beschränkt infolge der außerhalb weiterhin bestehenden negativen Verstärkungen.)

Systematische Desensibilisierung

Die *systematische Desensibilisierung* wurde vor allem bei Angstzuständen, → phobischen Reaktionen und Impotenz erfolgreich angewendet.

Zunächst wird zusammen mit dem Klienten eine *Angst-Hierarchie* erstellt, in der vom schwächsten bis zum stärksten alle angstauslösenden Reize – etwa der Prüfungsangst – aufgelistet werden. Dann unterzieht sich der Klient einem Entspannungstraining (Hypnose, autogenes Training, Medikamente) zwecks Erreichen einer vollständigen, tiefen Muskelentspannung. Damit beginnt die systematische Desensibilisierung:

1. Der Klient soll sich so lebhaft wie möglich den schwächsten Angstreiz vorstellen.
2. Sobald sich Angst meldet, soll er die Vorstellung beenden und sich wieder entspannen.
3. Wenn er den Angstreiz in der Vorstellung ohne Unwohlsein „aushalten“ kann, „erklettert“ er die nächste Stufe …

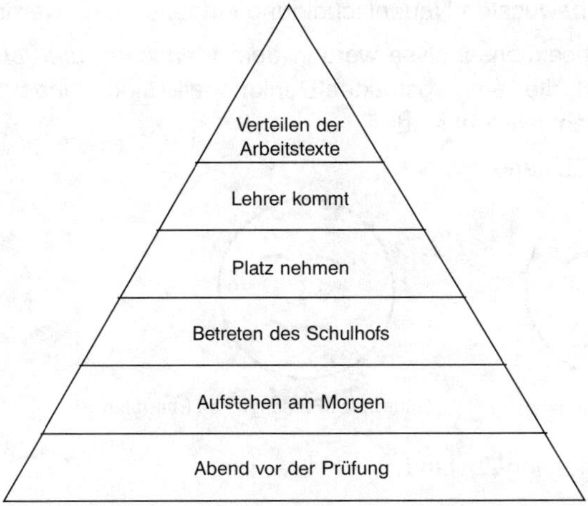

Abb. 41: Prüfungsangsthierarchie

Die Desensibilisierung führt offenbar nicht nur zu einer Reduzierung der Angst vor bestimmten Reizen, sondern auch zur Verringerung der Angst bei ähnlichen Reizen (→ *Generalisierung*).

Die Kritik an den verhaltenstherapeutischen Techniken – wie schon an den Lerntheorien – setzt wesentlich an der dadurch gegebenen Manipulierbarkeit des Menschen an, einem Erlernen bloßer Konformität um der sozialen Anerkennung willen und auf Kosten des Selbstwertgefühls (→ Entfremdung).

7.3.5. Transaktionsanalyse

ERIC BERNE, Begründer der Transaktionsanalyse, stellte folgendes *Schema der vier möglichen Lebensanschauungen*, wie ein Mensch sich selbst und andere sieht, auf:[14]

1. Ich bin nicht o.k. – Du bist o.k.
2. Ich bin nicht o.k. – Du bist nicht o.k.
3. Ich bin o.k. – Du bist nicht o.k.
4. Ich bin o.k. – Du bist o.k.

Während der Mensch eine der drei ersten Entscheidungen für seine Lebensanschauung sehr früh aufgrund von Erfahrungen trifft, kann die vierte und optimale Position erst nach Aufarbeitung dieser Erfahrungen und einer bewussten Neuentscheidung eingenommen werden.

In der Transaktionsanalyse werden dem Menschen *drei Ich-Zustände* zugeordnet, die keine abstrakten Denkmodelle sind, sondern personifiziert und real existent sind:[15]

Eltern-Ich-Zustand

Kritisches Eltern-Ich

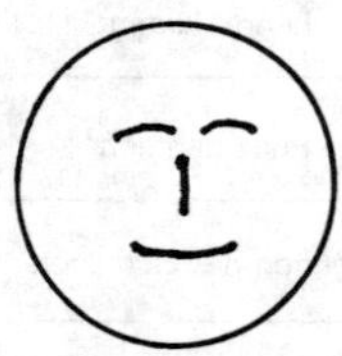

Nährendes/Fürsorgliches Eltern-Ich

Erwachsenen-Ich-Zustand

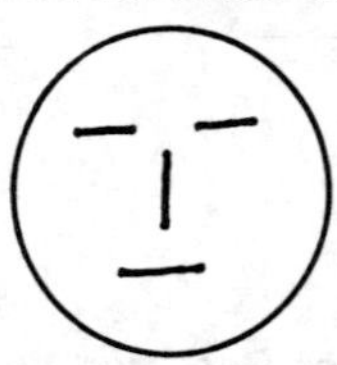

Kindheits-Ich-Zustand

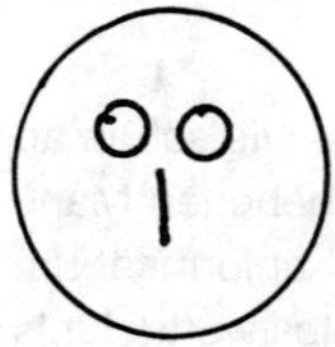

Angepasstes Kind-Ich

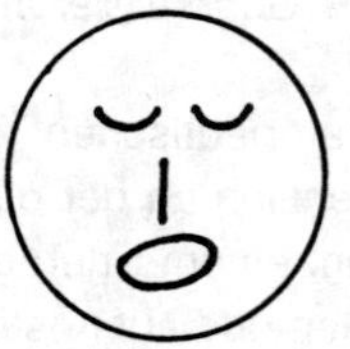

Rebellisches Kind-Ich

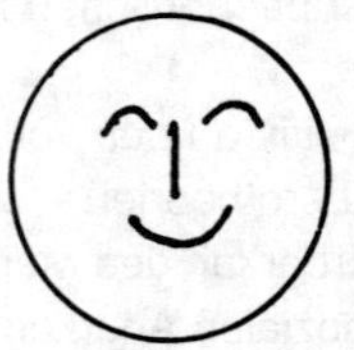

Freies/Natürliches Kind-Ich

Das *Eltern-Ich* in uns, das sowohl kritisch als auch fürsorglich sein kann, spiegelt all die Erfahrungen wider, die wir mit unseren Eltern oder Erziehern gemacht haben. Es beinhaltet die erlernten Fakten, Wertungen, Prinzipien und Kulturwerte, die auf diesem Wege auch der nächsten Generation weitergegeben werden.

Das *Kindheits-Ich* wird charakterisiert durch fixierte Relikte aus unserer eigenen Kindheit: Gefühle der Freude, Trauer oder des Zorns, Spontaneität und Kreativität, Bedürfnisse, Phantasien, Hoffnungen und Illusionen.

Man unterscheidet das freie Kind, das angepasste und das rebellische Kind.

Das *Erwachsenen-Ich* hat die Fähigkeit, Impulse aus den anderen beiden Ich-Zuständen aufzunehmen und zusammen mit eigenen, neuen Erfahrungen zu verarbeiten.
Solange es nicht von dem einen oder anderen oder von beiden anderen Ich-Zuständen beherrscht wird, kann es zu einer autonomen Entscheidung über das sinnvolle Vorgehen in einer bestimmten Situation kommen.

In Funktion ist jeweils der Ich-Zustand, der gerade über die meiste Energie verfügt.
Die drei Ich-Zustände werden wirksam in den Beziehungen zur Umwelt, in den Transaktionen, die sich, sobald zwei oder mehr Menschen in Kontakt treten, abspielen.

BERNE unterscheidet:

a) *Komplementär-Transaktionen,* d.h. Impuls und Reaktion gehen vom gleichen Ich-Zustand aus.
Beispiel:

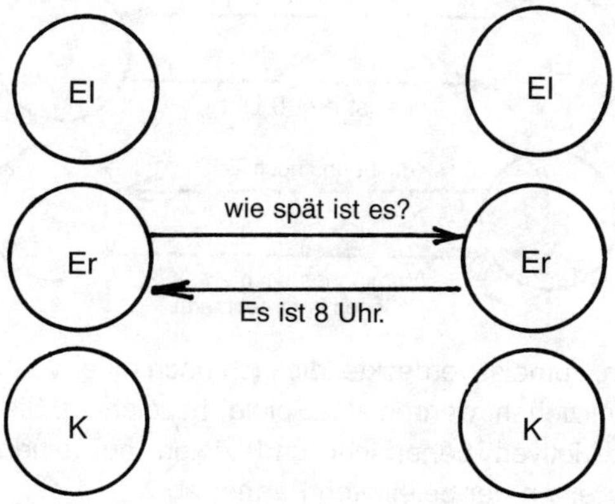

b) *Überkreuz-Transaktionen,* bei denen oft Reaktionen auf einen Impuls erfolgen, die – da sie aus einem anderen als aus dem angesprochenen Ich-Zustand erfolgen – oft völlig unangemessen sind und zu Schwierigkeiten in bzw. zum Abbruch der Kommunikation führen können.

Beispiel:

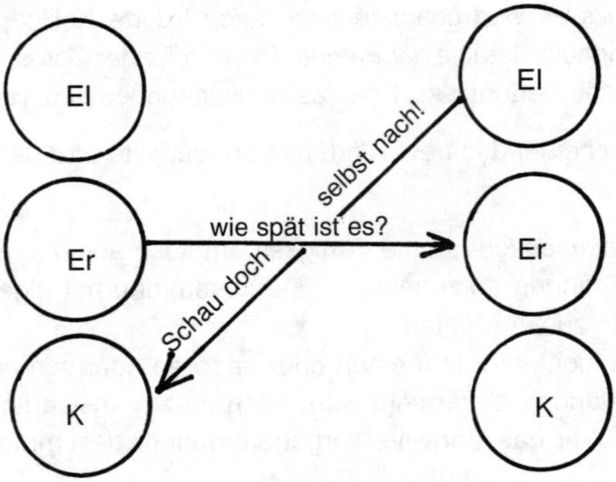

c) *Verdeckte Transaktionen*

Sie verkomplizieren die Beziehungen zwischen den Menschen. Es sind jeweils 2 verschiedene Ich-Zustände beteiligt, wobei eine Transaktion non-verbal, also verdeckt abläuft.

Beispiel:

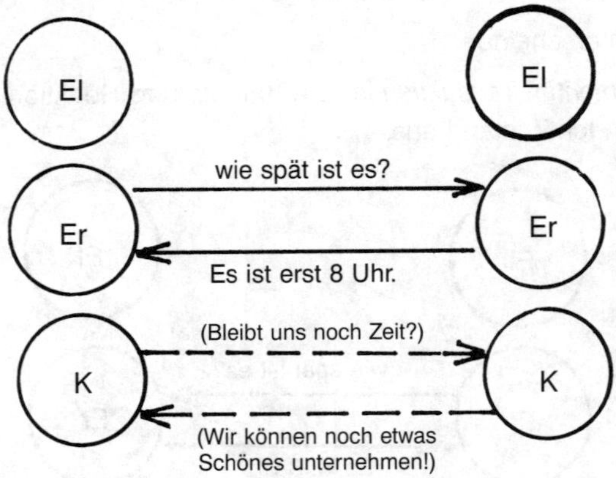

Transaktionen, zumeist verdeckte, die sich nach einer vorprogrammierten Abfolge vollziehen, werden als „Spiele" bezeichnet. Sie werden von verborgenen Motiven beherrscht und zielen auf einen Nutzeffekt zumindest für einen der beteiligten Partner ab.

Beispiel:
Einer spielt gekonnt den Hilflosen, wodurch er seinen Partner provoziert, den Retter zu spielen.
Beide haben den Nutzen: Der Hilflose wird entlastet, der Retter kann sich als guter Mensch fühlen.

Ziele der Transaktionsanalyse:

1. Transaktionen und Beziehungen zwischen den Menschen sollen durchschaubar und verstehbar gemacht werden
2. Aufarbeitung der Ursachen frühkindlicher Entscheidungen, die zum Überleben in einer feindlichen Erwachsenenwelt geführt haben
3. Stärkung des Erwachsenen-Ich, Befreiung von Trübungen durch die anderen Ich-Zustände
4. Neuentscheidungen
5. Freie Verfügung über alle drei Ich-Zustände und ihr adäquater Einsatz.

7.3.6. Familientherapie

Die Familientherapie ist ein therapeutisches Grundkonzept zur Behebung psychischer Störungen, die zwar bei einem einzelnen evident werden, aber durch Störungen im Beziehungsgeflecht innerhalb der Familie verursacht werden. Der Patient ist meist der Symptomträger, der die Konflikte innerhalb der Familie widerspiegelt, wodurch ein labiles Gleichgewicht erreicht wird. Die „gesunden" Familienmitglieder übersehen aber dabei leicht ihren Anteil an der Störung. Sie können den Therapieerfolg hintertreiben, sofern sie nicht selbst mit in das therapeutische Geschehen einbezogen werden.

Wechselseitige Beeinflussung

Das bedeutsame Geschehen sieht die Familientherapie in einem zirkulären Modell veranschaulicht: die *Familienmitglieder beeinflussen sich wechselseitig wie auch kreisförmig* untereinander. Erst wenn innerhalb dieses Kreises Änderungen eingetreten sind, kann die Störung des Patienten behoben werden. In der Therapie nehmen also die Beziehungen zwischen den einzelnen Mitgliedern der Familie eine zentrale Position ein.

> „Familientherapie erstrebt ... ein Konflikterlebnis und Konfliktbewältigung am Ursprungsort."[16]

Aufdecken der integrativen Kräfte der Familie

In der Therapie – die zumeist als Gruppentherapie durchgeführt wird, aber auch für einen begrenzten Zeitraum Einzelstunden für bestimmte Familienmitglieder beinhalten kann – sollen die positiven, heilenden Kräfte des Familienverbandes geweckt und in die zur Lösung der Probleme nötigen Bahnen gelenkt werden.

Innerhalb des Interaktionskreises der Familienmitglieder sind Konfliktmuster oft verdeckt, dem Einzelnen nicht bewusst.

Besonders problematisch ist die Unfähigkeit des Einzelnen zur Selbstdifferenzierung und Selbstabgrenzung. Kann er aber seine Gefühle, Erwartungen und Wünsche nicht mehr artikulieren, so werden die Konflikte nicht mehr offen ausgetragen.

Bindung und Ausstoßung

Innerhalb der Familienstruktur können langfristig zwei Interaktionsmodi wirksam werden: → *Bindung* und → *Ausstoßung*. Herrscht der Bindungsmodus vor, verzögert sich die Trennung eines Kindes vom Familienverband oder wird gänzlich unmöglich gemacht. Der Ausstoßungsmodus bedingt eine frühreife Autonomie des Kindes.

Delegation

Zu schweren Loyalitätskonflikten, Insuffizienz- und Schuldgefühlen kann es bei Kindern kommen, wenn der → *Delegationsprozeß*, d.h. die Ausführung der elterlichen Aufträge, entgleist. Sei es, dass die Aufträge der Eltern die Möglichkeiten des Kindes übersteigen, sei es, dass die Aufträge sich widersprechen. Bei der Delegation handelt es sich um eigene, nicht realisierte Wünsche und Vorstellungen der Eltern, die nun die Kinder erfüllen sollen.

Familiäres Interaktionsnetz neu knüpfen

Von Bedeutung für die Klärung gegenwärtiger Konflikte kann auch die Mehrgenerationen-Perspektive sein, die generationenübergreifende Vermächtnisse und sich wiederholende typische *Familienkonstellationen aufdecken* hilft. Soll also der Symptomträger geheilt werden, muß das gesamte System von Interaktionen innerhalb der Familie verändert werden. Das Netz von Interaktionen zwischen den einzelnen Familienmitgliedern muß neu geknüpft werden.

Ziel der Familientherapie ist die Aufarbeitung von Konflikten innerhalb der Familie, so dass es zum Aufbau gut funktionierender Interaktionsmuster kommt. Die Autonomie jedes einzelnen Familienmitgliedes muß gestärkt werden, ohne den schützenden Zusammenhalt der Familie zu gefährden.

7.3.7. Sozialtherapie

Die *Sozialtherapie* in ihren verschiedenen Formen stellt eine Fortsetzung der Familientherapie dar und erfährt eine Erweiterung in der Gemeinwesenarbeit. Sie verknüpft Therapie mit Sozialarbeit, denn keine therapeutische Behandlung kann wirksam werden, wenn sie nicht – möglichst gleichzeitig – den sozialen Lebensraum des Klienten und seine soziale Lebenssituation einbezieht.

> Soll die Persönlichkeit geändert werden, müssen auch die sozialen Verhältnisse geändert werden. Das bedeutet, dass mit der Gesamtsituation gearbeitet werden muss, mit dem Menschen in seinem Wechselspiel mit seiner Umwelt.[17]

Veränderung der sozialen Verhältnisse

Sozialtherapie setzt eine *sozialpsychologische Analyse der Gesamtsituation* des Klienten voraus, ein Erfassen der Kräfte, die in den verschiedenen → Bezugsgruppen und Institutionen die dynamischen Prozesse positiv oder negativ bestimmen. Der Gedanke dabei ist, durch eine kleine Änderung in der sozialen Umwelt die Behandlung des Klienten wirkungsvoller zu gestalten. Die soziale Therapie versucht, Störfaktoren im Leben eines Menschen (z. B. Belastungssituationen im Beruf, in der Familie) – sowohl Über- als auch Unterforderungen – aufzudecken, das krankmachende sozialdynamische Gleichgewicht zwischen Klient und Umgebung zu beeinflussen und so beim Klienten die Bereitschaft zu erhöhen, seine Eigenart und Persönlichkeitsstruktur zu verändern. Sie setzt also dort an, wo sie nicht nur vielen zur gleichen Zeit helfen, sondern wo sie die Mitarbeit vieler erreichen kann, und verfolgt so das idealistische Ziel, *jeden zum Sozialarbeiter* zu machen. Die Sozialtherapie findet ihr Gegenstück und ihre Ergänzung in der Casework-Methode („vertiefte Einzelfallhilfe"), die primär über gezielte materielle Hilfe und psychologische Beratung den Grundsatz moderner Sozialarbeit verwirklichen will: *Hilfe zur Selbsthilfe*.

7.4. Menschen im Krankenhaus

7.4.1. Die psychische Situation erwachsener Patienten

Krankheit und Krankenhausaufenthalt können das bisherige Leben des Menschen einschneidend verändern. Sie drängen ihn in eine neue, fremde Rolle hinein, auf die er bis dahin nicht vorbereitet wurde, auf die aber auch seine Angehörigen nicht eingestellt sind. Vor allem eine unvorhergesehene, durch Unfall oder etwa durch die Diagnose „Krebs" bei einer Vorsorgeuntersuchung veranlasste, nicht eingeplante Einweisung in ein Krankenhaus reißen ihn aus seinem normalen Leben heraus. Dort mag er zwar keine Geborgenheit erleben, aber immerhin ein geregeltes Leben, Ordnung, eine gewisse Sicherheit, ein Heim. Was auf ihn zukommt, ist dagegen unheimlich und ungewiss.

Verleugnen von Angst

In uns allen entdecken wir Abwehrhaltungen gegen Krankheit und Sterben. Beides wird in unserer Gesellschaft tabuisiert. Der einzelne Patient steht plötzlich mit den der Abwehr zugrunde liegenden Ängsten allein. Und die erste Reaktion aus seiner Hilflosigkeit heraus ist oft das Verleugnen der Bedrohung, da er sie anders nicht vermeiden kann. Dieser Mechanismus erweist sich zunächst als durchaus nützlich, da er ihm Zeit gibt, sich mit den bisweilen befremdlichen therapeutischen Maßnahmen und dem diagnostischen Befund vertraut zu machen. Für eine Behandlung kann er insofern hinderlich sein, als der Patient dann z. B. die getroffenen ärztlichen Anordnungen nicht ernst nimmt und die Medikamenteneinnahme nicht einhält oder sich einer Realitätstäuschung hingibt und den Befund als Fehldiagnose „verteidigt".

Rollenunsicherheit

Der Kranke braucht Zeit zu begreifen, dass er selbst betroffen ist. Er soll sich in einen ungewohnten Lebensrhythmus fügen, den er nicht beeinflussen kann und in dem er sich doppelt ohnmächtig erleben muß (→ Entfremdung): Nicht er trifft mehr Entscheidungen, sondern es wird „etwas mit ihm gemacht". Er fühlt sich unbedeutend. Sein *bisheriges Rollenverhalten* ist hier *nicht einsetzbar*, es wird von seiner Umgebung als → normabweichend erlebt, aber anderes kennt er nicht. Das Gefühl des *Isoliertseins* folgt aber ebenso daraus,

dass er zur Passivität verurteilt ist,
dass er mehr oder minder zum Außenseiter wird,
dass er sein Leben nicht selbst gestalten kann,
verbunden mit der Angst vor zukünftiger Leistungsbehinderung oder gar Erwerbsunfähigkeit.

Gefühl der Ohnmacht

Das Erleben des Patienten wie seine Reaktionen werden immer mitbestimmt durch seine Lebensgeschichte (→ Identität) und durch das aktuelle soziale Umfeld. Krankheit stellt auch einen „Einbruch" in seine private Welt dar, und er wird sich ihr in unterschiedlicher Weise ausgeliefert fühlen. Je weniger Halt er in sich selber findet, desto mehr Bedeutung sollte dem beigemessen werden, was er auf der → *Beziehungsebene* der Kommunikation zu verstehen geben möchte.

> Die psychischen Reaktionen des Patienten auf Krankheit, Krankenhausaufenthalt und soziale Behandlung sind nicht nur Ausdruck der erfahrenen → Frustration, sondern auch gewissermaßen vorübergehende psychische Symptome und Störungen, derer er sich als einer Symbolsprache bedient. Sie zu verstehen, bedarf es einer die → Regressivität in großen Teilen unserer Gesellschaft überwindenden Sensibilität, die Krankheit, Angst und seelische Not akzeptiert, bejaht.

Regressive Reaktionen

Regressives Verhalten des Patienten – sich fügen, füttern lassen, anhänglich sein – stellt wohl eine grundsätzliche Reaktion auf Krankheit und Krankenhausaufenthalt dar, die für beide Seiten wünschenswert sein kann: Der Kranke ordnet sich den notwendigen Maßnahmen des Pflegepersonals unter, erleichtert sie und überläßt die Verantwortung anderen. Aber es belastet, wenn es zur Aufgabe seiner Selbständigkeit führt – nicht selber zur Toilette gehen, den Arm nicht heben können, einnässen, sich passiv verhalten bei therapeutischen Maßnahmen usw., zu Selbstmitleid und ständigem Bemühen um Beachtetwerden und zu → *Depressionen* (mit ständiger übermäßiger Sorge um die eigenen Körperfunktionen und gesteigerter Selbstbeobachtung, Mißtrauen dem Pflegepersonal gegenüber, lähmenden Schuldgefühlen u.a.) und → *psychosomatischen* Symptomen (Kreislauf-, Verdauungs-, Schlafstörungen). Die Ungewissheit und Fremdheit der Gesamtsituation, die eigene Abhängigkeit können auch aggressives Verhalten hervorrufen – mit feindseliger Abwendung oder aggressiver Zuwendung seinen Mitpatienten und dem Pflegepersonal gegenüber. Der Patient nörgelt, beschwert sich immerfort über Kleinigkeiten, klingelt die Helfer ständig herbei, ein Verhalten, das sich manchmal aber auch berechtigt gegen autoritäre Bevormundung richtet. (Kap. 4.5.3.)

Depressive Reaktionen

Aggressive Reaktionen

Angstbewältigung durch Kommunikation

Der Patient erlebt im Krankenhaus oft zum ersten Mal eine Situation, die er nicht mit dem Verstand meistern kann und die auch deswegen Ängste wachruft. Durch → *Kommunikation* auf der Sach- und der Beziehungsebene können die Helfer nicht nur Aufklärung des Patienten erreichen, sondern auch zum Abbau und zur Kontrolle psychischer Reaktionen beitragen. Er soll lernen,

– seine Krankheit anzunehmen und die Patientenrolle zu übernehmen,

- sich freizumachen von den gewohnten Rollenerwartungen und sich der verantwortlichen Hilfe anderer zu überlassen,
- eigene positive Kräfte zu entdecken und in den eigenen Heilungsprozess hineinzugeben.

Krankheit als Lebenserfahrung

Der Krankenhausaufenthalt kann immer auch genutzt werden, dem Patienten, entsprechend den tatsächlichen und zu erwartenden Veränderungen und Beeinträchtigungen, eine neue Sichtweise seines Lebens aufzuzeigen, durch die er seine Bestrebungen um Selbstverwirklichung fortsetzen kann.

7.4.2. Kinder als Patienten

> „Ein Kleinkind, dessen Körper bisher ausschließlich von der Mutter betreut wurde, ist außerstande zu verstehen, warum sie diese Betreuung gerade aufgibt, wenn das Kind sie am notwendigsten braucht, wenn seine Not noch dadurch vergrößert wird, dass es in fremde Hände kommt."[18]

Unlust erleben und Trennungsangst

Die unzureichende Unlusttoleranz läßt Schmerzen umso heftiger erleben, d. h. die Aufnahme in ein Krankenhaus ist für ein kleines Kind – mindestens zu Anfang – mit psychischer Bedrängnis infolge Trennungsangst verbunden, die die Eltem

- *vergrößern* können durch ihr Misstrauen gegenüber dem Pflegepersonal oder Nichtbeachtung von (Diät-) Vorschriften und
- *verringern* können durch ihr Vertrauen zum Kind und durch offene Gespräche mit der Schwester (als „Ersatz-Mutter") über Bedürfnisse ihres Kindes oder eigene Besorgnisse, ebenso durch häufige Besuche oder durch Nutzung des „Rooming-in" (das auf die in weiten Teilen der Welt übliche Familienpflege im Krankenhaus zurückgeht).

Situation des Schulkindes

Vom 6. Lebensjahr an vermögen Kinder, zwischen verschiedenen Rollen und Funktionen der sie umgebenden Erwachsenen zu unterscheiden und angemessene Erwartungshaltungen aufzubauen, also auch verstandesgemäß zu begreifen, dass die Maßnahmen im Krankenhaus seine Beschwerden lindern sollen. Je stärker sie aber altersspezifischen und weitergehenden Emotionen und familiären Konflikten ausgesetzt sind, desto unrealistischer sind ihre Erwartungen und Ängste.

Auf Arzt und Schwester werden vom Kind leicht Gefühle wie gegen Vater und Mutter projiziert, Hilfsappelle an sie gerichtet, abhängig vom Grad der → Regression. Nicht erfüllte Erwartungen des Kindes oder notwendige disziplinarische Maßnahmen der Schwester können aber auch die Beziehung und Behandlung konflikthaft belasten.

Projektion und Regression

Krankheit und die damit verbundenen Schmerzen können vom Kind als *Strafe* missverstanden und dann in Alpträumen verleugnet, in spielerischen und zeichnerischen Darstellungen veräußert werden oder zu Sich-Fügen führen, und
Operationen werden, insbesondere von Jugendlichen, um so mehr als „Überwältigung" erlebt, als sie gerade dabei sind, Selbstbestimmung ihres Lebens einzuüben. Da sie auf der Brücke zwischen Kindheit und Erwachsenenalter stehen, finden sie bei organischen Krankheiten oft auch nur schwer den richtigen Platz in der Klinik und einen vertrauenswürdigen Ansprechpartner.

Missverstehen von Krankheit als Strafe

Nicht nur Erwachsene, sondern auch Kinder wehren sich oft dagegen, dass ihnen z. B. die Körperhygiene entzogen wird, wo sie doch gerade die Körperkontrolle gelernt haben. Aber der erwachsene Kranke erlebt den erzwungenen Verzicht auf jedes Recht zur Bestimmung über seinen Körper eher bedrohlich und entwürdigend.

Je mehr das Kind in seiner Bewegungsfreiheit eingeschränkt und *chronischer Krankheit* ausgeliefert ist, desto unerläßlicher sind psychotherapeutische Begleitmaßnahmen, um der Hospitalisierung entgegenzuwirken und → Fehlentwicklungen (z. B. Ausbildung von Aggressionen, Depressionen) zu verhindern.

Chronische Erkrankung und Hospitalisierung

Der Krankenhausaufenthalt bietet Kindern u. U. auch Chancen zur Persönlichkeitsentfaltung. Einzelkinder können vermehrt Kontakt aufnehmen oder z. B. ein natürliches Verhältnis zu ihrem Körper erwerben. Kranke Kinder können lernen, mit Krankheit und der Vorstellung vom Tod umzugehen.

7.4.3. Sterben als Entwicklungsaufgabe

> „Die Zeit, die ist ein sonderbares Ding. Wenn man so hinlebt, ist sie rein gar nichts. Aber dann auf einmal, da spürt man nichts als sie."
> (H. v. Hofmannsthal, ‚Der Rosenkavalier')

Das Sterben ist Teil des befristeten Lebens und eine Entwicklungsaufgabe für Sterbende wie auch für ihre Angehörigen und Helfer. Das Bewusst-machen der unausweichlichen Realität des Todes und die Erkenntnis unserer eigenen Endlichkeit veranlassen uns, unser Leben fortwährend daraufhin zu überprüfen, ob wir Wesentliches verwirklichen und Sinnvolles tun. Wir können den Tod als ein Gut auffassen, das erst dem Leben einen Sinn gibt.

Angst vor dem Tod und Sinn des Lebens

Wenn wir den sich in einer bösartigen Krankheit ankündigenden Tod mit einer katastrophalen, destruktiven Macht in Verbindung bringen, die auf einen herniederbricht, dann folgen Ohnmacht und Hilflosigkeit. Wenn wir Menschen an den Tod denken, meldet sich *Angst vor dem Unbekannten,* vor der Trennung, dem Verlassen-müssen der Nächsten, vor Schmerzen und Qual der letzten Lebensphase, vor unerledigten Dingen und vor dem Abbruch aller Beziehungen zur Welt. Der wichtigste Teil der Angst vor dem Tod ist verborgen, unbewusst, und diesen Teil müssen wir verstehen lernen – für uns und bei anderen, wenn wir Kranken oder Sterbenden helfen wollen. „Es ist dringend erforderlich, dass jeder, der Sterbende und ihre Familien betreut, jederzeit seine eigenen Sorgen und Ängste begreift, um die Projektion seiner eigenen Ängste zu vermeiden. Es ist ebenso wichtig, dass wir die symbolische Sprache, die viele unserer Patienten verwenden, wenn sie mit ihren Nöten nicht fertig werden und noch nicht bereit sind, offen über Tod und Sterben zu sprechen, erlernen und anderen vermitteln können."[19]

Mit Sterbenden sprechen

Für E. KÜBLER-ROSS besteht „der wichtigste Beitrag dieser Patienten darin, dass sie uns beigebracht haben, dass die Kranken über ihren Zustand reden wollen, dass sie dazu in der Lage sind und um ihr Sterben wissen."[20] Dazu bedarf es der → *Empathie*, der Resonanz gegenüber dem anderen, um frei zu werden auch für den unverfälschten Empfang der Botschaften von Kindern und Jugendlichen, die dem Erwachsenen ihr Wissen um ihren bevorstehenden Tod anvertrauen wollen. Diese Äußerungen erfolgen bei kleineren Kindern vorwiegend in einer nonverbalen Symbolsprache: Kommunikative Inhalte von Zeichnungen, symbolische Handlungen mit Puppen und Teddybären, dramatische Spielaktionen u. a. bedürfen der Entschlüsselung. Ältere Kinder, Jugendliche und Erwachsene suchen in einer vielfältigen verbalen Symbolsprache nach Wegen, über ihr Sterben zu reden und ihre Angst davor zu bewältigen.

E. KÜBLER-ROSS mahnt, keinem Patienten zu sagen, dass er und – vor allem nie – wie nahe er vor seinem Tod stehe, wenn er dazu innerlich noch nicht bereit sei. Die eindeutige Diagnose einer unheilbaren Erkrankung berechtige zunächst nur, vertraut zu machen mit den Vorboten einer sehr ernsthaften Krankheit und ein Zustimmen zu Hilfsangeboten anzustreben in der Absicht, Schmerzfreiheit zu erreichen und optimale Pflege zu erleichtern. Frühzeitiges Wissen um die Schwere einer Erkrankung und – nachfolgend – um die Begrenztheit der verbleibenden Zeit muß vom Arzt, dem nächsten Angehörigen oder einem vom Arzt beauftragten Helfer zum Patienten gelangen. Dieses gibt ihm Zeit und Kraft, Fragen nach Tod und Sterben zu stellen und Antworten aufzunehmen, Angelegenheiten seines Lebens zu ordnen und Begonnenes zu einem Abschluß zu bringen. „Wenn er von seinen Schmerzen redet, sprechen Sie mit ihm über seine Schmerzen. Wenn er Angst vor dem Tod ausdrückt, setzen Sie sich zu ihm und fragen ihn, was ihn besonders ängstigt. Wenn er Bestimmungen für seine Beerdigung treffen oder ein Testament aufsetzen möchte, ... helfen Sie, einen Notar zu finden, damit er seine Dinge ordnen kann."[21] Eigene Unsicherheit oder Hilflosigkeit sollte der Helfer nicht verbergen wollen, sondern die eigene Hilfsbereitschaft artikulieren, um dem Patienten eigene Zwiespältigkeit, Unsicherheit und Hilflosigkeit ausdrücken zu helfen und ihn so Hinweise zur gemeinsamen Lösung geben zu lassen.

E. KÜBLER-ROSS nennt *fünf Stadien, die die meisten sterbenden Patienten* in unterschiedlicher Intensität *durchmachen* – und die in vergleichbarer Weise auch Menschen durchleben können, wenn sie bedeutende Verluste erfahren (haben): Im Angesicht drohender Erblindung oder mit dem Schock einer Querschnittlähmung konfrontiert, chronischen → Schmerzen ausgesetzt, in der Trauer um den Tod eines geliebten Menschen, machmal auch bei der Geburt eines behinderten Kindes oder infolge des Partnerverlustes im Zusammenhang eines Scheidungsprozesses.
Der Patient sollte seinen Weg durch diese Stadien mit unserer Hilfe finden, aber er soll die Zeit seines Verweilens in einer Stufe selbst bestimmen.

Erste Phase: Nicht-wahrhaben-wollen („Nein, nicht ich")

Leugnen lebensbedrohender Wirklichkeit

Die wenigsten Menschen rechnen damit, dass ihnen etwas Gefahrbringendes, also auch eine bösartige Krankheit zustoßen könnte (→ Kausalattribuierung), sie wehren ihre Sterblichkeit meist ab. Die Konfrontation mit einem lebensbedrohlichen Leiden wird schockartig erlebt und führt uns vor Augen, dass als wesentlich erlebte Bereiche der Persönlichkeit nicht entfaltet werden konnten. Menschen blenden ihr schweres

Kranksein aus dem Bewusstsein aus, isolieren es von ihrem Erleben: Sie „stecken den Kopf in den Sand“, entwerfen Zukunftspläne, suchen im aktiven Tun wie auch bei anderen Menschen Bestätigung dafür, dass die mitgeteilte Diagnose nicht stimmen kann. Ihr Hunger nach Weiterleben spiegelt sich auch in ihrem starken Bedürfnis nach menschlicher Teilhabe, nach Gesprächen vor allem mit dem Arzt, der die körperliche Bedrohung aufheben soll. (Bisweilen finden sich jedoch nicht Patienten in der Phase des *Leugnens*, sondern sie reagieren – z. B. mit ihrem Schweigen – darauf, dass die Angehörigen oder Helfer nicht „darüber“ reden können.) Einzelne Patienten leugnen ihr Leiden bis zum Tode, weil sie schon ihr Leben infolge ihrer → Ich-Schwäche nicht auszufüllen vermochten. Im Angesicht der körperlichen Bedrohung legen einige Menschen Hand an sich, weil sie sich ein (behindertes oder) solchermaßen begrenztes Leben nicht vorstellen können.
Der Helfer muß sich diesen Menschen stellen, signalisieren, dass er zum Gespräch bereit ist. Er muss den Verlust an Realitätssinn hinnehmen und auf den Patienten warten, und er darf nicht durch ‚Aufklärung‘ Angst und Abwehrverhalten vergrößern.

Zweite Phase: Zorn gegen die Krankheit und die Menschen („Warum gerade ich?“ „Warum jetzt?“)

Verteidigung und Abwehr

Wenn die fortschreitende Krankheit die Unabänderlichkeit enthüllt und zur Gewissheit macht, kämpfen die Patienten gegen ihr Geschick an, bezichtigen Ärzte, sie durch Fehldiagnosen der lebensbedrohlichen Erkrankung ausgeliefert zu haben, richten *Zorn* und ungerechtfertigte *Vorwürfe* sowie aggressive Handlungen gegen Schwestern und Angehörige, die alles das weiterhin dürfen, was sie gerade im Begriff sind zu verlieren.
Helfer sollen ihre persönliche Betroffenheit allein oder mit anderen verarbeiten und sich durch Aggressionen des Patienten nicht beirren lassen, um ihn nicht noch mehr durch Widerstand und Liebesentzug auszuschließen und ihn mit seiner Einsamkeit und mit seinem Entsetzen allein zu lassen. Gerade jetzt müssen ihm fürsorgliche Pflege und Kommunikationsbereitschaft Halt geben, damit er seiner verzweifelten Frage „Warum gerade ich?“ und Empfindungen von Elend und Sorge zum Ausdruck verhelfen und die Angst vor der Krankheit zulassen kann.

Dritte Phase: Verhandeln („Ja, es trifft mich, aber …“)

„Gewöhnlich geben die Patienten irgendein Versprechen, meistens im Austausch gegen die Verlängerung ihres Lebens. Es sieht so aus, als hätten sie Frieden gemacht, aber es ist kein Frieden: es ist ein Waffenstillstand, in dem der Patient den Eindruck erweckt, als sei ihm ganz wohl zumute, in dem er gewöhnlich verhältnismäßig wenig Schmerzmittel braucht, nicht unentwegt nach den Schwestern klingelt – und oft geben wir uns der Illusion hin, dass wir es geschafft haben."[22] Unerfüllte Bedürfnisse und Wünsche, unerledigte Aufgaben, Sorgen wegen des Lebenspartners und der Kinder beschäftigen und erfüllen Denken und Fühlen des Patienten, *irreale Hoffnungen* auf magische Machtmittel des Arztes oder auf Wundermittel, auf Gottes Hilfe.

Verhandeln und Hoffen

Diesem Bemühen um Zeitgewinn gilt es, sich im Gespräch zu stellen, um dem Patienten zu helfen, sich mit der gegenwärtigen Wahrscheinlichkeit des Todes wieder angemessener auseinanderzusetzen.

Vierte Phase: Depressive Resignation („Ja, ich")

Weitere Operationen und Eingriffe u. a. Heilmaßnahmen gestatten es dem Patienten nicht mehr, die Unausweichlichkeit des eigenen Todes zu verdrängen. Die Kranke spricht voll *Trauer* über vergangene Verluste – Verlust eines Körperorgans, Fernsein von den Kindern, unwiderrufliche Aufgabe beruflicher und persönlicher Lebensziele, Reue über bestimmte Handlungen oder Unterlassungen – und *Schuldgefühle*, weil er Angehörigen oder dem Pflegepersonal zur Last fallen könnte. Diese Trauer geht über in Vorbereitungsschmerz. Der Patient ist ja im Begriff, nicht nur einen geliebten Menschen, sondern alle Beziehungen zu Menschen, Tätigkeiten und Erinnerungen zu verlieren. Dieser *Trennungsschmerz* läßt ihn oft verstummen und sich nur noch non-verbal ausdrücken. Er kann, unerhört, „stranden" in Resignation als einem Gefühl der Niederlage, der bitteren Enttäuschung und der Sinnlosigkeit des Lebens.

Depression und Kummer

Diese Trauer müssen Helfer und Angehörige akzeptieren, seine Depression und Verzweiflung ertragen, den Prozeß der Trauerarbeit mitvollziehen, damit er ein Stück Gemeinsamkeit erfahren kann auf seinem letzten Weg, den niemand mit ihm gemeinsam gehen kann. Dadurch können Patient und Familie die Chance bekommen, sich füreinander zu öffnen und ihre Beziehungen zu klären, statt sich bis zum Schluß Selbsttäuschungen und „Lebenslügen" hinzugeben.

Fünfte Phase: Zustimmung („Ich bin bereit, mein Schicksal anzunehmen")

Dieses letzte Stadium – das *Annehmen* – wird auf Seiten des Patienten bestimmt durch ein Gefühl des inneren und äußeren Friedens, der Heiterkeit, das jedoch nicht frei sein muß von depressiven Gefühlen. Er hat

Von Hoffnung begleitete Zustimmung

sich positiv mit der Endlichkeit seines Lebens abgefunden, hat alles bereinigt, löst sich darum aus sozialen Bindungen und entwickelt zugleich eine besondere Sensibilität seiner Umgebung gegenüber. Seine *Welt verengt* sich zusehends, d. h. auch, er lernt, mit allen Sinnen das Heute zu genießen, sich über jeden Augenblick zu freuen, nicht die Frist des Zusammenseins mit dem Partner zu berechnen, sondern die Tiefe ihrer Zusammengehörigkeit auszukosten. Dies wird um so mehr geschehen, je mehr er sich nicht nur physisch müde, schwach, erschöpft fühlt, sich vor allem nach Ruhe sehnt und das Bedürfnis hat, in wachsenden Intervallen zu dösen oder zu schlafen, und oft nur noch Verhalten von Menschen in seiner Umgebung registrieren, aber nicht mehr deutlich darauf reagieren kann. Angehörige bedürfen hier oft mehr der Hilfe als der Sterbende, um (ihn) loslassen zu können.

Der Prozess des Sterbens ist kein geradliniger Vorgang. Die Phase zu erfassen, in der sich der Sterbende befindet, ist eine wesentliche Voraussetzung dafür, ihn angemessen zu begleiten.

Jede der Phasen des Sterbens kann unterschiedlich lange währen, in Monaten, Tagen und bisweilen auch in Stunden einander folgen, bisweilen wiederholt auftreten, kaum bemerkt und scheinbar übersprungen werden oder sich vermischen mit anderen Stadien. Jeder kann, *von Kindheit an, lernen, sich auf das Sterben* und die individuellen Erlebnis- und Verhaltensmöglichkeiten Sterbender *einzustellen*. Jeder kann lernen zu „verstehen, was Sterbende sagen wollen", wenn er versucht, die Sprache seiner Einsamkeit und seiner Bedürfnisse nach mitmenschlicher Kommunikation zu hören.

Zu den leidvollen Erfahrungen des Menschen gehört die lebenslang sich wiederholende Erkenntnis, dass das *Leben ausgefüllt ist mit Trauer und Abschieden*. Indem ein Kind → Trennungsangst erfährt und erlebt, überwindet und trauert, entwickelt es die Fähigkeit zur Bindung und damit zur → Autonomie. Der Verlust eines nahestehenden Menschen ist stets eine Auseinandersetzung mit der Unabwendbarkeit des eigenen Todes. Für den eigentlichen Schmerz aber wird der Raum erst geöffnet, wenn die Phase der Beherrschung mit ihren Schonräumen vorbei ist.

Trauerarbeit

Trauer macht krank, wenn frühe Verluste unbewältigt blieben. Dies zeigt sich in der „Unfähigkeit, Schmerz zu empfinden, Sehnsucht, Verzweiflung und Wut auszudrücken" (JOHN BOWLBY). Sie tritt auf bei Menschen, deren Selbstachtung und Identität von der Gegenwart des

Partners abhingen oder deren ausschließliche Bindung an den Partner zur Isolation von anderen geführt hat oder deren zwiespältige Beziehung zu ihm im Angesicht seines Todes zu Selbstvorwürfen führt und deren Trauer als Ausdruck von Selbstbestrafungstendenzen begreifen läßt.

Der dem Verlust eines geliebten Menschen folgende Schock lässt ein Akzeptieren der Wahrheit zunächst nicht zu und führt zum Rückzug. Ihm folgen wechselnde Zustände völliger Verzweiflung, gänzlicher Apathie und heftiger aggressiver Auflehnung: Sie sind Ausdruck von Selbsthass, Selbstanklagen und Schuldgefühlen, weil vieles in der gemeinsamen Beziehung unerledigt bleiben muß, die Verletzungen wie die Unterlassungen und weder Wiedergutmachen noch glückliches Fortführen erlauben. Der verlorene Mensch kann im Selbstgespräch gesucht oder gar halluziniert werden. Das „Nachsterben" bei Verlust eines lebenslangen Partners wird beobachtet, wenn dem eigenen Tod kein Widerstand entgegengesetzt wird: Die *Trauerarbeit* wird abgekürzt, weil Leben und Zukunft als weniger attraktiv erscheinen als der Tod.

Der Trauernde muß sich schrittweise aus allen Bindungen durch Erinnerungen lösen, wobei die schönen zunächst überhöht werden. Danach beginnt sich ein realistischeres Bild vom Toten aufzubauen. „Das Ergebnis einer positiven Identifikation mit dem Verstorbenen, und zwar mit allen positiven und negativen Seiten, bedeutet eine Ergänzung der eigenen Persönlichkeit mit dem Ziel, innerlich stärker zu werden"[23], frühere → Delegationen von Eigenschaften und Fähigkeiten gegenüber dem Partner zurückzunehmen, alte Bindungen zu beleben und sich neuen Beziehungen zu öffnen.

7.4.4. Zur Psychologie des Schmerzes und des Schmerzverhaltens

7.4.4.1. (Chronische) Schmerzen und psychische Beeinträchtigung

Schmerz bedeutet „eine grundlegend unangenehme Empfindung, die dem Körper zugeschrieben wird und dem Leiden entspricht, das durch psychische Wahrnehmung einer realen, drohenden oder phantasierten Verletzung hervorgerufen wird."[24]

Während der *akute Schmerz* ein lebenswichtiges Warnsignal des Körpers ist und ein entsprechendes Verhalten zur Beseitigung oder Verhütung der Gefahr auslöst, verselbständigt sich der *chronische oder Dauerschmerz* und wird zur *Schmerzkrankheit*, deren Ursachen nicht (mehr) beseitigt werden können. Der akute Schmerzreiz läßt uns z. B. blitzartig die Hand von der heißen Herdplatte zurückziehen; ein kolikartiger Schmerz in der Gallenblasengegend mit Ausstrahlung in die rechte Schulter ist ein Warnsignal für Gallenblasensteine; Kopfschmerz ist häufiges Symptom bei verschiedensten Organ- und Allgemeinleiden (betr. Ohrenleiden, Erkrankungen des Gehirns und der Augen usw.); ebenso signalisiert er eine einseitige Belastung bei der Kassiererin oder eine Überlastung in einer Therapiesituation u.v.m. Überall in der Haut und im Körpergewebe verteilt, finden sich viele Millionen Schmerzmelder (Nozizeptoren): Der elektrisch übertragene Schmerzimpuls muß auf seinem Weg durch den Körper innerhalb der Nervenfasern immer wieder von einer Nervenzelle zur nächsten springen und dabei die jeweilige Synapse (Spalt zwischen angrenzenden Nervenzellen) mit Hilfe chemischer Prozesse überwinden. Im Rückenmark als erster Schaltstelle werden die ankommenden Signale abgelockert (in der Hauptsache dumpfe Schmerzreize) oder zu verschiedenen Stationen im Gehirn durchgelassen, von wo sie schmerzhemmende Bahnen aktivieren, abhängig von intaktem Nervensystem, psychischer Verfassung und vielen anderen Einflüssen. Körpereigene chemische Stoffe (ca. 20) können den Schmerzreiz aufhalten oder dämpfen: Vor allem die *Endorphine* (körpereigenes Morphium) werden in Streßsituationen ausgeschüttet und sichern für begrenzte Zeit die menschliche Handlungsfähigkeit (– um sich z. B. bei schweren Unfällen in Sicherheit zu bringen, Blutblasen am Fuß bei langen Märschen zu „überdecken" oder den Geburtsschmerz überhaupt erträglich werden zu lassen –).

Schmerzleitung

Schmerzschwelle und Schmerztoleranz

Schmerz ist weder einsehbar noch mit irgendwelchen Methoden objektivierbar. Schmerzen werden intra- und interindividuell unterschiedlich erlebt. *Schmerzerleben und Schmerzäußerung* werden *wesentlich bestimmt von sozialen und kulturellen Einflüssen*. Was für den einen ein „schwacher Schmerzreiz" ist, wird für den anderen zum „unerträglichen Schmerzzustand". Die enttäuschten Erwartungen der meisten Menschen, die Medizin könne Krankheit, Schmerz oder Tod bannen und das menschliche Streben nach Vermehrung von lustvollen Erfahrungen (→ Lust-Unlust-Prinzip) verbinden sich mit einer ängstlichen Vermeidung jeglichen Schmerzes bis hin zur Schmerzmittelsucht: Statt wenigstens geringfügige schmerzhafte Körperwahrnehmung und Missempfindungen als sensorische Ereignisse zuzulassen, werden diese zu Leiden an Schmerzen.

Starke Angst- und Erregungszustände lassen Schmerzen geringer empfinden, im Unterschied dazu kann geringe nervöse Anspannung den Menschen besonders sensibel machen. Ängstliche und depressive Menschen spüren Schmerzen stärker, weil Angst die Blutversorgung drosselt, zu Verkrampfungen führt und die *Schmerzschwelle* im Gehirn, herabsetzt. Bei alten Menschen steigt die *Schmerztoleranz*, weil die Schmerzrezeptoren weniger vom Schmerzreiz „angesprochen" werden. Menschen können Schmerzen gefasster ertragen, wenn sie über Schwere, Zeitpunkt seines Eintretens und körperliche Folgen frühzeitig eine Vorstellung haben (Beispiel: Psychosomatische Geburtshilfe nach G. DICK-READ und F. LAMAZE).

Schmerz führt oft zu gesteigerter Aufmerksamkeit und Fürsorge der Umgebung und somit zu *sekundärem Krankheitsgewinn*: Mann kann dann mit ihm seine Umgebung manipulieren oder sich von anderen abhängig machen. Schmerz und Schmerzmitteilung sind also Antworten auf sensorische Schmerzempfingungen einerseits und auf Reaktionen der Umgebung andererseits: Wenn die Anteilnahme der Angehörigen z. B. hoch ist und sie Verrichtungen abnehmen, gesundes Verhalten eher entmutigen und dadurch unangenehme Situationen fernhalten, wirken diese Verhaltensweisen auf den Kranken → negativ verstärkend.

Somatogene und psychogene Schmerzen

Insbesondere im Anamnesegespräch des Arztes müssen möglichst frühzeitig und zuverlässig *somatogene Schmerzen* unterschieden werden von *psychogenen Schmerzen*, um einerseits unangemessene medizinische Maßnahmen (z. B. operative Eingriffe) und überflüssige diagnostische Abklärungen zu vermeiden und andererseits effektive therapeutische Schritte einzuleiten. Unnötige Behandlungen können zur Chronifizierung psychogener Schmerzen führen. Primär somatogene Schmerzbilder scheinen oft eine eindeutige Diagnosestellung zu gestatten. Indes können wir bei Patienten somatogene und psychogene Schmerzsymptome auch gleichzeitig antreffen, die beide im Zusammenhang mit einem bestimmten Organsystem stehen, so z. B. den koronaren Herzkrankheiten. Wechselnde Lokalisation, Intensität und Periodizität können die Identifizierung körperlicher und psychischer Anteile wesentlich erschweren. „Dazu kommt, dass viele einerseits primär somatogen bedingte Krankheiten, wie die Colitis ulcerosa oder die Angina pectoris, sowohl bei der Krankheitsentstehung als auch in ihrem Verlauf mit psychosozialen Faktoren verknüpft sind und andererseits bei den psychischen Syndromen mit Schmerzen oft somatogene Faktoren von Bedeutung sind, so vor allem die vom vegetativen Nervensystem gesteuerten Funktionen, wie Atmung, Puls, gastrointestinale Motilität, Hautfarbe, Blasenentleerung und – ganz besonders – zentralnervöse und neuroendokrine Mechanismen (z. B. bei der Depression)."[25]

Chronische Schmerzen

Wahrscheinlich mehr als ein Zehntel der deutschen Bevölkerung leidet unter *chronischen Schmerzen*, am häufigsten unter verschiedenen Formen des Kopfschmerzes, dann unter entzündlichen oder degenerativen Rücken- und Gelenkschmerzen, durch Stoffwechselstörungen, Herzbeschwerden, Schäden an inneren Organen u. a. oder durch psychische Probleme hervorgerufene Schmerzen; rund 300.000 von ihnen werden in Hinblick auf die Schmerzen von den Ärzten als „nicht erfolgreich behandelbar" angesehen. Chronische Schmerzen, sehr unterschiedliche Schmerzzustände mit einer Dauer von mehr als drei bis acht Monaten, werden nur selten und eher zu spät als eigenständige Krankheit erkannt: Von einem Arzt zum anderen weitergereicht, traktiert mit unterschiedlichen medizinisch-diagnostischen Untersuchungen, sind die betroffenen Menschen schließlich verbittert, die Schmerzen sind im Gehirn „eingegraben" und auch darum schwer behandelbar.

Chronische Krankheit

„Bei der Akuterkrankung schafft es der Organismus im Regelfall, die durch Erkrankung ausgelösten Abweichungen von bestimmten Sollwerten wieder auszugleichen. Bei der chronischen Krankheit dagegen kann die Regulationsfähigkeit des Organismus gestört sein ... Bei einer chronischen Krankheit kann auch eine prinzipiell vorhandene Regulationsfähigkeit des Organismus massiv überfordert sein ... Chronische Krankheiten zeichnen sich dadurch aus, dass bei einem spontanen Verlauf die Anpassungsfähigkeit des Organismus überfordert ist. ... Die gesunden Sollwerte können nicht mehr erreicht werden, eventuell pendeln sie sich auf einem anderen Niveau wieder ein."[26]

Im Unterschied zum meist monokausal verursachten *akuten Schmerz* handelt es sich bei *chronischen Schmerzen* um auf viele Ursachen verweisende, in Entstehung und Symptomatik vielschichtige Prozesse, „um das langfristige Ergebnis physiologischer, psychischer und psychosozialer Reaktionen und Anpassungen, resultierend aus der Erfahrung, dass Verhaltensreaktionen die Schmerzursachen nicht beseitigen können."[27]

Biophysiologische und psychosoziale Mechanismen

Zum Verständnis chronischer Erkrankungen bedarf es zusätzlich zur *bio-physiologischen Sicht* der psychosozialen Sichtweise, weil anfänglich auf die körperliche Ebene begrenzte Belastungen sich mit der Zeit auch auf psychische und soziale Prozesse auswirken. Häufig werden so chronische Krankheiten durch psychosomatische Reaktionen überlagert, und psychosomatisch bedingte Krankheitsbilder werden erst chronisch infolge verstärkter Reaktionen der Umwelt (→ operantes Konditionieren).

Beispiel: Hauptsächlich organisch ausgelöstes Asthma bronchiale z. B. mündet in einen Langzeitverlauf, wenn die einen Asthmaanfall auslösenden Reize auf andere Gelegenheiten übertragen, d. h. generalisiert werden (→ klassisches Konditionieren) und bzw. oder wenn dem Kranken besondere Zuwendung zuteil wird bei asthmatischem Verhalten, also psychische Fehlregulation einer Rückbildung im Wege steht.

Chronisches Leiden im Sinne einer Schmerzkrankheit ist langfristig gekoppelt mit bestimmten physiologischen und biochemischen Veränderungen: Diese können Ursachen oder Folgen von Störungen auf der *subjektiven Erlebnisseite* oder auf der *Handlungsebene* sein.

- Der Patient entwickelt körperliches Ausweich- oder Schonverhalten, sein Denken und Fühlen schränkt sich auf das Schmerzgeschehen ein, er begrenzt zunehmend seine sozialen Aktivitäten und Initiativen im Freizeitbereich, begibt sich in steigende Abhängigkeit von Medikamenten und sucht nach Hilfe bei wechselnden Ärzten, die seine Erwartungen immer weniger erfüllen können. D. h.: Die sich wiederholende Frustration beim Versuch einer Kontrolle über die Schmerzen läßt im Zusammenwirken von emotionalem und kognitivem Bereich der Persönlichkeit Verunsicherungen und somit Ängste, Gefühle von Hilf- und Ausweglosigkeit, Resignation und schließlich auch Verzweiflung (→ erlernte Hilflosigkeit) entstehen. Diagnostisch zu unterscheiden sind dabei primär depressive Zustandsformen mit als körperlich wahrgenommenen Schmerzen von Bildern reaktiver Depression im Gefolge solcher Schmerzen.

7.4.4.2. Schmerzverarbeitung und Therapie von (chronischen) Schmerzen

Der *Patient muss Lernprozesse durchlaufen*, die ihn zunächst zum Akzeptieren der chronischen Krankheit führen und ihn dadurch in der aktiven Auseinandersetzung mit den Schmerzen unterstützen sollen: Er nimmt es mit der chronischen Krankheit (oder mit der Behinderung) und den chronischen Schmerzen auf und passt sein Verhalten den Bedingungen so an, dass er sie besser beherrschen kann. D. h.: Erst wenn der Patient seine Erkrankung und die Schmerzen als etwas Bleibendes annimmt, vermag er – von sich aus und mit Unterstützung von Therapeuten – mit seinen Schmerzen besser umzugehen. Bis zum Erreichen dieses Lernzieles ist der Patient möglichst nicht zuerst auf seine Schmerzen anzusprechen, sondern er soll mit seiner Leidensgeschichte zu Wort kommen (→ aktives Zuhören). Er soll danach

Verstehen durch Aufklärung

1. *Aufklärung* über das Krankheitsbild und den Krankheitsverlauf erhalten, um durch ein wachsendes Verstehen von Vorgängen der Schmerzphysiologie und Schmerzpsychologie mit seinem chronischen Schmerzerleben gekonnter umzugehen und so Ängsten betr. mögliche Funktionseinschränkungen, Verlust der Fähigkeit zur Selbstversorgung, richtiger Behandlung u. a. sowie solchen entgegenzuwirken, die sich für ihn im sozialen Umfeld ergeben könnten (wie: Verlust der bisherigen Rolle in der Familie, Isolation von Freunden, Verlust des Arbeitsplatzes), und

Durch Verhaltenstraining zur Selbsthilfe

2. durch *Verhaltenstraining* oder einfache Alltagshilfen, durch Verweis auf *Selbsthilfegruppen*, durch krankengymnastische und *Entspannungsübungen* Entlastung, Beruhigung und Befähigung zur Selbsthilfe bzw. Mithilfe bei der therapeutischen Behandlung und zur Steigerung seiner Motivation und Befähigung zur Krankheits- und Schmerzbewältigung erreichen.

Die Therapeutin muß jeweils in der → kommunikativen Interaktion der therapeutischen Situation zum einen auf die Fähigkeit des Patienten vertrauen, selbst eine Lösung finden zu können (→ klientenzentrierte Gesprächsführung) und zum anderen die Aussagen des Patienten auf ihre vier Seiten hinterfragen (→ Kommunikationsmodell SCHULZ v. THUN), um die einzelnen *Phasen der Krankheitsbewältigung (Coping)* wahrzunehmen und diese weiter zu fördern.

Schmerzmitteilung kann verbal – durch Klagen, Stöhnen, Forderungen an die Umwelt, Ablehnung von Übungen, Ausdruck von Unlust

– und non-verbal – durch Medikamentenkonsum, Schonhaltung, Vemeiden von Aktivitäten, Verstummen usw. – erfolgen.

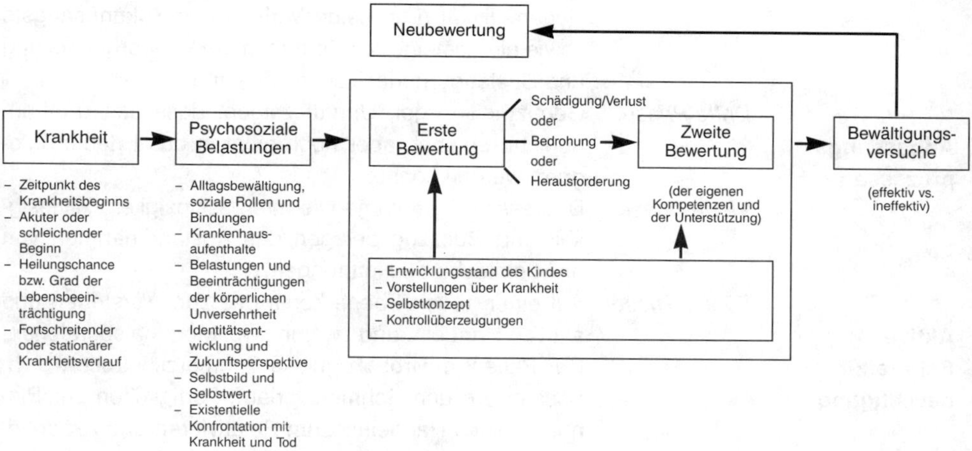

Abb. 42: Prozess und Bedingungen der Bewältigung von chronischen Krankheiten bei Kindern und Jugendlichen (aus: Petermann, F./Noeker, M./Bode, U.: Psychologie chronischer Krankheiten im Kindes- und Jugendalter – München 1987, S. 37)

Zum Erreichen der Schmerzbewältigung dienen dem Patienten *Prozesse des Coping* oder der Informationsverarbeitung – Prozesse des Erkennens, die vergleichbar sind den Methoden des Problemlösens (→ Lernschritte) – und des Entwurfs von *Bewältigungsstrategien*, die mit deren Hilfe entfaltet und angewendet werden. Sie werden bereits in der frühen Sozialisation erlernt und erfahren (→ Verstärkung durch die Umwelt: Familie, medizinisches Personal ...). Empfindungen, Wahrnehmungen, Denkprozesse, Bewertungen, Vorstellungen, Erwartungen in Hinblick auf den Krankheitsverlauf, die Selbsteinschätzung und die Behandlungsergebnisse können gesundheits- oder krankheitsfördernd wirken, das Ausmaß an Wohlbefinden und den Krankheitsverlauf bestimmen.

Da der Patient hier nicht (durch äußeres Verhalten und) durch Einflussnahme auf seine Umwelt das Problem lösen bzw. die (Schmerz-) Krankheit beseitigen kann, muss er seine Sichtweise oder Bewertung ändern: Der Mensch handelt aufgrund seiner Ansichten der Dinge, nicht zufolge der Dinge an sich.

Phasen der Schmerzbewältigung (Coping):

Abwehrprozesse

Erste Phase: Am Anfang finden wir Verwirrung, die mit Verleugnung beantwortet wird (→ Abwehrmechanismen).

Zweite Phase: Später kennzeichnen Schlafstörungen, Appetitverlust, Hyperaktivität u. a. seine Verlust- und Zukunftsängste sowie ein gesteigertes Bemühen um Wiederherstellung und Bestätigung des „alten" Zustandes.

Anpassungsprozesse

Dritte Phase: Gereiztheit, Ärger, Unmut zeigen, dass das Unabänderliche erkannt, aber noch nicht in das Erleben integriert werden konnte.

Vierte Phase: Depressive Symptome wie Interesselosigkeit, Hilflosigkeit und Rückzug belegen das Abstand-nehmen von nicht einlösbaren Hoffnungen.

Aktive Schmerzbewältigung

Fünfte Phase: Auf einer neuen Ebene kommt es zum Verstehen und aktiven Handeln, und zwar in zwei Merkmalsbereichen: Der Patient erwirbt „kognitive Schmerzkontrolle", d. h. Wissen um den Schmerzverlauf, Fertigkeiten zur Planung seines Handelns, zum Relativieren und Akzeptieren der Schmerzen; und er erlernt „konkrete Schmerzkontrolltechniken"[28]

Kompetenz und Schmerzbewältigung

Die *Motivierbarkeit* eines Patienten für seine Mitarbeit in der Therapie bzw. mit dem Ziel aktiver Verhaltensänderungen setzt seine Bereitschaft voraus, Fähigkeiten zur → Selbstregulation bzw. Selbstkontrolle aufzubauen. Die *Einschätzung eigener Kompetenz* ist im Prozess der Schmerzbewältigung von besonderer Bedeutung: Bei hoher Kompetenz antizipiert der Patient Bewältigbarkeit, hält somit die emotionale Belastung möglichst gering und bemüht sich um problemadäquates Verhalten (bzw. um die notwendige Änderung seines Verhaltens). Der Patient muß lernen, konkrete Schmerzkontrollmaßnahmen wohl überlegt und gezielt einzusetzen. Das *Schmerzverarbeitungspotential* des jeweiligen Patienten muß erfasst, und spezifische therapeutische Lernziele müssen definiert werden: Nicht nur der Schmerz soll reduziert werden, sondern – weiterhin wichtig – auch die vorausgehenden und nachfolgenden emotionalen Belastungen.

- Der Erkrankte soll die Erkrankung bzw. den Schmerz nicht als äußeren Feind, sondern als Ausdruck von etwas in ihm verstehen und „mit der Störung Kontakt aufnehmen". Er soll ein umfassendes Verständnis der eigenen Person erreichen. Er soll ein anderes als das vertraute logische Denken aktivieren, um auf der Grundlage eines veränderten Selbst- und Weltbildes durch neue Seh- und Verhaltensweisen eine Umorientierung in Einstellungen und Lebensgewohnheiten zu schaffen.

Schmerz ist nicht nur Schmerzerleben, sondern auch dessen Einfluss auf Formen der kognitiven Schmerzbewältigung und emotionalen Belastung und deren Rückwirkungen auf das Schmerzerleben, d. h. ein wechselseitiges, dynamisches und multifaktorielles Geschehen.

Die *Therapie chronischer Schmerzen* sollte *interdisziplinär* angelegt sein. Das ärztlich-psychologische Anamnesegespräch muß klären, welches Behandlungskonzept bei welchem Patienten wirksame Hilfe verspricht. Abzuklären ist, wer für diesen speziellen Patienten verantwortlich sein soll; Schwerpunkte und Verantwortlichkeiten können während des therapeutischen Prozesses bei wechselnden Fachleuten liegen.

Psychotherapie

Psychotherapie bei chronischen Schmerzen – als umfassendes, am Einzelfall orientiertes Vorgehen – ist angezeigt bei Schmerzen mit Organbefund, bei Grunderkrankungen wie rheumatischen oder Krebserkrankungen, wenn medizinische Behandlungsmethoden keine anhaltende Besserung erbringen können und Schmerz als Hauptsymptom auftritt, wenn eine → depressive Neurose die Schmerzen begleitet, wenn chronisches Leiden erst dem Patienten zur Selbstbehauptung gegenüber seinen Angehörigen verhilft, wenn Selbstwahrnehmung und Selbstkonzept tiefgreifende Veränderung erfahren, wenn Medikamentenabhängkeit entsteht, wenn soziale Kompetenz und Aktivität verloren zu gehen drohen – wenn also durch massive psychische Probleme neben den chronischen Schmerzen die Motivation des Patienten vermindert erscheint, auf Eigenkräfte zur Meisterung des Problems „Schmerz" zu setzen.
Psychotherapien wollen ganz gezielt Ursachen und Verstärker der Schmerzen im seelischen Bereich und im sozialen Umfeld aufdecken und beseitigen, den scheinbar zwangsläufigen Zusammenhang zwischen ungelösten Problemen und dem chronischen Schmerz bewusst machen (→ *Psychoanalyse*) und unterbrechen.

Verhaltenstherapien

Verhaltenstherapeutische Verfahren streben nicht primär eine Beeinflussung des Schmerzes an, sondern vielmehr ein systematisches Lernen mit dem Ziel, unangemessenes Schmerzverhalten (Schonverhalten, Medikamentenmissbrauch u. a.) zu verändern oder zu löschen und Verhaltensweisen zu verstärken, die den Schmerzpatienten befähigen, seine Schmerzen zu beeinflussen, seine psychischen Kräfte und persönlichen Mittel auf eine neue, befriedigende Zukunftsperspektive hin neu zu ordnen und seinem Leben Sinn zu geben.

Vordringliches Behandlungsziel ist eine *Korrektur der Selbstwahrnehmung*, die das Schmerzproblem differenzierter erfasst und Grundlage für späteres Handeln wird (→ indem der Patient z. B. zeitlich befristet ein Schmerztagebuch führt und darin Schmerzen und Schmerzqualitäten zu verschiedenen Tageszeiten registriert und so ihren Einfluß auf seine Aktivitäten einschätzen lernt). Darüber hinaus soll er von Schmerzmedikamenten entwöhnt werden. Mittel- und langfristig soll er sich Strategien zur Verringerung und Bewältigung von Schmerzen aneignen und einüben – allein und in der Gruppe – und sie auf Alltagssituationen übertragen lernen. Von Anfang an sind dabei die Familienmitglieder sinnvoll einzubeziehen, um ihre negativen Einflüsse auf die Schmerzprobleme abzubauen und ihre positiven Einwirkungsmöglichkeiten zu verstärken.

Psychoanalytisch orientierte Verfahren (der Kurz-, Einzel- und Gruppentherapie) zielen auf eine Analyse der mit den Schmerzen zusammenhängenden Problembereiche und die Bewusstmachung von Konflikten, die der Schmerzsymptomatik zugrundeliegen oder ihre Bewältigung erschweren.

Methoden des Schmerzbewältigungstrainings

(Psychologische) Verfahren des Schmerzbewältigungstrainings begrenzen sich auf die Veränderung des Schmerzes in seinen Erlebens- und Verhaltensaspekten und Begleiterscheinungen und wollen auf der körperlichen Ebene den „Teufelskreis“ Schmerz – psychisches Empfinden – Verspannung – noch mehr Schmerz – … durchbrechen. Sie zielen auf bestimmte Schmerzformen und werden durchgeführt in Form von:

- *Atemtherapien* (bei denen über eine psychische und physische Entspannung die Linderung unterschiedlicher Schmerzarten erreicht werden soll),
- *autogenem Training* (nach SCHULTZ), *hypnotischen Verfahren*,
- *progressiver Muskelentspannung* (nach JACOBSEN; durch abwechselndes Anspannen und Entspannen der Muskulatur einzelner Körperpartien gezielt eine umfassende körperliche Entspannung erreichen), z. T. zusammen mit
- *Biofeedback* (durch intensives Training, d. h. durch Schmerzkonfrontation und Feedback der Spannungszustände verschiedener Muskelgruppen lernen, unbewusst angespannte Muskelpartien zu beeinflussen),

- *Akupunktur* (die vorübergehend eine starke Ausschüttung von körpereigenen Schmerzmitteln, z. B. der Endorphine, bewirkt) und *Akupressur*,
- *Chirotherapie* (Muskeln der Wirbelsäule werden mit vorsichtigen Handgriffen entspannt, um die Wirbelsäule wieder beweglich zu machen und die Nervenstränge zu entlasten),
- *Neuraltherapie* (Injektionen), *TENS (transkutane elektrische Nervenstimulation) ...*
- *Techniken der konzentrativen Aufmerksamkeitsverlagerung, imaginative Verfahren* (Visualisierung von Schmerzbildern), *Herausarbeiten physiologischer gegenüber emotionalen Schmerzanteilen, gelenkte Wahrnehmungsübungen, Aufdecken und Verändern hinderlicher innerer Dialoge in Schmerzsituationen (Selbstinstruktionstraining), Selbstsicherheits- und Antiangsttraining, Planen von Veränderung ...*
- *Kunsttherapie* (von Schmerzpatienten oft eher akzeptiert als Psychotherapie).

7.4.5. Rehabilitation und Reintegration als Lernprozesse

7.4.5.1. Phasen der Rehabilitation und Reintegration

„So wie sich z. B. ein Kranker auf dem Wege zur Genesung oder Rekonvaleszenz befindet, so ist der Behinderte auf dem Wege in irgendeinem Abschnitt der *Rehabilitation,* die sein Leben nach dem Eintritt einer Behinderung möglichst weitgehend wieder normalisieren soll."[29]

Der Behinderte wird konfrontiert mit dem Bewusstsein einer Andersartigkeit, weil das bisherige Gleichgewicht zwischen Möglichkeiten und Grenzen aufgehoben ist. Er steht vor der Aufgabe, → Selbst-, Fremd- und Idealbild neu zu entwickeln und seinen eingeschränkten Möglichkeiten anzupassen. Funktionsminderung oder Funktionsuntüchtigkeit unterbrechen die Interaktion zwischen Individuum und Umwelt und behindern in der Fähigkeit, auf die Ansprache seitens der Umwelt durch Aktivität zu antworten.

Sicherung vs. Veränderung der Identität

Rehabilitation soll helfen, den Behinderten zu „ent-hindern", verloren gegangene, stark eingeschränkte oder gar nicht erst ins Leben mitgebrachte Fähigkeiten wiederzugewinnen bzw. möglichst weitgehend zu ersetzen durch Nutzung und Training von Sinnesbereichen und Funktionen, die vom Nichtbehinderten nicht „geschult" werden. Sie hat

Selbst-rehabilitation

anzusetzen bei der Fähigkeit zur *Spontankompensation* von Behinderungen, wie wir sie bei behinderten Kleinkindern oder alten Menschen beobachten können: Wie sie es mit den Einschränkungen aufnehmen, gibt uns Vorbilder dafür, wie wir anderen Menschen helfen können, die sich selbst nicht zu helfen wissen, weil ihnen z. B. Übungsbereitschaft, Mut, Kreativität und Motivation fehlen. „In aktiver Auseinandersetzung mit seinen körperlichen Möglichkeiten und den Gegebenheiten seiner Umwelt baut das Kind sich selbst seine Bewegungsmuster auf ... Es baut ein neues Bewegungsmuster auf unter weitgehender Verwendung schon erlernter Bewegungselemente."[30]

Ein fehlender Daumen z. B. verhindert den Zangengriff, die Kinder ersetzen ihn durch den Pinzettengriff (Zeige- und Mittelfinger) zum Umfassen eines Bleistiftes usw. Solche → Kompensation kann in jeder psychischen und sozialen Leistung eines Kindes enthalten sein: Die Plastizität der Entwicklung lässt die Kinder solche Ersatztechnik selbst finden. Wenn gliedmaßengeschädigte Kinder Ersatzbewegungen entwickeln und abwandeln, können wir von *Reassimilation* aufgrund spontaner Selbstkompensation sprechen: Bis dahin ungenutzte, weil nicht benötigte → Assimilationsmöglichkeiten werden wahrgenommen und aktiviert.

„Entsprechend heißt *Rehabilitation* nach unserem Verständnis nicht, dass mit Stumpf und Stiel, mit Haut und Haaren das Alte wieder eingebaut wird, sondern dass ich ... dasselbe Ziel, den alten Weltkontakt mit neuen Mitteln, auf anderen Wegen wieder einbringe."[31]

Behinderten abholen, wo er sich befindet

Im Angesicht der Vielfalt von Behinderungsarten – und hiernach besonders der Mehrfachbehinderungen – haben wir *vom Behinderten Lehren anzunehmen* und rehabilitative Maßnahmen an Inhalt, Umfang und Bedeutung einer Behinderung auszurichten, die definiert werden durch die Auswirkungen in den einzelnen Lebensphasen und in Hinblick auf unterschiedliche Lebensbereiche. Jeder Behinderte und jeder von Behinderung betroffene Bereich fordern ein anderes Zugehen und veränderte Zielsetzungen.

Bei körperlicher und Sinnesbehinderung mit ihrer eingeschränkten Bewegungsfreiheit, bei Körperbehinderungen im Inneren des Körpers, bei Erkrankungen des Nervensystems oder der Organsysteme, bei Fehlbildungen an Organen, bei geistigen und psychischen Behinderungen, bei Verhaltensstörungen und Suchterkrankungen mit ihren Folgen als echten Behinderungen bedarf es an jedem Punkt des Rehabilitationsprozesses einer Neubestimmung der langfristigen medizinischen und psychologischen Bemühungen („Förderdiagnostik"), um eine Verhaltensänderung zu erreichen.

Phasen der Rehabilitation:

1. Akutphase (einige Wochen): Ein akut auftretendes Krankheitsereignis oder eine Schädigung, ein Herzinfarkt, ein Schlaganfall, Querschnittlähmung nach einem Verkehrsunfall wird vom Betroffenen als etwas Unwirkliches, ihn nicht eigentlich Betreffendes erlebt und führt zur intensiven gedanklichen Auseinandersetzung mit dieser *akuten Bedrohung seiner Existenz*; die unerträgliche, unbegreifliche Wahrheit wird vom Bewusstsein nicht zugelassen und verdrängt. Optimale Therapie und Überwachung auf einer Intensivstation z. B. können ihm ein Gefühl von Sicherheit und Schutz vermitteln, das Erfahren seiner weitgehenden Abhängigkeit von Ärzten und Schwestern in der Heilbehandlung zugleich aber seine massiven Angstzustände verstärken.

Schockerleben

Jeder Behandlung muß ein *Motovierungsprozeß* des Behinderten/Kranken vorausgehen, der ihn befähigt, die erforderliche Mitarbeit zu leisten. Die Neustrukturierung der → Leistungsmotivation durch notwendige Informationen soll dazu beitragen, dass der Patient sein Leistungsvermögen und seine Belastbarkeit selbst auslotet, auf eine Fremdbestimmung seines Anspruchsniveaus und damit auf den Vergleich mit Gesunden verzichtet. Durch motorisch, geistig und umfassend psychisch ausgerichtete Behandlungstechniken wird versucht, eine potentielle Funktionstüchtigkeit des Betroffenen schon im Frühstadium der Behinderung anzustreben. Mittels des Gefühls des Angenommen-werdens in seinem Zustand der Hilflosigkeit kann er eine positive Einstellung zur Krankheit und zu sich selbst gewinnen.

Re-Motivation und Motivweckung

2. Aufbauphase (Wochen – Monate): Jede funktionelle Behandlung muß der potentiellen psychischen Traumatisierung Rechnung tragen und den Rehabilitanden zur Mitarbeit an seiner *Enthinderung* befähigen. Die medizinischen Maßnahmen treten etwas zurück zugunsten krankengymnastischer, physiotherapeutischer und ergotherapeutischer Maßnahmen. Die Wirkung der Veränderungsmechanismen macht der Angst vor der ungewissen Zukunft Platz. Die angebotenen Hilfsmittel lassen eine Erwartungshaltung entstehen, die eher realitätsfern ist und sich in Anklammerungstendenzen äußert.

Enttäuschung und eigentliche Rehabilitation

- Der Querschnittgelähmte z. B. muss ein neues Positionsgefühl entwickeln und sein → Körperschema völlig neu erarbeiten, um etwa durch Wiederherstellen der Mobilität den Rollstuhl zunehmend besser zu beherrschen. Für Helfer kann es nützlich sein, z. B. seine Situation im Rollstuhl zu simulieren oder die Probleme eines Ohnhänders für sich erfahrbar zu machen, um so zunächst die Beschränktheit im Bewegungsumfang, Verlust an Kraft u. a. nachzuvollziehen und dann (am potentiellen Arbeitsplatz) in Frage kommende Tätigkeiten unter erschwerten Bedingungen eine Zeitlang auszuprobieren.

Unrealistische Erwartungen werden enttäuscht. Der (depressive) Mensch neigt dazu, sich in sich zurückzuziehen und weitere Bemühungen der Therapeutin abzulehnen. In dieser *Phase der eigentlichen Rehabilitation*, die einerseits dem körperlichen Wiederaufbau dient und andererseits der Gesundheitserziehung, dem Erlernen von Bewältigungsstrategien und psychischer Stabilisierung, zeigen sich positive Einstellungen des Patienten z. B. gegenüber bewegungstherapeutischen Trainingsprogrammen, aber auch ablehnende Haltungen gegenüber psychotherapeutischen Hilfen: Der Patient kann in dieser Phase stecken bleiben.

Andererseits vermag der Patient erst jetzt allmählich, Ziel und Zweck der Behandlung zu erkennen, relativ emotionsfrei darüber zu sprechen und entsprechend zu handeln. Der Patient beginnt, selbst Lösungen für konkrete Einzelprobleme zu finden, Leistungsbereitschaft zu entfalten und Interesse an der Umwelt zu entdecken. Ähnlich der Krisenbewältigung beim Jugendlichen (→ Pubertät) finden Ablösungsprozesse statt infolge verstärkenden Verhaltens der Therapeutin, die den Patienten zu selbständiger Problem- und Konfliktlösung befähigen. In einem an → Verhaltenstherapien orientierten Stufenverfahren lernt er, erfolgreiche Verhaltensweisen zu befestigen und so Motivation „nachwachsen" zu lassen.

3. *Konsolidierungsphase* (Monate – Jahre): Der Übergang in die Konsolidierungsphase ist wiederum fließend. Der Betroffene beginnt, schematisch gelernte Grundbegriffe der Selbsthilfe für sich gezielt auszuformen, das Maß der Unterstützung selbst zu bestimmen und seine Zuversicht auszudehnen.

Durch die schrittweise erfolgende Rehabilitation soll der Behinderte „in die Lage versetzt werden, sich auch innerhalb einer sich zunächst ablehnend verhaltenden Umwelt zu bewegen. Er muß lernen, in einer nicht für ihn eingerichteten Gesellschaft zu leben; seine Umgebung muss lernen, sich mit ihm auseinanderzusetzen."[32] Der Rehabilitand muss zu Betätigungen (– nicht zu ‚Beschäftigungen' –) der Art geführt werden, wie wir sie von der Erwerbstätigkeit her kennen. Diese berufserhaltende, funktionswiederherstellende oder -erhaltende Therapie greift dann an, wenn der Rehabilitand aus dem Reha-Zentrum entlassen und beruflich wieder eingegliedert werden soll. Sie soll physische und psychische Belastungen erkennen und abwenden, Motivation und Selbstbewusstsein fördern. Diese Aufgabe ist nur zu erfüllen, wenn ein therapeutisches Team unter Berücksichtigung des Patienten selbst und Einbeziehung seiner Angehörigen an der umfassenden Rehabilitation mitarbeitet. „Die zunächst schier unüberwindlich erscheinenden technischen Probleme der Eingliederung sind leicht zu lösen, wenn der Lernprozeß im sozio-emotionalen Bereich zum Erfolg geführt hat."[33]

Funktionelle Diagnostik und Therapie

Das therapeutische Training soll auf die Tätigkeit schlechthin (Selektion), aber noch nicht im spezifischen Sinne auf dieses oder jenes Tätigkeitsfeld (Platzierung) vorbereiten.

Die Berufstherapie ist ein erster Schritt zum Wiedererlernen der alten Berufsfertigkeiten oder zur Berufsfindung. Der Rehabilitand ist zunächst mit den veränderten Bedingungen im täglichen Leben und in der Berufstätigkeit überhaupt vertraut zu machen. Dazu bedarf es als Voraussetzungen einerseits der Kenntnis der spezifischen Eignung des Betroffenen einerseits (Eignungsprofil) und der Anforderungen am künftigen Arbeitsplatz andererseits (Anforderungsprofil). Eine wechselseitige Anpassung von Menschen und Arbeitsplatz wird angestrebt. „Für den Rehabilitationsbereich gilt ..., dass Messungen am Anfang stehen, dass darüber hinaus aber nur ein Bruchteil dessen, was an Kraft-, Sinnes- oder Koordinationsleistung verfügbar ist, genutzt werden sollte – wenigstens anfangs. Den größeren Schritt der Annäherung muß zunächst die Maschine tun bzw. die Arbeitsvorrichtung, die Gesamtheit der Arbeitsmittel, der Arbeitsplatz."[34] Umfassende individuelle, funktionelle Diagnostik mit Blick auf spezielle Auswahl und Anordnung von Arbeitsmitteln soll Arbeit u. U. überhaupt erst ermöglichen.

Eignungs- und Anforderungsprofil

In modifizierter Form sollen die Welt neu einverleibt und beherrscht (Reassimilation) und die Kraftanstrengungen auf das dabei Bewegte, Gehaltene usw. oder auf die Oberflächenbeschaffenheit verschiedener Materialien neu eingestellt werden (Reakkomodation).

7.4.5.2. Bedeutung der Motivation in der Rehabilitation

Jeder Mensch will aktiv sein. Der Erwachsene hat ein Bedürfnis nach Arbeit, das mit Bedürfnissen nach Bestätigung körperlicher und geistiger Fähigkeiten (Kompetenzen), sozialer Anerkennung usw. (Stabilisierung seiner Identität) zusammenhängt.
Beim Rehabilitanden gilt es, seine Motivationsstruktur in Erfahrung zu bringen, um ihn im Rahmen beruflicher Rehabilitation zielgerichtet, motiv-adäquat anzuregen. Der Helfer muß dazu genau hinhören und hinsehen (→ Beobachtung/Kommunikation), muß sehen, was vom Rehabilitanden kommt, es aufgreifen und ausbauen: *Zuallererst muß der Helfer lernen*. Und d. h. auch: Er muß zunächst seinen Ort im Verarbeitungsprozess, seine Lagebefindlichkeit erfassen und dann erst eine sachbestimmte, situations- und personenzentrierte → Motivation bzw. Remotivation aufbauen helfen.

(Re-) Motivation

Dazu gehört das Wissen, dass für den Behinderten das Leistungsmotiv zwar eine größere Rolle zu spielen scheint als für den Gesunden, dass aber das Kontaktmotiv noch vor dem Leistungsmotiv rangiert. Der Helfer muß die allgemein verfügbare Motivationsmenge ebenso ausfindig machen wie die augenblicklich im Vordergrund stehenden Motive. Behinderungen in Form von Entstellungen können z. B. bei *jungen Menschen* als Makel empfunden oder bei *älteren* Menschen infolge zusätzlich zur vorhandenen Gebrechlichkeit auftretender Einschränkungen zu Schamgefühlen führen, die als Motiv zunächst vorherrschen. Mit dem Ort der Erkrankung oder Behinderung ändert sich das Erleben des kranken Körperteiles oder des Körpers insgesamt. Das betroffene Organ (system) wird zum „Begleiter" oder aber zum „Gegenspieler", der uns „lästig" wird und unsere Kommunikation mit der Mitwelt stört.

Motivation und Lebensalter

Ob die Behinderungen, die das Älter-werden etwa in den Bewegungsabläufen, in den Sinneswahrnehmungen oder in Bezug auf das Gedächtnis mit sich bringt, die Aufmerksamkeit vermehrt auf sich ziehen und einen dazu bringen, sich intensiver mit sich selbst zu beschäftigen, oder ob erst die Beschäftigung mit sich selbst diese Beeinträchtigungen stärker in den Vordergrund treten lassen und Motivationskräfte aufsaugen, ist dabei eine offene Frage.

Der *junge Mensch*, der seinen Körper und den Raum in besonderer Weise erobert, mehr als Kinder oder Erwachsene, wird durch Behinderung besonders zurückgeworfen. Die Chancen seiner möglichst raschen Adaptation bzw. Rehabilitation werden insbesondere dann verringert, wenn Eltern und Geschwister sich schuldig fühlen.

Identität und Familie

Kinder gehen selbstverständlicher mit schweren Verletzungen, Behinderungen und chronischen Erkrankungen um, sie bringen sich unvoreingenommener ein. (Die Geburt eines behinderten Kindes lässt bei Eltern jedoch oft ambivalente Haltungen entstehen, die beim Kind Gefühle des Abgelehnt-seins und Schuldgefühle hervorrufen, die Entwicklung von Verhaltensstörungen fördern und z. B. vermehrt spastische Bewegungen auftreten lassen.) Die notwendigen Übungen müssen „eingebettet" werden in kindgemäße Handlungs- bzw. Spielabläufe entsprechend seinem Alter, seinem Verständnis und seiner Auffassungskraft, seinen Interessen und Bedürfnissen, um so seine Motivationskraft für das unmittelbar interessierende, weil Spaß bereitende Ganze zugleich den gewünschten, mittelbar notwendigen Übungsschritten zugute kommen zu lassen. Diese müssen ihm „schmackhaft gemacht" werden, ehe das Kind allmählich darin Genugtuung finden kann, z. B. angestrebte Bewegungsmuster aufzubauen. Ebenso wie monotone Aufgabenstellungen (nicht nur) für das Kind reizlos sind, so müssen auch die angebotenen → Verstärker abwechslungsreich sein und nicht immer folgen (→ Sättigung).

7.5. Über die psychische Situation der Helfer

„Es lügt derjenige, der sagt, dass er sich für etwas oder für jemanden aufopfert. Der eine liebt Karten, der andere Frauen. Und ich liebe Kinder. Ich opfere mich gar nicht, ich mache das nicht für sie, sondern für mich. Das ist für mich notwendig. Sie sollten den Worten über Aufopferung keinen Glauben schenken." (J. KORCZAK)

7.5.1. Helfen als Beruf und das „Helfersyndrom"

Alles, was die Psychologie über den Menschen in seiner Entwicklung und als soziales Wesen aussagen kann, gilt auch für den Helfer.

„*Jeden zum Sozialarbeiter machen*" zu wollen, bedeutet zunächst nichts anderes, als jeden dazu zu bringen, sich selbst wahrzunehmen und zu akzeptieren, um dann den anderen anzunehmen mit

> seinen Stärken und Schwächen, von denen keine für den ganzen Menschen steht.

In unserer Konkurrenz- und Leistungsgesellschaft wird Krankheit als ein vorübergehender Schaden, Hilfsbedürftigkeit als Makel angesehen. Spontane emotionale Hilfsbereitschaft – schon in Form von persönlicher Nähe und liebevoller Zuwendung – verliert in den Augen der Menschen ihren Wert, weil sie nichts kostet und nichts Zählbares einbringt. Das Ziel der Leistungsgesellschaft besteht darin, selbst zu überleben, andere zu übertreffen. Da in ihr Helfenwollen nicht selbstverständlich ist, wird es als ein besonderes Ideal „verkauft".

Institutionalisierung von Hilfe

Die Ausbildung von immer mehr „Fachleuten für helfende Beziehungen"

> „bringt die Gefahr mit sich, dass sich die Betroffenen nichts mehr zutrauen und damit Selbstheilungskräfte verlieren, die durch die Hilfe der Spezialisten nicht ersetzt werden können".[35]

Durch die *Professionalisienung des Helfens* wird die Bedeutung der gesellschaftlichen Verhältnisse für das aus der → Entfremdung des einzelnen im Industrialisierungsprozess sich ergebende psychische Leiden verdeckt. Die Experten für soziale Dienstleistungen können aber nicht Störungen am Individuum beheben, die durch die ganze Gesellschaft bedingt sind – sie verwalten sie eher. Ihre „Erfolge" werden so zum Alibi der Leistungsgesellschaft, die die Fachleute produziert und die von diesen in der Richtigkeit ihres Handelns bestätigt wird.

Professionalisierung des Helfens verstärkt Fremdbestimmung

> Experten hindern in gewisser Weise ihre Klienten daran, sich selbst zu verwirklichen und die krank machenden sozialen u. a. Bedingungen zu verändern.
> Mit diesen Überlegungen stimmen die Beobachtungen überein, dass speziell trainierte Laien bei der Behandlung vieler psychischer Probleme den professionellen Therapeuten nicht nachstehen (→ sich selbst erfüllende Prophezeiung), da die Technik nur ein Aspekt einer helfenden Beziehung ist.

Die von den Experten in Pädagogik, Sozialarbeit und Psychotherapie erreichten „Fortschritte", ihre vielfältigen Ansätze verhelfen zu immer neuen Erklärungen, aber sie gelangen anscheinend nicht an die Wurzel der umfassenden Problematik, wie sie durch Ansätze in der Sozialtherapie oder Sozialpsychotherapie festgelegt werden.

Die Professionalisierung des Helfens begünstigt offensichtlich die Erwartung, dass einige bewältigen, wozu die vielen nicht mehr in der Lage sind. Der professionelle Helfer hat Macht, und er soll allenthalben Hilfe geben, gute Taten vollbringen, Verständnis entwickeln, verfügbar sein (– wie vom Clown erwartet wird, dass er immer zu Späßen aufgelegt ist –). Da das Helfen aber nur seine berufliche Funktion ist – gebunden an eine bestimmte Arbeitszeit –, haben die Hilfsbedürftigen kaum eine Möglichkeit, ihr tieferes Ziel zu erreichen, nämlich umfassende, individuelle Hilfe zu erlangen und eine vertrauensvolle, emotionale Beziehung zum Helfer aufzubauen.

Überhöhte Ansprüche von Gesellschaft, Klienten und auch Helfern

Der *„hilflose" Helfer* muß leben mit der Kluft zwischen den individuellen wie gesellschaftlichen Erwartungen an seine altruistischen Fähigkeiten, denen er selbst zu entsprechen sucht, und seinem Bemühen um soziale Anerkennung auf der Grundlage seiner eigenen, uneingestandenen *Schwäche und Hilfsbedürftigkeit, die grundsätzlich die gleichen sind* wie die der anderen. Denn helfende Berufe verbinden hohes Ansehen im gesellschaftlichen Bewusstsein mit der individuellen Möglichkeit zur Flucht vor der Entfremdung in einer auf Konkurrenz ausgerichteten Berufswelt der fortschreitenden Arbeitsteilung und Massenproduktion. Woraus sich wiederum Identitätskonflikte parallel zu den gesellschaftlichen Widersprüchen ergeben.

Hilflose Helfer – zwischen Macht-zuschreibung und Hilfsbedürftigkeit

> „Nächstenliebe als Beruf zieht jene Menschen an, die das Gefühl haben, zu wenig Liebe erhalten zu haben. Dieser Mangel macht empfindlich für den Mangel an liebevollen Beziehungen in der Industriegesellschaft."[36]

Das *Helfersyndrom* (W. SCHMIDBAUER) als Persönlichkeitsstruktur „ersetzt" Entwicklungsprozesse, die erst durch das „Nachlösen" unerledigter Kindheitskonflikte möglich werden, durch soziale Dienstleistungen. In seinem Zentrum finden wir eine an einem starren Ich-Ideal orientierte, scheinbar allmächtige soziale Fassade: diese wird aufgerichtet gegen ein Eindringen der Realität, die der Idealisierung des eigenen Selbst gefährlich werden könnte. Obgleich verdrängte → orale Bedürfnisse nach Geborgenheit und Liebe sehr groß sind, ist der Betroffene unfähig, einlösbare Wünsche zu äußern: Sie werden eher angehäuft und damit entweder als Vorwürfe gegen die Umwelt gerichtet („Undank ist der Welt Lohn...") oder in stumme Appelle (→ Kommunikation) in Form von autoaggressiven → psychosomatischen Erkrankungen, Süchten oder Suizidhandlungen umgewandelt. Das *Hel-*

Helfersyndrom

fersyndrom hat einen Mangel an offener Gegenseitigkeit und Angst vor Nähe und Abhängigkeit zum Inhalt, da die Suche nach enger, verlässlicher Bindung frühkindliche Kränkungen und Ängste wiederbelebt, erneut abgelehnt zu werden. Das Helfen wehrt vermittels Verdrängens und Verleugnens eigener Schwächen und Hilfsbedürftigkeit zugleich andere symmetrische Interaktionsformen ab: Bei einem Näher-aufeinander-zugehen könnten nicht nur erkennbare Stärken des Klienten das einseitige Abhängigkeits- (bzw. Macht-) Verhältnis in Frage stellen, sondern die einmal erlernte Technik der Gestaltung zwischenmenschlicher Beziehungen würde nicht ausreichen. Darum kann die Zahl der Kontakte in einem bestimmten Zeitraum für den Helfer wichtiger sein als deren Tiefe und individuelle Wirksamkeit.

> „Daß ihn andere brauchen, wird zum Suchtmittel, auf das er nicht mehr verzichten kann."[37]

Selbstwertgefühl und Selbstkontrolle

Sein *Selbst-Wertgefühl* ist darauf angewiesen. Dieses Selbstwertgefühl gilt es aufrechtzuerhalten. Der Helfer wird ständig psychisch und physisch gefordert, soll möglichst perfekt sein, immer die richtige Entscheidung treffen – für andere.

Er muß lernen,

- auch kleine Erfolge zu erkennen und für sich positiv zu werten,
- sich nicht vom Klienten manipulieren zu lassen,
- den Klienten als Partner zu sehen, dem er sein Fachwissen zur Verfügung stellt,
- sich durch Hilfe zur Selbsthilfe überflüssig zu machen,
- seine eigenen Bedürfnisse ernst zu nehmen und sich selbst Hilfe zu suchen, wenn er diese benötigt,
- in speziellen Trainingsgruppen fortlaufend menschliche wie fachliche Probleme aufzuarbeiten.

Also bleibt festzustellen:
Der Helfer ist nicht sozialer als andere. Aber seine Kenntnisse über sich selbst und der Besitz von psychosozialen Techniken (während einer langen und konfliktbelasteten Ausbildung erworben) sowie das Wissen über soziale Systeme sollten ihn befähigen, sich zu akzeptieren und sich im Kontakt mit anderen zu verändern. Er muß sich selbst wichtig nehmen und auf Selbsterhaltung bedacht sein, um nicht in Selbstverleugnung und Depression abzugleiten. Er muß wissen, dass keiner unersetzbar ist; keiner kann nur geben.

7.5.2. Vom Leiden des Helfers: Das „Überdruss-Syndrom" („burn-out")

Vor allem idealistisch eingestellte, engagierte und leistungsorientierte Menschen erfahren häufig die Grenzen ihrer körperlichen, emotionalen und geistigen Belastbarkeit. Sie verbrauchen vorzeitig ihre Kräfte, fühlen sich dann in jedem Sinne erschöpft, minderwertig, hilflos, hoffnungslos; sie „ertrinken" in Selbstmitleid und erleben den Beruf als „Sackgasse". Sie zeigen das *„Überdruß-Syndrom"* (*„burn-out"* oder *„Ausgebrannt-sein"*). Das „Ausbrennen" meint mehr als die *Entfremdung* der Arbeit z. B. des Fabrikarbeiters, der daran gehindert wird, Bestätigung der Identität als Individuum zu erfahren. Das „Ausbrennen" als sozialpsychologischer Begriff gründet weniger als der klinische Begriff der Depression in der Person und ihrer Vorgeschichte, sondern konzentriert sich vielmehr auf Ursachen und Bewältigungsmöglichkeiten in der Umwelt; Depression kann jedoch in seltenen Fällen eine Folgeerscheinung des „burn-out" sein.

„Ausbrennen" und Stressspirale

Das *„Ausbrennen"* kann indes durchaus als *Stress*-Reaktion definiert werden: *Stress* ist zu verstehen als unangenehmer Spannungszustand, in dem die Verwirklichung von unser Handeln bestimmenden Motiven – z. B. als erfolgreicher Helfer erkannt zu werden – und die Befriedigung der damit verbundenen Bedürfnisse gefährdet erscheinen. Das „Ausbrennen" kann als innerpsychische Verteidigung gegen zu großen Stress (Distress) verstanden werden, sofern die die stresshafte Situation nicht verändert, bestimmte Stressfaktoren nicht beeinflusst und positive Aspekte der Situation herausgefunden werden können. Die Beziehungsebene zwischen Helfer und Klient ist an sich symmetrisch (→ Kommunikation), ist aber immer in Gefahr, asymmetrisch zu werden: Wenn nämlich die emotionale Unterstützung stets eingleisig vom Helfer zum Klienten verläuft und beim Helfer zur emotionalen Entleerung und Aushöhlung führt.

Helfen und darüber reden

Das „Ausbrennen" verhält sich umgekehrt zur wahrgenommenen persönlichen Kompetenz und Effektivität, d. h. erst wirkliche Veränderungen und Erfolge in der Entwicklung beim Klienten rufen beim Helfer positive affektive Reaktionen hervor. Fortschritte in der Helfer-Klienten-Beziehung sind nicht unmittelbar sichtbar. Der Helfer muß den Klienten darin unterstützen, Daten über Fortschritte wahrzunehmen, persönliches Wachstum zu erkennen und davon zu berichten. Der Helfer erfährt Fortschritte in der Entwicklung des Klienten als Bestätigung seiner beruflichen Wirksamkeit. Für *Entstehen und Sicherung des Kompetenzgefühles beim Helfer* ist es dabei wichtig, ob er die *positiven Rückmeldungen* als *selbstverursacht* oder als *fremdverursacht* einschätzt (→ Kausalattribution). Ein Misserfolg kann stärker erlebt werden, nicht nur als Makel seiner technischen, sondern auch als Mangel der persönlichen Kompetenz.

Das wichtigste Instrument in der helfenden Arbeit ist der Helfer selbst, sein soziales Engagement und seine Sensibilität für die emotionale Bedrängnis durch die soziale Arbeit. Die gegenseitige Durchdringung von (eigenem und fremdem) Leben und Arbeit ist zudem noch ein besonderes, typisches Berufsproblem, dem sich der Helfer kaum entziehen kann.

Zu bedenken bleibt außerdem einerseits, inwieweit soziale und kommunikative Fähigkeiten, Einfühlungs- und Urteilsvermögen sowie Bewusstsein der im Klientenkontakt wirksamen Einstellungen und Wertsysteme den Helfer befähigen, sich auf den Klienten einzustellen und angemessen zu handeln, und andererseits, inwieweit die Verhaltensnormen und ethischen Vorstellungen von Helfer und Klient übereinstimmen, und schließlich, ob Klienten die angebotene Hilfe wirklich wünschen.

Ent-persönlichung

MASLACK + JACKSON (1984) definieren *Ausbrennen* „... als ein Syndrom emotionaler Erschöpfung, Depersonalisierung und reduzierter persönlicher Leistungsfähigkeit ... Emotionale Erschöpfung bezieht sich auf Gefühle, durch seinen Kontakt mit anderen Menschen emotional überanstrengt und ausgelaugt zu sein. Depersonalisierung bezieht sich auf eine gefühllose und abgestumpfte Reaktion auf diese Leute, die gewöhnlich die Empfänger seiner Dienste oder Fürsorge sind. Reduzierte persönliche Leistungsfähigkeit bezieht sich auf ein Abnehmen seines Gefühls an Kompetenz und erfolgreicher Ausführung in seiner Arbeit mit Menschen."[38]

De-humanisierung

Menschen, die sich im Prozess des Ausbrennens befinden, entwickeln einerseits negative Einstellungen zu sich selbst, zu ihrer Arbeit und zum Leben und andererseits dehumanisierende Einstellungen zu den ihnen anvertrauten, hilfsbedürftigen Klienten sowie zu anderen Mitmenschen. *Dehumanisierung* wird definiert „als ein Mangel an Bewußheit der menschlichen Attribute anderer Menschen und als Verlust an Menschlichkeit in der Interaktion mit ihnen. Daß andere Menschen die gleichen Gefühle, Impulse und Gedanken haben wie man selbst, wird nicht mehr wahrgenommen."[39] Der Helfer findet bei sich selbst weniger Gefühle, seine Einfühlung in andere geht verloren (– der andere Mensch wird zum „Fall"), seine Selbstachtung sinkt. Schuldgefühle entstehen, wenn er in Schwierigkeiten gerät; über seine Probleme kann er nicht reden, weil er meint, alle anderen hätten die ihren „voll in Griff".

Der Ausgangspunkt für das Burn-out liegt darin, dass der Helfer nie den Punkt erreichen kann, wo er das Gefühl hat, am Ziel zu sein. Der *Prozess des Ausbrennens* läßt sich in Phasenverläufen widergeben, die in Dauer und Ablauf unterschiedlich sind:

Phasen des „Ausbrennens"

- Am *Beginn beruflicher Arbeit* steht die Konfrontation von Idealvorstellungen, wie die Welt zu verändern sei und dass man mit allen zurechtkommen könne, mit der Widerstand leistenden Realität („Praxisschock") im Spannungsfeld eines Über- und auch Unterfordert- (Überqualifiziert-)Seins, die zu (frühen) Enttäuschungen führen und je nach persönlicher Biographie mit verstärkten Anstrengungen oder aber mit Resignation (Rückzug, Berufswechsel) beantwortet werden kann.
- In *späteren kritischen Lebensphasen* wirken zusätzlich z. B. finanzielle, familiäre und Partnerprobleme → negativ verstärkend. Hilflosigkeit, Niedergeschlagenheit, Gefühle des Ungenügens, „*Misserfolgsmotivation*", Versagensängste können den erlebten Stress früher oder später erhöhen und den Eintritt in den Prozess des Ausbrennens signalisieren.
- *Unzureichende Verarbeitung der Frustrationserlebnisse* und im Übermaß gezeigtes Engagement verbrauchen während der Entstehung des Überdruss-Syndroms die psychischen Energien und münden im Rückzug in Form von Resignation, einem Gefühl der *Sinn-Entleerung* und dem Wunsch aufzuhören („innere Kündigung"), dem Übergehen von wahrgenommenen Zeichen der Erschöpfung und in einem Sich-Verbergen hinter der sozialen Fassade des tatkräftigen, betriebsamen, (bemüht) fröhlichen und scheinbar ausgefüllten Helfers, die die Rückmeldung von Anerkennung oder Wertschätzung seitens der Umwelt nicht mehr zulässt. Sie treibt den Helfer weiter in *Isolation* und oft auch in Depression. Beziehungsangebote aus der Umwelt und Veränderungen bei den Klienten können immer weniger wahrgenommen werden. Seine → Lebensleitlinie (A. ADLER), sein → Lebensplan (Transaktionsanalyse), seine zukünftigen Zielsetzungen erscheinen ihm verfehlt.

- Zunehmend fühlt sich der Helfer „benutzt“ und verschleißt seine Kräfte in dem Bemühen, Schwäche und Hilflosigkeit gegenüber sozialen Kontrollmechanismen zu leugnen (→ Ich-Ideal, Abwehrmechanismen).

„Ausbrennen“ und Überdruß lassen sich auf verschiedenen Wegen bewältigen. Ganz allgemein bedarf es einer *Enttabuisierung des „burn-out“-Syndroms*, damit Zeichen von Erschöpfung weder vom Helfer selbst noch von der Umwelt als persönliches Versagen interpretiert werden und durch → Etikettierung Schuldgefühle und → Abwehrmechanismen hervorrufen bzw. verstärken. Der Helfer muß solche Signale gewahr werden und sich bewusst im Austausch mit anderen (Supervision, Balint-Gruppe) mit ihnen auseinandersetzen, um dann Verantwortung für Gegenmaßnahmen zu übernehmen.

Soziale Unterstützungssysteme

Helfer können auf dem Weg zurück zu Autonomie *soziale Unterstützungssysteme* – zu Hause, am Arbeitsplatz, in Interessengemeinschaften mit Nachbarn und Freunden, Kolleginnen in Fort- und Weiterbildung – einrichten bzw. aufsuchen, d. h. dauerhafte zwischenmenschliche Beziehungen zu Kreisen von Personen, von denen man in Notfällen emotionalen Halt und praktische Hilfe verlässlich erwarten kann, von denen man Rückmeldung bekommt und mit denen man Standards und Werte teilt.“[40] Der Helfer muß die Botschaft hören, beachtet und geschätzt zu werden und als wichtiger Knotenpunkt in einem Netz wechselseitiger Kommunikationen und Verpflichtungen zu gelten. Er wird dann das Erleben von sich als Teil *asymmetrischer Beziehungen*, in denen er gibt und „die anderen“ nur nehmen, vorbeugend oder korrigierend überprüfen, wenn er lernt, rechtzeitig Hilfe von anderen Kolleginnen – in Anspruch zu nehmen. Soziale Unterstützungssysteme wirken als „Puffer“, um das psychische Wohlergehen des Helfers (→ Homöostase) zu sichern und Selbstakzeptanz zu gewährleisten.

Helfer benötigen emotionale Nähe (für einfühlendes Verstehen, Empathie und bestimmtes, effektives Handeln) ebenso wie Distanz (um sich selbst beobachten zu können und sich nicht in anderen zu verlieren). Sie brauchen einen ihrem zeitweiligen Rückzug offenstehenden „Schon-/Schutzraum“, eine „Pufferzone“ zwischen Beruf und Familie.

„FLOW“-Erleben

Dazu gehört, *„Flow“-Erlebnisse* im eigenen Leben aktiv wahrzunehmen und zu versuchen, sie aktiv herbeizuführen (außerberuflich beim Bergsteigen, Tanzen, Sex, Malen, Sport, … zu suchen oder dafür geeignete berufliche Aspekte ausfindig zu machen). Die Erfahrung des *Flow-*

Gefühls, des vollständigen Hingegebenseins, bei dem Grenzen zwischen Selbst und Umwelt, zwischen Vergangenheit, Gegenwart und Zukunft verschwimmen – wird als Gegenpol zum Überdruss beschrieben: Solche *„Gipfelerlebnisse"* erleben Menschen bei Tätigkeiten, die viel mehr um ihrer selbst willen als um extrinsischer (äußerer) → Motivation ausgeführt werden (→ Funktionsspiel des Kindes).

Jeder Einzelne von uns muss frühzeitig selbstverantwortlich abschätzen lernen, welche Belastungen er sich zumuten kann, welche Reserven an physischer, emotionaler und geistiger Energie ihm zur Verfügung stehen und wieviel Zugeständnisse gegenüber der Realität er sich leisten kann. Momente des Glücks und der Zufriedenheit lassen sich nur für die erreichen, deren Selbstvertrauen sie befähigt, ihr Leben selbstbewusst (autonom) zu bestimmen und die Kluft zwischen Können und Wollen, zwischen Handlungen und Bedürfnissen, zwischen Phantasie und Wirklichkeit, zwischen Alltag und Wunschvorstellungen immer wieder zu überbrücken. „Ausbrennen" kann als traumatisches Erlebnis dazu eine neue Basis bzw. Voraussetzung bilden.

Zusammenfassung:

- Klinische Psychologie zielt auf Vorbeugung, Erkennung und Behandlung psychischer Störungen.
- Probleme der Psychodiagnostik ergeben sich u. a. als Folge
  1. der veränderlichen sozialen Definition normabweichenden Verhaltens,
  2. des theoretischen Bezugsrahmens des Therapeuten und seiner „übersetzten" Fähigkeiten,
  3. der Intensität der diagnostischen Beziehung zwischen Klient und Therapeut.
- Psychodiagnostik soll zukunftsorientiert sein und das soziale Umfeld des Klienten einbeziehen.
- Etikettierung stellt sich dar als Prozess, der abweichendes Verhalten, das er vorhersagt, erst durch Stigmatisierung entstehen läßt.
- Sich selbst erfüllende Prophezeiung wird als an Heilerfolgen maßgeblich beteiligt beschrieben.
- Verhaltensstörungen (und Neurosen) sind Ergebnis unbewältigter Triebkonflikte (tiefenpsychologisch) und sozialer Lerndefizite und Kommunikationsstörungen. Psychosomatische Störungen lassen sich als Körpersprache bei ungelösten Konflikten begreifen.

- Verschiedenartige psychische Behandlungstechniken suchen den Zugang zur emotionalen und/oder Verhaltensseite der Persönlichkeit und vertrauen in unterschiedlicher Weise den Selbstgestaltungskräften des Klienten/Patienten. Familientherapeutische und sozialtherapeutische Ansätze bemühen sich zugleich um Veränderung des sozialen Umfeldes des Klienten.
- Patienten erleben den Krankenhausaufenthalt interindividuell unterschiedlich, stets aber als Verunsicherung. Der Umgang mit Sterbenden erfordert noch stärker ein Verstehen und Akzeptieren eigener Ängste.
- Rehabilitation soll helfen, den Behinderten zu „ent-hindern", ihm auf neue Weise Interaktion mit der Welt ermöglichen. Die gewünschten Lernprozesse haben sich an Umfang und Bedeutung der Behinderung zu orientieren und sollen bei der Fähigkeit zur Selbstrehabilitation ansetzen. Rehabilitation durchläuft Phasen der Re-Motivation, der eigentlichen rehabilitativen Maßnahmen und der berufserhaltenden, funktionswiederherstellenden oder -erhaltenden Therapie.
- Chronische Schmerzen erzeugen emotionalen Stress und bewirken Angst, Hilf- und Hoffnungslosigkeit. Ein besseres Verständnis von Vorgängen der Schmerzphysiologie und Schmerzpsychologie vermittels Patientenschulung (u.a. Aufklärung über Krankheitsbild und -verlauf) und psychologischen Verhaltenstrainings (z.B. kognitive Umstrukturierung, Psychotherapie, verhaltenstherapeutische Verfahren usw.) erhöhen die Kompetenz zur Entwicklung von eigenen Strategien zur Krankheits- und Schmerzbewältigung (Coping).
- Die Hilflosigkeit des Helfers ergibt sich aus seiner Situation zwischen überhöhten Ansprüchen der Gesellschaft und eigener Hilfsbedürftigkeit.

Fragen:

1. Welche Bedeutung gewinnen Fehldiagnosen im Zusammenhang mit Etikettierung?
2. Warum könnte es durchaus ein Zeichen von Gesundheit sein, wenn ein Klient nicht auf eine psychische Behandlung eingeht?
3. Erklären Sie die prägende Kraft von Vorurteilen (sich selbst erfüllende Prophezeiung): Zeigen Sie (Rollen-) Verhalten als Reaktion auf Erwartungen (Vorurteile) der anderen.

4. Inwieweit wirkt Psychodiagnose schon therapeutisch?
5. Erklären Sie Verhaltensstörungen mit Hilfe lerntheoretischer Modelle.
6. Warum muß sich der Therapeut mit dem jeweiligen Klienten verändern?
7. Formulieren Sie Gesprächssituationen im Sinne der nicht-direktiven Gesprächspsychotherapie.
8. Inwiefern kann das Spiel die unzureichende sprachliche Mitteilungsfähigkeit des Kindes in der Therapie ersetzen?
9. Beschreiben Sie die Bedeutung des Rollenspiels in der Gruppentherapie.
10. Vergleichen Sie Es, Ich und Überich mit Kind-Ich, Erwachsenen-Ich und Eltern-Ich.
11. Stellen Sie die Ursprünge von Neurosen aus tiefenpsychologischer Sicht zusammen.
12. Worin gleichen und unterscheiden sich Familien- und Gruppentherapie?
13. Erstellen Sie Alternativen, die der Humanisierung der Bedingungen eines Krankenhausaufenthaltes förderlich sind.
14. Diskutieren Sie die Behauptung: Der Patient ist für den Helfer da.
15. Stellen Sie Aufgaben, Zielsetzungen, Vorgehensweisen und Grenzen von Erziehung, Beratung und Therapie einander gegenüber.
16. Inwieweit zielen therapeutische Methoden auf Vergangenheit, Gegenwart und Zukunft?
17. Suchen sie nach Anhaltspunkten und Informationen, die es Sterbenden und Ihnen erleichtern, das Leben bis zuletzt lebenswert zu gestalten.
18. Inwiefern können Alltagsbehinderungen (z. B. verlegte Brille, beginnender Infekt oder ein Gelenkerguss) helfen einzuüben und zu verstehen, was Behinderungen gegenüber dem durchschnittlichen Bewegungsmuster bewirken?
19. Beschreiben Sie Lernprozesse, die den Schmerzpatienten befähigen, bestehende oder erwartete Belastungen im Zusammenhang mit Krankheit besser zu verstehen und eigene Krankheit und Schmerzen zu bewältigen (Coping).
20. Zeigen Sie auf, welche Faktoren und Prozesse das „Ausbrennen" begünstigen und welche ihm entgegenwirken oder sogar vorbeugen.

Weiterführende Literatur zum Thema:

Kleiber, D.: Stress und Burnout bei Pflegepersonal, Göttingen 1990

Geissner, G./Jungnitsch, G. (Hrsg.): Psychologie des Schmerzes, Weinheim 1992

Grond, E.: Praxis der psychischen Altenpflege, München-Gräfelfing 199310

Heigl-Evers, A./Heigl, F./Ott, J.: Lehrbuch der Psychotherapie, Stuttgart 19942

Kübler-Ross, E.: Verstehen, was Sterbende sagen wollen, Suttgart 19929

Lohaus, A.: Gesundheit und Krankheit aus der Sicht von Kindern, Göttingen 1990

Rogers, C.: Entwicklung der Persönlichkeit, Stuttgart 1983

Rogoll, R.: Nimm dich, wie du bist, Freiburg 1991

Smale, G. G.: Die sich selbst erfüllende Prophezeiung, Freiburg 1983

Schmidbauer, W.: Die hilflosen Helfer, Reinbek b. Hamburg 1977

Stoddard, S.: Leben bis zuletzt, München 1989

Suhrweier, H./Hetzner, R.: Förderdiagnostik für Kinder mit Behinderungen, Neuwied 1993

Weinberger, S.: Klientenzentrierte Gesprächsführung, Weinheim 19925

Witte, W.: Einführung in die Rehabilitationspsychologie, Bern 1988

Wörz, R.: Chronischer Schmerz und Psyche, Stuttgart 1990

Zapotoczky, H. G./Nutzinger, D. O. (Hrsg.): Psychologie am Krankenbett, Weinheim 1986

Anmerkungen:

1 Clauß, G. (Hrsg.): Wörterbuch der Psychologie, VEB Bibliographisches Institut, Leipzig 1976

2 Angaben nach Pflanz, M., in: Schraml, W. J.: Klinische Psychologie, Bern 1970, S. 29

3 Martin, B.: Psychopathologie, München 1976, S. 14

4 Meili, R.: Lehrbuch der psychologischen Diagnostik, Bern 19655, S. 22

5 Trojan, A.: Psychisch krank durch Etikettierung?, München 1978, S. 11/12

6 Keupp, H.: Abweichung und Alltagsroutine, Hamburg 1976, S. 156

7 Becker, H. S. („Outsiders“, 1973) zit. nach Smale, G. G.: Die sich selbst erfüllende Prophezeiung, Freiburg 1980, S. 37

8 s. dazu: Smale, G. G.: Die sich selbst erfüllende Prophezeiung, Freiburg 1980

9 Dührssen, A.: Psychogene Erkrankungen bei Kindern und Jugendlichen, Göttingen 1971, S. 90

10 Zimbardo, P. G.: Lehrbuch der Psychologie, Berlin 19834, S. 365

11 Rogers, C. R.: Entwicklung der Persönlichkeit, Stuttgart 1973, S. 321/322
12 Zimbardo, P. G., a.a.O., S. 394
13 Schraml, W. J.: Abriß der klinischen Psychologie, Stuttgart 1969, S. 95
14 Harris, Th. A.: Ich bin o.k. – Du bist o.k., Reinbek b. Hamburg 1975, S. 60
15 Kleinewiese, E.: All deine Ich, Berlin 1980, S. 61/62
16 Stierlin, H. u. a.: Das erste Familiengespräch, Stuttgart 1977, S. 10
17 Feldman, W.: Sozialtherapie, Essen 1971, S. 1
18 Freud, A./Bergmann, Th.: Kranke Kinder, Frankfurt 1977, S. 17
19 Kübler-Ross, E.: Verstehen, was Sterbende sagen wollen, Suttgart 19822, S. 27
20 Ebd., S. 28
21 Kübler-Ross, E.: Was können wir noch tun? Stuttgart 1974, S. 14
22 Ebd., Verstehen ... S. 53
23 Moebius, M. in: „Psychologie heute" 11/85, S. 54
24 Engel (1959) zit. nach Radvila, A. in: Wörz, R. (Hrsg.): Chronischer Schmerz und Psyche, Stuttgart 1990, S. 155
25 Radvila, A., a.a.O., S. 155/156
26 Petermann, F./Noeker, M./Bode, U.: Psychologie chronischer Krankheiten im Kindes- und Jugendalter, München 1987, S. 29/30
27 Heiss, B. u. a., in: Wörz, R., a.a.O., S. 17
28 s. dazu: Geissner, E./Würtele, U., in: Geissner, E./Jungnitsch, G. (Hrsg.): Psychologie des Schmerzes, Weinheim 1992, S. 149
29 Witte, W.: Einführung in die Rehabilitationspsychologie, Bern 1988, S. 13
30 Ebd., S. 95
31 Ebd., S. 97
32 Böthel, U.: Rehabilitation nach Querschnittlähmung, in: Beschäftigungstherapie und Rehabilitation 5/91, S. 389
33 Schmid-Carlshausen, u.: Motivierung der Patienten zur Rehabilitation, Dortmund 1981
34 Tschirner, K.: Arbeitsmedizin, München 1985, S. 105
35 Schmidbauer, W.: Helfen als Beruf, Reinbek 1983, S. 24
36 Ebd., S. 27
37 Ebd., S. 22
38 Enzmann, D./Kleiber, D.: Helfer-Leiden – Stress und Burnout in psychosozialen Berufen, Heidelberg 1989, S. 32
39 Aronson, E./Pines, A. M./Kafray, D.: Ausgebrannt, „Psychologie heute" 10/83, S. 21
40 Caplan, G., zit. n. Pines, A. M./Aronson, E./Kafray, D.: Ausgebrannt – Vom Überdruß zur Selbstentfaltung, Stuttgart 1990, S. 145

Stichwortverzeichnis

Abwehrmechanismen 115, 142, **143,** 206, 284, 333, 334, 343
Aggression **109**
Akkomodation 184, 234, 377
Akzeleration 52, 189
Altruismus **121**
Anamnese 18
Anforderungsprofil 377
Angst **107,** 143, 290, 306, 354, **358**
- Prüfungsangst 70, 336, 347
- Trennungsangst 108, 148, 356, 362
- Trieb-, Real-, Gewissensangst 108
Anlage-Umwelt-Problem 51
Archetyp 170
Assimilation 65, 184, 234, 237, 374, 377
Attribuierung **125**
- Kausal- 89, 125, 359, 384
- Selbst-/Fremd- 125, 384
Auszeit 81
Autonomie 109, 117, **155,** 164, 203, 239, 362

Befragung 18
Behinderung
- geistige 52
- Lern- 52, 185
- Sinnes- 249, 286, 287, 332
- Körper- 249, 332
Beobachtung 17, 45, **301**
Beratungsgespräch **339**
Bestrafung 79
Beurteilung 300
Beziehungsfalle (→ Kommunikation)
Beziehungsmodi 195, 352
- Bindung, Delegation. Ausstoßung
Burn-out (‚Ausgebrannt-Sein‘) 389

Co-Abhängiger 77, 78
Code (Sprach-) 243, 280
Coping 369

Delinquenz 38, 192
Denken **230**
- deduktiv/induktiv 94
- konvergent/divergent 239
- voroperationales 195
- konkretes 238
- formales 238
- magisches 184, 237, 247
Deprivation 105, 114, 155, 177, 223, 257, 357
Depression (→ Hilflosigkeit) 39, 124, 162, 335, 355, 361, 367, 383
Desensibilisierung 72, 80, 89, 112, 127, 343, **346**
Differenzierung **56**
Diskrimination 82, 93
Dissonanz, kognitive 124, 278, **313**
Doppelbindung (→ Kommunikation)
Du-Botschaft 282, 290, 293

Egozentrismus 121, 151, 169, 184, 206, 234, 248
Eigenschaften 39
Eignungsprofil 377
Eindruck, Erster 299, 326
Einstellungen 257, **306**
Empathie 71, 81, 121, 169, 283, 302, 358
Entfremdung 130, 191, 347, 354, 380, 383
Entwicklung **44**
- Faktoren der **47**
- Gesetze der **56,** 153, 308, 343
Entwicklungspsychologie, Aufgaben 45
Erwachsenenalter **193**
Erziehungsstile **142,** 164
Es **138**
Etikettierung 117, 192, 199, 306, 327, **328**
Experiment 17
Exploration 19
Extraversion **39,** 170

Familie 116, 186, 191, **195**
Familientherapie 192, 351
Fanatismus 312
Feedback (Rückmeldung) 281, 287, 291, **293**
Fehlleistungen 145
Fixierung 144, 150
Flow-Erleben (‚Gipfel-Erleben‘) 386
Fremdbestimmung 179, 186, 375, 380
Fremdbild 200, 203, 295, 300, 329
Frustration 111, 188, 355, 367, 385
Führungsstile 264
Funktionsspiel 101, 163, 181, 246

Geburtstrauma 108, 176
Gedächtnis 94, 100, 202
Generalisation **82,** 89, 109, 130, 347, 367,
Gerücht 97
Gesprächspsychotherapie 290, 333, **340**
Gestaltgesetze **29,** 297
Gewissen **140**
Gruppe 85, 147, 191, 192, **260**
- Entwicklung einer 182, **269**
- Kooperation in der **274**
- (Kommunikations-)Struktur der **261**
- Gruppendynamik 261, 315, 316
Gütekriterien 23, 24, 301 (Objektivität, Gültigkeit, Zuverlässigkeit)

Halo-Effekt 299, 330
Helfer-Syndrom **379**
Hilfsbereitschaft 71, **120**
Hilflosigkeit **124,** 354, 367
Homöostase (Gleichgewicht) **141,** 165
Hospitalismus (→ Deprivation)
Hypothese 17, 19, 92, 295, 304
Hysterie 136, 336

Ich **139,** 169
Ich-Botschaft 284, 290, 293
Ideal-Ich **140,** 158, 191, 197
Ich-Zustände **348** (Kindheits-, Eltern-, Erwachsenen-Ich)
Identifikation 146, 183, 188
Identität 100, 118, 122, **159,** 187, 269
Imitation 85, 113
Instanzen, psychische **137,** 158, 142 (Es, Ich, Überich)
Integration 59
- sensorische **224,** 250
Intelligenz 201, 230, 241
- sensorische 183, 235, 243
- Intelligenztest 20, 231
- Intelligenzquotient (IQ) 231
Interaktion 180, **260,** 280
Intimität 162, 194
Introversion 39, 170

Johari-Fenster 293
Jugend(alter) **159, 185,** 357

Kohäsion 257, 263, 271
Körperbewusstsein 218, 375 (Körperschema, -begriff, -imago)
Kommunikation 264, **278**
- verbale/nonverbale 283, 285
- symmetrische / asymmetrische 281
- paradoxe / Doppelbindung / Beziehungsfalle 288
- Kernsätze der 284
- Störungen der **286,** 333, 342
- Nachrichtenquadrat **288,** 368
- Metakommunikation
Kompensation 147, 169, 195, 205, 374
Kompetenz 122, 128, 207
- kommunikative 248, 280
- emotional-soziale, kognitive, motivationale 65
Konditionieren 69, 113, 288
- reaktives (klassisches) **69,** 113, 177, 367
- operantes (instrumentelles) **74,** 113, 367
Konflikt 276, 291, 333
- Inter-/Intrarollen- 259
Konformität 256, 263, **266,** 271, 314, 347
Kreativität **238**

Längsschnittuntersuchung 44
Latenz 159
Lebensleitlinie 170, 385
Leitbild 191
Lernen 63
- am Erfolg (→ oper. Kondit.)
- am Modell (Beobachtungslernen) **85,** 113
- durch Einsicht 91
- von Begriffen 93
- von Regeln 94
- von Motiven 64
Lernfähigkeit, frühe 66, 129, 179
Libido (→ Sexualtrieb)
Löschung (Extinktion) 72, 74, 83, 98, 345
Lust-Unlust-Prinzip 103, **138,** 334, 364

Märchen 116, 151, 155
Massenmedien 88, 113, 187
Minderwertigkeitsgefühl 119, 142, 156, 169

Mißhandlung, sexuelle **119,** 124, 167
Moralentwicklung 120
Motivation 101, 126, 378
- Leistungs- 106
- Neugier- **104,** 117, 229
- intrinsische/extrinsische 104
Mutismus 245

Neurose 145, 158, 168, 287, 334
Normen 323

Ödipuskomplex, -konflikt 138, 157, 162

Periode, kritische 51, 57, 246
Persönlichkeit **36,** 170
Persönlichkeitstyp 39
- Intro-/Extraversion 39
Persönlichkeitstheorie 36
- naive (implizite) 37, 299
Perversion 150, 164, 166
Phobie 108, 336, 346
Prognose 305, 324, 331, 339
Projektion 115, 117, **148,** 272, 309, 344
Prophezeiung, sich selbst erfüllende 124, 148, 200, 262, 299, **328**
Prosozial 81, 120, 154, 178
Psychische Prozesse 55 (senso-motorische, emotionale, kognitive, soziale)
Psychoanalyse 35, **135,** 343
Psychodiagnose 37, **324,** 339
Psychosomatische Erkrankungen 150, 192, 206, 285, 336, 355, 367
Psychosexuelle (-soziale) Entwicklung 151 (orale, anale, infantil-genitale)
Pubertät 159, 163

Querschnittuntersuchung 44

Rationalisierung 149, 299, 307, 311
Reaktionsbildung 147, 190
Realismus 184 (phantastischer, naiver, kritischer)
Realitäts-Prinzip 101, 139, 158, 334
Reflexe 69, 136, 177, 235
- Orientierungsreflex 105, 296
Regression 149, 239, 338
Rehabilitation 124, 126, **373**
- Phasen der 375
- Motivation in der 375
Resozialisierung **130,** 258
Retardation 52, 178, 183, 190
Rolle 157, 183, 196, 261, 272, 315
Rollentheorie 196, 272
Sättigung 76, 379

Schmerz 79, 205, 357, **363**
- akut/chronisch 364
- psychogen/somatogen 365
- Verhalten 364
- Schwelle 79, 365
- Verarbeitung (→ Coping) 368
- Therapie 368, 371
Schulfähigkeit 184, 185
Selbstbestimmung (-kontrolle) 123, 126, 156, 186, 370
Selbstbild (-konzept) 119, 159, 186, 191, 204, 282, 290, 329, 342, 371
Selbstorganisation, individuelle 49, 343
Selbstwertproblematik 119, 125, 127, 156, 197, 382
Sexualität 163
- Homosexualität 159, 183
- sexuelle Störungen 165
Sexualtrieb 138, 152, 171
Somatisierung 150
Sozialisation 129, 178, 256
Spiel(entwicklung) 180
Spontanaktivität 52, 74
Sprache 230, 243
- Entwicklung der 243
- Sprachbarriere 244
Sterbe-Phasen 359
Stereotyp 273, 297, 308, 315
Stigmatisierung 330, 387
Stottern 245
Stress 202, 275, 383
Sublimation 146
Symptomverschiebung 79, 338, 345
Systemische Sicht 305

Test (→ Gütekriterien) 20, 23
Transaktionsanalyse 290, **348**
Trauerarbeit 362
Traum 98, 136, 148
Trauma 98, 107, 119, 336, 375
Trotz 109, 117, 156, 178
Überich 117, 122, **140,** 158, 239
Übertragung/Gegenübertragung 344

Umwelt(faktoren) 49
Unbewusstes **136,** 170
- persönliches/kollektives 170
Urvertrauen 120, **154,** 164, 204, 249

Variable 14
- abhängige/unabhängige 14
- intervenierende 14, 90
Verantwortungsdiffusion 123, 278
Verdrängung 98, 136, **148,** 308, 343
Vergessen 98
Verhaltensauffälligkeit 330, 334
Verhaltensstörung 84, 165, 330, **332,** 334
Verhaltenstherapie(en) 345
Verstärkung **74,** 124, 329, 335, 345, 379
- primäre (intrinsische) 75
- sekundäre (extrinsische) 75, 346
- positive/negative **75,** 346, 365, 385
- Intervall- 77
- paradoxe 80
- Verstärkungsplan 77, 84
Vorschulerziehung 244, 245, 345
Vorbild 65, 191
Vorurteil 149, 273, 295, **306**

Wahrnehmung 213, 219
- Gesetze der 296
- soziale 273, **295,** 309, 325
- Selbst-/Fremd- 276, 290, 295, 300
- Figur-/Grund- 31, 87, **302**
- Raum-/Zeit- 219
- W.-Schwelle 177
- W.-Täuschungen 30, 33, 296
- Verzerrungswinkel 283

Zentralisation 59
Zuhören, aktives 283, 341, 358
Zwangsneurose 156

- kleine Schritte
- Schwierigkeiten isolieren
- Verstärker

Autor

Uwe Wawrinowski, Jg. 1943, Diplom-Psychologe. Seit 1971 tätig zunächst in der Psychologischen Beratungsstelle, dann Lehrer in den Berufsbildenden Schulen III in Celle im Fachbereich Sozialpädagogik und an der Berufsfachschule für Beschäftigungs- und Arbeitstherapie.

Behaviorismus → Pawlow, Skinner
(Lern- & Verhaltensth.)
→ klassisch = durch Reiz ausgelöst
→ operant = spontane Reaktion die verstärkt wird
→ Konditionierung („Bedingen")
→ Stimulus - Reaktions - Theorie

Psychoanalyse → Freud

→ Ich, Es, Über-Ich